Dietrich von Bonin · Franziska Schmidt-von Nell
Esther Böttcher · Jan-Gabriel Niedermeier

Therapeutische Sprachgestaltung

DIETRICH VON BONIN · FRANZISKA SCHMIDT-VON NELL
ESTHER BÖTTCHER · JAN-GABRIEL NIEDERMEIER

Therapeutische Sprachgestaltung

Anthroposophische Kunsttherapie

Band 2

Grundlagen, Indikationen und Durchführung

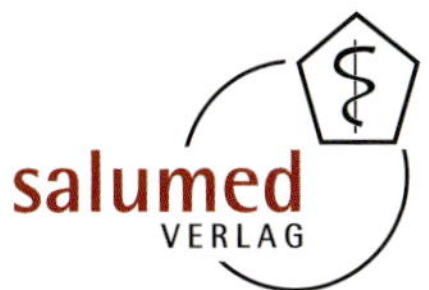

Zu den Videos:

Die zu diesem Fachbuch gehörenden ATS-Videos finden Sie unter **https://ats-buch.ch**. Die Navigation erfolgt über die QR-Codes im Buch oder durch Eingeben von **https://atsbuch.ch/intervention/**, gefolgt von der gewünschten Interventionsnummer. Z. B. gelangen Sie zur Übung Nr. 6 unter **https://ats-buch.ch/intervention/6**.

URL:	**www.ats-buch.ch**
Benutzername:	**tsbuch**
Passwort:	**ThSp23!**

Bibliografische Information der Deutschen Nationalbibliothek
Die Deutsche Nationalbibliothek verzeichnet diese Publikation in der Deutschen Nationalbibliografie; detaillierte bibliografische Daten sind im Internet über http://dnb.d-nb.de abrufbar.

c/o Gemeinschaftskrankenhaus Havelhöhe
Kladower Damm 221, 14089 Berlin
www.salumed-verlag.de
info@salumed-verlag.de

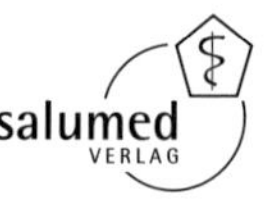

1. Auflage 2024
ISBN: 978-3-928914-49-9

Lektorat: Dr. Jette Anders, Prof. Dr. Ulrich Meyer
Gestaltung: Nina Polumsky

Bildnachweis
Cover: Statue „Zeigen" von Manfred Welzel, Foto: Ernst Strassacker GmbH & Co. KG Kunstgießerei. Es war nicht in allen Fällen möglich, die Rechteinhaber zu ermitteln. Berechtigte Ansprüche werden selbstverständlich im Rahmen der üblichen Vereinbarungen abgegolten.

Printed in Latvia (Jelgavas Tipogrāfija, Jelgava, Lettland)

Inhalt

KAPITEL IX

KAPITEL X

Meditative Sprachtherapie 297

KAPITEL XI

Ethik und Schulungsweg 301

KAPITEL XII

Fallbeispiele nach Fachgebieten 333

KAPITEL XIII

KAPITEL XIV

Anhang

Geleitwort

Schläft ein Lied in allen Dingen,
Die da träumen fort und fort,
Und die Welt hebt an zu singen,
Triffst du nur das Zauberwort.

Joseph von Eichendorff (1788-1857)

Wie kein anderes Wesen kann der Mensch Sprachen und Verständigungsformen lernen. Die Befähigung zu einer hochdifferenzierten und geistreichen Kommunikation unterscheidet ihn besonders eindrücklich vom Tier. Wunderbare Blüten treibt diese Kunst nicht allein in Rhetorik und Dichtung, sondern heute auch in einer wichtigen Heilkunst, der Therapeutischen Sprachgestaltung.

Wenn man zugleich die ganze Tiefe der Wirkung eines Lautes, eines Wortes verbunden mit Gesten und Mimik begreift und den Menschen als *persona,* als tönendes Resonanz-Wesen damit in Beziehung sieht, steht man vor grandiosen Phänomenen. Unsere Stimme und unsere Stimmungen sind innig mit unserer Physiologie verbunden, was sich in berührend unmittelbarer Weise an kleinen Kindern zeigt. Wie wunderbar lässt sich ein Kind in den Schlaf singen, wie beruhigend wirkt eine vertraute Stimme gegen Kummer und Schmerz. Aber auch bei einem Erwachsenen, der künstlerisch spricht, ist eine Veränderung des Herz-Kreislauf- und Atmungssystems zu beobachten und zu messen. Diese tiefen Wirkungen von Sprache werden immer bekannter und in diesem Buch umfassend beschrieben.

Zugleich ist das gekonnte reale Sprechen in einem regelrechten Niedergang begriffen. Seit bald 30 Jahren leben wir in einem kulturellen Wandel, der so schnell und umfassend geschieht, dass wir uns mit neuen Formen der Kommunikation gerade erst vertraut gemacht haben, da sind sie schon wieder revolutioniert. In den letzten Jahren haben wir besonders schmerzlich erfahren, wie herausfordernd eine gute Kommunikation für uns geworden ist. Die gesellschaftlichen Polarisierungen und Missverständnisse sind groß geworden. Und bei Kindern und Jugendlichen beobachten wir ein wachsendes Maß an Sprech- und Sprachunfähigkeit, das mit Masken, „Social Distancing" und der weiteren Verschiebung der Lebenswelten in den virtuellen Raum noch deutlicher zunahm. Wir stehen vor der Notwendigkeit, die ganze Bedeutung der Sprache und die Voraussetzungen für eine gesunde Sprachentwicklung vollumfänglich ins Bewusstsein zu heben! Allzu schnell ist bei Kindern die sensibelste Phase für den Spracherwerb vorbei. Nie wieder sind wir so resonanzfähig und bildbar wie in den ersten drei Lebensjahren. Kinder brauchen hier mehr Schutz und wir alle benötigen eine neue Befähigung und Beziehung zum Sprechen und zur Sprache.

So wünsche ich diesem Buch nicht nur lesende Fachleute, sondern eine ganze Gesellschaft, welche die Sprache und ihre Wirkungen tiefer verstehen lernt und sich dafür interessiert, wie man sie sogar so kunstvoll nutzen kann, dass sie zum Heilmittel wird. Die Zauberworte finden, die uns nach innen und außen heilsam in Beziehung setzen – das braucht es mehr denn je.

HERDECKE IM JANUAR 2024

DR. MED. KARIN MICHAEL

Fachärztin für Kinder- und Jugendmedizin,
Co-Leiterin der Medizinischen Sektion am Goetheanum Dornach, Schweiz

Vorwort zum 2003 erschienenen Buch „Therapeutische Sprachgestaltung"

Dass Stimmbildung und Sprecherziehung auch zum Wohlbefinden des Menschen und seiner Gesundheit beitragen, ist bereits durch die hippokratische Medizin und die griechischen Philosophen vom 4. vorchristlichen Jahrhundert an belegt. Unterstützt wurde diese Schulung des Sprechens durch eine Reihe gymnastischer Übungen wie die des Gehens, Laufens, Springens, Ringens, Diskus- und Speerwerfens und auch des Reitens. Man wusste, dass Bewegungsübungen die Geschicklichkeit beim Aussprechen der Vokale und Konsonanten anregen und den sprachlichen Ausdruck fördern. Allerdings herrschte in diesen alten Zeiten noch eine große Ehrfurcht vor dem Wort. Es diente nicht nur der Informationsvermittlung, sondern war ein kraftvoller Wesensausdruck der Persönlichkeit bis dahin, dass Worte magisch wirken konnten im Sinne von Fluch und Segen mit entsprechenden Konsequenzen für den Betroffenen.

Im 2. Jahrhundert nach Christus begann mit Galen (129-216 n. Chr.) die naturwissenschaftliche Erforschung der Anatomie und Physiologie des Kehlkopfes. Aufgrund umfangreicher Sektionen an Schweinen beschrieb er auch die Funktionen der nervösen Versorgung von Kehlkopf und Sprechapparat. Im 15./16. Jahrhundert ist es dann Leonardo da Vinci (1452-1519), der durch seine zahlreichen Zeichnungen vom Kehlkopf das Wissen um den Feinbau und die Funktion der Sprachorgane grundlegend erweitert hat. Er studierte den Zusammenhang des Sprechens mit der Atmung sowie die Klangqualität der Wortbildung und gab eine genaue anatomisch-physiologische Analyse der Funktionen von Lippen, Zunge, Gaumensegel, Kehlkopf und Luftröhre sowie der Nasennebenhöhlen.

Nach der Erfindung des Kehlkopfspiegels durch den englischen Arzt Benjamin Guy Babington (1794-1866) im Jahr 1829 schritt die Erforschung der neurophysiologischen und muskulären Vorgänge der Kehlkopffunktion weiter fort. Es erschienen zahlreiche Publikationen zur Physiologie der menschlichen Stimme und zur Theorie der Sprache und ihrer Werkzeuge. Im 19. Jahrhundert entwickelten sich dann die Grundlagen der klinischen Phoniatrie als der Lehre von der anatomisch-physiologischen Basis der Stimm- und Sprachheilkunde in Form eines Zweiges der medizinischen Wissenschaft.

Durch die Therapeutische Sprachgestaltung als neue Therapieform im Kontext der Anthroposophischen Medizin kam zur Logopädie, der Sprachheilpädagogik und der medizinischen Behandlung der Sprach- und Sprechstörungen – der Phoniatrie – ein neuer integrativer Ansatz hinzu. Die therapeutische Arbeit aktiviert und übt mit den Mitteln der Sprache die geistigen, seelischen und körperlichen Bewegungs- und Ausdrucksmöglichkeiten des Menschen. Man sieht den Sprechvorgang in seiner Beziehung zur gesamten Anatomie und Physiologie des Leibes und nicht nur auf den Kehlkopf und die Sprachwerkzeuge im engeren Sinn bezogen. Daher fallen in den Indikationsbereich anthroposophischer Sprachtherapie nicht nur Sprech- und Sprachstörungen, sondern ebenso ein breites Spektrum körperlicher und seelischer Erkrankungen.

Sprache vermittelt nicht nur Gedanken, spornt zu Handlungen an oder verhindert diese, sondern drückt in breitestem Umfang auch die menschliche Gefühlswelt aus. Davon zeugt nicht zuletzt die Fülle philosophisch-wissenschaftlicher, lyrischer und dramatischer Literatur. So kann die bewusste Arbeit an der Sprache ordnend auf das menschliche Gedanken-, Gefühls- und Willensleben zurückwirken, was sich beispielsweise als hilfreich erweist in der Rehabilitation und der Therapie von Abhängigkeitserkrankungen.

Die moderne psychoneuroimmunologische Forschung der letzten Jahrzehnte hat aufgezeigt, in wie hohem Maß die Leistungen des Immunsystems für die Gesunderhaltung des menschlichen Organismus von der seelischen Motivation und der inneren Stärke und Geschlossenheit der Persönlichkeit abhängig sind. Und sie ist es gerade, welche die therapeutisch eingesetzte Sprachgestaltung unmittelbar anregt. Denn in keiner körperlich-seelischen Funktion kann sich der Mensch so individuell und persönlich zur Darstellung bringen wie durch die ganz individuelle Art seines Sprechens.

Es sei dieser Neubearbeitung des schon zu Beginne des neuen Millenniums erschienenen Werkes der Wunsch mitgegeben, dass es dazu beitragen möge, nicht nur die umfassenden therapeutischen Möglichkeiten der Sprache, ergänzt durch aktuelle Forschungsergebnisse, aufzuzeigen. Vielmehr möge es helfen, das Sprechen und die Sprache selbst neu zu entdecken: diese einzigartige Möglichkeit des Menschen, sich und seine Beziehung zur Welt und zu anderen Menschen persönlich zum Ausdruck zu bringen und diesen zu gestalten. Dadurch entsteht eine neue Möglichkeit der Selbstentwicklung mit sprachkünstlerischen Mitteln. Sie eröffnet Perspektiven tiefgreifender Verwandlung – aber auch eine neue Dimension heilender Prozesse.

DR. MED. MICHAELA GLÖCKLER
Fachärztin für Kinder- und Jugendmedizin

Einleitung

Seit der Veröffentlichung des Buches „Therapeutische Sprachgestaltung“ im Rahmen der Reihe „Anthroposophische Kunsttherapie“ im Verlag Urachhaus, Stuttgart vor 20 Jahren reifte diese als wissenschaftlich beforschte Methode der Anthroposophischen Medizin zu einem neuen Selbstverständnis heran.[1] Ausdruck dieser Entwicklung ist ihre Einbettung als etablierte Methode im Rahmen der Berufsanerkennung der Kunsttherapie in der Schweiz, sind verschiedene Publikationen zur Wirkung und Wirksamkeit ihrer Interventionen und ihre beginnende Präsenz in der digitalen Welt.[2]

Das vorliegende Fachbuch vermittelt einen Überblick über die theoretischen Grundlagen der Therapie, über ihre Wirkprinzipien und Indikationen, es entwickelt bekannte Anwendungsfelder wie Sprach-, Sprech-, und Stimmstörungen, Atemwegsleiden oder psychiatrische Erkrankungen in die Tiefe.

Verschiedene *Behandlungstechniken*, die sich im Laufe der letzten Jahrzehnte zu Berufsstandards in Ausbildung und Ausübung entwickelten, sind erstmals zusammenfassend dargestellt, wie auch die *spirituell-ethische Grundhaltung* und innere Aspekte der Anwendung, die dem Bedürfnis einer wachsenden Gruppe von Menschen entsprechen. Der angestrebten Vollständigkeit der Darstellung geschuldet, komprimieren die meisten Kapitel den Sachverhalt auf wichtige *Hauptaspekte* und verweisen auf die umfangreiche Literatur, insbesondere bezüglich der Anthroposophischen Medizin und Menschenkunde.

Das Buch richtet sich an *berufstätige Kolleginnen und Kollegen*[3]*, an angrenzende Berufsgruppen wie Mediziner, Logopädinnen und Pflegefachpersonen sowie an Studierende*, die einen aktuellen Querschnitt der Unterrichtsthemen mit umfangreichen Literaturhinweisen erhalten, ferner an alle Menschen, die beruflich oder privat Interesse an den sprachimmanenten Wirkkräften haben.

Die Kapitelstruktur folgt in erster Linie thematischen Schwerpunkten. Die *Falldarstellungen* sind nach medizinischen Fachgebieten gegliedert und enthalten beispielhafte Therapieverläufe unterschiedlichen Umfangs. Wir danken den Autorinnen und Autoren der Beiträge herzlich für diese Brücke zur Behandlungspraxis und ihrer Klientel für die Bereitschaft zur Veröffentlichung der individuellen Krankheitsverläufe.

Für die Darstellung exemplarischer *Interventionen* entschlossen wir uns zum Einbezug von Videos, um mühsam lesbare Anweisungen auf ein Minimum zu beschränken. Sie finden die meisten der erwähnten Interventionen mit Angaben zu Indikation und Wirkung als Tabelle mit Zugang zum betreffenden Video über QR-Code, bzw. mit Angaben zum Auffinden der Übung über Ihren Browser. Bitte beachten Sie das Copyright für sämtliches Filmmaterial.

Der *wissenschaftlichen Forschung*, mit Schwerpunkt auf den vergangenen 20 Jahren, ist ein weiteres Kapitel gewidmet. Neben mehreren Publikationen in der Grundlagenforschung, vor allem zur kardio-vaskulär-respiratorischen Rhythmuskoordination und zur lasergestützten Luftlautanalyse, liegen erste wissenschaftliche Ergebnisse zur Anwendung bei Asthma bronchiale und Hypertonie vor.

Eine inhaltliche Klammer übergreift die Kapitel zur *Geschichte*, zur *Berufsanerkennung* und zur Abgrenzung gegenüber Nachbardisziplinen, obwohl die Geschichte am Anfang zu finden ist. Wir sind uns bewusst, dass der gewählte Standpunkt der Darstellung nie das Spektrum möglicher Berufsauffassungen abdecken kann, sind hingegen überzeugt, als Team den Stand und die Standards heutiger Therapieausübung gültig abzubilden.

Wie bisher erfolgt die Herausgabe des Buches in Zusammenarbeit mit der *Medizinischen Sektion* am Goetheanum, nun durch den Salumed-Verlag. Wir danken allen Mitarbeitenden für die konstruktive Kooperation und das sorgfältige Lektorat.

Im Spagat zwischen ehrenamtlicher Tätigkeit und Kosten der Filmaufnahmen unterstützten uns die nachstehenden *Förderer*. Auch ihnen herzlichen Dank – sie ermöglichten die Visualisierung der Übungen und Texte:

Förderverein Anthroposophische Medizin / Stiftung für anthroposophisch erweiterte Medizin und Therapie / Dr. Hauschka Stiftung / Förderstiftung Anthroposophische Medizin / GLS-Treuhand / Sprachkunst e.V.

BASEL, BERN UND STUTTGART IM JANUAR 2024

DIETRICH VON BONIN
ESTHER BÖTTCHER
FRANZISKA SCHMIDT-VON NELL
JAN-GABRIEL NIEDERMEIER

Literatur und Anmerkungen

1 Im englischsprachigen Raum wird die Methode als Anthroposophic Therapeutic Speech, ATS bezeichnet. Im deutschsprachigen Raum hat sich als Begriff Therapeutische Sprachgestaltung eingebürgert. Sie gehört als Fachrichtung zur Anthroposophischen Kunsttherapie. In der Schweiz ist Therapeutische Sprachgestaltung eine Methode der staatlich anerkannten Kunsttherapie in der Fachrichtung Drama- und Sprachtherapie.

2 http://www.therapeutische-sprachgestaltung.de (.ch)

3 Wir fühlen uns den Gesetzmäßigkeiten der deutschen Sprache und unserer Leserschaft verpflichtet und verwenden grammatikalische Genera situativ und ohne Hinweis auf Genderidentitäten.

KAPITEL I
Geschichte der Therapeutischen Sprachgestaltung

Sprachgestaltung ist eine auf Grund von Anregungen Rudolf Steiners durch die Schauspielerin Marie Steiner-von Sievers (1867-1948) und ihre Schüler zu Beginn des 20. Jahrhunderts entwickelte Erneuerung älterer Rezitations- und Schauspielkunst auf Grundlage der Anthroposophie. Die Anregungen gingen in verschiedene Arbeitsgebiete wie Kunst, Pädagogik, Schauspiel und Therapie ein und führten durch mehrere Entwicklungsstufen zur heutigen, eigenständigen Therapiemethode in Medizin, Pädagogik und Sozialwesen.

Grundlage bilden die von Rudolf Steiner in den Jahren 1919-1924 entwickelten Sprechübungen und seine zahlreichen Angaben zur therapeutischen Anwendung der Sprachelemente, die in einer umfassenden Zusammenschau aufgearbeitet wurden.[1]

Schon die ersten Sprechübungen dienten der Verbesserung definierter sprachlicher Unvollkommenheiten bei Lehrpersonen und Kindern und bei vielen ist die Indikation klar bezeichnet. In diesem Sinne erfolgte die Anwendung des Kanons dieser über 60 Übungen von Anfang an auf Grund einer Sprachdiagnose. Darüber hinaus entstanden schon damals Sprechübungen zur Behandlung spezieller Erkrankungen von Lunge und Schilddrüse.

1. Von den Anfängen bis zur Gegenwart

Der Beginn einer therapeutischen Anwendung der Sprachgestaltung im klinischen Bereich liegt in der Zusammenarbeit der Sprachgestalterin Martha Hemsoth (1887-1936) mit der Ärztin Ita Wegman (1876-1943) von 1930-36 im damaligen Klinisch-Therapeutischen Institut in Arlesheim (heute: Klinik Arlesheim).[2] Martha Hemsoth begegnete Ita Wegman gegen Ende der 1920er Jahre. Sie war Opernsängerin und fasste vermutlich 1927 den Entschluss, Sprachgestalterin zu werden. Anfang der 1930er Jahre erhielt sie das Diplom und begann ihre Arbeit in der Klinik. Sie arbeitete mit vielen Patienten, aber auch mit den Ärzten und übernahm die künstlerische Ausgestaltung vieler Feste. Leider ist aus ihrer damaligen Arbeit wenig überliefert. Im März 1936 erlitt sie einen schweren Verbrennungsunfall und starb kurz danach an dessen Folgen. Durch diesen Schicksalsschlag endete die Anwendung der therapeutischen Sprachgestaltung in der Klinik für längere Zeit.

Während die Jahrzehnte bis zum Beginn der 1970er Jahre von Einzelleistungen verschiedener Persönlichkeiten geprägt waren, begann mit einem Fortbildungskurs für Ärzte und Sprachgestalter in pädagogisch-therapeutischer Tätigkeit auf Initiative der Sprachgestalterin Dora Gutbrod (1905-1989) ein neuer Ansatz. In regelmäßigen Fachtagungen erarbeiteten Therapeutische Sprachgestalter und Ärzte die Grundlagen und Ausbildungsinhalte für einen eigenständigen therapeutischen Beruf.

Ausbildungsstätten entstanden zu Beginn der 1980er Jahre. So die „Dora-Gutbrod-Schule" für pädagogisch-therapeutische Sprachgestaltung unter der Leitung von Ursula Ostermai, die „Aus- und Fortbildung für sprachkünstlerische Therapie" in Unterlengenhardt, basierend auf der Arbeit von Christa Slezak-Schindler und das „Aufbaustudium für Therapeutische Sprachgestaltung" an der Alanus-Hochschule in Alfter, begründet von Martin Georg Martens.[3]

Um die Jahrtausendwende gab Michaela Glöckler, die damalige Leiterin der Medizinischen Sektion am Goetheanum, den Anstoß zu einer methodenübergreifenden Darstellung der Anthroposophischen Kunsttherapien in vier Bänden, die im Jahre 2000 zur ersten Auflage führte.[4]

Die Jahre darauf waren geprägt von einer dynamischen Entwicklung der Therapeutischen Sprachgestaltung auf den Gebieten der Ausbildung, der wissenschaftlichen Forschung und der Berufsanerkennung. In Deutschland verschwanden die Ausbildungsstätten leider sukzessive als Folge der restriktiven Anerkennungsbedingungen für den Beruf.

2. Berufsanerkennung

Ab den 1970er Jahren bildeten sich zur Vertretung in den länderspezifischen Gesundheitssystemen verschiedene Berufsverbände für Anthroposophische Kunsttherapie (Anthroposophic Art Therapies). Von Anfang an definierte sich die Therapeutische Sprachgestaltung, zusammen mit Malen, Plastizieren und Musik, als Fachrichtung derselben.

In der Schweiz erfolgte im Jahr 2002 der Zusammenschluss fast aller Verbände für künstlerische Therapien in der „Konferenz der Kunsttherapie-Verbände KSKV", bei welcher der „Schweizer Verband für anthroposophische Kunsttherapie" (SVAKT) Gründungsmitglied war.

Anlass für die Etablierung einer Dachorganisation war die durch das Bundesamt für Berufsbildung in Aussicht gestellte Schaffung eines neuen, staatlich anerkannten Berufes „Kunsttherapeutin, Kunsttherapeut" mit Titelschutz und fünf Fachrichtungen: „Bewegungs- und Tanztherapie, Drama- und Sprachtherapie, Gestaltungs- und Maltherapie, Intermediale Therapie und Musiktherapie". Ab 2006 entwickelte eine Projektgruppe das Berufsbild und das Qualifikationsprofil des neuen Berufs, der 2011 anerkannt wurde [→ Kapitel XIV.2 Berufsbild]. Damit ist die Schweiz das erste Land der Welt mit einem gemeinsamen berufsqualifizierenden Abschluss auf Bundesniveau für alle künstlerischen Therapien.

Seither können sich Ausbildungen als „Anbieter vorbereitender Kurse zur Höheren Fachprüfung in Kunsttherapie" anerkennen lassen. Im Jahre 2022 bestanden 20 durch die heutige Organisation der Arbeitswelt (OdA) ARTECURA in Zusammenarbeit mit dem Bund[5] anerkannte Ausbildungsgänge an Fachhochschulen und privaten Bildungsinstituten in allen Fachrichtungen.

Das Ausbildungsinstitut „amwort"[6] qualifizierte sich seit Bestehen des neuen Titels als

Anbieterin vorbereitender Kurse. Nach Abschluss der modularen Ausbildung und Berufserfahrung erlangen Kandidierende das eidgenössische Diplom in Kunsttherapie, Fachrichtung Drama- und Sprachtherapie durch die übergreifende Abschlussprüfung.[7] Das Bildungsinstitut „amwort" legt innerhalb der Fachrichtung den Schwerpunkt auf die Therapeutische Sprachgestaltung, während Drama- und Figurenspieltherapie Nebenfächer bilden.

3. Forschung und Ausblick

Eine wissenschaftliche Forschung zu Wirkungen der Therapeutischen Sprachgestaltung begann am Institut für Integrative Medizin der Universität Bern (IKIM damals: „Kollegiale Instanz für Komplementärmedizin KIKOM") mit einer ersten Publikation zu Wirkungen von Therapeutischer Sprachgestaltung auf die kardiorespiratorische Koordination im Jahr 2001.[8]

Sie führte zu zahlreichen weiteren Veröffentlichungen in namhaften, Peer-Review-Journalen und solchen der Anthroposophischen Medizin in Zusammenarbeit mit universitären Instituten und Kliniken in Deutschland und Österreich. Die Resultate dieser Projekte sind in Kapitel XIII zusammengefasst.

Im Jahr 2023 blicken wir auf Jahrzehnte erfolgreicher Ausbildungs- und Forschungstätigkeit zurück und sehen einen zunehmenden gesellschaftlichen Bedarf für eine ganzheitliche Sprach- und Sprechförderung sowie die klinische Anwendung von Therapeutischer Sprachgestaltung.

Literatur

1 von Bonin, D., Glöckler, M., Kirst, J.: Menschenkundliche Grundlagen der Sprachgestaltung im künstlerischen, pädagogischen und medizinischen Werk Rudolf Steiners. Band 1-3. Verlag am Goetheanum Dornach 2018 und 2020.

2 https://www.anthroposophische-kunsttherapie.de/anthro-medizin/kunsttherapie/wegbereiter/137-martha-hemsoth.html (Abruf Juni 2023).

3 Weiteres zur historischen Entwicklung der Therapeutischen Sprachgestaltung findet sich in: von Bonin, D. (Hrsg): Materialien zur Therapeutischen Sprachgestaltung. Verlag am Goetheanum Dornach 2008.

4 Denjean, B., von Bonin, D.: Therapeutische Sprachgestaltung. Urachhaus Stuttgart 2003.

5 Staatssekretariat für Bildung, Forschung und Innovation SBFI.

6 https://atka.ch/studiengaenge/sprachgestaltung (Abruf Februar 2023).

7 https://www.artecura.ch/hoehere_fachpruefung_kunsttherapeut_in.php (Abruf Februar 2023).

8 von Bonin, D., Frühwirth, M., Heusser, P. et al.: Wirkungen der Therapeutischen Sprachgestaltung auf Herzfrequenz-Variabilität und Befinden. Forschende Komplementärmedizin 2001; 8 (3). S. 144-160.

KAPITEL II
Sprachauffassung und Menschenbild

1. Sprachauffassung

Während die anthroposophische Menschenkunde ihren Gegenstand schon immer als verkörperten Geist verstand, der mit anderen Wesen in einer natürlichen und sozialen Umgebung interagiert und damit eine der Grundannahmen der heutigen Embodiment-Diskussion vorwegnahm, sah man den Menschen seit der Antike oft als duales Wesen. Dieses habe Körper und Leben mit den Tieren gemeinsam, zeichne sich jedoch vor diesen aus durch Sprache und Vernunft. Ob und inwiefern Denken und Sprechen das menschliche Hauptmerkmal seien oder ob er überwiegend als ein bio-psycho-soziales Wesen (animal) zu betrachten sei, beschäftigte die abendländische Wissenschaftstheorie über Jahrhunderte. Das aktuell vorherrschende bio-psycho-soziale Modell lässt entscheidende Dimensionen des Menschseins ebenso außer Acht[1] wie religiöse und spirituelle Anschauungen, die den Körper nur als „Bruder Esel" verstanden.[2]

Solcher traditionellen Anthropologie dürfte es zuzuschreiben sein, dass sowohl die Kultur- als auch die Kognitions- und Neurowissenschaften die Sprache lange Zeit nur als ein komplexes Symbolsystem betrachteten.[3] Sie sahen die körperliche Seite der Sprache lediglich als ein *„akzidentielles Merkmal, das keine Auswirkungen auf ihre Struktur und Inhalte selbst zu haben schien."*[4] Struktur und Inhalt der Sprache sah man seit der Begründung der modernen Linguistik durch Ferdinand de Saussure (1857-1913) als grundsätzlich unabhängiges Verhältnis zweiter Systeme an und bezeichnete den Bezug des Gedankens zu seinem Sprachsymbol als arbiträr. Von dieser Auffassung grenzte sich später der als Strukturalist angetretene Roman Jakobson (1896-1982) ab. Er sah in den Lautformungen der Sprache, wie sie in zahlreichen Gedichten als stimmungstragendes Element auftreten, ein gesetzmäßig mit dem Gedanken verknüpftes Element, das sich keineswegs beliebig durch ein anderes ersetzen ließe.[5]

Rudolf Steiner betrachtete Sprache als ein organisches Ganzes, dessen einzelne Elemente – Laute, Silben, Worte und Sätze – in gesetzmäßigem Bezug zu einem sich historisch, phylo- und ontogenetisch entwickelnden Subjekt „Sprache" stehen. Es war seiner Anschauung nach nicht sinnvoll, Sprache nur als System von Gesetzmäßigkeiten aufzufassen, ohne zum Begriff eines vom sprechenden Menschen unabhängigen *Sprachwesen* als Träger und Sinngeber der Strukturen voranzuschreiten. Damit machte er sich bereits zu Lebzeiten aus Sicht zahlreicher Vertreter der anthropologischen Sprachphilosophie zu einem aus der Zeit gefallenen Denker und Forscher, weil sich sowohl beim Menschen als auch bei der Sprache die eigentliche Identität (hier als „Wesen" bezeichnet) nur als geistige Erfahrung konstatieren lässt und somit nur Gegenstand einer Geistes-Wissenschaft sein kann. Die Sprache selbst bleibt „transzendent" im Sinne von unwahrnehmbar und ist nicht abschließend als Summe von Eigenschaften zu definieren.[6] Wohl aus diesem

Grund fällt auf, dass im sprachphilosophischen Diskurs des 20. Jahrhunderts, der ganz unterschiedlichen Tendenzen Raum gibt, Rudolf Steiners Anschauungen praktisch nirgends Erwähnung finden.[7]

Steiner drängte auf zahlreichen Ebenen auf eine Reform unseres intellektuell und leibfremd gewordenen Verhältnisses zur Sprache und sah eine besondere Möglichkeit im Einbezug sprachbegleitender Gesten und Bewegungen, bei denen er vor allem drei Kategorien unterschied: eurythmische Gesten, aus dem griechischen Fünfkampf abgeleitete Bewegungen (Disziplinen) und die sechs Offenbarungen der Sprache als Gebärden. In jeder dieser Richtungen entwickelten sich eigene Berufe und therapeutische Techniken. Eurythmie wird heute als Kunst, in der Pädagogik und als Heileurythmie weltweit ausgeübt. Der Fünfkampf wird einerseits seit der altgriechischen Zeit als olympische Disziplinen ausgeübt und spielt andererseits – weniger als Wettkampf denn als Schulungsinstrument – in allen Ausbildungen für Sprachgestaltung und Schauspiel eine wichtige Rolle. Vor allem in der durch Fritz von Bothmer (1883-1941) entwickelten Gymnastik fanden Elemente des Fünfkampfs eine Weiterentwicklung für die pädagogische und therapeutische Anwendung.[8] Die sechs Sprachoffenbarungen unterstützen Stimmbildung und Austausch in künstlerischen, pädagogischen und therapeutischen Ausbildungen und finden Anwendung als Modell für nonverbale Kommunikation [→ Kapitel IX 3-Polaritäten-Modell in Kommunikation und Therapie]. Die heutige Forschung unterstützt die Steiner'sche Auffassung von Sprache als gesamtmenschlichem Ausdrucksmittel immer deutlicher. Sie weist nach, dass sprachliche Kommunikation nicht durch Kodieren abgemachter Symbole durch den Sprechenden mit anschließendem Dekodieren und Zurückübersetzen in Gedanken durch den Zuhörer entsteht[9], sondern als synchron in beiden Partnern aktiviertes, körpereigenes neuropsychologisches Referenzsystem. Es entstehen im Gehirn der Beteiligten übereinstimmende neuronale Muster, die mittels des Spiegelsystems bestimmte Vorstellungen bzw. Handlungsentwürfe aktivieren. Die *„gleichsinnig gerichtete Intention“* beider Partner, die sich im Wort als *„intersubjektivem Symbol“* manifestiert, hat ihre Entsprechung in der *„Resonanz“*, die sich zwischen ihnen auf neuronaler Ebene bildet. Deshalb stellt Sprache nicht nur eine geistige Verbindung zwischen Menschen her, sondern bedient sich dazu eines auch *„biologisch verankerten interpersonellen Resonanzsystems“*.[10] Auf dessen Grundlage treten Kinder in gestische und sprachliche Interaktionen mit den Mitmenschen, die ihr Gehirn durch eine sprechend gelebte Sprache prägen. *„Nur in und durch Beziehungen wird das Gehirn zu einem Organ des Geistes.“*[11]

Damit erfolgt in den Embodiment-Konzepten ein Positionsbezug weg von einem rein neurozentrischen Menschenbild, welches das Gehirn als Direktor eines hierarchisch strukturierten Gebildes auffasst, hin zu einem Verständnis des „Systems Mensch“ als Organismus mit partizipativer Organisationsstruktur in Interaktion mit seiner Umwelt. Mit den Worten von Thomas Fuchs: *„Doch bezieht sich Geistiges auf Informationen, die nicht nur in Form von neuronalen Korrelaten im Gehirn, sondern auch in den vielfältigen Strukturen der Umwelt bereitliegen: in den Strukturen des menschlichen Körpers, in menschlichen Beziehungen, in Sprache und Schrift, in kollektiven Mythen und Gebräuchen, in Kunst, Literatur oder Wissenschaft. Alle diese Erzeugnisse der Kultur sind nicht etwa vom Gehirn produzierte, sondern umgekehrt das Gehirn nutzende Phänome-*

ne. Menschen ... erfinden Schrift, Bücher, Kalender oder Computer, um sie gleichsam als ‚Außengedächtnisse' zu nutzen. Ja die Sprache selbst ist wohl das wichtigste Gedächtnis, das die Menschheit entwickelt hat. Aktualisiert wird dieses Gedächtnis in verkörperten, zwischenleiblichen Interaktionen; und in diesen wird auch das Gehirn zu einem Teil des übergreifenden Systems von kulturellen Bedeutungszusammenhängen – zu einem Beziehungsorgan."[12]

Auch die Gesetzmäßigkeiten der kindlichen Sprachentwicklung erscheinen so in einem neuen Licht [→ Kapitel VII Bewegungs- und Sprachentwicklung].

Therapeutische Sprachgestaltung versteht Sprechen als umfassende, spezifisch menschliche Fähigkeit, die mittels lautlichen, mimischen und gestischen Äußerungen oder schriftlichen Zeichen kommunikative Handlungen ermöglicht. Dabei überträgt sich der innere Sprachentwurf auf die neuronalen Grundlagen von Sprachverständnis und Sprechfähigkeit und lässt z.B. Gesten, Worte und Sätze entstehen. Gesprochene Sprache birgt aber noch mehr: Sie vermittelt Stimmung und öffnet den Zugang zum persönlichen Inneren unseres Gegenübers.

Die Entstehung und die Äußerung einzelner Sprachelemente kann auf der gesamten Aktivitätskette vom geistigen Entwurf bis hin zum akustischen Ereignis individuell beeinträchtigt sein. Umgekehrt dienen uns die Sprachelemente in therapeutischer Anwendung zur Förderung unvollständiger Entwürfe, unausgeglichener Gefühle oder mangelhaft gebahnter neuronaler Strukturen. Körperzustände und körperliche Handlungen wirken ihrerseits auf die Psyche und den Geist zurück und so ist der Körper sowohl als Instrument der Sprache als auch in seinen Rückwirkungen untrennbar mit der menschlichen Kommunikation verbunden.

Therapeutische Sprachgestaltung nutzt beide Richtungen: Sie erzielt über das Sprechen Wirkungen auf den Körper und erzeugt mit dem Körper über Geste und Bewegung gezielte Wirkungen auf Sprache, Psyche und Geist.

2. Anthroposophisches Menschenbild

Anthroposophie sieht den Menschen als Wesen auf verschiedenen Seinsebenen an. Sie geht auf den österreichischen Philosophen, Forscher und Impulsgeber für zahlreiche Lebensgebiete Rudolf Steiner (1861-1925) zurück. Sein Grundverständnis des komplexen Wesens „Mensch" erforscht die Anthroposophische Medizin seit 100 Jahren und entwickelt daraus erfolgreiche Erweiterungen vieler Fachgebiete.[13]

Ich-Tätigkeit und Ich-Organisation

Als geistiges Wesen erscheint das Individuum durch seine einmalige Biografie als „eine Gattung für sich".[14] Es wechselt seinen Schauplatz zwischen den polaren Zuständen von „Verkörperung" in sichtbarer Gestalt und physisch-sinnlich unsichtbarer „Entkörperung" nach dem Tod.

Im Leib-Seele-Geist-Modell der anthroposophischen Menschenkunde unterscheiden wir zwischen der Manifestation dieser Entität im Wahrnehmen, bewussten Seelenleben und Denken und verwenden hierfür den Ausdruck „Ich-Tätigkeit".

In seiner Verkörperung stützt sich das individuelle Ich auf einen Leib als Resultat langer Arbeit unzähliger Vorgänger über die Generationen der phylogenetischen Entwicklung der Menschheit. Die so entstandene, spezifisch menschliche Organisation steht über die Vererbung (Genetik) jedem Individuum durch seine Eltern zur Verfügung und wird durch epigenetische Einflüsse ständig modifiziert.

Wir bezeichnen diese körperliche Ich-Grundlage als „Ich-Organisation". Die Ich-Tätigkeit ist wachbewusst und erscheint zustandsabhängig präsent, weniger anwesend oder fast nur potenziell vorhanden. Die dual organisierte Ich-Organisation [→ auch Kapitel II.6.1 Gleichgewicht und Korrespondenz] hingegen durchdringt unseren lebendigen Körper permanent mit Wärme und orchestriert die Funktionen der anderen Wesensglieder, beispielsweise im Immunsystem.

Im oberen Teil dient sie der sich inkarnierenden Ich-Tätigkeit als körperlicher Anker.

Seele (Astralleib)

Als zweite Seinsebene steht dem Ich die Seele (gemäß dem Leib-Seele-Geist-Modell) im weitesten Sinne zur Verfügung, die man in der Anthroposophischen Menschenkunde häufig summarisch vereinfachend als „Astralleib" bezeichnet und die sich ebenfalls dual manifestiert. Ihre Verbindung zum lebendigen Körper ist im oberen Teil dynamisch und ermöglicht in Verbindung mit dem Ich den Wechsel zwischen Schlafen und Wachen. In seinem unteren Teil vermittelt der Astralleib die gesamte Bewegungsfähigkeit und ist für die Verdauung mitverantwortlich.

Leben (Ätherleib) und Körper (physischer Leib)

Der Körper besteht aus dem stofflichen Bestand aller leibbildenden physischen Elemente als vierter Seinsebene. Ihn belebt der gestaltbildende Lebensleib, den man auch synonym als Äther- oder Bildekräfteleib[15] bezeichnet und der die dritte Seinsebene bildet.

Bildhaft gesprochen gleicht der Mensch einem bewohnten Haus. Es besteht aus drei Stockwerken [→ Kapitel II.3], die unterschiedlichen Aktivitäten des Bewohners „Ich" dienen. Im Haus wird gesungen, geliebt und Besuch empfangen (Astralleib); der Bewohner isst und trinkt, er hält Haustiere namens Mikrobiom und erscheint hier als Ätherleib. Erbaut ist das Haus mit Hilfe der Eltern aus Mineralien, Wasser und weiteren irdischen Bestandteilen (Körper).

Die anthroposophische Menschenkunde spricht vereinfachend von *Viergliedrigkeit,* wenn sie sich auf den Bewohner bezieht und von *Dreigliedrigkeit*, wenn sie das Haus beschreibt.

Die drei unter dem Ich liegenden Wesensglieder erscheinen im Menschen nie in reiner Form; wirklich selbständig ist nur das Ich als Aktivitätszentrum. Der Astralleib oder die Seele wirkt im Menschen immer als eine vom Ich mitgeformte Kräftestruktur, der Ätherleib wird durch den Astralleib und das Ich modifiziert und im mineralischen Körper, den man auch als physischen Leib im Gegensatz zum Lebensleib bezeichnet, erscheint ein Abdruck der Tätigkeit aller oberen Wesensglieder in sinnlich wahrnehmbaren Ausdrucksformen.

Seinsebene oder Wesensglied	Erscheinungsform	Bewusstsein	Sinnlich wahrnehmbar
Ich	rein	wachbewusst	nein
Astralleib (+Ich)	gemischt	traumbewusst	nein
Ätherleib (+ Ich + Astralleib)	gemischt	schlafbewusst	nein
Physischer Leib (+ Ich + Astralleib + Ätherleib)	gemischt	unbewusst	ja

Tabelle 1: Erscheinungsformen des Ichs auf vier Seinsebenen

Durch das gewöhnliche menschliche Bewusstsein lassen sich alle Erscheinungsformen der oberen Ebenen zunächst an wahrnehmbaren und erlebbaren Manifestationen, also in ihren Wirkungen, erkennen. Das Individuum nimmt den physischen Leib einerseits mittelbar durch Empfindungen von Behagen oder Unbehagen wahr, sieht und erforscht diesen jedoch eigentlich nur „von außen". Er dient dem Wachbewusstsein als Spiegel. Seine physiologischen Vorgänge erforscht die Medizin immer detaillierter, bleibt jedoch gemäß dem hier gemeinten Verständnis immer in der Außenperspektive.

Im Bewusstsein dieser prinzipiellen Bedingtheiten nähern wir uns im Folgenden den Sprachphänomenen, um den Anteil jedes Wesensgliedes am Phänomen der menschlichen Sprach- und Sprechfähigkeit zu verstehen.

2.1 Ausdruck der vier Wesensglieder in Sprache und Sprechen

Im obigen Bild eines Hauses erscheint dessen „Bewohner", das Ich, in Verbindung mit drei anderen Seinsebenen oder Wesensgliedern, die auch für das Verständnis von Sprache und Sprechen entscheidend sind. Im Sprechen äußern sich diese Seinsebenen sinnlich wahrnehmbar in typischen Manifestationen.[16]

Ich-Ebene

Wenn wir als Erwachsene verständliche Sätze laut aussprechen, leben wir mit der Ich-Tätigkeit ganz im Denken, im Inhalt des Gesprochenen. Dass wir uns eines Sprachsystems – beispielsweise der deutschen Sprache – bedienen können, ist eine Fähigkeit, die uns als Erwachsenen bereits zur Verfügung steht.

Mit dieser Feststellung richtet sich der Blick auf weitere Wesensglieder, mit denen die Fähigkeit zu sprechen beim Erwachsenen zusammenhängen muss (alles „Schon-Vorhandene" ist nicht das tätige Ich selbst).

Seelische Ebene

Bezüglich der nächsten Ebene formulierte Rudolf Steiner: *„Das Sprechen geht nämlich nicht unmittelbar vom Ich aus, sondern ... eigentlich vom astralischen Organismus ... Von diesem astralischen Leib, der vom Ich modifiziert ist, geht der Impuls*[17] *des Sprechens aus ... Denn der Laut wird im gewöhnlichen alltäglichen Sprechen vollständig im Unbewussten geformt.“*[18]

Verfolgen wir diesen Impuls im Astralleib und in seinen bewussteren und unbewussteren Regionen weiter, indem wir zunächst die Sprachentwicklung in groben Zügen betrachten.

Bereits die vorsprachlichen Äußerungen des Säuglings in der ersten Lallphase bis etwa zum dritten Monat sind seelische Ausdrucksformen wie Lust und Schmerz, Behagen und Unbehagen. Der Impuls zur Äußerung ergreift das Baby beim Schreien ursprünglich und ungeformt. In der zweiten Lallphase bis hin zum Ein-Wort-Satz dominieren Lautspiele, in denen alle Laute der Weltsprachen vorkommen können. Wie durch ein Wunder erscheinen Konsonanten im Selbstgespräch des Säuglings, die nicht aus der Nachahmung einer Sprache stammen. Erst mit und nach dem ersten Lebensjahr erwirbt das Kind Worte der Muttersprache und tritt in Kommunikation mit seiner Umwelt. Jetzt bildet es die Vokale klarer heraus und die universelle Fähigkeit zur Konsonantenbildung engt sich auf die Laute der Muttersprache ein. Das Kind muss sich die zunehmende Wachheit mit größerer Einschränkung erst durch den Leib, dann durch die Muttersprache erkaufen. Die Auseinandersetzung mit der Sprache, die sich ein Leben lang fortsetzt, zeigt sich im spielerischen Umgang mit ihren Elementen in den frühen Phasen des Spracherwerbs. Noch ist die Verbindung von Lauten, Silben und dem Begriffsinhalt locker:

„Dulzer-treich, Holzer-treich, Treichholza, Streichhölzer“ (21. Monat)

An der Sprache, am Sprechen erwacht stufenweise das Denken (Im Bett morgens, das Kind war gewöhnt, einen Mittagsschlaf zu halten): *„Hans aufstehen, Mutti holen, Vati holen, ... Mutti schläft noch ... Vati schläft noch ... Mittag is? Is nicht Mittag?“* (24. Monat). *„Ich rede immer so viel, was ich nicht verstehe. Was heißt ‚vertauschen‘, was heißt ‚Verkehrsunglück‘?“ „Mein Schuh drückt.“* (Er wird ausgezogen). *„Nun macht er keinen Eindruck mehr.“ „Wir werden diesen Weg einschlagen“*, sagt jemand. *„Was, der Weg soll kaputt gehen?* (ab 36 Monate).“

Das Kind hat gerade erst ein erlerntes Wort mit dem zugehörigen Begriff verknüpft und versteht diesen wörtlich und anthropomorph: *„Der Felsen weint“.*

Was wir mit der Phase des Ein-Wort-Satzes ergreifen, ist die Muttersprache. Wir wenden uns ihrer Bedeutung nochmals zu, wenn wir den Ätherleib betrachten, wollen jedoch schon festhalten, dass der Begriff „Mutter-Sprache“ in vielen Sprachen die Erstsprache bezeichnet. Er lautet nicht „Ich-Sprache“.

Das Kind erwirbt auf dieser Stufe die Sprache wie ein Kleid, das es mit seiner Sprachgemeinschaft verbindet und gleichzeitig auf diese einschränkt. Bildung bedeutet in diesem Sinne, sich mittels der zunehmend autonomeren Ichtätigkeit reflektierend als Angehörigen der eigenen Sprachgemeinschaft mit ihren Konventionen und Gesetzmäßigkeiten zu erkennen.

In der Waldorf-Pädagogik (Rudolf Steiner-Pädagogik) bestand von Anfang der Auftrag an die Lehrpersonen, sich mit ihrem Sprechen übend und reflektierend auseinander zu setzen, um geeignete Sprachvorbilder abzugeben. Im Licht der oben beschriebenen Embodiment-Forschung erhält dieser Auftrag eine neue Kontur und Aktualität. Die Ich-Tätigkeit soll den im Astralleib liegenden Sprachimpuls auf allen Seinsebenen aktualisieren, um allmählich aus der Muttersprache eine Ich-Sprache zu formen.

Mit der Geburt beginnt der Spracherwerb: vom Schrei über das Lallen zum Ein-Wort-Satz bis hin zum Beherrschen der Muttersprache in Stufen zunehmender Individualisierung bei gleichzeitiger Beschränkung auf die betreffende Sprache bis zum Schulanfang. Ab diesem Zeitpunkt könnte die Muttersprache das Individuum, ohne einen neuen Entwicklungsschritt, zunehmend auf den Herkunftskontext beschränken und schlussendlich einen Fremdkörper im Seelenleben bilden. Der Erstspracherwerb erfolgt unbewusst und die Muttersprache ist in diesem Sinne ein machtvolles Ausdruckswerkzeug, dessen Gesetzmäßigkeiten die meisten Sprechenden jedoch kaum reflektieren und in ihren psychischen Auswirkungen verstehen. Dialekt und Wortschatz verweisen auf Herkunft und Familie und sind mit tiefen, frühkindlichen Prägungen verbunden, die im Laufe der Individuation zu erkennen und wo nötig zu transformieren sind.

Mit dem Erwerb einer oder mehrerer Fremdsprachen öffnen sich die Tore zu anderen Sprachgemeinschaften. Der Übersetzer und Pädagoge Herbert Hahn (1890-1970) verglich das Lernen einer neuen Sprache mit der Geburt einer zweiten Seele.[19] Neue Lautzusammenhänge erschließen sich und die Denkweise anderer Sprachgemeinschaften erhellt sich aus der jeweiligen Begriffsbildung.

Umgekehrt verläuft der Weg aktiver Auseinandersetzung mit dem eigenen Sprechen wie in der Sprachgestaltung. Es ist ein Weg zum Zentrum. Das bewusste Ich ergreift die im Astralleib „vorgefundene" Muttersprache neu und gestaltet sie bewusst. Von der Satz- und Atemebene über Silben bis hin zur Kraft einzelner Lautverbindungen und Laute ist deren Zusammenhang mit dem eigenen Körper zu erforschen und zu gestalten. Damit gewinnt das Ich bewusste Führung über die zuvor halbbewusst gebrauchten Elemente der Muttersprache und lernt das Glücksgefühl aktiven Arbeitens mit unerforschten Möglichkeiten kennen. Am Widerstand des Körpers und seiner Sprachwerkzeuge wachsen Bewusstsein und Kraft im Umgestalten. Solche Erlebnisse wirken positiv auf Störungen, die im weitesten Sinne mit nicht überwundener Vergangenheit und Herkunft zu tun haben.

Lebendige und körperliche Ebene

Um die Rolle des Ätherleibes beim Sprechen besser zu verstehen, eignet sich ein weiteres Zitat als Arbeitshypothese. *„Wenn das Kind zur Welt kommt, sorgt die Muttermilch für die Gestaltung des physischen Leibes am besten ... und die Muttersprache, die gestaltet wiederum den Ätherleib."*[20]

In welchem Sinne erfüllt die Muttersprache diese Aufgabe? *„Der menschliche Ätherleib stünde vor Ihnen, wenn Sie einmal das ganze Alphabet ... vom A angefangen bis Z hinstellen würden."*[21] *„Der physische Kehlkopf ist nur die äußere Schale jenes wunderbarsten Organes, das im Ätherleib vorhanden ist, das gewissermaßen die Gebärmutter* *des Wortes ist. Und da haben wir jene wunderbare Metamorphose vor uns, auf die ich hindeute ... Der ätherische Kehlkopf und seine Schale, der physische Kehlkopf, sind eine Metamorphose des mütterlichen Uterus. Mit einer Menschenschöpfung haben wir es zu tun, wenn gesprochen wird, mit einer ätherischen Menschenschöpfung.*" [22]

Aus diesen Zitaten kristallisiert sich die Lautebene der Sprache als Ebene des Ätherleibes heraus. Sie erweist sich als grundlegende und robuste Struktur, die allen Menschen gemeinsam ist und, wie wir gesehen haben, ab dem dritten Lebensmonat ohne bewusste Intention oder Interaktion, als reine Freude an der Lautäußerung auftritt.

Der Hinweis zur Metamorphose des Uterus in den Kehlkopf ist eine Forschungsfrage, von deren Bearbeitung bedeutende therapeutische Konsequenzen zu erwarten sind.

Versuchen wir, anhand der letzten Zeilen des Gedichtes „*Gesang der Geister über den Wassern*" von J. W. von Goethe (1749-1832) die Beteiligung der Wesensglieder am Sprechen zu rekapitulieren:

„*Seele des Menschen,*
wie gleichst du dem Wasser,
Schicksal des Menschen,
wie gleichst du dem Wind".

S - E - E - L - E	Zunge im Mundraum spüren (Körper)
S - E - E - L - E	Lautgebärde, Dynamik (Ätherleib)
Seele	Wortgebärde (Astralleib)
Seele des Menschen ...	Satzaussage (Ich)
Gedichtzeile	Sie enthält mehr als nur den Inhalt, ein Geheimnis.

Auf dem Gebiet des Astralleibes liegt die wortgebundene Muttersprache, die in der Therapeutischen Sprachgestaltung vom Ich aus zu gestalten und verwandeln ist. Der Ätherleib, als Bildekräfteleib verstanden, konstituiert sich aus dynamischen Kraftformen und -richtungen, die sich beim Sprechen als Vokale und Konsonanten manifestieren und in der Ausatmungsluft charakteristische Formen erzeugen.[23] Im physischen Körper erscheint das Sprechen als akustisches Phänomen hochdifferenzierter Schwingungen, die subtil regulierbare Organe wie Glottis, Zunge oder Lippen im Widerstand gegen den Luftstrom aus der Lunge hervorbringen.

3. Physiologische Dreigliederung[24]

Zum Verständnis der Therapeutischen Sprachgestaltung ist, neben der Viergliederung, die von Rudolf Steiner entdeckte und 1917 erstmals publizierte[25] funktionelle Dreigliederung der menschlichen Organisation wichtig, die oben mit einem Haus für das Ich und seinen vier Seinsebenen verglichen wurde.

Gemäß diesem Modell lassen sich sämtliche organischen Funktionen unterscheiden in solche des Nerven-Sinnes-, des Rhythmischen oder des Stoffwechsel-Gliedmaßen-Systems. Die Nerven-Sinnes-Funktionen haben anatomisch ihren Schwerpunkt im

Kopfbereich, also im „oberen Menschen", dehnen sich aber differenziert in alle Organsysteme hinein. Die Nerven-Sinnes-Prozesse sind all diejenigen Vorgänge, die im Organismus der (bewussten oder unbewussten) neuronalen Informationsvermittlung dienen.

Das Stoffwechsel-System umfasst sämtliche Stoffwechselvorgänge in der menschlichen Organisation, so zum Beispiel auch diejenigen des Nerven-Sinnes-Systems. Jedoch liegt der funktionelle Schwerpunkt der Stoffwechselvorgänge im „unteren Menschen", das heißt in den unterhalb des Zwerchfells gelegenen Organen, die durch die Aufnahme und Verarbeitung der Ernährungssubstanzen das metabolische Potential für den Gesamtorganismus zur Verfügung stellen. Deshalb erfolgt von hier aus die Regeneration all dessen, was das Nervensystem auf Grund der Informationsvermittlungsvorgänge metabolisch ständig verbraucht. Insofern herrscht zwischen den Prozessen des Nerven-Sinnes- und des Stoffwechselsystems und damit zwischen dem „oberen" und „unteren" Menschen eine andauernde Polarität, die aber fortlaufend Ausgleich erfährt.

Diesen Ausgleich vermitteln überall rhythmische Prozesse und bilden funktionell ebenso ein System wie die informationswechselnden Nerven- und die eigentlich metabolischen Prozesse. Anatomisch haben die Vorgänge des Rhythmischen Systems ihren Schwerpunkt im „mittleren Menschen" mit seinen Hauptorganen des Atmungs- und Kreislaufsystems. Deren Ausläufer verzweigen sich jedoch in alle Organe, auch in diejenigen, die vornehmlich der Nerventätigkeit, oder vor allem den Stoffwechselfunktionen dienen. Sie leisten so durch ihre Verteilungsfunktionen den ständigen Ausgleich zwischen Auf- und Abbau, zwischen dem „oberen" und „unteren" Menschen.[26]

Die Funktionen dieser drei Systeme (Nervenvorgänge, rhythmische und Stoffwechselprozesse) sind deshalb zwar zu unterscheiden, aber nirgends faktisch zu trennen. Sie durchdringen sich überall in differenzierter Weise, und vom geregelten oder ungeregelten Verhältnis ihrer Prozesse zueinander hängen auch Gesundheit und Krankheit eines Organs, Organsystems oder des ganzen Organismus ab. Dies ist von großer diagnostischer und therapeutischer Relevanz.

Für die Therapeutische Sprachgestaltung ist vor dem geschilderten Hintergrund vor allem das Verhältnis zwischen den Atmungs- und Kreislaufrhythmen von Bedeutung. Denn auf Grund der Wechselwirkungen der drei Systeme bringen sich im Rhythmischen System indirekt die Funktionen der beiden anderen Systeme zum Ausdruck. So zeigen sich die Nerven-Sinnes-Funktionen „von oben" her zuletzt im Atmungssystem (z. B. durch die Möglichkeit der bewussten Atemführung), und im Kreislaufsystem bringen sich „von unten" her die Stoffwechselfunktionen zur Erscheinung (z. B. durch die Abhängigkeit der Herzfrequenz von der stoffwechselbedingten Vorlast). Es zeigt sich in der „Mitte" des mittleren Systems, im rhythmischen Aufeinandertreffen von Atmung und Zirkulation, das generelle Verhältnis der einander polar entgegenwirkenden Funktionen des oberen und unteren Menschen und dadurch auch mögliche Harmonien oder Disharmonien als ein globaler Ausdruck von Gesundungs- und Erkrankungsprozessen. Im Verhältnis des Puls- zum Atemrhythmus, abgebildet im sogenannten Puls-Atem-Quotienten pro Zeiteinheit, zeigen sich in Form von Abweichungen des medianen Ruhewertes von 4:1 einseitige Tendenzen im Organismus. Das von Rudolf Steiner als idealer Gleichgewichtszustand im Rhythmischen System erkannte

Verhältnis bestätigt sich bis heute interindividuell in der Nacht als Medianwert größerer Gruppen.[27]

Die Therapeutische Sprachgestaltung kennt Interventionen, die in dieses Verhältnis eingreifen und weiter unten mit Beispielen von Rezitation (Hexameter) und Deklamation (Stabreim) näher beschrieben sind.

4. Das Rhythmische System und sein Zentrum

Warum genießen im komplexen Orchester rhythmischer Interaktionen des Organismus zwei Rhythmen, Puls und Atem, eine Sonderstellung? Warum besteht das Zentrum des Rhythmischen Systems aus zwei Organsystemen und zwei Rhythmen, die sowohl anatomisch als auch funktionell so eng benachbart sind? Würde nicht das Herz als *das* rhythmische Zentrum, als Wahrnehmungsorgan des Oberen für das Untere im Menschen, vollständig genügen?[28]

Zur Beantwortung müssen wir zunächst eine weitere, nicht triviale Frage klären: Lässt sich das Rhythmische System überhaupt in einem oder mehreren Organen verorten? Wie vorher erwähnt wurde, enthält zwar jedes Organ Elemente des Rhythmischen Systems, kann aber dennoch nicht als konstitutiv für dessen Haupttätigkeit gelten. Selbst Lunge und Herz sind zwar Träger der zentralsten Rhythmen im Menschen, Atmung und Puls, aber eben nur Träger und nicht diese selbst. Wir können pointiert formulieren: ein Rhythmisches System, mit in der Vergangenheit entstandenen, sichtbaren, physischen Organen, existiert nicht, kann nicht körperlich erscheinen, weil Rhythmus ein Phänomen der Zeit und nicht des Raumes ist.

„Aber man kommt aus dem Raume heraus und nimmt das wahr, was hereingeschickt wird aus der Zeit als der Rhythmus in den Raum, wenn wir uns zum rhythmischen System wenden.“[29]

Dieses manifestiert sich in jedem Augenblick neu aus dem zu-einander-hin-orientierten Schwingen von Herzschlag und Atem, das ständig von Ungleichgewicht bedroht ist und dieses wieder ausgleicht. Die Essenz des Rhythmischen Systems ist demnach das zeitliche Verhältnis zwischen Atmung und Puls. Damit haben wir im Zusammenwirken beider Rhythmen einen weiteren Gesichtspunkt gewonnen, den Rudolf Steiner in immer neuen Aspekten betonte. So sprach er z. B. in seinen Ausführungen zum gewordenen (sichtbaren) und werdenden (unsichtbaren) Menschenleib über *„dieses eigentümliche Zusammenwirken von Gesundheit und Krankheit ..., das immer da ist, und das im Wesentlichen ausgeglichen wird durch dasjenige, was sich zwischen Puls und Atem abspielt.“*[30]

Beachten wir hier die sprachliche Nuance *„zwischen“*. Der Vorgang „dazwischen“ ist also das eigentliche Zentrum und ein Verständnis seiner Hauptqualitäten nur möglich durch eine genauere Betrachtung jener Beziehung, die Rudolf Steiner immer wieder anschaulich beschrieb, z.B: *„Es will da etwas, was ... zueinander hindurstet, sich sättigen.“*[31]

Die Akteure dieser Beziehung – Atem und Puls – sind ihrerseits Repräsentanten der großen Dualität von Nerven-Sinnes- und Stoffwechselpol im Menschen. Die Atmung beschrieb Steiner als vergröberten Sinnesprozess, der die Atemluft aufgenommen hat, den Puls als Ausdruck des Blutes, das die Nahrungsstoffe nach oben trägt. Beide Prozesse streben zueinander hin und müssen in einem labilen Ausgleichsverhältnis zueinanderstehen, damit der menschliche Organismus gesund bleibt.

„Wenn der Vorgang, der sich abspielt zwischen Puls und Atem, in Ordnung ist, dann ist der untere Mensch mit dem oberen Menschen in einer richtigen Verbindung, und dann muss eigentlich der Mensch, wenn nicht äußere Verletzungen an ihn herantreten, gesund sein.“[32]

Mit Bezug auf die zeitliche Dynamik sei – so Rudolf Steiner in den „Arbeitervorträgen“ – der menschliche Kopf bestrebt, die Atmung bis auf einen Atemzug in 24 Stunden zu verlangsamen und es damit der Erde als Organismus gleich zu tun. Andererseits wolle der Stoffwechsel den Puls unendlich beschleunigen. Der Stoffwechsel dränge im Pulsschlag in die Zukunft, das Nervensystem wolle mit der Atmung in der Vergangenheit verharren.[33]

Im antagonistischen Zusammenwirken beider Rhythmen entsteht „dazwischen“ jenes nicht physisch greifbare Verhältnis, das wir als das Zentrum des Rhythmischen Systems im wahren Sinne bezeichnen und das gleichzeitig die Schnittstelle zwischen ätherischem (im flüssigen Blut) und astralem (in der Atemluft) Wirken bildet. Dieses Verhältnis beschrieb Rudolf Steiner quantitativ als *vier* Stöße oder Impulse des unteren Menschen im Pulsschlag (Im-puls) im Verhältnis zu *einem* zeitgleichen Eindruck oder Stoß vom oberen Menschen her in der Atmung. Dieser Aspekt findet sich qualitativ in zahlreichen Facetten an vielen Orten im Gesamtwerk Steiners beschrieben. Dabei bilden kosmologische (Einbindung ins platonische Weltenjahr und den Jahreslauf), pathophysiologische (Verhältnis von entzündlichen und sklerotisierenden Kräften, Lebensdauer usw.) und künstlerische Aspekte (Entstehung der epischen Dichtung) die Schwerpunkte.

4.1 Drei Aspekte rhythmischer Interaktion

Betrachten wir diese sensible Beziehung weiter:

- Beide Rhythmen stehen in einem *Verhältnis* (Relation) zueinander. Dieses äußert sich beispielsweise als Puls-Atem-Quotient, ein Maß, das nur bei klarer Definition des entsprechenden Zeitraumes (z. B. fünf Minuten, eine Stunde) zusammen mit einem Körperzustand wie Liegen, Rennen oder Tiefschlaf aussagekräftig ist. Bei Betrachtung dieses Verhältnisses spielt der gegenseitige Einfluss der beiden Rhythmen noch eine untergeordnete Rolle, vielmehr drückt es das Gleichgewicht (oder Ungleichgewicht) zwischen oberem und unterem Menschen aus. In der Nacht im Liegen beträgt es im statistischen Mittel bei größeren Gruppen etwa 4:1, am Tag im Stehen etwa 5:1.[34]

- Zwischen beiden Rhythmen besteht eine *Abhängigkeit* (Interdependenz). Sie beeinflussen sich gegenseitig. An diese Interaktion sind Gesundheit und Wohlbefinden geknüpft. Bekannt ist die beruhigende Wirkung tiefer Atemzüge bei Herzklopfen, die durch die rhythmische Antwort der Herzschlagfolge auf den Atem

entsteht. Dieses Phänomen nennt man respiratorische Sinusarrythmie, es geht vom oberen Menschen aus. Umgekehrt ist zu vermuten, dass der Herzschlag den Beginn der Einatmung beeinflusst.[35, 36]
Beim gesunden Menschen muss der obere Prozess, der Atem, den unteren Prozess im Puls gestalten und rhythmisch strukturieren. Bei körperlicher Anstrengung und Erregung steigt der Puls, nimmt quasi keine Rücksicht mehr auf den Atem und fordert diesen über verschiedene Atemantriebsmechanismen zur Gegenreaktion auf. Beruhigung tritt dann ein, wenn der obere Mensch die Herrschaft wiedergewonnen hat, wenn erneut eine respiratorische Arrhythmie auftritt. Andererseits kann eine länger dauernde Dominanz der Atemtätigkeit die Sklerotisierung unterstützen.

- Die respiratorische Sinusarrhythmie bewirkt, dass Atmung und Herzratenvariabilität für kürzere Zeiten in völligem *Gleichklang*, synchronisiert auftreten können. Dies ist im Tiefschlaf der Fall und bei besonderen Atemformen wie z.B. Hexameterrezitation oder fernöstlichen Meditationstechniken.

Alle drei Begriffe – Verhältnis, Abhängigkeit und Gleichklang – lassen sich auch seelisch auffassen, obwohl sie hier zur physiologischen Charakterisierung der Atem-Puls-Beziehung dienen. Sie treten überall dort auf, wo polare Qualitäten zusammenwirken. Jeder weiß, was „ein Verhältnis haben" bedeutet. Ferner kennen wir die unbestreitbare gegenseitige Beeinflussung und Abhängigkeit, die in jeder Beziehung auftritt, und wir wissen auch von den kurzen Augenblicken seelischen Gleichklangs, die viel zur inneren Gesundheit im Zusammenleben beitragen, aber nicht in ständiges Synchronisiert-Sein ausufern dürfen.

Die genannten Vorgänge zwischen Herzschlag und Atem verdeutlichen, dass der Letztere den gesamten Organismus durch Änderungen in den Bewegungsvorgängen des Herzens und des Blutes durchsetzt. Anders formuliert: Mit Hilfe des Herzens gelangen Impulse des oberen Nerven-Sinnes-Pols des Menschen in den unteren Stoffwechsel-Gliedmaßen-Pol und umgekehrt. Dadurch werden die beiden gegensätzlichen Pole voneinander durchdrungen, integriert.

Zusammenfassend lässt sich die Beziehung von Atem- und Pulsrhythmik am ehesten mit einem nicht aus der Physiologie stammenden Begriff charakterisieren: *Interesse* – das Dazwischen-Seiende. Das Zentrum des Rhythmischen Systems besteht aus dem, was sich zwischen den Polaritäten ständig neu als Verhältnis erschafft und wieder verschwindet, und Gesundheit ist das labile Ergebnis der fortlaufenden Ausgleichstätigkeit dieses Systems.

Fassen wir nun die Herzrhythmen selbst hinsichtlich ihrer Wahrnehmungsqualitäten ins Auge.

Der normale Herzrhythmus zeigt eine Variabilität zwischen zwei Extremen. Der eine Pol ist Frequenzstarre (Maschinentakt), die z.B. nach einem Herzinfarkt oder einer Herztransplantation auftreten kann. Das andere Extrem ist der verlorene Rhythmus bei vollständiger Irregularität, die sogenannte totale Arrhythmie. Beide Extreme beschreiben Krankheitszustände, die nicht selten innerhalb kurzer Zeit tödlich verlaufen.

Im gesunden Herzen spiegeln sich in der Herzfrequenzvariabilität (HRV) viele physiologische Rhythmen des Menschen (Tabelle 2).

Physiologischer Rhythmus	Reflexion in der Herzfrequenzvariabilität
Atmung	Respiratorische Sinusarrythmie
Blutdruckrhythmik (Mayer-Wellen)	ca. 0.1 Hz-Rhythmik (6 Schwingungen/Min.)
Rhythmik der Hautdurchblutung	ca. 0.016 Hz-Rhythmik (1 Schwingung/Min.)
Basaler Ruhe- und Aktivitätszyklus (Schlafphasen, Wechsel der Nasenseitigkeit und der Aufmerksamkeit)	ca. 90 Minuten Periodenlänge
Schlaf-Wach-Rhythmus	24 Stunden Periodenlänge

Tabelle 2: Ausdruck physiologischer Rhythmen in der Herzfrequenzvariabilität

Die Herzfrequenzvariabilität ist beim ca. zehnjährigen Kind am stärksten und nimmt etwa ab dem 40. Lebensjahr mit starker individueller Streuung ab. Sie entsteht durch das antagonistische Zusammenwirken der beiden Äste des autonomen Nervensystems, Vagus und Sympathikus, die beschleunigend oder verlangsamend auf den Herzrhythmus einwirken. Vagotonie stimmt den Organismus in Richtung von Erholung und Regeneration; das Blut zieht sich aus der Muskulatur zurück, die inneren Organe steigern ihre Tätigkeit. Im Gegensatz dazu reguliert der Sympathikus alle Organfunktionen in Richtung von Leistung und Kampf, die Muskeldurchblutung erhöht sich, innere Organe vermindern ihre Aufbautätigkeit. Die Respiratorische Sinusarrhythmie (RSA), die den Einfluss der Atmung auf das Herz darstellt, wird vor allem über den Vagus vermittelt. Dementsprechend ist die Stärke der RSA ein Gradmesser für die Erholungsbereitschaft des Körpers. Sie tritt im unbeeinflussten Organismus vermehrt im Sitzen und Liegen auf. Eine weitere Verstärkung dieses Effekts lässt sich durch eine langsame, tiefe Atmung bei ca. 6-8 Atemzügen pro Minute hervorrufen.

Anthroposophisch betrachtet entspricht Sympathikotonie eher einem der Außenwelt zugewandten, stark erregbaren, vom oberen Pol des Astralleibes dominierten Zustand, der den unteren Menschen beschleunigt tätig sein lässt, weil die verlangsamende Formkraft des Ichs am Tag und des Nervensystems in der Nacht schwächer sind. Dagegen überwiegt im vagotonen Zustand der Ätherleib, was sich durch einen verstärkten Austausch des oberen mit dem unteren Menschen in Gestalt der respiratorischen Arrhythmie ausdrückt und nach einem Gleichgewichtszustand hinstrebt. Der Bewusstseinspol ist nach Innen gewendet oder schlafend.

Im Sinne der anthroposophischen Medizin lassen sich die Atmung und die RSA unproblematisch als Ausdruck des oberen Menschen interpretieren. Dessen Einfluss verstärkt sich in Ruhe und vermittelt sich über die Atmung auf den unteren Pol.

Schwieriger einzuordnen sind die mit einer Periodenlänge von ca. zehn Sekunden schwingenden Mayer-Wellen, die als durch den Barorezeptorreflex und das sympathische Nervensystem verursacht gelten. Mit Hilfe dieses Regelkreises, dessen Grundfrequenz (M-Wellen) im Stehen in der HRV dominant hervortritt, reguliert der Körper den Blutdruck und damit die konstante Blutversorgung der Muskulatur, der Organe und auch des Gehirns bei wechselnden Körperlagen. Das Regulationszentrum dieser Rhythmik vermutet man in der rostro-ventro-lateralen Medulla (Hirnstamm). Sie verstärkt sich typischerweise bei angehaltenem Atem und zeigt ein resonantes Aufschwingen bei verlangsamter Atmung auf ähnlicher Frequenz.[37]

Im Gegensatz zu den quasi *von außen* auf den Blutstrom aufmodulierten Atmungswellen (s.o.) müssen wir bei dieser langwelligeren Rhythmik von einer endogen dem Blutkreislauf *innewohnenden* Rhythmik sprechen, die zur Signatur dieses Organs gehört, dessen Grundaufgabe Rudolf Steiner als Ernährungstätigkeit beschrieb:

„Es strömt also der ganze unsichtbare Mensch in dem Blutvorgang als ein aufbauender, als ein Wachstumsvorgang, als derjenige Vorgang, der immer von neuem den Menschen erzeugt durch die Verarbeitung der Nahrungsmittel. Dieser Strom strömt im Menschen von unten nach oben.“[38]

Damit mag es berechtigt erscheinen, die mit dem Blutstrom nach oben anschlagende Blutdruckrhythmik im Gegensatz zur respiratorischen Sinusarrhythmie dem unteren Menschen zuzuordnen und in der Frequenzvariabilität einen wichtigen Ausdruck der Wahrnehmungstätigkeit des Herzens und seiner folgenden Anpassung an ein wahrgenommenes Gleichgewicht oder Ungleichgewicht zwischen der oberen und der unteren Organisation zu sehen.

5. Sprechen als rhythmischer Vorgang

Jede sprachliche Äußerung beruht auf dem rhythmischen Zusammenspiel von Gedanken und Willensimpulsen; Sprechen in Abwesenheit von Gedanken ist zwar möglich, aber nicht ratsam. Ein Mangel an motivierten Sprechimpulsen führt zum Nicht-Sprechen oder zur Logorrhoe, zum Plappern.

Im Satzbau finden sich beide Aspekte im intentionsdominierten, kurzen Imperativsatz einerseits oder dem ausschweifenden Bandwurmsatz andererseits. Die durch die sozialen Medien stark geförderte Tendenz zur Satzverkürzung[39] lässt eine zunehmende Schwäche der Gedankenformkraft und des Bewusstseins vermuten, der schon Rudolf Steiner in allen Schriften durch anspruchsvollen Satzbau entgegenzuwirken suchte.[40]

Oft staunt man zu wenig über den hohen Grad an Synchronisation und Integration von Willensimpuls und Gedanken, den ein geordnetes und verständliches Sprechen uns abverlangt. Sprechen ist gedankentragender Willensimpuls. Störungen dieses Verhältnisses sind insbesondere als Poltern oder Stottern bekannt und der willentlichen Veränderung zunächst entzogen. Gleich dem Herz reagiert auch die Sprache sensibel auf das körperliche und seelische Gleichgewicht im Menschen und gibt es hörbar weiter.

Dennoch ist das Sprechen in weit höherem Maße als die Herztätigkeit dem Ich-Bewusstsein des Menschen zugänglich und unterworfen und greift gleichzeitig über den Atem gesetzmäßig in das Verhältnis von Puls und Atem ein, wie unsere Studien zeigten. Deshalb können geeignete therapeutische Interventionen Einfluss auf das Verhältnis von Puls und Atem und damit auf das Verhältnis zwischen oberem und unterem Menschen nehmen.[41]

Diese Rhythmen gelten mit Recht als das Zentrum des Rhythmischen Systems im Menschen [→ Kapitel II.4]. Ihre Dauer als Zeitmaß und ihr Verhältnis zueinander liegen allen dichterischen und musikalischen Rhythmen zu Grunde. So dauerte z. B. in der Gregorianik die kurze Note, Brevis, ungefähr einen Herzschlag lang, und die lange Note, Longa, wurde in einem Atemzug gesungen.[42] Rudolf Steiner verglich in seinen Darstellungen zur Entstehung der epischen Dichtung das Zusammenspiel von Atem und Puls mit der Leier des Apollo in einem poetischen Bild:

„Vor einem entsteht der Lichtgeist, der auf den Fluten der Luft in den Menschen hereinspielt durch die Atmung. Apollo, der Lichtgott, getragen von den flutenden Luftmassen im Atmungsprozess; seine Leier, das Funktionieren der Blutzirkulation selber. Alles dasjenige was sich dichterisch gestaltet, beruht in Wirklichkeit auf diesem Verhältnis von Atmung, die innerlich erlebt wird, zur Blutzirkulation."[43]

In der Antike vermutete man den Ursprung des Hexameters in den Apollo-Mysterien des Orakels von Delphi. So schrieb Pausanias (110-180 n. Chr.) in seinen „Reisen in Griechenland"[44] über eine delphische Pythia namens Phemonoë, sie sei eine der Erfinderinnen des Hexameters und gleichzeitig erste Verkünderin des Gottes Apollon gewesen.

Die Therapeutische Sprachgestaltung greift – häufig durch gezielte Anwendung von Texten aus alten Traditionen – harmonisierend oder stimulierend in dieses Verhältnis von Puls- und Atemvariabilität ein. So verlangsamt die Silbe „OM" den Atem stark und ruft eine stärkere Antwort in der Herzrhythmik hervor als Taktatmung gleicher Frequenz (Abb. 1).

Auch andere therapeutische Sprechübungen erzeugen charakteristische Antworten in der Herzrhythmik, die zum besseren Verständnis ihrer Wirkungen beitragen (Abb. 2).

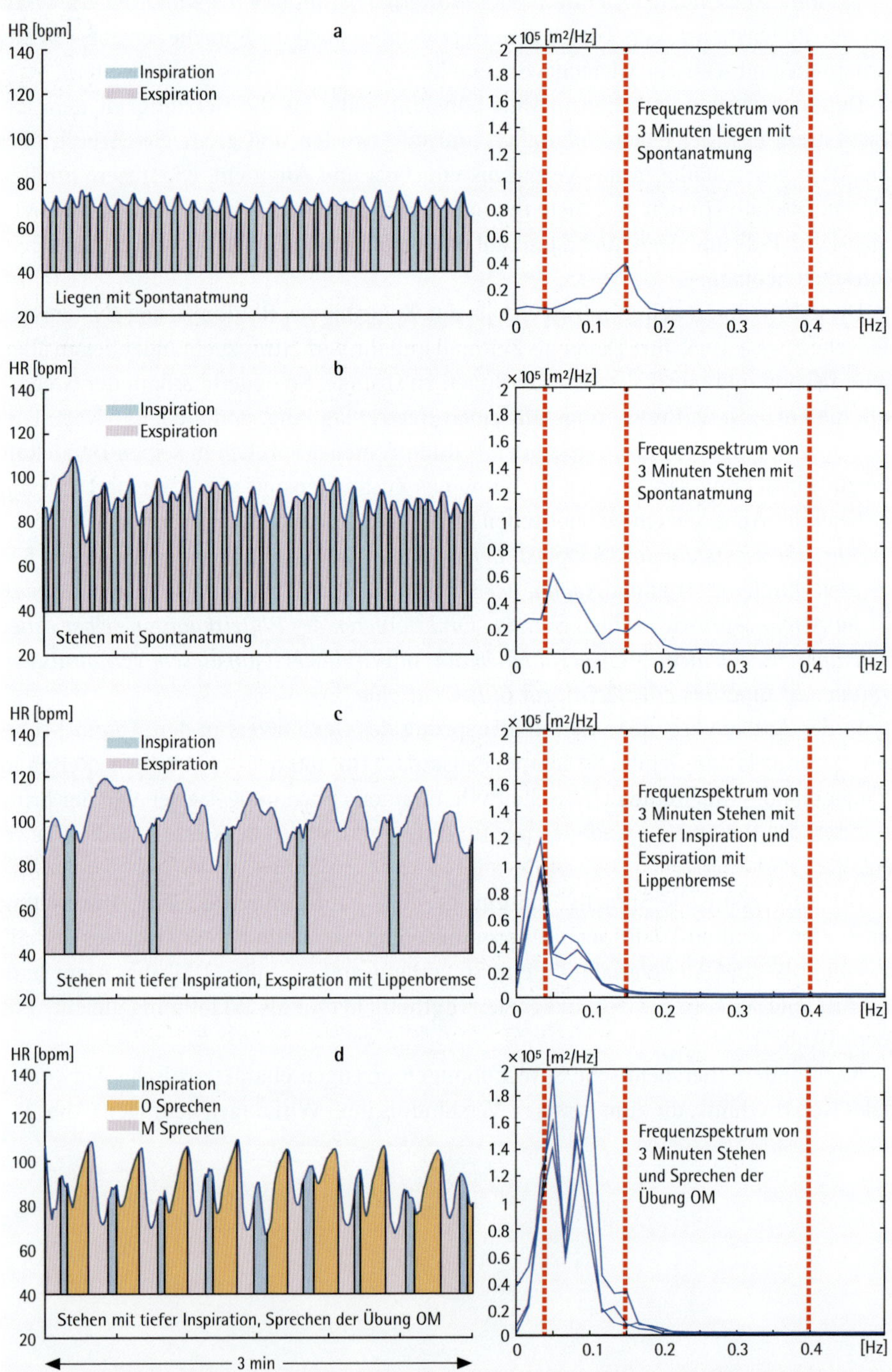

Abb. 1: Vergleich der Wirkung verschiedener Atemformen auf die Herzfrequenzvariabilität im Verhältnis zum *OM*-Sprechen. Die Atemphasen wurden während der Messung markiert und anschließend eingefärbt. Beachte: Tiefatmung (c) erzeugt eine geringere Rhythmik in der Herzantwort auf die Atmung als das Sprechen der Silbe OM (d), obwohl auch bei Tiefatmung mit der Zeit ein Doppelgipfel erscheint (siehe Text).[45]

69

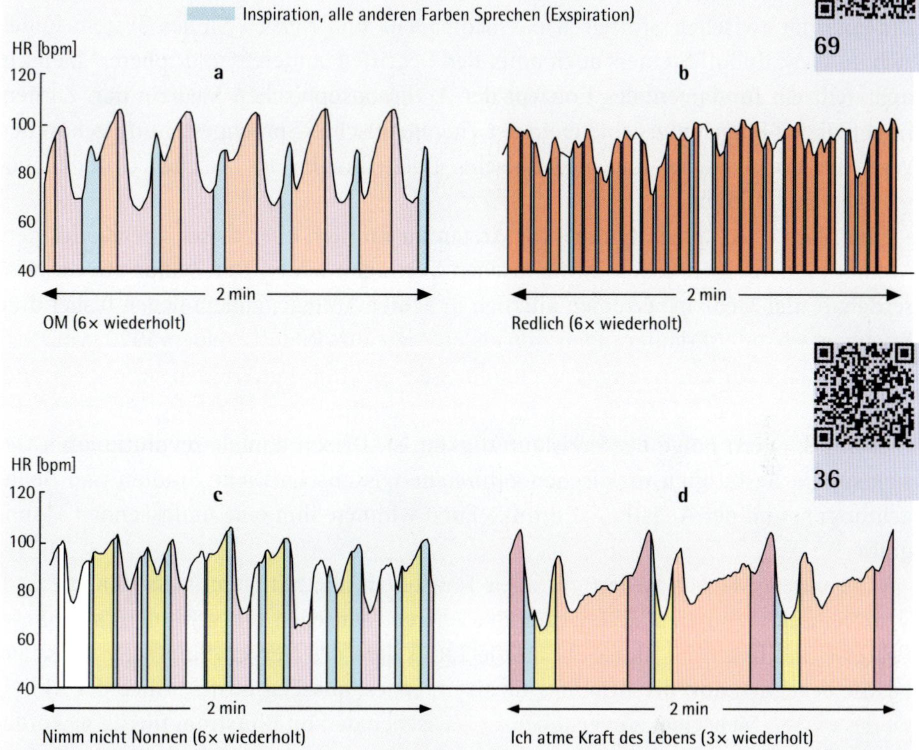

Inspiration, alle anderen Farben Sprechen (Exspiration)

HR [bpm]
120
100
80
60
40

a

2 min

OM (6× wiederholt)

b

2 min

Redlich (6× wiederholt)

36

HR [bpm]
120
100
80
60
40

c

2 min

Nimm nicht Nonnen (6× wiederholt)

d

2 min

Ich atme Kraft des Lebens (3× wiederholt)

65

Abb. 2: Wirkung verschiedener Sprechübungen auf die Herzfrequenzvariabilität. Die Atemphasen wurden während der Messung markiert und anschließend eingefärbt. Die Übung *Redlich ratsam* (oben rechts) als stimulierende Übung ruft nur wenig Atemrhythmik hervor. Bei *Nimm nicht Nonnen* (unten links) bewirkt der [n]-dominierte erste Teil durch den Atemstau einen Anstieg der Herzfrequenz, während der zweite Teil mit viel [m] zu einem Abfall führt. Die Übung *Ich atme Kraft des Lebens* beinhaltet ein längeres Atemhalten (lachsrosa), gefolgt von einer kurzen Einatmung (nicht markiert) und der zweiten Zeile *In Luft verhaucht der Hauch* (rosarot). Beachte: Diese therapeutische Übung kehrt den normalen Anstieg der Herzfrequenz bei spontaner Einatmung zu einem Abfall um, der Entspannung bedeutet.[46]

6. Oberer und unterer Mensch als physiologische Polarität – Neurasthenie und Hysterie

Die Polarität zwischen Stoffwechsel-Gliedmaßen- und Nerven-Sinnes-System findet sich im Werk Rudolf Steiners auch unter den Begriffen „unterer" und „oberer" Mensch und stellt ein fundamentales Konzept der Anthroposophischen Medizin dar. Zu den fruchtbarsten Forschungsgebieten in der Therapeutischen Sprachgestaltung gehört der Vergleich künstlerischer und medizinischer Darstellungen des gleichen Grundphänomens bei Rudolf Steiner.

Im März 1920 sprach Steiner vor Ärzten ausführlich über dieses Thema, das den Auftakt zu den eigentlichen medizinischen Vorträgen bildet. Der Zyklus „Geisteswissenschaft und Medizin" erschien kürzlich in achter Auflage, zudem liegen bisher drei Kommentarbände „Erläuterungen zum ersten Ärztekurs Rudolf Steiners 1920" vor.[47]

Grundlage für ein richtiges Verständnis der polaren Funktionen im oberen und unteren Menschen bildet eine sachgemäße Erkenntnis der Herztätigkeit, die nicht Ursache, sondern Folge der Kreislauftätigkeit ist. Diesen damals revolutionären Gesichtspunkt bestätigten inzwischen zahlreiche wissenschaftliche Studien und Beobachtungen, und der Anästhesist Branko Furst widmete ihm eine umfassenden Monografie.[48]

Der untere Mensch basiert auf allen Tätigkeiten, die mit Nahrungsaufnahme und -verarbeitung verbunden sind. Gegen den oberen Menschen hin verfeinern sich diese Prozesse und treten im Blutstrom an die Tätigkeiten des Nerven-Sinnes-Systems heran. Sie begegnen dort der Atmung, die als unterstes, quasi „gröbstes" Glied der Aktivität des oberen Menschen zu verstehen ist. Zwischen den im Blutstrom flüssig gewordenen und umgewandelten Nahrungsstoffen und der Atemluft entsteht im Rhythmischen System eine Wechselwirkung: *„Nur dann versteht man die Polarität im Menschen selbst, wenn man weiss, dass es sich handelt darum, dass der Mensch eigentlich ein solches dual gebautes Wesen ist, das von Seiten seines Oberen wahrnimmt sein Unteres."*[49] Sein Wahrnehmungsorgan ist das Herz.

6.1 Gleichgewicht und Korrespondenz

Wie lässt sich der Ausgleich zwischen den Kräften des unteren und des oberen Pols weiter verstehen? Jede Tätigkeit im oberen Menschen, zum Beispiel eine ausstrahlende, muss ihr dynamisches Gegenbild im unteren Menschen haben und würde eine formend-abrundende als Ausgleich erfordern.

Wenn der obere Mensch zu stark durch intellektuelle Tätigkeit nach außen gerichtet bleibt und dadurch zu wenig Konzentration auf das innere Milieu, beispielsweise durch Bewegung, stattfindet, äußert sich nach unserer Beobachtung dieses Ungleichgewicht oft in verlangsamter Darmtätigkeit, Obstipation. Der untere Mensch gerät sekundär aus dem Gleichgewicht. Dabei besteht keine materielle, sondern eine dynamische Beziehung zwischen beiden Tätigkeiten. Es muss aber ein gegenseitiges Sich-Aufwiegen, ein Entsprechen vorhanden sein, damit der Mensch gesund bleibt.

Solches gegenseitige Entsprechen bedingt eine *Korrespondenz* zwischen beiden Tätigkeiten. In dieser liegt das erste Geheimnis der Erhaltung menschlicher Gesundheit über das Rhythmische System. Sie spielt bei der anschließenden Betrachtung sprachtherapeutischer Prozesse eine entscheidende Rolle.

Neben der Korrespondenz besteht eine zweite Voraussetzung für ein gesundes Gleichgewicht. Nie darf eine obere oder eine untere Tätigkeit stärker sein als ihr Äquivalent im polaren System, wie wir im obigen Beispiel angedeutet haben. Hierfür gebrauchte Rudolf Steiner eindrucksvolle Formulierungen: Das Obere muss das Untere wirklich ganz „durchfassen, ganz durchkochen, durchätherisieren". Die Tätigkeiten müssen einander „bezwingen", zueinander orientiert und im Gleichgewicht sein.[50]

Dieser Gesichtspunkt wird noch konkreter durch den Einbezug des Verhaltens der Ich-Organisation. Zur Erhaltung der körperlichen und psychischen Gesundheit muss sich diese im oberen und unteren Menschen polar verhalten, weil alle Vorgänge des oberen im unteren Menschen komplementär ablaufen.[51] Krankheit bedeutet unter diesem Gesichtspunkt einen Durchbruch der oberen Dynamik in die Region der rhythmischen Organisation und den unteren Menschen oder umgekehrt.

Die Ich-Tätigkeit spielt auf der Ich-Organisation quasi wie auf ihrem Instrument. Im Nerven-Sinnes-System des gesunden Menschen sollte diese Tätigkeit ihre Ich-Organisation immer wieder punktuell im Schädel hinter der Nasenwurzel konzentrieren.[52] Solche Zentrierung ist begleitet von Aufmerksamkeit, Ruhe und Übersicht. In dieser Situation ergreift der untere Teil der Ich-Organisation „von außen" in der Körperperipherie den Äther- und physischen Leib und erzeugt Durchwärmung, Beweglichkeit und körperliches Wohlbefinden.

Dieser Idealzustand gerät leicht durch überstarke Sinneseindrücke und nachfolgende Gefühlsreaktionen aus dem Gleichgewicht. Im Extrem bewirken Schockerlebnisse eine Umkehr der Dynamik. Der übermächtige Eindruck „dezentralisiert" die Ich-Tätigkeit, was reflektorisch im unteren Pol der Ich-Organisation zur Erstarrung, Verkrampfung bis zur Lähmung führen kann (Totstell-Reflex). Von der Peripherie her ergreift dann Kälte die Gliedmaßen.

In weniger ausgeprägter Form erleben unzählige Menschen tagtäglich solche Dezentralisierungen und fühlen sich infolgedessen „nicht wohl in ihrer Haut", was eine umgangssprachliche, aber menschenkundlich präzise Beschreibung ist.

6.2 Neurasthenie und Hysterie

Sind die oben beschriebenen Voraussetzungen, *Korrespondenz und Gleichgewicht*, zwischen den Systemen nicht erfüllt, so entstehen zunächst konstitutionelle Krankheitsursachen im Ätherleib, die Rudolf Steiner mit den damals üblichen Begriffen „Hysterie" und „Neurasthenie" umschrieb, allerdings im Sinne einer erweiterten medizinischen Terminologie. Der hier eingeführte anthroposophisch-menschenkundliche Gebrauch beider Begriffe deckt sich weder vollständig mit der zu Anfang des 20. Jahrhunderts üblichen noch mit der heutigen umgangssprachlichen Bedeutung.

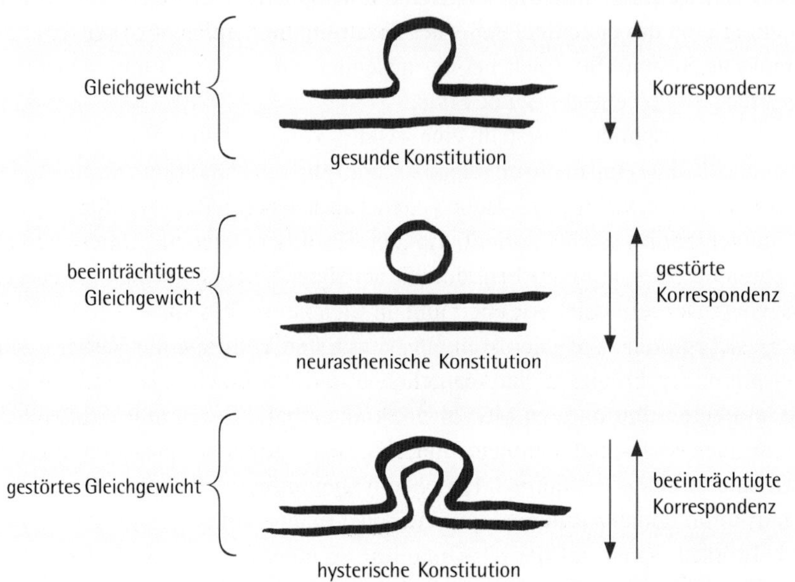

Abb. 3: Schematische Darstellung der konstitutionellen Abweichungen nach Korrespondenz und Gleichgewicht[50]

Hysterie

Bei der hysterischen Konstitution ist die notwendige abbauende und zerstörende Kraft des oberen Menschen im unteren Pol zu schwach, um die ätherische Eigengesetzlichkeit von Nahrungs- oder Genussmitteln vollständig zu überwinden. Ebenfalls stören körpereigene Hormone, die durch positive Stimulierung oder bei Bedrohung ausgeschüttet werden, das Gleichgewicht in Richtung einer Dominanz des unteren Menschen (z.B. Stresshormone wie Adrenalin oder Cortisol). Im Extremfall führt das wiederholte Erleben solcher Stimulationen ins Gebiet der zunehmenden, nicht-stoffgebundenen Abhängigkeiten wie Spiel-, Sex- oder Internetsucht. Es setzen sich Wirksamkeiten der Umwelt im weitesten Sinne im menschlichen Organismus fort, die das körpereigene hormonelle Belohnungssystem aktivieren.

Von einer hysterischen Situation oder auch Konstitution sprechen wir, wenn vielfältige, körperliche Symptome wie starkes Schwitzen und Unwohlsein bis hin zu Erkrankungen der Stoffwechsel- und Fortpflanzungsorgane auftreten. Gleichzeitig kann sich ein charakteristisches Willensverhältnis zur Umwelt bilden. Anforderungen beantworten Betroffene entweder überschießend-positiv oder überempfindlich-rückziehend. Ähnlich gestaltet sich auch das Bindungsverhalten. Die Sehnsucht nach Nähe und Beziehung kann zu Abhängigkeit führen, die nicht ertragbar ist und Abwehr oder Abbruch zur Folge hat. Die genannten Phänomene können, müssen aber nicht vollständig auftreten und belasten die Betroffenen.

So ist bei der hysterischen Konstitution der obere Mensch zu schwach, um in seiner Tätigkeit im unteren Menschen die Kräfte der Umwelt ganz zu verwandeln oder Fremdanforderungen vollständig in selbstgewähltes Handeln zu transformieren. Die selbstferne Eigendynamik unverwandelter Stoffe und Kräfte „regiert“ temporär oder längerfristig das ganze System.[54]

Neurasthenie

Die neurasthenische Konstitution entsteht durch eine Unregelmäßigkeit im oberen Prozess. Hier ist weniger das Gleichgewicht als vielmehr die Korrespondenz zwischen oberem und unterem Menschen gestört. Dadurch nimmt die wachbewusste Seelen- und Ich-Tätigkeit das Nervensystem des oberen Menschen zu stark in Anspruch. In der Folge kommt es zu Symptomen wie Kopfweh, Erkältungen oder Husten. Gleichzeitig nimmt der obere Mensch den unteren nicht genügend wahr, was dort, bildlich gesprochen, zu Austrocknungs- und Überformungstendenzen führen kann. Die Atmung verbindet sich nicht mehr wahrnehmend mit dem Pulsschlag, die respiratorische Sinusarrhythmie (Beeinflussung der Herzfrequenz durch Ein- und Ausatmung) ist vermindert, und eine Disposition zu ernsthaften Herzerkrankungen entsteht.
Auf seelischer Ebene verfestigen sich Vorstellungen bis hin zur Zwangstendenz. Die mangelnde Verbindung des Kopfes mit dem Stoffwechsel-Gliedmaßen-System verhindert das gesunde Vergessen geronnener Vorstellungen. Bindungen gehen solche Menschen überlegt und oft sehr vorsichtig ein, da sie gerne planen und Unwägbarkeiten zu vermeiden suchen. Das Bedürfnis nach Autonomie steht im Vordergrund, ohne aber langjährigen stabilen Beziehungen im Weg zu stehen.

Die von Rudolf Steiner im ersten Kurs für Ärzte[55] aphoristisch dargestellten Gedanken zu Neurasthenie und Hysterie lassen sich heute mittels der umfassenden Kommentierung des Kurses durch Peter Heusser, Johannes Weinzirl und andere ganz neu im medizinhistorischen Kontext verstehen und als Hintergrund für eigenes Forschen nutzen.[56]

Psychohygiene und Therapie

Welche therapeutischen oder selbstführenden Mittel und Methoden eignen sich besonders zum Ausgleich von Einseitigkeiten bei neurasthenischen oder hysterischen Tendenzen? Wir erwähnen einige Wirkrichtungen, die auch zum Verständnis der im nächsten Abschnitt beschriebenen Mittel der Therapeutischen Sprachgestaltung beitragen.
Zur Stärkung des oberen Menschen ist es hilfreich, sich Wahrnehmungen und Gedanken ganz zum ruhenden Bewusstsein zu bringen, wie es bei konzentrierter Versenkung in einen Inhalt geschieht.

Für das Wohlergehen des unteren Menschen sollten Willenshandlungen bis in die Bewegung hinein bewusst geführt, d.h. vom oberen Menschen im Sinne des Stärkegleichgewichtes durchdrungen sein, wie dies beispielsweise bei dramatischen und eurythmischen Gesten geschieht. Im Grunde genommen führt das bewusste Gestalten jeder alltäglichen Handlung zur gesundheitsfördernden Konzentration der Ich-Organisation im Zentralnervensystem. Gleichzeitig ergreift diese Organisation in den Gliedmaßen dann die Körperperipherie besser von außen und trägt in Einklang mit der polaren Ich-Struktur zur Gesundheit bei.

Erst wenn Einseitigkeit zu stark und dauerhaft wirkt oder der Körper geschwächt ist, entstehen wirkliche Störungen. Dann kann in der Nacht die Ich-Organisation in Verbindung mit dem Ätherleib die gesunde Balance nicht wieder herstellen und die anfänglich funktionellen Beschwerden münden in ernsthafte Erkrankungen.

7. Oberer und unterer Mensch als künstlerische Polarität – Rezitation und Deklamation

Therapeutische Sprachgestaltung arbeitet seit Jahrzehnten erfolgreich mit den beiden Stilformen Rezitation und Deklamation, um entweder die obere Organisation zu stärken (Rezitation) oder die untere anzuregen (Deklamation). Wir haben es Rudolf Steiner zu verdanken, dass diese Begriffe nicht wahllos oder synonym zur Verwendung kommen, sondern als präzise, menschenkundlich verankerte Termini zu verstehen sind. Im Folgenden gehen wir zuerst auf die physiologischen Grundlagen dieser Dichtungsarten ein und verdeutlichen dann ihre therapeutischen Möglichkeiten.

Steiner hielt die Vortragsreihe *Rezitation und Deklamation*[57] ein halbes Jahr nach dem oben zitierten Medizinerkurs[58] und beschrieb – erstaunlich für einen Kurs vor Nicht-Medizinern – zuerst die physiologischen Grundlagen der Ein- und Ausatmung. Diese scheinen ihm insgesamt so wichtig gewesen zu sein, dass er sie über 80 Mal in seinen Vorträgen erwähnte. Es geht um die atmungsinduzierte Bewegungen des Liquor cerebrospinalis, der Rückenmarksflüssigkeit, die auch das Gehirn umgibt.

Bei der Einatmung drückt das Zwerchfell die im Bauchraum liegenden Organe und Gefäße zusammen. Diese stehen ihrerseits mit feinen, den Rückenmarkskanal umgebenden Gefäßen in Verbindung. Der Druck auf die Bauchgefäße überträgt sich als Druckwelle im Liquor cerebrospinalis über den Rückenmarkskanal bis zum Gehirn. So entsteht durch die Einatmung eine Druckwelle, deren feine Ausläufer das Gehirn erreichen. Bildhaft kann man von einer sanften Berührung sprechen.

Dieser physiologische Prozess hat sein seelisches Äquivalent im „Einatmen" der Wahrnehmungen, die mit Hilfe des Gehirns in Vorstellungen enden. Auch hier lässt sich von einer „Welle" sprechen, die in der Vorstellung „gefriert". In der konkreten Vorstellung fixiert sich der schöpferisch-lebendige, universelle Begriff durch das Zusammenführen mit einem bestimmten Wahrnehmungsinhalt, man kann vergleichsweise von einem Sal-Prozess[59], einer Auskristallisierung des Begriffes sprechen. Damit ist die Einatmungsbewegung von zwei Seiten her charakterisiert.

Die Ausatmung hängt stärker mit dem Willen zusammen. Physiologisch sehen wir die oben beschriebene Druckwelle nach ihrem Anschlagen ans Gehirn wiederum fein ins Stoffwechselgebiet zurückfluten. Auf diesem Wege trägt sie Erkenntnisse des oberen Menschen in das Stoffwechsel-Willens-Gebiet, wo diese zu zielvollem Handeln führen.

Diese psycho-physische Doppelbewegung sei der Entstehungsort von zwei Urpolaritäten innerhalb der Dichtkunst: *Rezitation* und *Deklamation*.

Rezitation

Rezitatorisch dichten bedeutet, einen Weltinhalt aufzunehmen, im Menscheninnern zu verarbeiten und dann als Text zu re-zitieren, ihn *wieder hervorzuholen.* Genauer betrachtet erfolgt ein Zurückhalten der aus dem Gliedmaßensystem aufsteigenden Erinnerungsbilder im Rhythmischen System auf ihrem Weg in den Kopf. Würden sie nicht zurückgehalten, so endete der Weg in einem Prosatext, der qualitativ zur Vorstellung tendiert.

Rezitatorische Dichtung entsteht somit durch das Zurückhalten der zur Vorstellung hindrängenden Erinnerungsbilder im mittleren Menschen. Dieser erleichtert die Rhythmisierung der Bilder über Puls und Atem und ihre Gestaltung in künstlerische Form. So entstand vor mindestens 1500 Jahren in Griechenland der Hexameter als lebendiger Ausdruck eines entspannten, schlafähnlichen Verhältnisses von vier Pulsschlägen und einem Atemzyklus pro Halbzeile im wachend-träumenden Sprechen aus dem Brunnen der Erinnerung.[60]

„Haben wir es mit der Atmung zu tun, die gewissermaßen abzählt die Blutzirkulation, dann hat man es zu tun mit dem Rezitieren. Das Rezitieren fließt in der Gemäßheit des Atmungsprozesses dahin.“[61] Rezitation kann in steigenden Rhythmen (unbetonte Silbe am Anfang) eher anregen oder im fallenden Metrum (betonte Silbe am Anfang) beschreiben und beruhigen. Beim Vortrag ist das übermäßige Betonen der Längen (betonte Silben) zu vermeiden und das Gewicht auf das Zeitverhältnis (kurz-lang) der Silben zu legen. Mit dieser, schon in der Klassik bekannten Forderung setzt sich der Vortragsstil zunächst in Gegensatz zur akzentuierenden Metrik der deutschen Sprache, die im Stil eine Erweiterung in Richtung romanischer Sprachen erfährt. Metrum und semantischer Inhalt des Gesprochenen stehen bei gebundener Sprache (Verstexte) mit Absicht oft in einem produktiven Spannungsverhältnis, das Prosa von Dichtung unterscheidet und in der Therapie besonders günstig wirkt.

Das folgende Textbeispiel beschreibt unspektakulär eine alte Kapelle am Bodensee und leitet eine breite, ausführliche Geschichte ein, ganz im Stil der griechischen, in Hexametern verfassten Heldenepen.

In der therapeutischen Anwendung setzt man die Zäsur zu Anfang immer nach drei langen (betonten) Silben, um den Atem gleichmäßig zu rhythmisieren. Mit zunehmender Übung entsteht ein spannendes Spiel zwischen dem durch Kommata gegliederten Satzinhalt und dem Metrum. Die folgenden Markierungen der betonten (–) und unbetonten (v) Silben sowie die Markierung der Zäsur (//) entspricht dem Anfangsstadium des Übens.

Dicht am Gestade des Sees, // im Kleefeld, steht ein verlassnes
- v v - v v - v - v - v v - v
Kirchlein unter den Höhn, // die, mit Obst und Reben bewachsen,
- v - v v - v v - v - v v - v
Halb das benachbarte Kloster // und völlig das Dörfchen verstecken,
Jenes gewerbsame, das // weitfahrende Schiffe beherbergt.
Uralt ist die Kapelle; // durch ihre gebrochenen Fenster
Streichet der Wind, und die Distel // gedeiht auf der Schwelle des Pförtleins;
Kaum noch hält sich das Dach // mit gekrümmtem First, ein willkommner
Schutz vor plötzlichem Regen // dem Landmann oder dem Wandrer.

31

Anfang des Hexameters „Idylle vom Bodensee" von Eduard Mörike (1804-1875)

Deklamation

In der nordischen Literatur bildete sich vorzugsweise das deklamatorische Dichtungselement heraus. In ihm wirken zurückgehaltene Willensimpulse, die sich physiologisch auf die zurück nach unten flutende Druckwelle im Liquor cerebrospinalis stützen.

„Aus Harmonien, aus einem innerlichen Erleben, das sehr ähnlich ist dem, was im Musikalischen verschwebt, bildet sich zuletzt der Willensimpuls, wenn wiederum zurückflutet die Atemluft, die zum Gehirn hinaufgeschlagen hat, dann durch den Rückenmarkskanal hinuntergeht und anschlägt nun an den ganzen Stoffwechselprozeß, der in der Blutzirkulation an die Pulsation wiederum seinerseits anschlägt ... Hat man es zu tun damit, dass das Blutgemäße das Tonangebende ist, dass das Blut seine Stärke, Schwäche, Leidenschaft, Emotion, Spannung und Entspannung eingräbt in den dahinflutenden Atmungsstrom, dann entsteht die Deklamation."[62]

Sie vermeidet ein regelmäßiges Metrum und stützt sich auf die Betonung von Silben gleichen Anlauts in der Zeile. Betonte und unregelmäßig verteilte unbetonte Silben folgen sich und geben der Darstellung Glanz und Kraft. Deklamation weckt auf, fördert und fordert Körperkraft. Sie begleitete die Entstehung der heutigen deutschen Sprache und formte ihre metrischen Grundeigenschaften schon in ihren Vorläufern, dem Altnordischen, Alt- und Mittelhochdeutschen.

Das folgende Beispiel aus der „Edda" ist der Anfang des „Thrymliedes". Wir sind unmittelbar in die Wut und den Groll des Gottes Thor versetzt, dessen Hammer die Riesen stahlen.

Wild ward Wingthor, als er erwachte
Und seinen Hammer vorhanden nicht sah.
Er schüttelte den Bart, er schlug das Haupt,
Allwärts suchte der Erde Sohn.
Und es war sein Wort, welches er sprach zuerst:
„Höre nun, Loki, und lausche der Rede:
Was noch auf Erden niemand ahnt
Noch hoch im Himmel: Mein Hammer ist geraubt."

Beispiel Stabreim
84

Sie gingen zum herrlichen Hause der Freyja,
Und es war sein Wort, welches er sprach zuerst:
„Willst du mir, Freyja, dein Federhemd leihen,
Ob meinen Mjölnir ich finden möge?"

Thryms-Sage oder des Hammers Heimholung,
übersetzt von Karl Simrock (1802-1876)[63]

Beide Arten der Dichtung kommen in den Schwingungen der Herzfrequenz mit der Atmung deutlich zum Ausdruck. In der unbearbeiteten Darstellung dieser Schwingungen erscheint die Rezitation rhythmischer Texte als größere oder kleinere, regelmäßige und atmungsbedingte Oszillation, die der Vagusnerv moduliert. Deklamation lässt den Einfluss der Atmung auf das Herz zurücktreten zu Gunsten einer eher sympathikusinduzierten, großräumigen Dynamik, die vor allem die emotionale Linie, den Subtext auszudrücken scheint (Abb. 4).

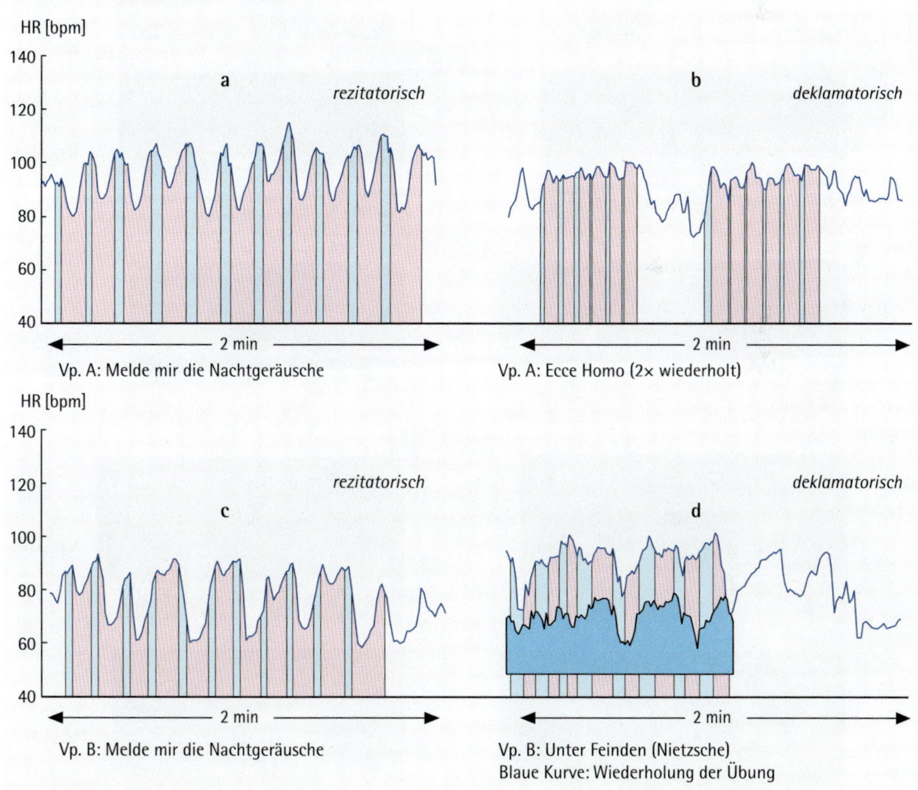

Abb. 4: Auswirkung verschiedener Gedichte auf die Herzfrequenzvariabilität bei einer männlichen (Vp. A) und einer weiblichen (Vp. B) trainierten Versuchsperson. Die Atemphasen wurden während der Messung markiert und anschließend eingefärbt.[64]

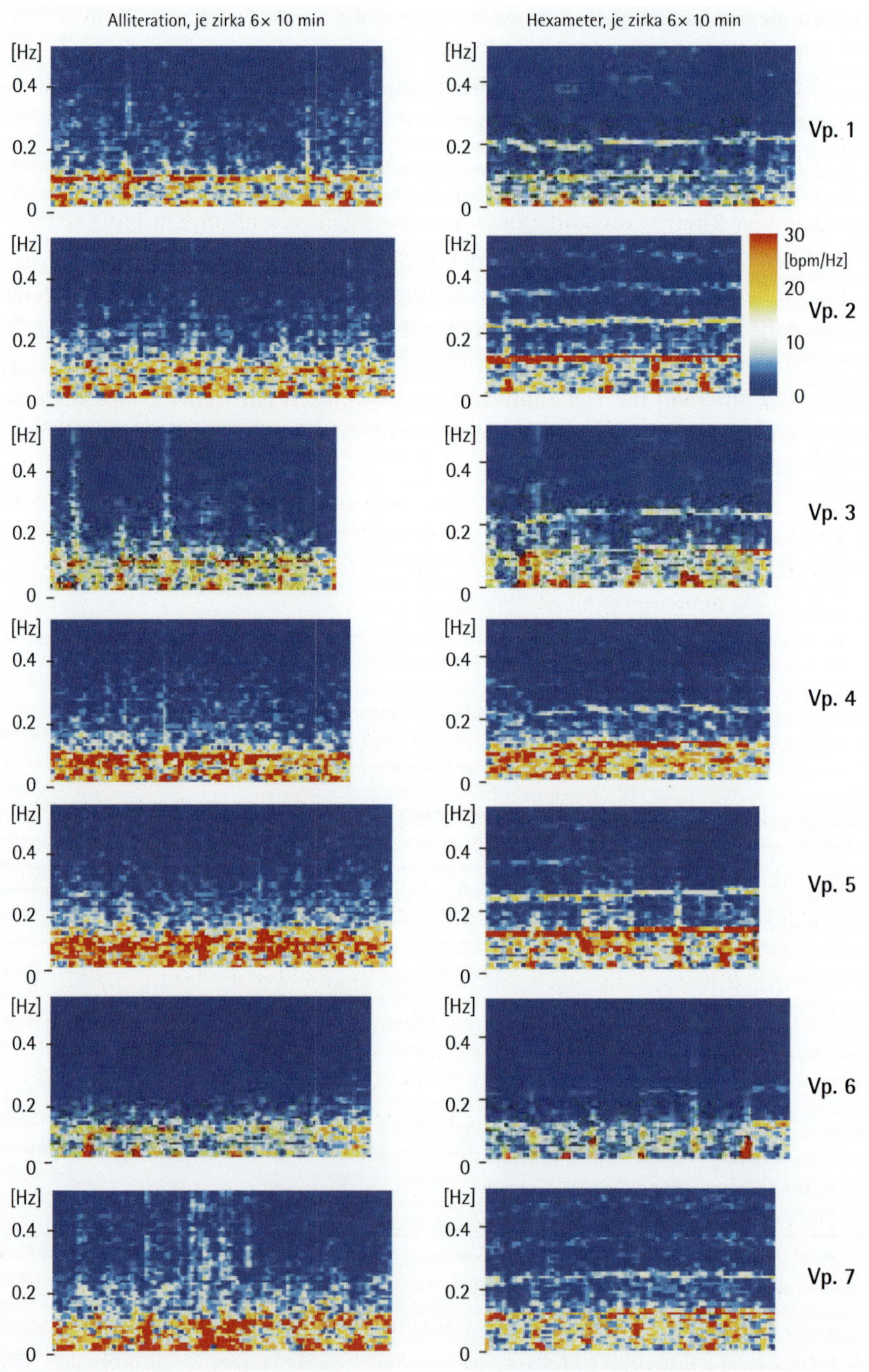

Abb. 5: Zeitvariante Darstellung der Wirkungen von ca. einer Stunde Textrezitation (Nachsprechen) auf die Herzfrequenzvariabilität HRV, zusammengefügt aus Abschnitten von je 10 Minuten (horizontal); Frequenz der Oszillationen der Herzfrequenz (vertikal); Amplitude der Variabilität farbcodiert: Blau = keine Oszillation, Rot = starke Oszillation. Gemessen wurden sieben untrainierte Versuchspersonen verschiedenen Alters, die den Text nachsprachen.[65]

Auch im zeitvarianten Spektrum der Herzrhythmik (Herzfrequenzvariabilität) bilden sich beide Stilrichtungen deutlich ab (Abb. 5).

Deklamatorisches Sprechen (Alliteration) erzeugt vor allem niederfrequente Schwingungen von etwa zehn Sekunden und darunter. Auf dieser Frequenz liegt die körpereigene Oszillation des Blutdrucks (Mayer-Wellen), die atmungsunabhängig ist und deren Ursprung immer noch diskutiert wird. Menschenkundlich gesehen nimmt das Herz über Rhythmusmodulationen in diesem Fall vor allem den Blutdruck – als Ausdruck des Wirkens des Astralleibes im unteren Menschen – wahr.

Ganz anders verhält es sich mit der Rezitation von Hexametern. Hier beginnen die erzeugten Schwingungen auch mit der Frequenz der Mayer-Wellen, aber als klar abgegrenztes Frequenzband, das einen regelmäßigen Rhythmus erkennen lässt. Oberhalb dieser Frequenz liegt im Verhältnis von 2:1 dazu die eigentliche Atemfrequenz von etwa 12 Atemzügen pro Minute, die dem langsamen Sprechen des Textes entspricht. Weiterhin zeigen sich bei Probanden mit besonders regelmäßiger Atmung „Obertöne" im Spektrum, die vermutlich durch die mathematische Frequenzbestimmung (Fourier-Analyse) bedingt sind. In jedem Fall treten zwei Rhythmen hier in ein harmonikales, ganzzahliges Verhältnis zueinander, was auf den strukturierenden Einfluss dieser Sprechtechnik hindeutet (Abb. 5).

8. Rezitation und Deklamation in der Therapie von Neurasthenie und Hysterie

Der Neurastheniker tendiert zur übermäßigen Bildung von Vorstellungen, die sein Nerven-Sinnes-System stark in Anspruch nehmen. Gleichzeitig fehlt die Wahrnehmung des unteren Menschen, die „Kommunikation". Bei dieser Klientel wirkt das erlebende Sprechen rezitatorischer Inhalte günstig, denn Wahrnehmungsinhalte dürfen hier wiederholt und verdaut werden. Sie gelangen nicht bis zur Vorstellung wie in der Prosa, sondern gestalten rhythmisch die Atmung. Gleichzeitig lernt die Person, das Metrum zu erleben. Die Atmung verbindet sich nachhaltig und gestaltend mit dem Pulsrhythmus. Das Herz erhält Anregung, wieder Wahrnehmungsorgan für den unteren Menschen zu werden. Für die uralte Silbe OM und den Hexameter ließen sich die Einflüsse auf die kardiorespiratorische Koordination während der Rezitation und in der Nachruhe wissenschaftlich dokumentieren.[66,67,68,69,70]

Beim Hysteriker ist das Willensverhältnis zur Außenwelt fein gestört. Handlungen erfolgen oft auf einen von außen drängenden Anlass hin, oder sind bestimmt durch unbewusste Gefühle und Triebe. Folgt ein Mensch zu lange dieser Tendenz, so endet sie im hysterischen Erschöpfungszustand. Hier hilft deklamatorische Dichtung, die den Willen im Ausatmungsprozess zurückhält, ihm Ausdruck verleiht, bevor er Handlung wird und so der Ausatmung die Ich-geführte Sprache aufprägt. Beim Sprechen zeigt sich unmittelbar deutlich, ob die Kraft der Intention im oberen Menschen stark genug ist, um den unteren Prozess zu durchfeuern. Ist sie es nicht, so weisen Übungen und Texte Wege zur deklamatorischen Kräftigung. Chaotisierte, fremdbestimmte Willenskraft gelangt Schritt für Schritt unter die Herrschaft des Ichs.

Solches Vorgehen unterstützt in beiden Fällen die Grundaufgabe des mittleren Systems, Kommunikation und Gleichgewicht zwischen oberem und unterem Menschen zu schaffen, und ermöglicht eine menschenkundlich fundierte Therapie.

9. Merkmale der beiden Konstitutionstypen in der Sprachdiagnose nach HASADS[71]

9.1 Neurasthenische Konstitution

Allgemein

Diese Klientel arbeitet gerne länger an Texten und lässt sich gerne vorsprechen. Korrekturen sind besonders gut durch Vorsprechen und Bilder zu geben. Oft langjährige Therapieverläufe, die manchmal von einer rein therapeutischen Arbeit in künstlerischen Unterricht übergehen. Freude am Sprechen vorhanden, trotz Schwierigkeiten. Veränderungen gehen langsam. Es besteht eine Tendenz zum „Kleben" am Wortinhalt.

Haltung

Steife, aufrechte Körperhaltung. Tendenz zur Kyphose in der oberen Brustwirbelsäule im fortgeschrittenen Alter. Schritte oft steifbeinig, aber häufig besseres Verhältnis zum Schreiten als zu Armgesten. Modifiziertes Gehen ist oft nicht einfach. Häufig ist ein schwieriges Verhältnis zu den Raumesrichtungen: Zögernd im Vorwärts, ängstlich nach rückwärts, dabei eingeschränkt in der Spannweite des Fühlens zwischen oben und unten, hell und dunkel. Das Wechseln des Standpunktes zwischen rechts und links ist erschwert.

Atmung

Die gesamte Atmung erscheint oft eingeengt, ohne Bevorzugung eines bestimmten Atemtyps. Die Einatmung muss langsam erfolgen, um eine sukzessive Dehnung des Brustkorbs zu erreichen und Freude an der Einatmung zu lernen. Beim Sprechen ist die Streckung der Ausatmung bis zum Satzende ein wesentliches Therapieziel. Das Steigern der Länge bei Übungen ist sinnvoll und erfolgreich. Auch Atemübungen im Sitzen sind geeignet. Spürendes, sanftes Sprechen der Zeilen mit Geste von oben nach unten hilft, Atmung und Herzschlag wieder zu verbinden.

Stimme

Indifferenzlage der Stimme meist normal bis tief; selten wohlklingend, oft wenig moduliert. Im Nachsprechen auf Verlangen laut, aber monoton und undramatisch. Es bestehen Schwierigkeiten, eine „normale" emotionale Färbung zu erreichen. Beim Versuch oft laut, unangenehm, auch scheppernd. Die Stimme reagiert stark auf das aktuelle Befinden.

Artikulation

Die Zahn- und Zungenqualitäten im Sprechansatz sind oft gut entwickelt, der Lippenansatz nur schwer lyrisch (gefühlsbetont) zu gestalten. Die Gaumenlaute sind bei gutem Allgemeinzustand kräftig, aber mit Neigung zur Härte, es überwiegt willenshafte, eher übertriebene Artikulation. Stoßlaute sind am einfachsten, Blaselaute oft gepresst, Wellen- und Zitterlaute eher steif.

Denken

Die Klientel möchte klare Begründungen für die therapeutischen Maßnahmen hören, kann sich gut einem längeren Prozess anvertrauen. Sie ist glücklich, Dinge verstehen zu können. Oft ist die Bereitschaft vorhanden, längere Texte auswendig zu lernen und es besteht ein ausgeprägtes Verständnis und Interesse für Kultur. Störungen und Probleme begleiten solche Menschen oft über längere Zeit. Unerwartete Veränderungen im Symptombild sind medizinisch besonders zu beachten.

Sprachwahrnehmung

Der Gedankensinn ist häufig interessegeleitet, gut ausgebildet und führt zu entsprechender Berufswahl [Näheres zur Sinneslehre bei Rudolf Steiner → Kapitel VII.3 Die Sprachsinne in Rudolf Steiners Sinneslehre]. Ein intuitives Verständnis für die Wort- und Silbenebene (Wortsinn) und die Satzmelodie (Prosodie) ist oft schwieriger. Entsprechende Hinweise nehmen die Patienten dankbar an. Die Wahrnehmung der Prosodie richtet sich eher auf die Semantik als auf Emotionen.

9.2 Hysterische Konstitution

Allgemein

Diese tritt heutzutage weniger häufig in der typischen Form auf. Verbreiteter sind hysteriforme Erscheinungen beim erschöpften Neurastheniker und die histrionische Störung. Starke Bindung an die Behandelnden als mögliches Problem in der Beziehungsgestaltung sind zu beachten, gleichzeitig auch plötzliche Therapieabbrüche. Eher personenals sachorientiert. Künstlerische Fähigkeiten oft ausgeprägt. Die Klientel möchte alles selbst versuchen, außer bei hysteriformer Erschöpfung, die zuerst wie eine Neurasthenie behandelt wird. Eine sinnvolle therapeutische Führung gelingt oft besser über verbale Hinweise als durch das Modell. Die Klientel hört oft nicht genau zu, ist stimmungszugänglich und -abhängig.

Haltung

Die Klientel erscheint entweder schlank und erschöpfbar oder rundlich in der Gestalt. Wirkt oft wie „vom Boden weggezogen" mit kleinen Füßen. Besseres Verhältnis zu Armgesten und weniger Scheu, in den Ausdruck zu gehen als die neurasthenische Konstitution.

Atmung

Während der Arbeit erfolgt ein plötzliches „Einschnappen" der richtigen Atemführung und Stimmlage. Es kommt zu abrupten Wechseln zwischen falsch und richtig. Ein kräftiges, erlebnisorientiertes Arbeiten mit starkem Körperbezug ist notwendig.

Stimme

Der Stimmkern ist meist gut wahrnehmbar und die Stimme erscheint volltönend und mit künstlerischen Möglichkeiten. Sie ist aber oft durch die Hochatmung beeinträchtigt oder überhaucht, auch belegt. Typisch sind schnelle Änderungen der Stimmverfassung: anfangs hauchig oder belegt, nach kurzer Arbeit kräftig, gut moduliert und mit Wärme und Glanz. Im Alltag kommt es oft zu Rückfällen. Die Stimme reagiert mehr auf der seelischen Ebene.

Artikulation

Die Lautbildung erfolgt häufig sehr unbewusst und die Klientel lässt sich eher ungerne auf Ansatzorte und Konsonantengestaltung aufmerksam machen; es fehlt oft der Wille zur Selbstbeobachtung. Wellen- und Zitterlaut sprechen die Betroffenen oft schön. Stoßlaute (Plosiva) sind im Erschöpfungszustand sehr kraftlos und wichtig zu stärken. Stimmhafte Stoßlaute sind oft schwieriger, aber wirksam; die Zunge am Zahnansatz häufig schwach mit Neigung zu unscharfer [s]-Bildung.

Denken

Die Klientel lernt eher ungern auswendig, obwohl kein Hindernis bestünde und hat Schwierigkeiten, sich präzise zu formulieren. Die Konzentration ist mühsam und Kopfarbeit oft problematisch und ermüdend. Therapeutisch ist es erfolgreicher, die Konzentration über eine willenshafte Sprache zu erreichen.

Sprachwahrnehmung

Der Gedankensinn kann schnell im Erfassen sein, aber leicht unpräzise im Detail, besonders wenn das Lebensgefühl beeinträchtigt ist. Prosodische Sprachelemente lassen sich über den Wortsinn schnell erfassen und bereiten Freude.

Literatur und Anmerkungen

1 Führer, A.: „Da muss sich jemand anders kümmern" – Die medizinische Versorgung von Asylsuchenden als Herausforderung für eine bio-psycho-soziale Medizin. Gesundheitswesen 2020; 82 (2). S. 151-156.

2 Bonaventura: Leben des heiligen Franziskus von Assisi. Friedrich Pustet Regensburg 1874.

3 Fuchs, T.: Die verkörperte Entwicklung der Sprache. Jahrbuch der Braunschweigischen Wissenschaftlichen Gesellschaft 2011; 63. S. 156-165.

4 Ebd.

5 Jakobson, R., Waugh, L. R.: The sound shape of language. De Gruyter Berlin 2002.

6 von Bonin, D., Glöckler, M., Kirst, J.: Menschenkundliche Grundlagen der Sprachgestaltung im künstlerischen, pädagogischen und medizinischen Werk Rudolf Steiners. Band 1. Verlag am Goetheanum 2018.

7 Ebd.

8 von Bothmer, A.: Die Bothmer-Gymnastik: Pädagogische und therapeutische Anwendungsmöglichkeiten. Schattauer Stuttgart 2004.

9 Storch, M., Tschacher, W.: Embodied Communication. Kommunikation beginnt im Körper, nicht im Kopf. Verlag Hans Huber Bern 2016.

10 Fuchs, T.: Die verkörperte Entwicklung der Sprache. Jahrbuch der Braunschweigischen Wissenschaftlichen Gesellschaft, J. Cramer Verlag Braunschweig 2011; 63. S. 156-165.

11 Ebd.

12 Ebd.

13 Heusser, P.: Anthroposophie und Wissenschaft. Eine Einführung. Verlag am Goetheanum Dornach 2016.

14 Steiner, R.: Theosophie (GA 9). Rudolf Steiner Verlag Dornach 1921.

15 Ebd.

16 Die Ausführungen in Abschnitt 2.1 wurden in ähnlicher Form veröffentlicht in: von Bonin, D. (Hrsg): Materialien zur Therapeutischen Sprachgestaltung. Verlag am Goetheanum Dornach 2008.

17 Hervorhebung durch die Verfasser.

18 Steiner, R.: Sprachgestaltung und dramatische Kunst (GA 282). Rudolf Steiner Verlag Dornach 1981. Hervorhebung durch die Verfasser. S. 58.

19 Hahn, H.: Vom Genius Europas. Verlag Freies Geistesleben Stuttgart 1992.

20 Steiner, R.: Eurythmie als sichtbare Sprache (GA 279). Rudolf Steiner Verlag Dornach 1990. S. 63.

21 Ebd. S. 47.

22 Ebd. S. 50-51.

23 Patzlaff, R.: Luftlautformen. Verlag Freies Geistesleben Stuttgart 2003.

24 Unter Einbezug eines Textbeitrags von Peter Heusser in: von Bonin, D., Frühwirth, M., Heusser, P. et al.: Signaturen der therapeutischen Sprachgestaltung in der Herzfrequenzvariabilität. Tycho de Brahe Jahrbuch. Tycho Brahe Verlag Niefern-Öschelbronn 2002. S. 216-277.

25 Steiner, R.: Von Seelenrätseln (GA 21). Rudolf Steiner Verlag Dornach 1983.

26 von Bonin, D., Frühwirth, M., Heusser, P. et al.: Signaturen der therapeutischen Sprachgestaltung in der Herzfrequenzvariabilität. Tycho de Brahe Jahrbuch. Tycho Brahe Verlag Niefern-Öschelbronn 2002. S. 216-277.

27 von Bonin, D., Grote, V., Buri, C. et al.: Adaption of cardio-respiratory balance during day-rest compared to deep sleep – an indicator for quality of life. Psychiatry Research 2014; 219 (3). S. 638-644.

28 Die Ausführungen der Abschnitte 4-5 wurden in wesentlichen Teilen veröffentlicht in: von Bonin, D., Cysarz D., Frühwirth, M. et al.: Wirkungen von Sprachtherapie auf die kardiorespiratorische Interaktion. Menschenkundliche Gesichtspunkte. Medizinisch-Pädagogische Konferenz 2009; 50. S. 13-34.

29 Steiner, R.: Menschenwerden, Weltenseele und Weltengeist – Erster Teil (GA 205). Rudolf Steiner Verlag Dornach 1987. S. 40.

30 Steiner, R.: Erdenwissen und Himmelserkenntnis (GA 221). Rudolf Steiner Verlag Dornach 1998. S. 85.

31 Steiner, R.: Geisteswissenschaft und Medizin (GA 312). Rudolf Steiner Verlag. Dornach 2020. S. 36.

32 Steiner, R.: Erdenwissen und Himmelserkenntnis (GA 221). Rudolf Steiner Verlag Dornach 1998. S. 80.

33 Steiner, R.: Rhythmen im Kosmos und im Menschenwesen (GA 350). Rudolf Steiner Verlag Dornach 1991. S. 223.

34 von Bonin, D., Frühwirth, M., Heusser, P. et al.: Signaturen der therapeutischen Sprachgestaltung in der Herzfrequenzvariabilität. Tycho de Brahe Jahrbuch. Tycho Brahe Verlag Niefern-Öschelbronn 2002. S. 216-277.

35 Moser, M., Lehofer, M., Hildebrandt, G. et al.: Phase- and Frequency Coordination of Cardiac and Respiratory Function. Biological Rhythm Research 1995; 26 (1). S. 100-111.

36 Schäfer, C., Rosenblum, M. G., Kurths, J. et al.: Heartbeat synchronized with ventilation. Nature 1998; 392. S. 239-240.

37 Sevoz-Couche, C., Laborde, S.: Heart rate variability and slow-paced breathing: when coherence meets resonance. Neuroscience and Biobehavioral Reviews 2022; 135. doi: 10.1016/j.neubiorev.2022.104576.

38 Steiner, R.: Erdenwissen und Himmelserkenntnis (GA 221). Rudolf Steiner Verlag Dornach 1998. S. 79.

39 Twitter begrenzt beispielsweise einen Tweet bewusst auf 140, seit 2017 auf 280 Zeichen.

40 Sam, M. M.: Im Ringen um eine neue Sprache. Rudolf Steiners Sprachstil als Herausforderung. Verlag am Goetheanum Dornach 2004.

41 von Bonin, D., Cysarz, D., Frühwirth, M. et al.: Wirkungen von Sprachtherapie auf die kardiorespiratorische Interaktion. Teil 2: Menschenkundliche Gesichtspunkte. Der Merkurstab 2005; 58 (3). S. 185-196.

42 Moser, M., von Bonin, D., Frühwirth, M. et al.: Jede Krankheit ein musikalisches Problem. Die Drei 2004; 8/9. S. 25-34.

43 Steiner, R.: Die Kunst der Rezitation und Deklamation (GA 281). Rudolf Steiner Verlag Dornach 1987. S. 149.

44 Pausanias: Reisen in Griechenland. Artemis & Winkler Stuttgart 1986. S. 215.

45 von Bonin, D., Frühwirth, M., Heusser, P. et al.: Signaturen der therapeutischen Sprachgestaltung in der Herzfrequenzvariabilität. Tycho de Brahe Jahrbuch. Tycho Brahe Verlag Niefern-Öschelbronn 2002. S. 232.

46 Ebd. S. 230.

47 Steiner, R.: Geisteswissenschaft und Medizin (GA 312). Rudolf Steiner Verlag. Dornach 2020.

48 Furst, B.: Autonomie der Blutbewegung: Ein neuer Blick auf Herz und Kreislauf. Salumed Verlag Berlin 2020.

49 Steiner, R.: Geisteswissenschaft und Medizin (GA 312). Rudolf Steiner Verlag. Dornach 2020. S. 38.

50 Ebd.

51 Ebd.

52 Steiner, R.: Heilpädagogischer Kurs (GA 317). Rudolf Steiner Verlag Dornach 1995.

53 nach Denjean, B., von Bonin, D.: Therapeutische Sprachgestaltung. Verlag Urachhaus Stuttgart 2003.

54 Die hier vom körperlichen Aspekt beschriebene Dynamik ist ergänzend zu diesem Gesichtspunkt im Kapitel IX zum 3-P-Modell von der psychischen Seite her dargestellt.

55 Steiner, R.: Geisteswissenschaft und Medizin (GA 312). Rudolf Steiner Verlag. Dornach 2020.

56 Heusser, P., Weinzirl, J., Scheffers, T. et al.: Erläuterungen zum ersten Ärztekurs Rudolf Steiners 1920, Vorträge 1 bis 3. Studienkommentare zum medizinischen Werk Rudolf Steiners „Geisteswissenschaft und Medizin (GA 312) 2. Salumed-Verlag Berlin / Verlag am Goetheanum Dornach 2020.

57 Steiner, R.: Die Kunst der Rezitation und Deklamation (GA 281). Rudolf Steiner Verlag Dornach 1987.

58 Steiner, R.: Geisteswissenschaft und Medizin (GA 312). Rudolf Steiner Verlag Dornach 2020.

59 Der Salzprozess ist einer der drei grundlegenden Prozesse der alchemistischen Tria Principia: Sal, Sulphur und Merkur. Das Sal (lat.: Salz) der Alchemisten steht für das feste, formgebende, stabile Prinzip. In ihm wirkt das Erdelement. Seine stofflichen Repräsentanten, in denen dieser Prozess äußerlich zur Ruhe gekommen ist, sind namentlich alle unbrennbaren, beständigen, wasserlöslichen Salze, die durch Veraschung (Calcinatio) aus dem Ausgangsmaterial entstanden. Vgl. Meyer, U., Pedersen, P. A. (Hrsg.): Anthroposophische Pharmazie. Salumed Verlag Berlin 2017.

60 von Bonin, D.: Was wussten die Griechen von Physiologie? Wirkungen der Rezitation alter Texte auf die kardiorespiratorische Interaktion. In: Ausfeld-Hafter, B. (Hrsg.): Chronobiologie. Peter Lang Verlag Bern 2010. S. 77-94.

61 Steiner, R.: Die Kunst der Rezitation und Deklamation (GA 281). Rudolf Steiner Verlag Dornach 1987. S. 150.

62 Ebd. S. 42.

63 https://de.wikisource.org/wiki/Die_Edda_(Simrock_1876)/%C3%84ltere_Edda/Thrymskvidha_oder_Hamarsheimt (Abruf April 2023).

64 von Bonin, D., Frühwirth, M., Heusser, P. et al.: Signaturen der therapeutischen Sprachgestaltung in der Herzfrequenzvariabilität. Tycho de Brahe Jahrbuch. Tycho Brahe Verlag Niefern-Öschelbronn 2002. S. 231.

65 Ebd. S. 244.

66 Hotho, G., von Bonin, D., Krüerke, D. et al.: Unexpected Cardiovascular Oscillations at 0.1 Hz During Slow Speech Guided Breathing (OM Chanting) at 0.05 Hz. Frontiers in Physiology 2022; 875583. doi: 10.3389/fphys.2022.875583.

67 Krüerke, D., Simões-Wüst, A. P., Kaufmann, C. et al.: Can Speech-Guided Breathing Influence Cardiovascular Regulation and Mood Perception in Hypertensive Patients. Journal of Alternative and Complementary Medicine 2018; 24 (3). S. 254-261.

68 Cysarz, D., von Bonin, D., Lackner, H. et al.: Oscillations of heart rate and respiration synchronize during poetry recitation. American Journal of Physiology. Heart and Circulatory Physiology 2004; 287 (2). S. H579-H587.

69 Bettermann, H., von Bonin, D., Frühwirth, M. et al.: Effects of speech therapy with poetry on heart rate and cardiorespiratory coordination. International Journal of Cardiology 2002; 84 (1). S. 77-88.

70 von Bonin, D., Frühwirth, M., Heusser, P. et al.: Wirkungen der Therapeutischen Sprachgestaltung auf Herzfrequenz-Variabilität und Befinden. Forschende Komplementärmedizin 2001; 8 (3). S. 144-160.

71 Für HASADS siehe Kapitel V.

KAPITEL III
Wirkprinzipien und Indikationen

1. Wirkprinzipien

Die folgenden Wirkprinzipien kristallisierten sich über Jahre im Dialog zwischen Sprachtherapie und Medizin heraus. Ihre Bezeichnung soll jeweils die Hauptgeste des jeweiligen Prinzips erfassen. Im zweiten Teil des Kapitels finden sich gemäß dem heutigen Erkenntnisstand aus den Wirkprinzipien abgeleitete Indikationen.[1]

Übersicht der Wirkprinzipien

- *Gliedern um zu verbinden* – Wirkungen der Sprachlaute auf den Körper
- *Ins Lauschen führen* – Belebung der Sprachsinne
- *Ungemischtes Zusammenschwingen* – Stärkung der rhythmischen Koordination
- *Eingliederung in die Schwerkraft* – Wirkungen des Fünfkampfs
- *Ausdruck geben, Äußerung ordnen* – Sechs Grundgesten der Sprache
- *Spannung geben und Zurechtrücken* – Kräftigung des Astraleibes durch gestaltendes Sprechen
- *Konzentrieren und Erwärmen durch Atemführung* – Sprachwirkungen auf die Ich-Organisation
- *Aufrichten des Inneren* – Erkraftung des Ichs durch Poesie

1.1 Gliedern um zu verbinden – Wirkungen der Sprachlaute auf den Körper

Die vier Ebenen der Sprache: Laut – Silbe – Wort – Satz beschreiben eine Stufenreihe immer größerer Komplexität. Je komplexer die Struktur der Sprache durch die vier Ebenen hindurch wird, desto formbarer ist sie für den Gedankeninhalt und desto freier kann sich das Individuum mittels ihrer ausdrücken. Den größten Einfluss auf den Leib haben gesprochene Vokale und Konsonanten bis zur Ebene der Silbe, während sich die körperlichen Rückwirkungen des Sprechens in Wörtern und Sätzen durch die schnelle Mischung vieler Elemente gegenseitig neutralisieren, abgesehen von übergeordneten Ordnungs- und Stärkungskräften, die anderen Wirkprinzipien (s.u.) zuzurechnen sind.

Rudolf Steiner ordnete die Ansatzorte der Vokale und Konsonanten im Sprachwerkzeug dem Rhythmischen (Lippen), dem Nerven-Sinnes- (Zähne und Zunge) und dem Stoffwechsel-Gliedmaßen-Pol (Gaumen) zu und differenzierte ihre Wirkung auf den Körper. In den von ihm entwickelten Sprachübungen verwendete er Worte und Silben gemäß ihrer den Sprachorganen angepassten Lautanordnung; so erscheinen die Sätze häufig syntaktisch korrekt, aber ohne semantischen Inhalt. Zur Konstruktion einer Übung sind die Vokale und Konsonanten, vergleichbar den Grundsubstanzen eines Heilmittels, zuerst nach ihrer Wirkungsweise zu erkennen und anschließend systematisch gemäß der erwünschten Wirkung zu kombinieren. Exemplarisch für dieses Vorgehen ist die Sprachübung „*Bei meiner Waffe / Sieh Vieh schieden / Nur erlag Inger ich*“ [→ Kapitel IV]. Die Konsonanten der ersten drei Worte artikulieren sich hauptsächlich mit den Lippen, die der zweiten Gruppe mit der Zunge hinter den Zähnen und jene der letzten Gruppe vor allem mit der Zungenaktivität am Gaumen.

Viele spezifische Sprachwirkungen im Körper lassen sich grundlegend verstehen durch eine goetheanistische Betrachtung der Sprachwerkzeuge im Sinne eines „kleinen Menschen“, wie sie Rudolf Steiner immer wieder anregte.[2] Gemäß einer solchen Betrachtungsweise findet sich ein umgekehrter „kleiner Mensch“ im Sprachraum des Halses und des Mundes. Seine Gliedmaßen entsprechen dem Ober- und Unterkiefer, wo beispielsweise in der ursprünglichen Anlage (Milchzähne) die Anzahl der Zähne (4x5) der Anzahl der Zehen und Finger (4 × 5) entspricht. Die Kieferspangen sind ursprünglich doppelt ausgebildet und wachsen in der Mitte, sowohl im Oberkiefer wie auch im Unterkiefer, während der Embryonalentwicklung zusammen. Sie unterstehen morphologisch dem abrundenden Formprinzip des Kopfes. Ist dieses zu schwach, wird der Säugling mit einer Lippen-Kiefer-Gaumenspalte geboren. Die Sprechwerkzeuge stehen als „kleiner Mensch“ mit dem „großen Menschen“, dem Körper, in gesetzmäßiger Verbindung.

Alle Vokale und Konsonanten wirken unmittelbar in diesem Sprachmenschen und mittelbar auf den ganzen Organismus. Vom Gesichtspunkt der Wesensglieder gesehen, taucht beim bewussten Sprechen der Laute und Lautverbindungen das wache Ich-Bewusstsein fühlend als astraler Impuls in die Gesetze des Ätherleibes ein und benutzt diesen wie ein Werkzeug. Dieser Vorgang vollzieht sich unbewusst und gewinnt an Kraft durch bewusstes Artikulieren.

Die kosmischen Bewegungsgesetze der Laute, die den Ätherleib als Kräfteleib ausmachen,[3] helfen bei klarer Artikulation in organisch gebildeten Sprechübungen, einseitige und krankmachende Tendenzen im Astralleib zu überwinden, der physische Leib erfährt Korrektur und Stütze. Die Wirkung ist umso stärker, je besser und genauer die Klientel die Laute und Lautverbindungen – meist mit Hilfe eines Vorbildes – spricht. Dabei ist die Wirkung eine Doppelte: Einerseits korrigieren sich fehlerhafte Lautbildungen (Lispeln, Nasalität usw.), andererseits wirken die von Rudolf Steiner vermittelten Lautverbindungen (als Kräftezusammenhang mit Muskeln im ganzen Leib) direkt korrigierend und gezielt auf Körperregionen außerhalb der Sprachwerkzeuge im engeren Sinne. So zeigt langjährige Beobachtung, dass die Übungen der Therapeutischen Sprachgestaltung im ganzen Körper besonders deutlich parasympathisch, insbesondere vagal innervierte Organe ansprechen.

Die Einwirkungen sind nicht automatisch mit Parasympathikotonie gleich zu setzen, die oft erst im Anschluss an die Therapie auftritt. Relevante Organe sind insbesondere Kehlkopf, Bronchien, Magen, Blase, Dickdarm und Geschlechtsorgane. Eine Gemeinsamkeit dieser Organe ist, neben einer intensiven Versorgung durch den Parasympathikus, ihre relative Bewusstseinsnähe und psychosomatische Beeinflussbarkeit. Die topografische Verteilung der Bewusstheit im Körper ist nicht gleichmäßig und fällt auf. Während die Organe oberhalb des Zwerchfells, mit dem Herz in einer Sonderstellung, im Wachen kontrollierbar sind, herrscht unmittelbar unter dem Zwerchfell beim gesunden Menschen fast vollständige Bewusstseinsnacht, d. h. Unbewusstheit für die Prozesse. Die noch weiter unten gelegenen Sphinkter von Blase und Darm unterliegen wiederum bewusster Kontrolle und auch die Geschlechtsorgane modulieren aktivitätsabhängig das Bewusstsein hochgradig. Korrespondierend mit dieser topografischen Verteilung, scheinen die Organe direkt unterhalb des Zwerchfells (Milz, Pankreas, Leber, Niere, Dünndarm mit dem Magen in einer Sonderstellung), obwohl ebenfalls durch den Vagus mitversorgt, den Wirkungen von Therapeutischer Sprachgestaltung weniger zugänglich zu sein. Das Herz, dessen Rhythmusvariabilität durch antagonistische Vagus- und Sympathikuswirkungen entsteht, liegt oberhalb des Zwerchfells, quasi also im bewusstseinsnahen Gebiet, und wird gemäß Rudolf Steiner in Zukunft zu den bewusst regulierbaren Organen gehören.[4]

Übungsbeispiele für das erste Wirkprinzip sind in den Artikulations-, Geläufigkeits-, Vokal- und Nuancenübungen gegeben, ferner in der Kardinalübung *„Aber ich will nicht dir Aale geben / O schäl und schmor“* sowie der Schilddrüsenübung *„An Angegebenes sieh innig hin“* [→ Kapitel IV]. Jede Sprachübung ist auf dieser Ebene zu verstehen und zu interpretieren – ein Vorgehen, das zu einer direkt leibbezogenen therapeutischen Ratio führt.

Im Einzelnen lässt sich das erste Wirkprinzip an folgenden Beispielen verstehen.

1.1.1 Wirkungen der Vokale

Im Kurs über dramatische Kunst[5] sprach Rudolf Steiner exemplarisch über die Wirkung der Vokale und Konsonanten auf die mit dem Sprechen verbundenen Organe, insbesondere im fünften Vortrag. Dort heißt es für die Übungen *„Aber ich will nicht dir Aale geben“* und *„O schäl und schmor mühevoll mir mit Milch Nüss zu Mus“*, durch das Sprechen der Vokalreihe [a] [e] [i] [æ] [œ] [ʉ] [u] entstünde ein unabhängiger Sprachmensch im Luftraum, der bei richtiger Anwendung auf die Sprachorgane „wieder zurück-physiologisierend“ wirke.[6] Die Vokale [a] [e] [i] beeinflussen dabei besonders den Kehlkopf und die Lunge bis zum Zwerchfell, während die Vokale vor (in Bezug auf die Lokalisation der Artikulation im Sprachwerkzeug) dem [i] (also [i] [o] [æ] [œ] [ʉ] [u]) die Gesundung und verbesserte Beweglichkeit der „nach vorne gelegenen“ Sprachorgane unterstützen.

Das Durchklingen des Organismus mit richtig gestellten Vokalen als Wirkprinzip sei hier nicht nur allgemein, sondern gezielt mit Bezug auf die Lage und Funktion der Sprachwerkzeuge erklärt.

Der gesprochene Vokal [a] erweitert bei entsprechender Anwendung (silbenhaft gesprochen) die Bronchien und entspannt das Zwerchfell. Die seelische Wirkung ist stark, das [a] empfinden Patienten häufig als schwierig zu sprechen; der Mensch offenbart sich ganz. Äußerlich ist ein genügend lockeres Öffnen des Mundes unerlässlich. Auf der Ebene der Wesensglieder betrachtet, kann das [a] – besonders in geeigneten Silbenkombinationen – einerseits weiten und lösen, andererseits inkarnierend, Astralleib und Ich einsenkend wirken. Weitend löst ein staunendes [a] den Astralleib eher aus seiner

Verbindung mit Ätherleib und physischem Leib heraus[7], andererseits inkarnieren sich die oberen Wesensglieder stärker beim klingenden Sprechen des Vokals.[8] Kombinationen mit Blaselauten verstärken die lösende, solche mit Stoßlauten die inkarnierende Wirkung.

Das [e] konsolidiert die Stimme, z. B. bei Entzündungstendenz, ist aber oft Ziel-, nicht Anfangsvokal einer Therapiesequenz. Die Anwendung in rhythmischer Kombination mit [i] verstärkt die Wirkung, siehe die Übung *„Wirklich findig wird ich"*. Um ein Verhärten der Sprache zu vermeiden, ist die Verbindung mit [l], [n], [m] oder [v] günstig, wie z. B. in der Übung *„Lebendige Wesen treten wesendes Leben"* [→ Kapitel IV].

Das klingend gesprochene [o] hat zum [e] einen polaren Effekt, indem es der „Dünnheit" entgegenwirkt. Diese beiden Wirkungsarten sind gegensätzlich zu jenen der Heileurythmie. Im ganzen Organismus wirkt z. B. das Eurythmisieren des [e] festigend, gegen Schwächlichkeit und damit ähnlich wie das gesprochene [o].[9]

Besonders stark wirkt die alte Silbe *„OM"* in ihrer therapeutischen Anwendung durch klingendes Sprechen mit vorderem Sprechansatz (im Gegensatz zur orientalischen Praktik, z. B. in Tibet). Sie verstärkt die kardiorespiratorische Koordination sowie den Vagustonus und verbindet die Seele im Gleichgewicht mit der Welt.[10]

Das [u] erfasst den Körper bis in die Beine. Die Lautfolge *„O-O-U"* [→ Kapitel IV] findet erfolgreich Anwendung bei Hypertonie und Schmerzzuständen, während das klingende [u] entängstigt und stabilisiert. Als Formel für die U-Wirkungen im Sprechen kann „Entspannen durch Zentrieren" gelten.

1.1.2 Wirkungen der Konsonanten

Im letzten Kurs Rudolf Steiners vor Schauspielern erläuterte er die Wirkung der Konsonanten auf den Körper näher: *„Wir bringen auf konsonantische Art unsere Organe in die richtige Vibration."*[11] Hier sei insbesondere das Zusammenwirken von Stoß- (z. B. [k], [d]) und Blaselauten (z. B. [h], [f]) mit dem richtigen Anteil von Zitter- [r] und Wellenlauten [l] wichtig. Diese qualitative Einteilung gehört zum Grundverständnis künstlerischer Sprachgestaltung und der Eurythmie.[12] In der Therapeutischen Sprachgestaltung spielt sie eine Rolle bei der Textwahl und der Gestaltung eigener Texte in Zusammenhang mit dem traditionellen Konzept der vier Elemente und der vier Temperamente. Ihre Zuordnung zu den chemischen Bestandteilen der Atemluft ist im Kapitel VI.4 näher beschrieben.

Stoßlaute (Plosive) sind dem Element Erde zugeordnet. Sie entstehen durch einen vollständigen Verschluss der Atemwege an einem Artikulationsort mit anschließendem Durchbruch des Atems und verbrauchen die geringste Luftmenge. Der Sprechende bleibt am meisten „bei sich". Blaselaute (Frikative) stehen in Verbindung mit der Wärme und benötigen einen konstanten Luftstrom, der die Körperwärme nach außen trägt. Sie verlangen am meisten Atemenergie und fördern diese. Zu den Stoß- und Blaselauten gehören alle Konsonanten außer [l] und [r]. Diese Laute repräsentieren im viergliedrigen System das Wasser- [l] und das Luftelement [r]. Ihre Bildung ist jeweils an mehreren Ansatzorten und auf mehrere Arten (beispielsweise gerollte und velare [r]-Bildung) möglich.

Exemplarisch für ein solches Zusammenwirken steht die Übung *„Harte starke Finger sind bei wackren Leuten schon leicht zu finden.“*[13] Diesen Satz unterbricht man jeweils durch ruhiges Ausatmen auf einen Vokal, was zusätzlich die Polarität zwischen Vokalen und Konsonanten in der Übung nutzbar macht.

Im 18. Vortrag des Kurses thematisierte Rudolf Steiner den Zusammenhang der Ansatzorte der Sprache – Lippen, Zähne, Zunge, Gaumen – mit der ganzen Gestalt. Verschiedene Konsonanten wirken unterschiedlich in der gleichen Region. So bewirkt das kräftig gesprochene [g] nicht dasselbe im Unterleib wie [k] oder [h]. Stoßlaute wie [k] oder [d] erzeugen ein kurzes, reflektorisches Ansprechen der Unterbauch- und Beckenbodenmuskeln und fördern einen lockeren, durchwärmten Tonus, während man Blaselaute wie [f] zur gezielten Stärkung dieser Region durch längere kontinuierliche Anspannung verwendet. Ebenso erzeugt das Sprechen verschiedener Laute der Zahn-/Zungenregion unterschiedliche Effekte im Kopf, insbesondere bei den Augen [→ Fallbeispiele Kapitel XII.8 Ophthalmologie].

1.2 Ins Lauschen führen – Belebung der Sprachsinne

Dieses Wirkprinzip bezieht sich auf die Belebung der mit Sprache und Sprechen besonders eng verbundenen drei Sinne: Gehör-, Laut- oder Wort- und Gedankensinn. [→ Die hier vom Gesichtspunkt ihrer Belebung nur kurz geschilderten Sinne sind ausführlicher dargestellt in Kapitel VII.3].

Im Lauschen enthüllen uns die Dinge ihre innere Natur. Poesie will und muss man erlauschen. Lauschen öffnet die Dinge und Wesen im Umraum und führt, nach innen gerichtet, ins achtsame Wahrnehmen von Körperempfindungen und Stimmungen. Viele Menschen leben heute zu einseitig im Sehsinn und bleiben an der Oberfläche der Dinge haften. Ihre Innenwelt besteht aus stummen Bildern.

Lauschen auf die Klänge in Sprache und Poesie, auf die Bewegung der Lautverbindungen, löst innere Bewegung aus und aktiviert den Wortsinn im Hören. Es verhilft zu größerer Aufmerksamkeit und Achtsamkeit gegenüber der eigenen inneren Stimme und jener der Mitmenschen. Solche Achtsamkeit bildet eine zentrale Voraussetzung für erfolgreiche Genesung und den Erhalt unserer Gesundheit und spielt als Mangel bei großen Zeitkrankheiten wie Hypertonie oder Krebs eine wichtige Rolle.[14] Gleichzeitig schafft die aktive Hinwendung zum Lauschen auch die Grundlage für ein gesundes Verhältnis zur eigenen Stimme, die wahrgenommen und mit Hilfe der Konsonanten in behutsamer Arbeit „gestellt“, erweitert und zum Schwingen und Durchklingen des Körpers gebracht werden kann. Daraus ergibt sich ein unmittelbarer Bezug zum ersten Wirkprinzip, mit dem dieses zweite eng korrespondiert.

Nahe dem Wachbewusstsein liegt der Gedankensinn, der das physische Organ des Lebenssinnes, den ganzen Menschen, als Grundlage hat. Gemäß der anthroposophischen Menschenkunde ermöglicht ein eigener Sinn das bis heute rätselhafte Sprachverständnis.[15] Um Sprache zu verstehen, muss ein entsprechendes Vokabular vorhanden sein, was aber nicht genügt. Der Zusammenhang gehörter oder gelesener Worte als sinnvoller Satz erschließt sich erst durch unbewusstes inneres „Mitsprechen“. Hier leisteten Forscher wie William S. Condon Pionierarbeit, die ein inneres Mitsprechen als „Interaktions-Synchronizität“ schon beim Säugling nachwiesen.[16]

1.3 Ungemischtes Zusammenschwingen – Stärkung der rhythmischen Koordination

Puls und Atem stehen im Zentrum des Rhythmischen Systems, hier weniger aufgrund ihrer organischen Hauptrepräsentanten Herz und Lunge, sondern vielmehr durch ihre Aktionsrhythmen und deren Interaktionen. Das „ungemischte Zusammenschwingen“ beider Rhythmen, ihr immer wieder auszugleichendes Verhältnis zueinander, nannte Rudolf Steiner den *„Vorgang dazwischen“*. Dieser bildet das eigentliche Zentrum des Rhythmischen Systems. Seine Ausgleichskraft ist Gradmesser, Voraussetzung und Ausdruck menschlicher Gesundheit [→ eine ausführliche Darstellung dieser Verhältnisse findet sich in Kapitel II].

Der Atemrhythmus bildet gemäß dieser Anschauung den stofflichsten, materiellsten Ausläufer des feinen Schwingens der Sinnesprozesse zwischen Ich und Welt. Auf der anderen Seite ist der Puls mit seiner ständigen Frequenzanpassung an körperliche und seelische Einflüsse der feinste rhythmische Ausdruck der Stoffwechseltätigkeit.[17] Im Wachen findet eine Abstimmung zwischen beiden Rhythmen nur in Bezug auf ihr Verhältnis zueinander innerhalb einer bestimmten Zeit (Minute, Stunde) statt, während im Liegen und im Schlaf die Herzfrequenzvariabilität stärker durch die Atmung moduliert wird und mitschwingt (Respiratorische Sinusarrhythmie). Die Amplitude dieses Mitschwingens korrespondiert mit dem Vagotonus, der Phasen von körperlicher Erholung und Aufbau charakterisiert. Rudolf Steiner bezeichnete den Atemrhythmus auch als „ätherisches Zwerchfell“, als eine funktionale, dynamische Trennstruktur zwischen den Kräften des oberen und des unteren Menschen, analog zur anatomischen Funktion des Diaphragmas.[18]

Rhythmisches Sprechen von Texten und Übungen beginnt auf der geistigen Ebene beim Verstehen des Inhalts. Beim Sprechen manifestiert sich der Inhalt in Worten und Silben, welche die Atmung als Gefäß benutzen, diese modulieren und vertiefen. Allerdings überträgt sich der Atemrhythmus nur beim rhythmischen Sprechen auf den Herzrhythmus. Beim Mitschwingen nimmt der Pulsrhythmus den Atemrhythmus wahr und die Atmung den Pulsschlag, und die im Wachen willkürlich-chaotische Herzrhythmik strukturiert und harmonisiert sich am Atem. Der untere Mensch, dessen feinster Ausdruck das pulsierende Blut ist, erhebt sich in der atemmodulierten Herzfrequenzvariabilität aus dem Puls-Takt in einen Puls-Rhythmus und schließt sich an die gesundenden kosmischen Umkreiskräfte an.[19]

Bei vielen heutigen Menschen tendieren aufsteigende Erinnerungen dazu, übermäßig in Vorstellungen zu „gefrieren“, um begrifflich zugänglich zu werden. Früher empfanden Menschen das Bedürfnis, solche Bilder in bildhaft-rhythmischer Sprache auszudrücken und eher als Gefühlserlebnis oder Willensimpuls umzuformen, wie dies auch heute noch bei Kindern zutrifft. So entstanden epische Dichtungen als Gedächtnisschatz ganzer Volksgemeinschaften. Ihre künstlerische Darstellung bezeichnen wir als Rezitation.

Rezitation (hier als Fachterminus im Gegensatz zu Deklamation verwendet[20], im Sinne von „Wieder-Zitieren") hält die bis zum Kopf aufsteigende und zu Vorstellungen abgelähmte Erinnerungstätigkeit im Rhythmischen System auf. Der Dichter und Rezitator rhythmisiert und bewegt die Bilder sprechend mit dem Atem und verhindert so ihr „Ersterben" in Prosa. Rezitation ist deshalb besonders günstig für den Neurastheniker, dessen Erinnerungen übermäßig zur Vorstellung drängen und Abbauprozesse fördern. Er lernt, seine inneren Bilder im Rhythmischen System zurückzuhalten und in rhythmischer Sprache zu äußern. [→ Mehr zur Behandlung und Charakteristik der Konstitutionstypen Neurasthenie und Hysterie finden sich in Kapitel II.6-9].

Die prägnantesten Beispiele für dieses Wirkprinzip finden sich in Übungen wie *„OM", „In den unermesslich weiten Räumen"* und im *„Hexameter"* [→ zu den Übungen Kapitel IV]. Wissenschaftliche Forschung auf diesem Gebiet zeigte, dass sich die beschriebenen Wirkungen besonders durch abwechselndes Vor- und Nachsprechen zwischen Therapeuten und Patienten steigern lassen.[21] Die geschulte Sprache des Therapeuten, aber auch der Wechsel zwischen Zuhören und Sprechen sind wichtige Komponenten der Behandlung. Ausgeprägte Neurastheniker mit geringer Herzfrequenzvariabilität und Anspannung durch übermäßige Leistungsorientierung erleben die von außen angeregte Pause als willkommene Unterstützung.

1.4 Eingliederung in die Schwerkraft – Wirkungen des Fünfkampfs

Als notwendige Grundlage einer Ausbildung in Drama und Sprechkunst gilt seit der Zeit des klassischen Altertums der Fünfkampf mit seinen Disziplinen Laufen – Springen – Ringen – Diskuswurf – Speerwurf. In der Ausbildung bereiten diese Bewegungsfolgen den Körper optimal für das gestaltete Sprechen vor; sie lassen sich – auf einer höheren Stufe – mit der Bewegungsentwicklung zum Erwerb des aufrechten Ganges vergleichen.

In der griechischen Kulturepoche empfand man laut Rudolf Steiner den Körper als etwas „Universell-Individualistisches", in das die individuelle Seele noch nicht voll leibgestaltend einzog.[22] Deshalb konnten die Griechen den Leib so darstellen, wie er würde, wenn ihn nicht die individuelle (kranke) Seele, sondern die kosmischen Astralkräfte, die den Menschen gesundend während der Nacht erfüllen, durchgestalteten. Aus einem solche Bewusstsein sind die Inspirationen geholt, die zur Entwicklung des Fünfkampfes führten. Das macht die wichtige Rolle, die Rudolf Steiner dem Üben der fünf Disziplinen: Laufen – Springen – Ringen – Diskuswurf – Speerwurf zuwies, besonders verständlich.

Im griechische Fünfkampf erlangt der Mensch über fünf Schritte ein immer freieres Verhältnis zur Schwerkraft. Im Laufen spielt er rhythmisch zwischen Schwere und Leichte der Fortbewegung; der Sprung enthebt ihn kurzzeitig der Schwere; ringend tritt er in eine dynamische Beziehung zum Gewicht und zur Kraft des Gegenübers; das Gewicht des Diskus löst sich drehend aus der schleudernden Hand in die Weite und zuletzt trifft der geschleuderte Speer beschleunigend im Fall sein Ziel. So erlangt der Übende Umsicht, Übersicht und Wirksamkeit in der Welt realer physischer Kräfte, er inkarniert sich stärker und setzt sein Ich, vermittelt durch den Körper, direkt mit der Schwerkraft in Beziehung.[23]

Rudolf Steiner nannte den Prozess beim Erwerb des aufrechten Ganges das „*Erlernen der Statik und Dynamik gegenüber den Kräften des Weltenalls.*“[24] Ähnliches leistet (bildhaft ausgedrückt), wie auf der Stufe der Oktave gegenüber dem Grundton, der Fünfkampf, auch in modifizierter therapeutischer Anwendung. Seine gesetzmäßigen Schritte befreien vom Druck innerer Zwangsbilder und Erlebnisse und führen zum souveränen Erlebnis des ganz im Körper präsenten Ichs. Besonders in der Adoleszenz, bei Behinderten und bei psychischen Störungen greift man auf die gezielte Wirksamkeit eines oder mehrerer der gymnastischen Übungen und ihrer Abwandlungen zurück, ja es ist festzustellen, dass heute fast alle Menschen einer solchen bewussten Eingliederung des Körpers in die Schwerekräfte bedürfen.

1.5 Ausdruck verleihen, Äußerung ordnen – Sechs Grundgesten der Sprache

Aus dem Seeleninneren, aber gleichzeitig aus dem kosmischen Ursprung des Astralleibes entspringen die sechs gestischen Grundkräfte in Sprache und Kommunikation, die jeder Äußerung eine nonverbale Botschaft mitgeben. Es handelt sich um die drei polaren Ausrichtungen des Ichs zur Welt als:

Bewirken – Zentrieren / Suchen – Wegwerfen / Zuwenden – Distanzieren

Diese Grundgesten erscheinen im Alltag gemischt und äußern das unbewusste Erleben im Tonfall, in Körperstellungen und Gesten. Die Darstellung und Einteilung dieser Gesten erfolgte durch Rudolf Steiner im Kurs zur Sprachgestaltung und dramatischen Kunst[25], in dem er die sechs Gesten als allgemeingültige Einteilung für Sprachwirkungen kennzeichnete [→ ausführlich dazu Kapitel IX 3-Polaritäten-Modell in Kommunikation und Therapie].

Deren Verständnis ist in der Therapie wesentlich für die psychische Diagnostik, aber auch zur Entwicklung einer therapeutischen Grundhaltung. Systematisch angewendet und geübt haben diese sechs Wirksamkeiten einen starken, transformierenden Einfluss auf das Seelenleben. Ihre praktische Anwendung setzt, typisch für diese Therapieform, nicht bei der individuellen Fantasie, sondern bei der genau ausgeführten Körpergeste an, die zur gesetzmäßig entsprechenden, quasi universellen Empfindung führt und damit eine objektivierende, somato-psychische Rückwirkung auf das Seelenleben hat. Diese Wirkung ist kein Gedanke, keine Vorstellung, sondern unmittelbare Empfindung und hilft beim Ausbrechen aus unreflektierten, krankmachenden, seelisch-leiblichen Verhaltensmustern und beim Aufbau neuer Erlebnismöglichkeiten. Sie beginnt beim stummen Spiel und geht über Gedichte und dramatische Szenen bis hin zum Rollenspiel und zur freien Improvisation.

1.6 Spannung verleihen und Zurechtrücken – Gestaltetes Sprechen kräftigt den Astralleib

Mit der Betrachtung dieses Wirkprinzips verlassen wir den unmittelbar sinnlich fassbaren Bereich und benötigen ein Verständnis des Zusammenhanges der Wesensglieder mit dem Sprechen [→ Kapitel II Sprachauffassung und Menschenbild]. Dieses beginnt im vom Ich modifizierten Astralleib und wirkt stark auf ihn zurück. Ein starker Astralleib dynamisiert den ganzen Menschen und äußert sich im Spannungsfeld großer Polaritäten des inneren Lebens. Er schwingt zwischen Freude und Schmerz, Glück und Unglück, erlebt Gut und Böse und impulsiert den Ätherleib damit zum gesund erhaltenden, rhythmischen Wechsel zwischen Auf- und Abbautätigkeit. Dabei darf die Schwingung zwischen den Polen nicht unkontrolliert verlaufen, sondern das Ich muss sie betrachten und regieren.

Ein schwacher Astralleib regt den Ätherleib zu wenig an, durchlüftet und durchformt ihn mangelhaft. Diese Situation tritt durch längere Bettlägerigkeit und bei chronischen Krankheiten ein und äußert sich in Erschöpfung und Antriebslosigkeit.[26] Zudem zeigt sich diese Schwäche in einem Auseinanderrücken von Denken, Fühlen und Wollen, die dem Ich dann nur erschwert als Werkzeuge zur Verfügung stehen und außerindividuellen Einflüssen gegenüber zu offen sind. Ergreift das Ich bewusst gegensätzliche Elemente in Sprache und Textinhalt und setzt diese in kraftvolles Sprechen um, so stärkt sich der Astralleib am polaren Erleben und die Herrschaft des Ichs über die Seelentätigkeiten erfährt Unterstützung. Dieses therapeutische Prinzip beginnt bei Stoß-Blaselaut-Übungen wie *„Du zweifelst", „Pfeife pfiffige"* [→ Kapitel IV] und geht weiter zu Gedichten und Szenen mit starken Kontrasten, die gestaltet auszuarbeiten sind und nicht überfordern dürfen. Dieses Prinzip ist nicht zu verwechseln mit dem Ausleben unkontrollierter polarer Seelenzustände wie bei der bipolaren Störung, Anorexie-Bulimie, Affektlabilität usw.

Rudolf Steiner verordnete einem Patienten mit Erschöpfungszustand nach einer Lungentuberkulose einerseits häufiges Liegen auch am Tag und andererseits die inkarnierende Sprachübung *„Richtig recht rechnen"*.[27] In dieser Verordnung erkennen wir die Anwendung der polaren Therapieelemente: Ruhe und sprechende Aktivität. Der Atem – als physischer Träger des Astralleibes – sollte bei dieser Übung *„von möglichst weit unten heraufgeholt"* und sprechend in der Ausatmung gestaltet werden. Steiner bemerkte noch, der Astralleib müsse *„zurechtgerückt werden"*, er sei viel zu schwach geworden.[28]

Epische deklamatorische Dichtung lebt zwischen den Polaritäten von Schwere und Leichte, Licht und Finsternis. Therapeutisch angewendet kann sie das Hereinschießen einer Vorstellung bis in die Handlung (z. B. Aggression) unterbrechen und in Ich-durchfeuertes Sprechen verwandeln, wie es typisch in der nordischen Stabreimdichtung zum Ausdruck kommt. Dieses Wirkprinzip konfrontiert und stellt unrechtmäßig in den Kopfpol hereinwirkende Einflüsse des Stoffwechsels an ihren Platz. So kommt es im Sinne der Anthroposophischen Medizin besonders bei hysterischer Konstitution zur Anwendung [→ zur Behandlung und Charakteristik der Konstitutionstypen Neurasthenie und Hysterie Kapitel II.6–9].

1.7 Konzentrieren und Erwärmen durch Atemführung – Sprachwirkungen auf die Ich-Organisation

Therapeutische Sprachgestaltung wirkt fokussierend auf die obere, beim Gesunden im Kopf als punkthaft konzentriert erlebte Ich-Organisation. Von diesem Ort, als leiblichem Fokus, strahlt die bewusste Ich-Tätigkeit aus, die wiederum durch den Charakter ihrer Tätigkeit günstig oder ungünstig auf die menschliche Organisation Einfluss nimmt. Häufig kommt es, vor allem bei neurasthenischer Konstitution [→ Kapitel II.6-9], zu Störungen dieser oberen Ich-Tätigkeit durch Ablenkungen oder konstitutionelle Schwäche. Die Folge einer solchen Dezentralisierung des oberen Pols der Ich-Organisation ist ein reaktives Zusammenziehen der peripheren, im unteren Menschen wirksamen Ich-Organisation, da beide gegenläufig zueinander wirken und Einflüsse auf den einen Pol im anderen eine gegenteilige Folge hervorrufen. Betroffene klagen über Neigung zu Krämpfen der Muskulatur, kalte Hände usw.

Therapeutische Sprachgestaltung zentriert hier die Ich-Organisation durch Aktivierung des LNDT-Punktes mit der Zunge oberhalb der vorderen Frontzähne, also dort, wo die Artikulation der Laute LNDT erfolgt, z.B. in Übungen wie *„Drück die Dinge"* [→ Kapitel IV] oder *„Das er dir log"*[29]. Andererseits erweist sich die systematische Fokussierung auf einen Textinhalt über eine Übungsabfolge mit laut – leise – flüsternd – stummes Sprechen als besonders günstig. Die aktive Ich-Betätigung bei diesem Vorgang führt die zerstreuten Kräfte des oberen Pols ins Zentrum zurück. Als Folge entsteht im Körper eine Durchwärmung, Entspannung und gelöste Konzentration. Dieser Zustand leitet ideal eine folgende Ruhepause ein, deren Erholungswert ungleich höher erlebbar ist als bei direktem Eintritt in die Ruhe ohne Vorbereitung. Der beschriebene Prozess lässt sich durch passende Gesten unterstützen. Zur Anwendung dieses Wirkprinzips eignen sich Texte und Übungen wie *„In den unermesslich weiten Räumen"*, *„Ich trage Ruhe in mir"* oder *„Mein Ich trägt mich"* [→ Kapitel IV]

Ein Spezialfall dieses Wirkprinzips ist der Hinweis Rudolf Steiners, bei Stotternden auf die feine Begleitung des Denkens durch den Atem zu achten.

Da das Denken nicht stottert und unbewusst den Satzfluss gestaltet, ließe sich durch feine Aufmerksamkeit auf diesen Zusammenhang mit leisem und später lauterem Sprechen ein günstiger Einfluss auf Redeflussstörungen nehmen.[30]

Eine besondere Steigerung dieses Ansatzes gab Rudolf Steiner in der Übung *„Ich atme Kraft des Lebens"* [→ Kapitel IV]. Um deren Wirkungsweise zu verstehen, ist eine präzise Beschreibung des Umganges mit Ein- und Ausatmung in der Zeit der Esoterischen Schule (also viel früher im Leben und Wirken Rudolf Steiners) hilfreich. Bei der genannten Übung ist der Atem nach dem Sprechen der ersten Zeile länger anzuhalten. Was dabei geschieht, entnehmen wir dem folgenden Zitat: Wird ausgeatmet und der Atem gehalten, *„so treten diejenigen Kräfte des Ich in Tätigkeit, die nach dem Mittelpunkt, nach dem Herzen drängen und dort ihm ein festes Zentrum schaffen."* Umgekehrt wirke das gegenteilige Vorgehen: *„Wenn der Mensch seinen Atem einzieht, so treten damit die Kräfte des Ich in Tätigkeit, die ihn in Zusammenhang bringen mit den Kräften des Kosmos, diejenigen Kräfte, die vom Herzen nach außen strahlen"*.[31] Bei einer speziellen, atemtyp-gebundenen therapeutischen Anwendung der Übung *„Erfüllung geht"* [→ Kapitel IV] kommen systematisch beide Wirkansätze – Betonung der Ausatmung, oder Betonung der Einatmung – zum Einsatz, indem man entweder die inspiratorische oder die exspiratorische Reservekapazität der Lunge energetisierend ausnützt.

1.8 Aufrichten des Inneren – Erkraftung des Ichs durch Poesie

Indem schon bei der Betrachtung von Rezitation und Deklamation die Aufmerksamkeit auf den Sprachinhalt fiel, richtet sich der Blick auf ein letztes Wirkprinzip in der Therapeutischen Sprachgestaltung. Es betrifft die Frage, ob ein Mensch überhaupt auf das Ich eines Anderen wirken könne, ist bei den meisten Menschen doch das nächsthöhere Wesensglied über dem Ich, das Geistselbst, im Sinne der Darstellung in Rudolf Steiners „Theosophie“[32] noch nicht ausgebildet. Nach dem ursprünglich vor Heilpädagogen formulierten, sogenannten „pädagogischen Prinzip“ muss man zum Erzielen einer echten Wirkung immer vom nächsthöheren auf das untere Wesensglied wirken. Im Sinne dieses Prinzips wäre es demnach für die meisten Menschen unmöglich, direkt pädagogisch oder therapeutisch auf das Ich eines anderen zu wirken – sicher nicht ohne Grund. Hier gab Rudolf Steiner den entscheidenden Hinweis, dass sich in guter Dichtung ein Geistiges inkarniere, dass hier Wesen inspirierend tätig seien, die das Geistselbst schon ausgebildet haben. *„Wenn man es den Menschen überlassen würde, die Sprache zu übertragen auf die nächste Generation, dann würden die Menschen alle verkümmern. In der Sprache lebt etwas so Wesenhaftes wie im Menschen selber. Was mit der Sprache an den Menschen herankommt, darinnen leben Wesen, die durchaus zu ihrem gewöhnlichen Leben das Geistselbst so ausgeprägt haben, wie der Mensch die Ich-Organisation. Diese Wesen inspirieren uns; diese Wesen leben in uns dadurch, dass wir sprechen.“*[33]

Ihre Wirkung manifestiert sich besonders intensiv in verdichteter Sprache, der Dichtung.

Wenn es therapeutisch darum geht, „das Ich zu stärken“ (in der Praxis eine sehr häufige ärztliche Indikation für Therapeutische Sprachgestaltung), so müsste also das im Zitat erwähnte Element höherer Art zur Anwendung kommen.

Es entspricht langjähriger Erfahrung, dass entsprechende Dichtungen, in einer Krankheitssituation gegeben und bearbeitet, große Stützen des Ichs bilden.

Der Astralleib „gewöhnt“ sich, gerade bei chronischen Leiden, an den erkrankten Zustand und wird durch den sekundären Krankheitsgewinn zum Auslöser immer neuer Krankheitsschübe. Dieser Dynamik scheint das Ich des Betroffenen wie ausgeliefert.

Kann das Ich mit therapeutischer Hilfe in einer solchen Situation den Astralleib zu einem ganz anderen Leben in sprachlichen Inhalten aufrufen, so vergisst der Patient zeitweise den Krankheitszustand und erfährt in späteren Therapiephasen deutliche Besserung.

Lässt sich die Geistselbst-Dimension eines Menschen auch anamnestisch erfassen? Sie tritt ins Blickfeld, wenn wir uns mit dem Schicksal der Betreffenden auseinandersetzen. In den Lebenssignaturen anderer Menschen nähern wir uns verstehend jener Sphäre, aus der auch die Sprache stammt.

An dieser Stelle ist die Betrachtung von allgemein wirksamen Prinzipien bis zur ganz individuellen Therapie vorgedrungen, bedarf doch jeder Mensch eines anderen Textes, gemäß seiner Individualität und seinem Schicksal.

2. Indikationen der Therapeutischen Sprachgestaltung

Das folgende Kapitel erläutert einige typische Indikationen der Therapeutischen Sprachgestaltung und begründet diese aus den dargestellten Wirkprinzipien. Die Indikationen sind jeweils typisch für ein Wirkprinzip. Je nach individueller Situation kombiniert die Therapie verschiedene Wirkungsarten. Die Indikationen sind nachfolgend unter der Überschrift des betreffenden Wirkprinzips eingeordnet.

2.1 Gliedern um zu verbinden – Wirkungen der Sprachlaute auf den Körper

Übersicht der Indikationen für das Wirkprinzip

Asthma, Augenerkrankungen, Makuladegeneration, Colon irritabile, Colitis ulcerosa, Dysmenorrhoe, entzündliche Krankheiten der oberen Luftwege, Sprach- und Sprechstörungen (Dyslalie, Stottern, Sprachentwicklungsverzögerung und -störung, auch im Rahmen von Behinderungen), vegetative Atemstörungen, Asthma bronchiale, Magendruck und -übersäuerung bis zur Gastritis, rezidivierende Cystitis, Menstruationskrämpfe

Allgemeine Erläuterungen

Im Sprechen drückt sich der ganze Mensch aus. Dementsprechend lässt sich, von der Gesamtheit aller sprachlichen Äußerungen ausgehend, eine differenzierte sprachtherapeutische Anamnese und Diagnose erheben, welche die ärztliche Diagnose ergänzt und erweitert.[34]

Zunächst fällt der Umgang eines Menschen mit den beiden universellen Grundkräften Strahlen und Formen ins Auge. Diese Kräfte des Astralleibes prägen den Ätherleib und über ihn die körperliche Gestalt. Gesundheit besteht im immer neu zu erringenden Gleichgewicht zwischen diesen beiden Kräften.[35]

In der Sprache treten beide universellen Grundkräfte in Form der aus dem Inneren des Menschen strahlenden Vokale einerseits und der von außen formenden Konsonanten andererseits auf.

Bei der kunsttherapeutischen Betrachtung von Krankheitstendenzen ist es sinnvoll, sich klar zu werden, ob ein Ungleichgewicht beider Kräfte noch im Seelischen liegt, sich schon auf der funktionellen Ebene abbildet oder schlussendlich zur Krankheit im medizinischen Sinn geworden ist. Die Sprachäußerungen eines Menschen offenbaren das Zusammenspiel beider Kräfte besonders auf der seelischen und funktionellen Ebene.

Dadurch sind sie eine große Hilfe bei der Beurteilung des Gleichgewichts in Astral- und Ätherleib.

Im Atemstoß, der den Vokal ergreift, liegt die Strahlkraft des unteren Pols, die sich zur klangvollen Sprachäußerung verdichtet, wenn ihr genügend konsonantische Formkraft entgegensteht.

Allgemeine Schwäche des Formpols

Jede Schwächung des oberen Formpols, sei sie durch Müdigkeit, Erschöpfung oder auch Alkoholabusus usw. bedingt, zeigt sich am fehlenden Gleichgewicht der beiden Kräfte im Sprechen. In solchen Situationen klingt die Stimme hauchig, farblos oder schwächlich, die Artikulation wirkt tendenziell verwaschen. Bei Jugendlichen und jungen Erwachsenen ist der Formpol meist noch nicht grundsätzlich geschwächt, aber durch Lebensführung und starke Gefühle in seiner Wirksamkeit beeinträchtigt. Seelisch äußern sich solche Menschen oft als warme und angenehme Begleiter, deren Inneres aber nicht selten in verzweifelter, ohnmächtiger Auflehnung gegen die Einseitigkeit blockiert ist. Angst und Ohnmachtsgefühle betäuben sie durch Anpassungsverhalten. Dem Ich fehlt es noch an Entwicklung und Übersicht, um eine Besserung herbei zu führen. Hier wirken besonders günstig die Artikulations- und Geläufigkeitsübungen der Sprachgestaltung nach den Prinzipien des Gliederns und Rekombinierens bzw. Verbindens. Sie rufen die Formkräfte auf und stellen sie dem Ich zur Verfügung. Als Folge der gewonnenen Souveränität und Übersicht nehmen betroffene Patienten oft fällige Lebensentscheidungen oder Verhaltensänderungen in die Hand, die vorher unmöglich schienen.[36]

Übergriffe des Formpols in den Stoffwechselpol

Eine weitere Steigerung der gleichen Dynamik entsteht, wenn die oberen, bewusstseinsnahen Kräfte des Astralleibes in unbewusste Organtätigkeiten drängen. Diese Situation ist häufig eine Folge unverarbeiteter Schockerlebnisse. Der in Anspruch genommene Astralleib reagiert mit halbbewusster Spannung und Abwehr und greift dabei „vagabundierend" über das Nervensystem auf verschiedene Erfolgsorgane zu.

Von den günstig auf Therapeutische Sprachgestaltung ansprechenden Störungen und Krankheiten gehören in dieses Bild in absteigender (topografischer) Reihenfolge: Stottern, Asthma bronchiale, Magendruck und -übersäuerung bis zur Gastritis, weiterhin Krankheiten des Unterleibes wie Colitis ulcerosa, Menstruationskrämpfe usw. Bewährte Übungen ergreifen hier die überschüssig in die Organe drängende bewusste Astralität des Formpols gestalterisch und entlassen sie in schöpferischer Tätigkeit über die Ausatmung. In der Folge beruhigt und reguliert sich die Organtätigkeit, weil nur noch der unbewusste, kosmisch orientierte (Nacht)-Teil des Astralleibes den Ätherleib impulsiert.[37] Je nach Situation (akute Krämpfe) findet auch das dritte Wirkprinzip des ungemischten Zusammenschwingens über die Atmung Anwendung.

Geschwächte Aufbaukräfte, Fatigue, Erschöpfung

Vokale und Konsonanten wirken unmittelbar auf den Sprachorganismus, der als funktionelle Einheit aus Atem- und Artikulationsorganen mit den angegliederten Resonanzräumen besteht. Mittelbar wirkt das Sprechen auf den ganzen menschlichen Leib.

Vom Gesichtspunkt der Wesensglieder aus taucht beim bewussten Sprechen der Laute und Lautverbindungen das wache Ichbewusstsein fühlend als astraler Impuls in die Gesetze des Ätherleibes ein und benutzt ihn wie ein Werkzeug. Dieser Vorgang vollzieht sich unbewusst und gewinnt an Kraft durch bewusstes Artikulieren.

Bei dieser Tätigkeit greift das Ich gesetzmäßig ordnend auf dem Weg über Astral- und Ätherleib in den physischen Körper ein. Damit verbindet es sich mit der aufbauenden Tätigkeit der Ich-Organisation. Abbauend wäre ein direktes Eingreifen des Ichs ins Physische oder ein solches von Astralleib und Ich, wie es Rudolf Steiner in dem Vortrag „*Der unsichtbare Mensch in uns*" darstellte.[38] Dieser Blickwinkel macht verständlich, warum sorgfältige Sprachgestaltung gerade auch bei Erschöpfungszuständen wirkt, während normale Unterhaltung in solchen Fällen ermüdet. Hier ist es oft günstig, ein übermäßiges Mitteilungsbedürfnis mit einem entsprechenden Hinweis in gestaltetes Sprechen umzulenken.

Entzündungen der oberen Luftwege

In den Sprachwerkzeugen selber (Lunge, Bronchien, Kehlkopf, Rachen, Mundraum, Stirn- und Nebenhöhlen) entfalten geeignete Lautkombinationen eine lokale entzündungshemmende Wirkung. In dieser Hinsicht liegt ein Wirkungsunterschied zur eher im Stoffwechselsystem ansetzenden Heileurythmie, deren Übungen bei Inflammationen kontraindiziert sein können. Besonders chronifizierte, subakute Entzündungsprozesse der oberen Luftwege mit erhöhter Infektanfälligkeit lassen sich durch Therapeutische Sprachgestaltung günstig beeinflussen und ergänzen die medikamentöse Behandlung.

Kropf, Hyper- und Hypothyreose

Eine besondere Stellung nimmt die von Rudolf Steiner gegen Schilddrüsenstörungen gegebene Übung „*An Angegebenes sieh innig hin*" [→ Kapitel IV] ein. Sie gehört beispielhaft in das erste Wirkprinzip der Korrektur gestörter Prozesse durch das klingende Sprechen geeigneter Lautkombinationen. Als Bauprinzip herrschen die Vokale [a], [e] und [i] vor, die man in ihrer natürlichen Reihenfolge im Sprachansatz ([a]-[e]-[i]) wiederholt zum Klingen bringt und durch geeignete Konsonanten festigt. Die Übung gipfelt in einem langen Satz, in dem der Luftlaut [r] das [e] als einzigen Vokal häufig wiederholt bewegt. Die meisten Worte enden dann in einem Stoßlaut, wie zum Beispiel in „Rede". Damit festigt und ordnet das vom [r] belebte [e] am Ende der Übung. Auch bei der Behandlung von Schilddrüsenstörungen und -erkrankungen mit Therapeutischer Sprachgestaltung sind die Übungen über längere Zeit (10 Minuten / > 4 x pro Woche über > 3 Monate) und unter Anleitung regelmäßig zu üben.

Makuladegeneration

Die Augen sind, im wahrsten Sinne des Wortes, ein nahe liegendes Organgebiet für sprachliche Wirkungen. Sie erweisen sich in besonderem Maße empfindlich für Schwächungen des oberen Formpols, sei es durch das Altern oder durch die einseitig die Nerven-Sinnes-Prozesse überreizende moderne Lebensführung und Kulturentwicklung. Der Hauptrisikofaktor für die Entwicklung von Makuladegeneration ist das Alter. Die Erkrankung ist sowohl in der Früh- als auch in der Spätform am häufigsten in Populationen europäischer Abstammung. Ursächliche Behandlungsmöglichkeiten sind bis heute kaum bekannt. Als Begleittherapie lässt sich die belebende und formende Wirkung verschiedener Sprachübungen insbesondere statuserhaltend oder prophylaktisch einsetzen. Die renommierte anthroposophische Augenärztin Erika Hammer verordnet jahrzehntelang Therapeutische Sprachgestaltung bei dieser Indikation. Eine systematische wissenschaftliche Untersuchung ist ausstehend.

Phonetisch-phonologische Störungen

Bei dieser Störung werden ein oder mehrere Sprachlaute ersetzt, ausgelassen oder falsch gebildet (z.B. Sigmatismus). Therapeutische Sprachgestaltung behandelt sie über das Sprechen spezifischer Silbenkombinationen, bei denen man die Artikulationsstelle zuerst durch das Üben benachbarter Laute stärkt und anschließend die Korrektur des Lautes erfolgt. In vielen Fällen ist die Störung Ausdruck eines Ungleichgewichts der Kräfte von Astral- und Ätherleib im ganzen Kind. In solchen Fällen kommen zusätzlich andere Wirkprinzipien oder auch die Heileurythmie in Betracht. Bei phonologischen Störungen ist zunächst das zweite Wirkprinzip zur Verbesserung der Aufmerksamkeit einzusetzen [→ Kapitel VIII Sprach-, Sprech- und Stimmtherapie].

Funktionelle Stimmstörungen

Diese sind sehr oft auf ein Ungleichgewicht zwischen Atmung und Artikulation zurückzuführen und dort zu korrigieren. Bei solchen funktionellen Störungen ist häufig die Artikulationskraft zu schwach, um den nervösen und angespannten Atem genügend zu formen, oder der Atem stellt der Stimme zu wenig Volumen zur Verfügung. Die Therapie besteht im Verankern der Atmung durch Konsonanten wie [k], [f], [p] oder [d] im Energiezentrum des Unterbauchs und im formenden Stützen der Stimme durch diese und weitere Konsonanten. Zusätzlich lenkt man die Aufmerksamkeit, im Sinne des zweiten Wirkprinzips, auf ein lauschendes Wahrnehmen der eigenen Stimme. Organisch bedingte Stimmstörungen sind nur in Zusammenarbeit mit dem behandelnden Arzt zu therapieren [→ Kapitel VIII Sprach-, Sprech- und Stimmtherapie].

Übersicht der Indikationen für das Wirkprinzip

Burnout, onkologische Erkrankungen, phonologische Sprach- und Stimmstörungen, Stressreaktionen, Tinnitus

Allgemeine Erläuterungen

Viele Menschen leben einseitig im Sehsinn und haften damit an der Oberfläche der Dinge. Ihre Innenwelt besteht aus Bildern, die stumm bleiben. Innere Stummheit begünstigt und begleitet viele psychosomatische Störungen und Krankheitsbilder, ist ein Mensch in dieser Lage doch für die eigene innere Stimme taub, die in feiner Art Lust und Unlust, Bereitschaft und Verweigerung, Freude und Leid erklingen lässt. Die mangelnde Selbstwahrnehmung erstreckt sich neben den Sprachsinnen auf die mit ihnen eng verbundenen basalen Sinne, Tast-, Lebens- und Gleichgewichtssinn. Hier ließe sich das bekannte Bibelzitat als therapeutisches Motto abwandeln in: „Höre Deinen Nächsten wie dich selbst." Die dafür notwendige Aufmerksamkeit geht leicht im Strudel äußerer Anforderungen unter. Als Folge „verbrennt" der aus der Niere frei werdende, strahlkräftige Astralleib in überschiessender Tätigkeit die Lebenskräfte, da dem Ich die Zügel entglitten sind. *„Der Stoff, der durch die Nieren ausgestrahlt wird, muß fortwährend plastisch abgerundet werden. Das geht durch die ganze Lebenszeit des Menschen von denjenigen Nervenorganen aus, die sich von den Sinnen nach dem Inneren des menschlichen Organismus erstrecken."*[39]

Zur Stärkung der abrundenden Tätigkeit des Nervensystems sind auch geistige Inhalte wichtig, die sich im Sinne des achten Wirkprinzips über die Sprache vermitteln lassen.

Lauschen auf die Klänge in Sprache und Poesie, auf die Bewegung der Lautverbindungen löst innere Bewegung, Aktivierung des Lautsinns im Hören aus und verhilft zu größerer Aufmerksamkeit gegenüber der eigenen inneren Stimme und jener der Mitmenschen. Ein so erwachtes, neues Zu-Hören leitet umfassende Achtsamkeit (Mindfulness) gegenüber dem Leben ein, die eine zentrale Voraussetzung der Genesung und Gesundheit bildet und eine wichtige Rolle bei der Prävention und Therapie häufiger Zeitkrankheiten wie Krebs spielt.

Stimmstörungen

Eine aktive Hinwendung zum Lauschen auf das eigene Sprechen bildet auch die Grundlage eines gesunden Verhältnisses zur eigenen Stimme, die man wahrnehmen und mit Hilfe der Konsonanten in behutsamer Arbeit „stellen", erweitern und zum Schwingen und Durchklingen des Körpers bringen kann. Daraus ergibt sich ein unmittelbarer Bezug zum ersten Wirkprinzip, mit dem das zweite eng korrespondiert. Hören ist geistiges Einatmen. Wo der Bezug zum Lauschen verloren geht, mangelt auch leicht die qualitative

Wahrnehmung der Einatmung, welche die lichtdurchflutete Luft wirklich zum Erlebnis bringt und eine wesentliche Grundlage erfolgreicher Stimmtherapie bildet.

Tinnitus

Tinnitus-Betroffene sind durch das verselbständigte Ohrgeräusch übermäßig mit sich selbst konfrontiert. Häufig führt psychische oder körperliche Überlastung zunächst zu einem Hörsturz, gefolgt von Tinnitus als Langzeitproblem. Eine weitere häufige Ursache ist übermäßige Lärmexposition, die das Ohr überfordert. Das Ohr als Sinnesorgan der Hingabe an die Umwelt wendet sich nach innen und vermittelt oder erzeugt Geräusche eigener Körpermodalitäten, welche die Klänge der Welt übertönen. Dieses Zurückgeworfensein auf das eigene Wesen, die Tendenz zum seelischen Eigenbrödlersein, macht die Klientel manchmal zum Gefangenen ihrer selbst. Im Sinne des oben Gesagten lässt sich die Störung auch als missglückter Selbstregulationsversuch auffassen. In dem Maße, in dem sich der Mensch trotz der quälenden Ohrgeräusche der Welt zuwendet, lernt er diese teilweise zu überhören. Dazu bietet die behutsame Arbeit mit der eigenen Stimme, als Begegnung mit sich selbst, eine therapeutische Möglichkeit [→ Fallbeispiel Neurologie, XII.6.1 Tinnitus].

2.3 Ungemischtes Zusammenschwingen – Stärkung der rhythmischen Koordination

Übersicht der Indikationen für das Wirkprinzip

Asthma bronchiale, vegetative Atemstörungen, Epilepsie, arterielle Hypertonie, kardiale Arrhythmien, koronare Herzkrankheit, nervöse Herzbeschwerden, onkologische Erkrankungen, Stottern, Stressreaktionen, Trauma, neurasthenische Konstitution

Asthma bronchiale

Bei dieser Krankheit ist das übergriffige Zusammenwirken der oberen und unteren Kräfte nach zwei Richtungen besonders deutlich. Einerseits greift die Dynamik des oberen Pols zu stark auf die Bronchien zu und verengt diese krampfartig, andererseits kommt es zur entzündlichen Reaktion der Schleimhäute, bei welcher der Stoffwechselpol sich zu stark der luftzugewandten Bronchien bemächtigt. Folgerichtig setzt die schulmedizinische Therapie bei beiden Symptomen an mit Bronchodilatatoren und inhalierten Corticosteroiden. Die Störung beim „ungemischten Zusammenschwingen“ in der Ein- und Ausatmung, bei welcher der Astralleib sich abwechselnd mit jedem Atemzug mit dem Ätherleib verbindet und löst, ist direkt greifbar. Der Astralleib reagiert ängstlich-übererregt und prägt seine Dynamik der grenzbildenden Schleimhaut auf, deren Schutzfunktion gegen Allergene schwindet.

In dieser Situation muss das Ich immer wieder in die verselbständigte Atemdynamik eingreifen, was zu Beginn der Therapie nicht ohne das Modell des Therapeuten möglich ist. Die Empfehlung Rudolf Steiners „bewusst zu atmen“[40] setzt man über

Sprachübungen und Texte um. Aus dem Bereich des ersten Wirkprinzips eignet sich besonders der Vokal [a] in verschiedenen Kombinationen. Weiter sollte man die, fast immer vorliegende, symptomverstärkende Tendenz zur Hyperventilation durch atemverlängernde und -beruhigende Texte und Lautkombinationen reduzieren und ein harmonisches Verhältnis zwischen Ein- und Ausatmung durch ausatmungsbetonte Verszeilen (>3 Versfüße) erreichen. Notwendig ist auch eine systematische, angeleitete Verlängerung der Atemhaltezeit, wie beispielsweise mit der Übung *„Ich atme Kraft des Lebens"* [→ Fallbeispiel Pneumologie in Kapitel XII.11.2 Asthma bronchiale].

Epilepsie

Bei der Epilepsie stauen sich, gemäß Rudolf Steiner, Astralleib und Ich in einem oder mehreren Organen und können nicht – wie beim regulären Aufwachen – über die Grenzen der Organe hinaus mit der Außenwelt in Beziehung treten. Während schulmedizinisch betrachtet die irreguläre elektrische Erregungsausbreitung im Gehirn für das Entstehen der Anfälle allein verantwortlich ist, sind Steiners Anschauung zufolge zusätzlich bestimmte Organe mit einer spezifischen Undurchlässigkeit beteiligt. Es sei die Verbindung zu einem der vier Elemente Erde, Wasser, Luft, Feuer (Wärme) betroffen. In Fällen, bei denen die oberen Wesensglieder nur erschwert eine Beziehung zum Luftelement aufbauen können, seien Atemübungen geeignet. *„Für die eigentlichen Bewusstseins-Trübungen die auftreten, aber ohne dass der Betreffende starke Übelkeiten hat, sind dann sorgfältig regulierte Atemübungen nicht schlecht, um die Verbindung mit der Luft herzustellen."*[41]

Diese Angabe deckt sich mit klinischen Beobachtungen aus der Therapeutischen Sprachgestaltung. Wo Betroffene in der Lage waren, die dem Anfall oder der Absenz vorausgehenden Stadien innerer Spannung bis hin zur Aura zu beobachten, verhinderten im richtigen Augenblick eingesetzte, atemregulierende Sprachübungen Anfälle [→ Kapitel XII.6.2].

Arterielle Hypertonie

Bei der essentiellen Hypertonie greifen im wachen Zustand der Astralleib und das Ich des oberen Formpols zu stark in die Blutgefäße ein, die als feinste Ausgestaltung des Stoffwechselpols erscheinen.[42] Die regulierende Mitte, das *„ätherische Zwerchfell"*[43], ist nicht in der Lage, die Tätigkeit der beiden Polen genügend auseinander zu halten und zwischen ihnen zu vermitteln. Wiederum wirken ausatmungsbetonte Vokalübungen (besonders mit [o] und [u]) blutdrucksenkend, die der Hexameter als Kardinalrhythmus der Mitte ergänzt. Nach klinischer Erfahrung tritt eine nachhaltige Wirkung auf den Blutdruck ein, wenn die Betroffenen den Hexameter täglich 15-20 Minuten lang über mehr als einen Monat üben. Verbesserungen der Baroreflex-Sensitivität (BRS) treten schneller ein und sind wissenschaftlich dokumentiert.[44] Patienten, die diese Regulierungsmöglichkeit über die Atmung entdeckten, möchten sie nicht mehr missen, benötigen weniger Antihypertensiva, und erleben eine bleibende Verbesserung ihres Wohlbefindens [→ Fallbeispiel XII.12.1 Blutdruckregulation durch Therapeutische Sprachgestaltung].

Nervöse Herzbeschwerden, kardiale Arrhythmie und koronare Herzkrankheit

Diese sind gleichermaßen Ausdruck des gestörten Gleichgewichts zwischen Atem- und Herzrhythmus, die sich nicht mehr gegen die Überlastung durch den einen oder anderen Pol ausgleichend behaupten können. Selbstverständlich ist es günstig, die Problematik schon im funktionellen Stadium zu erfassen, wo das belastete Herz noch unmittelbar auf die Verstärkung der Vagotonie durch atemvertiefende und -beruhigende Sprachübungen anspricht. Eine solche Intensivierung der Rhythmizität ist unmittelbar an einer Verstärkung der respiratorischen Sinusarrhythmie ablesbar. Aber auch bei manifesten organischen Veränderungen empfinden Betroffene die Atemvertiefung und -beruhigung, z.B. durch Hexameter-Nachsprechen, „*OM*" oder „*In den unermesslich weiten Räumen*" [→ Kapitel IV] als entlastend und wohltuend, was häufig zur Verminderung der Symptomatik beiträgt.

Krebs

Wenn die Dynamik des Formpols in Folge andauernder Schwächung des Rhythmischen Systems anhaltend in den Bereich des ausstrahlenden Stoffwechselpols durchbricht, kommt es zu schweren, organzerstörenden Erkrankungen. Beim Krebs macht sich eine ganz dem Wachbewusstsein entzogene Dynamik des Formpols am falschen Ort geltend. Rudolf Steiner sprach von der Bildung eines Sinnesorgans an falscher Stelle.[45] Die Chronomedizin wies bei Krebspatienten sowohl in der Vorgeschichte als auch im akuten Stadium eine Störung rhythmischer Prozesse nach.[46] Dementsprechend finden vor allem inhaltlich auf die Patienten abgestimmte, rhythmische Texte in der Therapie Krebserkrankter Anwendung. Auf diese Weise erfolgt eine Kombination des rhythmischen Wirkprinzips über die Atmung mit jenem der Ich-Erkraftung durch Poesie. Vertiefende Ausführungen zur Behandlung Krebserkrankter durch Therapeutische Sprachgestaltung finden sich in dem von Volker Fintelmann herausgegeben Band zur Onkologie.[47]

Stottern

An diesem Phänomen ist in einer weniger existenziellen, aber dennoch die Betroffenen schwer belastenden Form das irreguläre Zusammenwirken des Formpols mit dem ausstrahlenden Pol direkt am Sprechen zu beobachten. Dieses ist ein gedankentragender Willensimpuls. Insofern muss fortwährend ein Gleichgewicht zwischen Sprechimpuls und Gedankenentwurf herrschen. Sobald der Sprechimpuls dominiert, tritt eine erhöhte Spannung auf und durch das Fehlen von Gedankeninhalt (Poltern) oder eine antizipierte Sprechblockade (Stottern) kommt es zu unrhythmischen Unterbrüchen im Redefluss [→ zur Therapie von Redeunflüssigkeiten v.a. Kapitel VIII.6.3.3]. Der Beitrag der Therapeutischen Sprachgestaltung zur Behandlung des Stotterns liegt unter anderem im Erzeugen stotterfreier Sprecherlebnisse, die besonders bei Kindern entscheidend zur Verbesserung beitragen. Ältere Jugendliche und Erwachsene üben zum Erwerb der Stotterkontrolle das Modifizieren der Redeunflüssigkeit selbst (z. B. nach dem Konzept von Holger Prüss[48]).

Posttraumatische Belastungsstörung

Eine zentrale Problematik dieser Störung besteht darin, dass die Betroffenen das auslösende Ereignis nicht wirklich vergessen können. Im Flashback kommt es zur quälenden Wiederkehr belastender Erinnerungsbilder und vor allem der begleitenden Gefühle. Während beim Gesunden das vegetative Nervensystem für die klare Trennung des bewussten vom unbewussten Seelenleben sorgt, durchbricht hier das traumatisierende Ereignis die Grenze, die verletzt bleibt. Diese seelische Problematik äußert sich oft in einem gestörten Atemrhythmus. Gelingt es, durch rhythmisches Sprechen den Atem wieder zu normalisieren, so nimmt dieser seine Rolle als „ätherisches Zwerchfell"[49] wieder wahr und trägt zum gesunden Auseinanderhalten der bewussten und unbewussten Anteile des inneren Lebens bei. Im Weiteren kommen Elemente des fünften Wirkprinzips zur Anwendung.

Neurasthenische Konstitution

Beim heutigen Menschen tendieren aufsteigende Erinnerungsbilder dazu, bis zur Vorstellung zu gerinnen, um damit der Verarbeitung durch den Verstand zugänglich zu werden. Rezitation (hier als Fachterminus im Gegensatz zu Deklamation verwendet, im Sinne von „Wieder-Zitieren") hält die bis ins Wachbewusstsein gelangenden und zu Vorstellungen geronnenen Erinnerungen sozusagen „im Rhythmischen System auf". Rezitation ist deshalb besonders günstig für den Neurastheniker, dessen Erinnerungen fortwährend zur Vorstellung drängen und die Abbauprozesse des Nervensystems verstärken [→ Kapitel II.4.2 Das Herz als Wahrnehmungsorgan]. Er lernt, seine inneren Bildinhalte im Rhythmischen System zurückzuhalten und die aufsteigenden Erinnerungsbilder, statt als Vorstellungen, mit Hilfe rhythmischer Dichtung oder eigener kreativer Darstellung zu gestalten. In der Folge verbessern sich Symptome wie Kopfweh, Sinusitis usw. bei Menschen mit entsprechender Konstitution. Weiter finden gezielte Lautübungen (siehe erstes Wirkprinzip) mit [g], [k], [h] und [f] erfolgreich Anwendung, um die Atmung besser an den Energiepol des Körpers im Unterbauch anzubinden und Symptomen wie Völlegefühl, Darmträgheit, Meteorismus usw. entgegen zu wirken.

2.4 Eingliederung in die Schwerkraft – Wirkungen des Fünfkampfs

Übersicht der Indikationen für das Wirkprinzip

Begleittherapie bei Psychosen, Entwicklungs- und Reifestörungen bei Jugendlichen, weitere psychiatrische Erkrankungen

Psychosen

Akute Psychosen sind der Behandlung mit Therapeutischer Sprachgestaltung in der Regel nicht zugänglich. Dennoch erwies sich die inkarnierende Wirkung der verschiedenen Disziplinen des Fünfkampfes als gute Unterstützung, vor allem im stationären Setting. Bei der Psychose lösen sich Teile des unbewusst in den Organen wirksamen, unteren Teils des Astralleibes (und je nach Situation auch ätherische Bildekräfte) aus dem Organ los und drängen über die Bewusstseinsschwelle. Damit lösen sie unfreiwillige und für das Bewusstsein nicht verkraftbare „Imaginationen" oder „Inspirationen" aus. Die griechische Gymnastik verankert in besonderer Weise das Ich im Körper und verbindet es gleichzeitig mit den objektiven Kräften der Außenwelt wie Gravitation, Wärme usw. Diese Verbindung wirkt stark Ich-orientierend. Das ermöglicht sowohl eine Stärkung des bewussten Ichs als auch mittelbar eine Verbesserung der Organtätigkeit.

Entwicklungs- und Reifestörungen Jugendlicher

Mit Einsetzen der Pubertät stürmen mit der Entwicklung der Sexualität starke Kräfte aus dem Stoffwechsel-Gliedmaßen-System auf das jugendliche Bewusstsein ein. Das Ich hat seine Kräfte in der Zeit zwischen dem Zahnwechsel und der Geschlechtsreife vom Kopfpol ins Stoffwechsel-Gliedmaßen-System „eingekoppelt"[50] und ist dort von innen nach außen tätig. Dem entspricht die Notwendigkeit einer freudigen und kraftvollen Hinwendung zur Welt mit ihren Stoffen und Kräften. Hier leisten die fünf Disziplinen, auch in Abwandlungen, einen großen Beitrag zur harmonischen Entwicklung und Korrektur gestörter Reifeprozesse, indem die Jugendlichen sie bis zur physischen Erschöpfung üben und man sie zu sinnvollem Kräftemessen anleitet. Dies entspricht, vor allem bei männlichen Jugendlichen, einer altersgemäßen Notwendigkeit.

2.5 Ausdruck geben, Äußerung ordnen – Sechs Grundgesten der Sprache

Übersicht der Indikationen für das Wirkprinzip

Drogen- und Alkoholabusus, generalisierte Angststörung, Lebens- und Partnerschaftskrisen, neurotische Störungen, Phobien, soziale Abhängigkeit
Diesem umfassenden Wirkprinzip ist das gesamte Kapitel IX gewidmet.

2.6 Spannung geben und Zurechtrücken – Gestaltetes Sprechen kräftigt den Astralleib

Übersicht der Indikationen für das Wirkprinzip

Erschöpfungszustände, Fatigue, hysteriforme-, Somatisierungs- und Panikstörungen

Erschöpfungszustände, Fatigue

Schon das vorige Wirkprinzip stand unter dem inneren Gesetz der Polarität, das den Astralleib regiert und sich in Gebärden äußert. Das sechste Wirkprinzip stellt die Arbeit mit Polaritäten innerhalb der Sprache im Allgemeinen ins Zentrum. Bleibt der Astralleib wegen Krankheit oder Lebenskrisen längere Zeit ohne genügende Dynamisierung durch bewusste Ich-Tätigkeit, so verliert er teilweise seine natürliche Spannung im Kraftfeld von Gegensätzen. In der Folge fehlt es auch dem Ätherleib an Impulsen und der physische Leib unterliegt verstärkt der Schwere. Diese Situation findet sich häufig nach längerer, übermäßiger Inanspruchnahme der Seelen- und Lebenskräfte, aber auch bei Jugendlichen ohne genügende Herausforderung durch das Leben. Die – zuerst notwendige – Schonung begünstigt eine Chronifizierung der Situation. Eine solche Komponente findet sich bei fast allen chronischen Krankheiten und hindert den Ätherleib daran, dauerhaft gesundend einzuwirken, da, u. a. durch den sekundären Krankheitsgewinn, der Astral- dem Ätherleib immer wieder neue pathologische Anregung gibt.[51]

In solchen Situationen vermittelt Therapeutische Sprachgestaltung dem Astralleib vom Ich her in besonderem Maße Impulse und Inhalte, so dass dieser seine Erfüllung nicht aus der Krankheit, sondern aus neuer Motivation schöpft.

Hysteriforme und Somatisierungsstörungen

Epische deklamatorische Dichtung [→ v. a. Kapitel II.7 Rezitation und Deklamation] lebt zwischen den Polaritäten von Schwere und Leichte, Licht und Finsternis. Therapeutisch angewendet unterbricht sie das Hereinschießen des Gedankens bis zum Handlungsimpuls und verwandelt ihn in Ich-durchfeuertes Sprechen, wie es typisch in der nordischen Stabreimdichtung zum Ausdruck kommt. Dieses Wirkprinzip konfrontiert und stellt unrechtmäßig in den Kopfpol hereinwirkende Einflüsse des Stoffwechsels an ihren Platz. So kommt es besonders bei hysterischer Konstitution im Sinne der Anthroposophischen Medizin zur Anwendung.

Panikstörung

Die Panikstörung beruht auf dem Durchbruch einer sonst in der Körpergestaltung gebundenen Kraft des Astralleibes ins Bewusstsein. Sie ist charakteristisch von Todesangst begleitet, da hier eine Dynamik beginnt, die sonst nur beim Tod eintritt: Der Astralleib löst sich (wenn auch nur geringfügig) aus seiner Tätigkeit im Stoffwechselsystem. Diese

Kraftkomplexe erscheinen im Bewusstsein und lösen massive Angst mit entsprechenden hormonellen und vegetativen Symptomen aus.

In der Therapie hat sich der Einsatz starker Übungen mit direktem Körperbezug, Stimmkrafteinsatz und dem positiven Erleben der eigenen aggressiven Stärke bewährt. Unmittelbar anschließend wechselt die Behandlung zu einem intensiv innerlich beruhigenden Text im Sinne des dritten Wirkprinzips.

2.7 Konzentrieren und Erwärmen durch Atemführung – Sprachwirkungen auf die Ich-Organisation

Übersicht der Indikationen für das Wirkprinzip

Störungen in der Wärmeverteilung zwischen Zentrum und Peripherie, Überwachheit – Schläfrigkeit, Inkarnationsschwäche

Störungen in der Wärmeverteilung zwischen Zentrum und Peripherie

Beim Gesunden schwingt die Wärmeverteilung circadian zwischen leistungsorientierter Durchwärmung der Muskeln am Tag und aufbauorientierter Organdurchblutung im Schlaf. Dies hängt mit der im Nerven-Sinnes-Pol tagsüber punktuell inkarnierten Ich-Organisation zusammen, die sich im Schlaf mit dem oberen Pol des Astralleibes vom Kopf löst. Dieses Schwingen kann auf verschiedene Art gestört sein [→ zur Ich-Organisation siehe Kapitel II.2].

Je konzentrierter die Ich-Zentralisierung im wachenden oberen Pol ist, umso stärker erfolgt als Reaktion eine periphere Durchwärmung der Gliedmaßen. Häufig kommt es, vor allem bei neurasthenischer Konstitution, zu Störungen dieser oberen Ich-Tätigkeit durch Ablenkung und übermäßige Sinnesreize. Diese Situation erlebt der Betroffene als Disstress. Der Patient reagiert, statt zu agieren, und lebt somit stärker im Astralleib als im bewussten Ich.

Die Folge einer solchen Dezentralisierung des oberen Pols der Ich-Organisation ist ein reaktives Zusammenziehen der peripheren, im unteren Menschen wirksamen Ich-Organisation, da beide polar zueinander wirken und Einflüsse auf den einen Pol im anderen eine gegenteilige Folge hervorrufen. Betroffene klagen über muskuläre Verkrampfungen, kalte Hände usw., und im späteren Verlauf können Krankheiten wie rheumatoide Arthritis auftreten.

In solchen Situationen ist der Weg nach innen, vom lauten Sprechen über mehrere Stadien bis zum rein inneren Sprechen, eine wesentliche therapeutische Möglichkeit. Die Wirksamkeit steigert sich durch bewusste Gestaltung der Atempause [→ beispielsweise die Übung „*In den unermesslich weiten Räumen*“ in Kapitel IV Interventionen].

Überwachheit – Schläfrigkeit, Inkarnationsstörungen

Inkarnationsstörungen des Ichs äußern sich häufig in gestörtem Einschlafen oder Aufwachen. Als Indikationen für Therapeutische Sprachgestaltung stehen Aufwachstörungen, die sich in Schläfrigkeit und Bewusstseinstrübungen äußern, im Vordergrund. Schläfrigkeit entsteht durch herabgedämpfte Weltzugewandheit des oberen Pols der Ich-Organisation in Denken, Fühlen und Wollen bei gleichzeitiger Steigerung der unbewussten Regenerationstätigkeit des Körpers. Therapeutische Relevanz gewinnt diese Situation bei unfreiwilliger Dominanz der Aufbautätigkeit. Das Ich als Regulator dieser Prozesse wird aufgerufen durch Einbezug der Gliedmaßen gemäß dem ersten, vierten und fünften Wirkprinzip. In solchen Situationen ist die Tätigkeit nicht primär nach außen zu richten, sondern ein stärkeres Selbsterleben in den Gliedmaßen anzuregen. Eine anschließende Reflexion der Erfahrungen beim Üben unterstützt das Therapieziel, die Bewusstseinskraft des oberen Pols zunächst vollständig mit den Gliedmaßen zu verbinden und anschließend zurück an den zentralen und richtigen Ort, im Kopf zu lenken.

2.8 Aufrichten des Inneren – Erkraftung des Ichs durch Poesie

Übersicht der Indikationen für das Wirkprinzip

Chronische Krankheiten, Krisenintervention, Neuorientierung, onkologische Erkrankungen, palliative Therapie

Chronische Krankheiten

Die Situation chronisch Erkrankter wurde – vom Gesichtspunkt des Astralleibes aus – beim sechsten Wirkprinzip erwähnt. Obwohl dieses Prinzip den Astralleib stärkt, ist keine dauerhafte Besserung zu erreichen, ohne dass der Mensch selbst die Zügel in die Hand nimmt. Dieses Ziel lässt sich durch eine nicht-intellektuelle inhaltliche Orientierung, wie sie gute Poesie vermittelt, anstreben und erreichen. Gelingt es, das „richtige" Gedicht für einen Menschen und eine Situation zu finden, so vermag dies als Stütze des Ichs auch in schwieriger Lage große Dienste zu leisten.

Krisenintervention, Neuorientierung

Jede Krise, sei sie durch biografische Ereignisse oder Krankheit ausgelöst, fordert das integrierende Ich in seiner Kraft heraus, was sich im drohenden Auseinanderfallen äußerer und innerer Strukturen ausdrückt. Sei es die verlorene Tagesstruktur, chaotisierte Rhythmen von Tag und Nacht, Atmung oder Verdauung – immer zielt die Therapie darauf ab, die verlorene integrative Autonomie des Patienten zu unterstützen. Oft sind gute Gedichte eigentliche Manifeste erfolgreicher Krisenbewältigung und dienen als Wegweiser für das geschwächte Ich in Krise und Umbruch.

Onkologische Erkrankungen

Jede Krebsdiagnose konfrontiert mit dem möglichen Ende des eigenen Lebens und löst eine Krise aus. Der Angriff auf das Leben erfolgt auf verschiedenen Ebenen, ihn akzentuieren notwendige, eingreifende Therapien. Therapeutische Sprachgestaltung verwendet, neben dem achten Wirkprinzip, die Stimme als zentralen Ausdruck der Persönlichkeit und das zweite Prinzip des Lauschens.
Oft sind, schon vor der Manifestation der Erkrankung, die inneren und/oder äußeren Lebensrhythmen beeinträchtigt.[52] Wiederholtes Sprechen rhythmischer Dichtung mit Betonung der Ausatmung unterstützt den Ätherleib durch Ich-geführte künstlerische Tätigkeit und fördert ein atemgetragenes Gleichgewicht im Rhythmischen System. So individuell wie die jeweilige Lebenssituation ist, muss auch die Wahl der therapeutischen Mittel ganz auf den Einzelfall bezogen sein.

Palliative Therapie

Die Fähigkeit zu sprechen ist eine der zentralen Bewusstseinsleistungen des Menschen und umfasst die Sprache als Selbstausdruck, Gedankenträger und Kommunikationsmittel. Sprache im hier gemeinten Sinne schließt auch die prä- und nonverbale Kommunikation mit Geste und Stimme ein.

In den palliativen Phasen einer Erkrankung kommt der Sprache als Verständnis und Orientierungsmedium große Bedeutung zu. Oft handelt es sich bei der Begleitung von Menschen in dieser Phase um Verzicht oder um Reduktion des gewöhnlichen Sprechens und um das Gewicht weniger, verdichteter Worte. So wie das Kind die Welt mit Ein-Wort-Sätzen betritt, so reduziert sich am Lebensende die Wortfülle im und um den scheidenden Menschen.

Was ist ihm wesentlich im Abrunden seiner Biografie, was möchte noch ausgesprochen oder erlebt werden? „Ich begreife, dass ich nichts mehr zu verlieren habe und versuche mich von alten verfestigten Vorstellungen zu befreien, um zu erkennen und zu tun was mir wirklich wichtig ist." Diese Reise nach innen, um die Entdeckung vielleicht noch auszusprechen, kann die Therapeutische Sprachgestaltung begleiten und unterstützen. Hilfreich sind Atem- und Vokalübungen sowie Texte, die verhelfen, sich selbst zuzuhören und Emotionen zum Ausdruck zu bringen.

So leuchtet der Inhalt eines verdichteten Textes – wie ein Gedicht oder Spruch – immer stärker durch die vermittelnden Worte hindurch und bildet eine stille Brücke zum begleiteten Menschen. In dieser Situation ist es für Fachpersonen und Angehörige besonders wichtig, aufmerksam auf die wirklichen Bedürfnisse des Menschen zu achten und keine Texte oder Inhalte in guter Absicht überzustülpen. Auch die klassischen Übungen der Sprachgestaltung und -therapie stehen nicht mehr im Vordergrund. Dagegen erweist sich die rezeptive Anwendung der Bausteine unserer Sprache, der Laute und Silben in verschiedenen Modalitäten als hilfreich. Sie verstärken einen achtsamen Leibbezug, der oft wichtig ist, um sich ganz lösen zu können. Den Körper spüren und ertasten, indem die Hände mit sanftem Tönen des Lautes [m] auf Bauch oder Brust liegen, den Atemstrom spüren und mit sanftem [f], [s], [ɕ] oder [m] begleiten, unterstützt dieses

Erleben ebenso wie ein sanfter Druck mit den Füßen gegen das Bettgestell oder die Hände des Therapeuten.

In der Präterminalphase, die Wochen bis Monate dauern kann, tauchen bei vielen Menschen aus den Tiefen der Erinnerung wichtige Texte und Gedichte auf. Besonders wenn es sich um Erinnerungsfragmente handelt, kommt der ergänzenden Begleitung durch den Therapeuten Bedeutung zu. Diese erfolgt im verstehenden Vervollständigen oder rhythmischen Sprechen, verinnerlicht sich bei zunehmender Schwäche aber und gibt einem leiseren bis stummen Sprechen Raum.

Bei Bettlägerigkeit und Symptomen wie Atemnot, die in der Terminalphase oft auftreten, hat sich der an den Beinen ausgeführte, rezeptive Hexameter besonders bewährt. Bei schmerzhaften oder krampfartigen Zuständen sind Abstriche mit Blaselauten wie [s] oder [ɕ, ç] hilfreich. Besonders das [ɕ, ç] löst auch ohne Berührung den Atem und regt zum Mitschwingen an.

In der Finalphase möchten viele Menschen allein sein und suchen sich aus einem höheren Bewusstsein den richtigen Augenblick zum Sterben. Der Mensch lässt mit dem Körper sein Kleid der Sprache, die Vokale und Konsonanten zurück und tritt mit den nahestehenden Menschen wie in einer Umstülpung von innen ins Gespräch.

Literatur und Anmerkungen

1 Die Ausführungen dieses Kapitels wurden in ähnlicher Form veröffentlicht in: von Bonin, D., Gutschner, P.: Wirkprinzipien und Indikationen der Therapeutischen Sprachgestaltung. Der Merkurstab 2012; 65 (1). S. 18-24.

2 Beispielsweise in seinen Ausführungen über das Ohr und die Nase in: Steiner, R.: Über Gesundheit und Krankheit. Grundlagen einer geisteswissenschaftlichen Sinneslehre (GA 348). Rudolf Steiner Verlag Dornach 1997. S. 66.

3 Steiner, R.: Eurythmie als sichtbare Sprache (GA 279). Rudolf Steiner Verlag Dornach 1990.

4 Steiner, R.: Die Theosophie des Rosenkreuzers (GA 99). Rudolf Steiner Verlag Dornach 1985.

5 Steiner, R.: Sprachgestaltung und dramatische Kunst (GA 282). Rudolf Steiner Verlag Dornach 1981. S. 135.

6 Ebd.

7 Ebd.

8 Steiner, R.: Eurythmie als sichtbarer Gesang (GA 278). Rudolf Steiner Verlag Dornach 2001.

9 Steiner, R.: Heileurythmie (GA 315). Rudolf Steiner Verlag Dornach 2003.

10 Hotho, G., von Bonin, D., Krüerke, D. et al.: Unexpected Cardiovascular Oscillations at 0.1 Hz During Slow Speech Guided Breathing (OM Chanting) at 0.05 Hz. Frontiers in Physiology 2022; 875583. doi: 10.3389/fphys.2022.875583.

11 Steiner, R.: Sprachgestaltung und dramatische Kunst (GA 282). Rudolf Steiner Verlag Dornach 1981. S. 135.

12 von Bonin, D., Glöckler, M., Kirst, J.: Menschenkundliche Grundlagen der Sprachgestaltung im künstlerischen, pädagogischen und medizinischen Werk Rudolf Steiners. Band 3. Verlag am Goetheanum Dornach 2018.

13 Steiner, R.: Sprachgestaltung und dramatische Kunst (GA 282). Rudolf Steiner Verlag Dornach 1981. S.134.

14 von Bonin, D., Denjean-von Stryk, B.: Therapeutische Sprachgestaltung in der Onkologie. In: Fintelmann, V., Treichler, M. (Hrsg.): Onkologie. Info3-Verlag Frankfurt/Main 2015.

15 Soesman, A.: Die zwölf Sinne – Tore der Seele. Verlag Freies Geistesleben Stuttgart 1995.

16 Condon, W. S., Sander, L. W.: Neonate movement is synchronized with adult speech: interactional participation and language acquisition. Science 1974; 183 (4120). S. 99-101.

17 Steiner, R.: Geisteswissenschaft und Medizin (GA 312). Rudolf Steiner Verlag Dornach 2020. S. 331.

18 Ebd.

19 von Bonin, D., Cysarz, D., Frühwirth, M. et al.: Wirkungen von Sprachtherapie auf die kardiorespiratorische Interaktion. Teil 2: Menschenkundliche Gesichtspunkte. Der Merkurstab 2005; 58 (3). S. 185-196.

20 Steiner, R.: Die Kunst der Rezitation und Deklamation (GA 281). Rudolf Steiner Verlag Dornach 1987.

21 von Bonin, D., Cysarz, D., Frühwirth, M. et al.: Wirkungen von Sprachtherapie auf die kardiorespiratorische Interaktion. Teil 2: Menschenkundliche Gesichtspunkte. Der Merkurstab 2005; 58 (3). 185-196.

22 Steiner, R.: Kunstgeschichte als Abbild innerer geistiger Impulse (GA 292). Rudolf Steiner Verlag Dornach 2000. S. 320.

23 Steiner, R.: Heilpädagogischer Kurs (GA 317). Rudolf Steiner Verlag Dornach 1995. S. 45ff..

24 Steiner, R.: Die pädagogische Praxis vom Gesichtspunkte geisteswissenschaftlicher Menschenerkenntnis. Die Erziehung des Kindes und jüngeren Menschen (GA 306). Rudolf Steiner Verlag. Dornach 1989. S. 34.

25 Steiner, R.: Sprachgestaltung und dramatische Kunst (GA 282). Rudolf Steiner Verlag Dornach 1981. S. 81.

26 Steiner, R.: Die Offenbarungen des Karma (GA 120). Rudolf Steiner Verlag Dornach 1992.

27 Ebd.

28 von Bonin, D. (Hrsg): Materialien zur Therapeutischen Sprachgestaltung. Förderstiftung Anthroposophische Medizin im Verlag am Goetheanum Dornach 2008. S. 116.

29 Steiner, R.: Methodik und Wesen der Sprachgestaltung (GA 280). Rudolf Steiner Verlag Dornach 1983. S. 15.

30 Ebd. S. 201.

31 Steiner, R.: Anweisungen für eine esoterische Schulung. Aus den Inhalten der „Esoterischen Schule" (GA 245). Rudolf Steiner Verlag Dornach 1987. S. 118.

32 Steiner, R.: Theosophie (GA 9). Rudolf Steiner Verlag Dornach 2021.

33 Steiner, R.: Heilpädagogischer Kurs (GA 317). Rudolf Steiner Verlag Dornach 1995. S. 143.

34 von Bonin, D.: Zur systematischen Anamnese in der Therapeutischen Sprachgestaltung. Der Merkurstab 2010; 63 (3). S. 253-259.

35 Steiner, R.: Geistige Zusammenhänge in der Gestaltung des menschlichen Organismus (GA 218). Rudolf Steiner Verlag Dornach 1992. S.74

36 Räuschel, D., von Bonin, D.: Therapeutische Sprachgestaltung bei einer Patientin mit Diabetes mellitus. Der Merkurstab 2010; 63 (3). S. 260-265.

37 von Bonin, D., Cysarz, D., Frühwirth, M. et al.: Wirkungen von Sprachtherapie auf die kardiorespiratorische Interaktion. Teil 2: Menschenkundliche Gesichtspunkte. Der Merkurstab 2005; 58 (3). S. 185-196.

38 Steiner, R.: Erdenwissen und Himmelserkenntnis (GA 221). Rudolf Steiner Verlag Dornach 1998. S. 75

39 Steiner, R.: Physiologisch-Therapeutisches auf Grundlage der Geisteswissenschaft. Zur Therapie und Hygiene (GA 314). Rudolf Steiner Verlag Dornach 2011. S. 147.

40 Ebd. S. 206.

41 Steiner, R.: Heilpädagogischer Kurs (GA 317). Rudolf Steiner Verlag Dornach 1995. S. 53.

42 Steiner, R.: Rhythmen im Kosmos und im Menschenwesen (GA 350). Rudolf Steiner Verlag Dornach 1991. S. 251 ff..

43 Steiner, R.: Geisteswissenschaft und Medizin (GA 312). Rudolf Steiner Verlag Dornach 2020. S. 331.

44 Krüerke, D., Simões-Wüst, A. P., Kaufmann, C. et al.: Can Speech-Guided Breathing Influence Cardiovascular Regulation and Mood Perception in Hypertensive Patients? Journal of Alternative and Complementary Medicine 2018; 24 (3). S. 254-261.

45 Steiner, R.: Physiologisch-Therapeutisches auf Grundlage der Geisteswissenschaft. Zur Therapie und Hygiene (GA 314). Rudolf Steiner Verlag Dornach 2011. S.137.

46 Moser, M., Schaumberger, K., Schernhammer, E. et al.: Cancer and Rhythm. Cancer Causes and Control 2006; 17 (4). S. 483-487.

47 von Bonin, D., Denjean-von Stryk, B.: Therapeutische Sprachgestaltung in der Onkologie. In: Fintelmann, V., Treichler, M. (Hrsg.): Onkologie. Info3-Verlag Frankfurt/Main 2015.

48 Prüß, H.: Stottern kontrollieren lernen (DVD). Demosthenes-Verlag der Bundesvereinigung Stottern & Selbsthilfe e.V. Köln o.J.

49 Steiner, R.: Geisteswissenschaft und Medizin (GA 312). Rudolf Steiner Verlag Dornach 2020. S. 331.

50 Steiner, R.: Geisteswissenschaftliche Gesichtspunkte zur Therapie (GA 313). Rudolf Steiner Verlag Dornach 2001. S. 73 f.

51 Steiner, R.: Die Offenbarungen des Karma (GA 120). Rudolf Steiner Verlag Dornach 1992. S. 99 f.

52 Moser, M., Schaumberger, K., Schernhammer, E.: Cancer and Rhythm. Cancer Causes Control 2006; 17 (4). S. 483-487.

KAPITEL IV

Interventionen

URL: **www.ats-buch.ch**
Benutzername: **tsbuch**
Passwort: **ThSp23!**

Die Interventionen und Übungen der Therapeutischen Sprachgestaltung sind vielfältig und die hier vorgestellten bilden notwendigerweise eine Auswahl. Es handelt sich um bewährte Übungen mit Fokus auf ihre spezifische Laut-, Atem- und Gestenwirksamkeit auf den Menschen. Interventionen und Anregungen für die therapeutische Arbeit mit Kindern sind in den Kapiteln VII und VIII zu finden. Die entsprechenden Übungen finden sich unter: https://movement-informed-speech.ch und sind mit dem gleichen Benutzernamen und Passwort wie oben zugänglich. In der Therapie sind die hier dargestellten Interventionen entsprechend einzuführen und nach Bedarf anzupassen. Die Autoren und Autorinnen übernehmen keine Verantwortung für Schäden oder Probleme, die durch unsachgemäße Ausführung entstehen können. Zur fachgerechten Anwendung bei Störungen und Erkrankungen ist eine vollständige Ausbildung in Therapeutischer Sprachgestaltung erforderlich.

Die Gliederung nach „Indikation“ und „Wirkung“ trägt der unterschiedlichen Denkweise in ärztlichen und therapeutischen Berufen Rechnung. So beinhaltet die Spalte „Indikation“ überwiegend Krankheitsnamen oder medizinisch beschreibbare Zustände und Prozesse sowie Kontraindikationen. Da die Ausprägung jeder Erkrankung individuell ist, dienen diese einer erfahrungsgestützten Orientierung. Die Indikationen sind nicht erschöpfend abgebildet, so dass für jede Übung auch weitere Einsatzgebiete bestehen. Insbesondere haben wir überwiegend darauf verzichtet, onkologische Indikationen genauer anzugeben, da hierfür eine viel differenziertere Darstellung notwendig wäre.

Die Spalte „Wirkung“ nennt Ressourcen und Ziele und bildet so einen therapeutischen Denkansatz ab.

Alle Übungen sind mit Autorenangaben versehen; die beschriebenen Varianten und die Ausführungen im Video können von der ursprünglichen Version abweichen. Sofern keine weitere Quellenangabe erfolgt, ist dies eine Erstveröffentlichung.

Die Videos illustrieren die Ausführungen, z.T. in verschiedenen Varianten. Wir haben dort bewusst auf weitere Kommentare verzichtet, da diese hier im Buch zu finden sind.

Die Videos sind mit dem Handy über den jeweiligen QR-Code abrufbar. Für die Nutzung auf einem Endgerät ohne QR-Code-Scanner verwenden Sie folgende URL, um zur Einführung zu gelangen: https://ats-buch.ch/intervention/00.

Durch Veränderung der letzten Ziffern (sie entsprechen den Nummern im Buch) kommen Sie zu den jeweiligen Interventionen: z.B. https://ats-buch.ch/intervention/5 gilt für die Intervention Nr. 5, also *„Bei meiner Waffe“*.

Neue Übungen und Filme finden Sie in Zukunft unter der Ziffer 100.

Neue Materialien zum Download stehen unter der Ziffer 99.

Einführung

00

Für die finanzielle Unterstützung zur Erstellung der Filme bedanken wir uns herzlich bei folgenden Stiftungen:

- Förderverein Anthroposophische Medizin
- Stiftung für anthroposophisch erweiterte Medizin und Therapie
- Dr. Hauschka Stiftung
- Förderstiftung Anthroposophische Medizin
- GLS-Treuhand

Aber ich will nicht dir Aale geben

Rudolf Steiner[1]

1

Vorübung

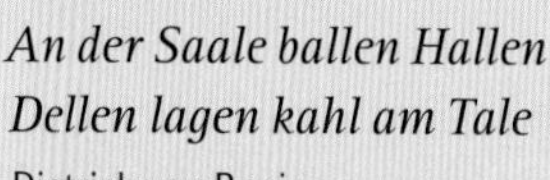

An der Saale ballen Hallen
Dellen lagen kahl am Tale

Dietrich von Bonin

Ausführung: In der Regel stehend; das [a] mit den Armen unterhalb des Schultergürtels nach unten öffnen, von außen zur Mitte mit „ber"; jedes [i]-Wort mit den Händen als Säule viermal absetzend vor sich hinstellen; Mitte-Erleben und Zurückspiegelung am [i] erleben; klingend [i] sprechen; „Aa" von innen nach außen unten öffnen, weiter mit „le" leicht in die Knie, „ge" leicht greifend zu sich führen, „ben" nach außen öffnen
Einatmungsbetont (lunar): Nach „Aber" und vor „Aale" neu einatmen; bei „Aber" Arme über oben nach unten führen (kleine Bewegung), Klang, höherer Muskeltonus „auf dem Kissen der Luft", Brustatmung, d. h. Weitung des Lungenbereiches mit „Ich"; Hände vor den Energiepunkt in die Helligkeit führen und dreimal mit den Handballen sich abgrenzen; „Aale" wie „Aber"
Ausatmungsbetont (solar): Bei „Aber" die Arme über unten führen, d. h. Flankenatmung anregen; „Ins Sofa setzen wollen", gelöster Tonus, lockere Knie, auf einen Atem, sonst wie oben

Indikation: Asthma bronchiale, Rekonvaleszenz nach Erkrankungen der Lunge und der Bronchien, Stimmstörung, Stimmbandlähmung

Wirkung: Zentrale Übung für Lunge, Zwerchfell und Kehlkopf und zur Stimmpflege, fördert die Abgrenzungsfähigkeit, verstärkt das Grenzerleben am [i] durch den konsolidierenden Lautweg [v]-[n]-[d]

Abracadabra
Rabadacabra
Bradacaraba
Cadarabraba
Rudolf Steiner[2, 3]

2

Ausführung: Silbenweise mit vielen Wiederholungen und verschiedenen Silbenkombinationen gesprochen, absichtslos spielen, unerwartet, überraschend, Bruststimme, Öffnen des Mundes bei [a] beachten; Betonung der Temperamente fördert die Beweglichkeit des Astralleibes, Fokussierung auf die Laute wirkt auf den Ätherleib.

Indikation: Angststörung, Atemnot, Asthma bronchiale, COPD, Emphysem, hyperfunktionelle Dysphonie, Kieferklemme, Multiple Sklerose, Parkinson, Rhinosinusitis, Angepasstheit

Kontraindikation: Bronchitis, Laryngitis

Wirkung: Zentrale Übung zur Lockerung des Zwerchfells, öffnet die Bronchien, fördert den Sprachausdruck, befreit und löst

A-E-I I-O-U
Dietrich von Bonin

3

Ausführung: Mit klingender Sprechweise je drei Buchstaben nach vorne schreiten, als ob man auf einen Berg steigen würde bis [i] und nach einer Zäsur wieder mit [i] den Berg hinunter steigen

Indikation: Asthma bronchiale, Parkinson, Schwächegefühl / Fatigue, Unsicherheit

Kontraindikation: Keine Anfangsübung, ungenügender Stimmbandschluss, mangelnde Stimmkraft

Wirkung: Ich-stärkend, Atemfluss anregend

4

An Angegebenes sieh innig hin
Wiege Wagnis wenig wegen Wogenwind
Bete bittend und tue die Tat
Gib biegend die Gabe ab
Kein Nickel lasse sich auch im Kasten kleben
Wenn wüstes Wasserstauen wenig wohl winkt wird winzig
Errette redend den netten Retter redender Erdenrede
Rudolf Steiner[4]

Ausführung: Die Übung sollte in einer „gesangartigen Sprache“ mehrmals täglich erfolgen, um intensive Klangwirkungen der Vokale über den Kehlkopf auf die Schilddrüse zu erreichen; dabei gleiche Aus- und Anlaute scharf auseinanderhalten: „Kein - Nickel - lasse“ usw.; die Übung erzeugt am Anfang oft ein Spannungsgefühl in der Kehlkopfregion, das nach Wiederholungen verschwindet und keine Kontraindikation ist; wirkt besonders gut mit Vor- und Nachsprechen und sollte mit einer ausgebildeten Fachperson geübt werden

Indikation: Schilddrüsenerkrankungen, auch bei Hashimoto-Thyreoiditis und Schilddrüsenkarzinom, Struma

Kontraindikation: Akute Thyreoiditis

Wirkung: Stark formend im Bereich von Kehlkopf und Schilddrüse, konsolidiert den Astralleib, wirkt allgemein psychisch formend und strukturierend, auch außerhalb der Hauptindikation

5

Bei meiner Waffe
Sieh Vieh schieden
Nur erlag Inger Ich
Ich ringe Groll
Rind war beim Baum
Ich ringe groß Schaf
Voll Rind nieder beim Weih
Rudolf Steiner[5]

Ausführung: „Bei meiner Waffe“: mit den Handflächen zum Übenden gewendet eine geführte Bewegung hin zum Körper durchführen, die zur Ruhe kommt
„Sieh Vieh schieden“: entschiedene Bewegung von oben bis auf Kehlkopfhöhe mit beiden Armen, die Handflächen zeigen dabei zum Körper
„Nur erlag Inger ich / Ich ringe Groll“: plastizierend die Lautansätze von vorne nach hinten in der Luft abbilden, jeweils mit einem Arm
„Rind“: wie „Sieh Vieh schieden“

„War beim Baum“: heranholende, haltende Bewegung, mit jeder Hand je ein Wort im Wechsel
„Ich ringe groß Schaf“: wie „Nur erlag Inger ich“
„Voll Rind nieder“: wie „Sie Vieh schieden“
„Beim Weih“: wie „war beim Baum“

Indikation: Tendenz zu Infekten der oberen Luftwege, Migräneneigung, Stress, Dezentralisierung des oberen Ich-Pols

Wirkung: Zentralisierend, stärkt die Ich-geführte Formkraft des oberen Pols, ordnet

Bei seiner Gartentüre saß er
Er hat dir geraten
Befolge nur aufs beste
Recht vom Herzen gut
So wie du nur gerade vermagst
Rechten Rat
Rudolf Steiner[6, 7]

6

Ausführung: Läßt sich gemäß Video auch mit anderen epischen Sätzen durchführen, z. B. aus Goethes „Märchen von der grünen Schlange und der schönen Lilie“; vor jeder Zeile die eine Hand gestreckt auf die andere legen, mit der Einatmung auf die andere Seite führen, dort mit der aktiven Hand die Zeile in der Luft „malen“; für alle Zeilen durchführen

Indikation: Angstzustände, Asthma bronchiale, Aufmerksamkeitsdefizitsyndrom (ADS), Demenz, Multiple Sklerose, Parkinson, Stottern

Wirkung: Atemweitend, konzentrationsfördernd, stärkt die Rechts-Links-Koordination

Brrrrrr, brrrrr, brrrr
Jurij A. Vasiljev

7

Ausführung: Mit einem Jonglierball die Arme in einer Lemniskate vor dem Körper schwingen, indem der Ball oben beim Absenken der anderen Hand übergeben wird; flüssiger Bewegungsablauf; „Brrr“ (Lippen-R: [B]) über eine halbe Lemniskate locker, leicht sprechen, Atem und Stimme in die Bewegungen hinein lösen

Indikation: Angststörung, hyperfunktionelle Dysphonie

Wirkung: Atem- und Stimmlockerung, Förderung der Rechts-Links-Koordination

Brause prächtig prunkend
Durch das dortige Dickicht
Rudolf Steiner[8]

8

Ausführung: 1. Zeile: Arme seitwärts auf Herzhöhe heben, ganz über außen. Arme senken, dazu in die Weite schauen und kräftig sprechen; aufbauend: a) „Brause", b) „Brause prächtig", c) „Brause prächtig prunkend"; Vokal klingend, unterstützt vom Konsonanten, den ganzen Atem in einer Zeile verbrauchen; 2. Zeile: Hände waagerecht vor dem Zwerchfell aufeinanderlegen und mit [d] rasch nach unten drücken; aufgeteilt sprechen: „durch das", loslassen, „dortige", loslassen, „Dickicht", loslassen, dann mit D-Bewegung pro Silbe auf einen Atem, anschließend Vervielfachung der Anfang-Ds; schließlich steigern mit d-d-d / d-d-d / d-d-d in verschiedenen Rhythmen, bis der Atem ganz verbraucht ist; Konsonant betont sprechen

Indikation: Angststörung, Asthma bronchiale, Emphysem, geringes Selbstwertgefühl, Lispeln, Rhinosinusitis, Stottern

Kontraindikation: Große Schwäche

Wirkung: Beziehung von Ich und Umwelt fördernd, Atem vertiefend und lösend, Zwerchfell lockernd, Stimme entfaltend, selbstbewusstes Sprechen fördernd

CH-S-F
Dietrich von Bonin

9

Ausführung: Die Arme seitlich heben, dann mit dem Senken vor dem Körper die Konsonanten in einem Atemzug in die Luft abgeben

Indikation: Muskelkrämpfe im oberen Pol, Schmerzen, Palliativ-Situation

Wirkung: Sanfte Atemübung gegen Schmerzen, krampflösend, beruhigend auch bei Schreikindern (Eltern machen die Übung), wohltuend, kühlend, entspannend, bei akuten Schmerzen für den Patienten sprechen

Dass er dir log uns darf es nicht loben
Rudolf Steiner[9]

10

Ausführung:
Variante 1: Einen Schritt auf jede Silbe, dabei gibt man mit der Hand die Silbe in die Luft; mit dem Handrücken eine Delle in die Luft drücken und lösen, dabei sprechen – Bewegung und sprechen kurz nacheinander
Variante 2: Unterschenkel heben, wie durch einen Faden hochgezogen, fallen lassen und sprechen
Als Vorübung Stoßwellenlaute: Keil – Diele – Lied – Tal – Latte – Beil – Leib – Kelle – Delle – Teil – Lücke – Liebe – Lack – Kahle – Tülle – Lotte – Tell – Leck

Indikation: Angststörung, Depression, Konzentrationsschwäche, Kopfstimme, Nervosität, Restless-Legs-Syndrom, Unruhe

Wirkung: Stellt vom Nerven-Sinnes-System ausgehend Ordnung her, fördert die Bewusstheit für den LNDT-Punkt, Vokale in ihrer gesetzmäßigen Reihenfolge schaffen Wohlklang und Ordnung, Stimme verankernd, Kopfstimme in die Brustimme führend

Die höchste Kraft der Natur strömt mit dem Atem in mich ein
Alle Kraft ruht in mir
Ich ströme aus alles Gute, dessen ich fähig bin
Rudolf Steiner[10]

11

Ausführung: Lunar: Freudig einatmen und die 1. Zeile sprechen, dann tief einatmen, den Atem bei der 2. Zeile halten und innerlich sprechen, die 3. Zeile aussprechen (Angaben von R. Steiner). Solar: Freudig einatmen und die 1. Zeile sprechen, im ausgeatmeten Zustand die 2. Zeile innerlich sprechen, neu einatmen und die 3. Zeile sprechen

Indikation: Angststörung, Atemenge, Asthma bronchiale, Depression, Hyperventilation, Neurodermitis

Wirkung: Zentrum und Umkreis in Einklang bringend, Atemfreude stärkend, entängstigend, hilft bei der inneren Suche nach einem tieferen Lebenssinn

Die silberne
Die silberne blitzende
Die silberne blitzende Spitze
Die silberne blitzende Spitze des Speers
Schießt in die Erde
Christa Slezak-Schindler[11]

12

Ausführung: Bei den ersten vier Zeilen die Hände pfeilartig nach vorne unten führen, auf „schießt" die Hände senkrecht nach unten

Indikation: Artikulationsschwäche

Wirkung: Zischlaute und das Bild zentrieren den oberen Pol

Drück die Dinge,
die beiden Narrenkappen
Tag um Tag
Rudolf Steiner[12, 13]

13

Ausführung: **1. Stufe:** (Vorübung) Zungenspitze an den LNDT-Punkt drücken, dabei schulterbreit stehen, die Dreiecks-Spannung (Füße-Zunge) spüren und dabei ausatmen; zum Einatmen die Spannung lösen, dann wiederholen; Übung lässt sich auch für sich allein verwenden; **2. Stufe:** Punkt in der Ferne fixieren, dabei fest auf beiden Beinen stehen und die Übung vorwärts sprechen; dann einen anderen Punkt fixieren und die Übung rückwärts sprechen, [d],[t],[n] verdoppeln, dann verdreifachen; **3. Stufe:** „Ananas-Methode“: Box-Bewegung der Arme im unteren Pol um den Körper herum, leicht federnd (solar), gestreckt (lunar), ggf. auch im oberen und mittleren Pol; erst bewegen, dann sprechen; so lange wiederholen und zu allen Seiten boxen, bis das Gefühl entsteht, in einer „Ananas“ zu stehen, deren Stacheln man hinausgestoßen hat; Augen schließen und spüren, wo es noch „Löcher“ gibt, wenn nötig „reparieren“ bzw. Löcher füllen und wiederholen, bis ein sicherer Innenraum entstanden ist, zum „Schutz“ wiederholen, bis das Gefühl der Sicherheit entsteht, zur „Stärkung“ und bei Entzündungstendenz dreimal ruhig wiederholen; bei Aggressivität starke Ausführung; **4. Stufe:** [d], [t], [n] „unter“ die Füße nehmen und Dellen in die Erde drücken. Fest auftreten (lunar), Füße abrollen von der Spitze zur Ferse (solar); Blick geradeaus richten

Indikation: Adipositas, Aggressivität, Angststörung, Abgrenzungsschwierigkeite, Burnout-Prävention, Entzündungstendenz, Missbrauch (körperlich, seelisch), Suchterkrankung

Wirkung: Formkraft des Nerven-Sinnes-Systems fördernd, allgemein bei „Sich-verlieren“, vorbeugend bei Burnout, „Ananas-Methode“ gut zur Abgrenzung, schafft einen Schutzmantel um die Person

Du zweifelst, du zürnest, du zerreissest zornig
Zweifle nicht, zürne nicht, zerreisse nicht zornig
Rudolf Steiner[14]

14

Ausführung: 1. Teil: Aufeinanderprallen von Stoß- und Blaselauten beachten; Fäuste vor der Brust mit den Knöcheln zusammendrücken, dabei „Du“ sprechen, evtl. „Du, Du, Du“; Arme entweder auf Brust- oder auf Mundhöhe zwecks verbesserter Z-Artikulation heftig nach außen führen mit: zweifelst, zürnest, zerreißest zornig. 2. Teil: Zuerst nach außen führende Gebärde mit „Zweifle“, dann die Arme nach unten sinken lassen mit dem Rest der Worte, evtl. als Einstieg nur [d] und [z] üben

Indikation: Aggression (gestaut), Angststörung, Depression, Förderung der Durchsetzungsfähigkeit

Wirkung: Energetisierend und kräftigend, Selbstbehauptung fördernd, für jüngere Menschen geeignet, Förderung der Formkraft durch das Nerven-Sinnes-System

Ecce homo

15

In dem Herzen
webet Fühlen,

In dem Haupte
leuchtet Denken,

In den Gliedern
kraftet Wollen.

Webendes Leuchten,
Kraftendes Weben,
Leuchtendes Kraften:
Das ist der Mensch.

Rudolf Steiner[15]

Ausführung: Zeile 1 und 2: Große Armbewegung nach außen und wieder nach innen, rechte Hand legt sich über die linke auf die Brust; Zeile 3 und 4: Beide Arme seitwärts mit nach oben offenen Handflächen auf Schlüsselbeinhöhe heben; Zeile 5 und 6: Arme vorne seitlich, Handflächen nach unten; Zeile 7: Bewegungen von Zeile 1/2 und 3/4 verbinden; Zeile 8: Bewegung von Zeile 5/6 und 1/2; Zeile 9: Bewegungen der Zeilen 3/4 und 5/6 verbinden; Zeile 10: rechte Hand umfasst linke und mit leichtem Druck ablegen auf dem eigenen Brustbein oder schlicht die Hände senken

Indikation: Burnout, Depression, innere Kräftigung

Wirkung: Ich-stärkend, harmonisierend

E-E-I

Dietrich von Bonin

16

Ausführung: kurz-kurz-lang laufen, je vier Anapäste (steigendes Metrum); [e]: Locker, ein bisschen in die Knie gehen; [i]: Spannung, Streckung, wachsendes [i] viermal sprechen, dann Pause zum Atmen, wiederholen; Tempo variieren, d. h. steigern und verlangsamen

Indikation: Mangelnde Aufrichte, arterielle Hypotonie

Wirkung: Dynamisierend, aufweckend im Nerven-Sinnes-System

Lang und eng ist der Gang,
bange nicht, fange an,
ringe dich durch,
dass er zur Lichtung werde,
auf der du springst,
singst, klingst und schwingst.

Christa Slezak-Schindler[16]

17

Variation:

Eng und lang ist der Gang, bange nicht, fange an!
Ringe dich durch,
Dass er zur Lichtung werde
Auf der ich klinge, singe, springe, schwinge.

Ausführung der Variation: Im Stehen und Gehen; mit der 1. Zeile und dem [ŋ] sind die Schultern mit den eigenen Händen (oder zu zweit von hinten) zu umschließen, mit „fange an“ Lösung und ein Schritt auf [ŋ] nach vorne; 2. Zeile mit [ŋ] und [d] kräftig nach hinten gehend oder rechts-links (in der Vorstellung durch ein Gebüsch) oder gegen Widerstand durch eine zweite Person nach vorne; in der 3. Zeile auf „Lichtung“ einen offenen, freien Schritt nach vorne und mit der 4. Zeile auf „ich“ einen weiteren Schritt nach vorne und klingend [ŋ] mit schwingender, leichter Armbewegung rechts und links nach vorne begleitend öffnen

Indikation: Angststörung, Depression, Stress, Sorgen

Wirkung: Von der seelischen Enge in die Weite und Eigenaktivität führend, Dynamisierung der Atmung, Weitung und Freude bringend, in die Tat führend, Stimme befreiend, Autonomie fördernd

Erfüllung geht
Durch Hoffnung
Geht durch Sehnen
Durch Wollen
Wollen weht
Im Webenden
Weht im Bebenden
Webt bebend
Webend bindend
Im Finden
Findend windend
Kündend
Rudolf Steiner[17]

18

Der Rhythmus der Zeilen wechselt zwischen steigend und fallend; Zeile 1 und 2 beginnen mit steigendem Rhythmus, hiernach jeweils Zeilenweise abwechselnd fallend und steigend; die beiden letzten Zeilen fallend

Grundausführung (nach Gutbrod): Einen kräftigen Schritt nach vorne, sich mit der Erde verbinden; aufrichten und die Arme bis nach oben über die Seite oder vorne heben, dabei einatmen (Himmel); Arme senken und sprechen, Himmel und Erde verbinden

Herz-Variante: Stehen, die Arme begeisternd mit der Einatmung nach oben strecken, angezogen von der Peripherie, zum Sprechen die Hände vor dem Energiepunkt (Atemwurzel) sammelnd zusammenführen

Varianten, um die Atmung zu verstärken:

Verstärkung der Einatmung (lunar): Die Einatmung wird aktiv, die Ausatmung passiv, Unterstützung durch die Stoßlaute; wenn die Arme oben sind, auf die Zehenspitzen und voll einatmen; mit Schwung nach unten, Löwen-Stimmung, Begeisterung; man beachte das Loslassen, nicht oben hängen bleiben mit der Stimme, Klangentfaltung, gut sprechen und nicht zusammensacken, gerade bleiben; eine Minute Pause zwischen jeder Durchführung.

Verstärkung der Ausatmung (solar): Ausatmung aktiv, Einatmung passiv; Unterstützung durch die Blaselaute; Einatmung: „Es geschieht" – weicher Schritt, langsam die Arme heben und energisch nach unten führen; durch die Silben ausatmen und mit [f] hinter jeder Zeile enden und vollständig ausatmen. Trägheit überwinden, Energie frei setzen durch das [f] bzw. durch die Blaselaute; runde Bewegung, sofort herunter, nicht zu langsam sprechen, sondern aktiv; Rücken aufrecht, gegen Hyperventilation wirkt eine Pause nach dem [f] ohne einzuatmen, in der man verharrt und die Zeile innerlich wiederholt

Indikation: Anämie, COPD, Kopfschmerzen (akut, prämenstruell), präventiv bei: Asthma bronchiale, Emphysem, Depression

Kontraindikation: Akute Infekte

Wirkung: Keine Einstiegsübung, erweitert den Atemmenschen, fördert Atemvolumen, stärkt den Einatmungs- oder den Ausatmungspol, bei Anämie je nach Atemtyp solar oder lunar einsetzen, gut für Hysteriker, Zielübung bei Depression, gestaute oder überschüssige Astralität wird „abgeatmet" und die Ich-Autonomie wieder hergestellt, starke körperliche Wirkung, Förderung der Begeisterungskräfte

Herz-Variante: Zentrierung im Herzen, Mut und Selbstbehauptung fördernd

Evolutionsreihe
BMD NRL GCHF SHT
Rudolf Steiner[18]

19

Ausführung:
Variante 1: Ausführung mit Berührung oder
Variante 2: Ausführung als „Fernbehandlung" körpernah, aber ohne Berührung; dabei muss die Aufmerksamkeit so sein, als ob eine Berührung stattfinden würde. Lautunterstützende Gebärde: Immer von oben nach unten, von Kopf zu den Füßen arbeiten, [b]: Mit den Händen den ganzen Körper in eine B-Hülle „einpacken", [m]: Die Hände des Klienten gegeneinanderdrücken, dann Hände auf den Oberschenkel feststreichen mit [m], [d]: Mit dem Fingerendglied (eine Hand und geschlossene Finger) Schultern, Schlüsselbeinbereich, Oberarme bis Hand Oberschenkel, Knie bis Fuß, tendenziell an der Außenseite vom Körper, [n]: Mit zwei Fingern Hinterkopf, Schulterblätter, Schlüsselbein, Arme, Handrücken, Beine bis Füße mit [n] drücken und rasch loslassen; [n] an Schultern und Kopf bei Verspannungen oder Kopfschmerzen, [r] [rrrrrrr]: Alle zehn Finger ganz schnell bewegen über Hinterkopf, Rückenpartie, Arme usw. bis Füße, [l]: Alle Schulter-, Arm-, Hand-, Finger-, Oberschenkel-, Knie-, Fuß-, Zehen-Gelenke zu [l][l][l] bewegen, drehen von innen nach außen, [g]: Mit kräftigem G(e) beidhändig Schultergelenke, Armgelenke und Hüftgelenk drücken, [ç] (weiches, vorderes CH): Hände des Klienten ergreifen und mit [ç] nach vorne ziehen, nach rückwärts in einer Schwing-/Schaukelbewegung, [f]: Bei Schultern beginnend mit kräftigem F den ganzen Körper „abstauben", [s] (stimmlos): Parallele S-Bewegung am Rücken (von oben nach unten), dann mit Hand über Arme und Beine und hinter den Ohren, [h]: Locker Arme und Knie hochheben und mit Ha fallen lassen, [t]: Mit Zeigefinger oder Mittelfinger intensiv am Kopf und im oberen Körperbereich (Schultern, Brustbereich), kurz

Indikation: Verringerter Allgemeinzustand, Aphasie, Bettlägerigkeit, Hemiparese, komatöse Zustände, Guillain-Barré-Syndrom, nach Langzeitbeatmung, onkologische Leiden (rezeptiv), Polyneuropathie, postoperatives Delir (Durchgangssyndrom), Schlaganfall, Sprachanbahnung bei cerebralen Störungen

Wirkung: Fördert die Lebenskräfte, bei Bettlägerigkeit, stärkt taktiles Erleben der Laute

Fa-Fe-Fi-Fo-Fuuuu

Dietrich von Bonin

20

Ausführung: Mit den Armen auf einen Atem seitlich herunterführen; die ersten Silben kurz gesprochen, die letzte lang bis Atemende

Indikation: Mangelnde Verankerung im Energiezentrum, Obstipation

Wirkung: Formt den Unterbauch und regt die Ausscheidung an

Farn – S

Dietrich von Bonin

21

Ausführung: Mit der Ausatmung in die Hocke gehen; einatmen in die Flanken, langsam aufrichten, mit den Beinen beginnend, ab der Körpermitte sehr langsam, jeden Wirbel spürend; während des ganzen Aufrichtens ein [s] intonieren; falls nötig nachatmen; Nachahmung der embryonalen Hauptbewegung von Einrollen und Strecken als Grundvoraussetzung zur Bemeisterung der frühkindlichen Reflexe
Variante: Die Aufrichtung mit Zeige- und Mittelfinger, rechts und links der Wirbelsäule entlang, durch Therapeut begleiten

Indikation: Depression, Hochatmung, Lumbalgien, Neurasthenie, Migräneneigung, mangelnde „Erdung"

Kontraindikation: Akute Diskushernie

Wirkung: Universell einsetzbar, Kopf entlastend, Atem beruhigend und ausgleichend, harmonisierend, Aufrichte fördernd, Energiefluss anregend, Blockade abbauend. Bei Kopfdruck und Kopfschmerzen weniger einrollen, ggf. im Sitzen arbeiten

F-Dehnung

Liron Shefa

22

Ausführung: In 90°-Stellung neben einer Tür stehen, die türnahe Hand auf Schulterhöhe an den Türrahmen legen, den Kopf langsam in Richtung Türe drehen und dabei [f] sprechen, solange die Drehung andauert; auf gute Dehnung achten; wichtig: aufrechte Kopfhaltung beachten

Indikation: Muskuläre Verspannungen (Nacken)

Kontraindikation: Subluxationen der HWS

Wirkung: Nackenverspannungen und Schmerzen verbessernd

Ganz kurze krumme Christbäume kann man kaufen

Rudolf Steiner[19]

23

Ausführung: Die Hände auf die Hüften stützen (Daumen hinten, Finger vorne), andrücken, sprechen: „ganz“ = rechte Hüfte, „kurze“ = linke Hüfe, loslassen, „krumme“ = rechte Hüfte, „Christbäume“ = linke Hüfte, loslassen, stampfen: „Kann man kaufen“ = beide Hände in die Hüfte gestützt; die Übung vor- und rückwärts sprechen; geschlossen, von hinten nach vorne artikulieren

Indikation: Neigung zu Blasenentzündung, Erschöpfung, Hüftgelenksprobleme, Hypermenorrhoe, Colitis ulcerosa (im Schub), Myom, Vergrößerung der Prostata, Psychoseneigung, Schwindel

Wirkung: Formt stark im unteren Pol, reduziert Kopflastigkeit und wärmt die Füße

Ganzzzz

Dietrich von Bonin

24

Ausführung: Im Sitzen: Das Becken nach hinten kippen, Kopf nach unten hängen lassen, also ganz rund sein, in diese Haltung hinein „Gan“ sprechen und mit „zzzzzzz“ von unten her aufrichten

Variante: Die Aufrichtung mit Zeige- und Mittelfinger, rechts und links entlang der Wirbelsäule, durch Therapeuten begleiten
Variante im Stehen: Mit „G“ Lendenwirbelbereich nach hinten kippen, mit „an“ noch weiter nach unten sinken inklusive Kopf und mit „zzzz“ wieder langsam aufrichten
Variante: Der Therapeut begleitet den Prozess wie oben.

Indikation: Hüftgelenksprobleme, Schleudertrauma, Versteifung der LWS bzw. der ganzen Wirbelsäule

Wirkung: Fördert die Aufrichte, durchwärmt die Beckenzone

Genesen werden stets edle Seelenwesen
(Rudolf Steiner zugeschrieben)[20]

25

Ausführung: Die Arme von der Atemwurzel aus zum Einatmen nach vorne und sprechend zurück zur Atemwurzel führen; die Übung in zwei Abschnitte teilen (lunar) oder als Ganzes sprechen (solar); klingend sprechen mit Schreiten auf die Längen des Rhythmus. Vor- und rückwärts sprechen und laufen

Indikation: Schwäche, Stimmstörung und -schwäche, Unsicherheit

Wirkung: Zentriert den oberen Ich-Pol im Nerven-Sinnes-System

Grämlich gramseln
Grasgrün gruseln
Greise Größe
Grunzet grässlich
Grabes Grille
Dietrich von Bonin

26

Ausführung: Rückwärts laufen, als wenn man sich mit den Armen einen Weg durch ein Gebüsch bahnen müsste, mit Gaumen-R [R] sprechen; auch Varianten wie „Grau Gries Granat“ geeignet

Indikation: Ängste, Selbstvernachlässigung, Schwäche, nach Infekten

Wirkung: Stimme im Rachenbereich lösend, Rückenbewusstsein fördernd, humorvolle Sprechfreude unterstützend

Grau Gries Granat Graupe gräulich ist das
Rudolf Steiner[21]

27

Ausführung:
Variante 1: An eine Wand gelehnt sprechen, vor jedem [g] die Fersen heben, als wolle man die Wand mit dem oberen Rücken nach hinten drücken, mit Gaumen-R [R] gesprochen
Variante 2: Die Schultern zu den Ohren anziehen, mit „Grrrr" nach hinten über den Rücken die verbleibenden Silben lösen, mit letzter Silbe / Konsonant weiter lösend ausatmen

Indikation: Angststörung, Erschöpfung, Kopfschmerzen, muskuläre Verspannung im Nacken, Multiple Sklerose, Posttraumatische Belastungsstörung (PTBS), Parkinson

Wirkung: Durchwärmt die Waden, löst vom Kopf in die Füße, Rückhalt fühlen, Vertrauen wieder finden, bei Kopflastigkeit

Greiser Reifen
Drüsen treffen
Pressens Brach-Bruch
Dicht

28

Rascher reiße
Reifens Drache
Wegen Rosenrufes

Falsches sieches Schiff
Dietrich von Bonin

Ausführung:
Variante 1: 1. Teil: Ausholen mit den Armen, als ob man ein Boot an Land zieht; 2. Teil: Klein und schnell trappeln mit den Füßen; 3. Teil: Antipathisches, senkrechtes Klatschen
Variante 2: 1. Teil: Rücken an Rücken stehen, jeweils die andere Person „auf den Rücken laden"; 2. Teil: Untergehakt, wie beim Tanzen, im Kreis drehen, trappelnd, mit dem Gewicht nach außen lehnen; 3. Teil: Gegeneinander antipathisch klatschen

Indikation: Verzögerte Rekonvaleszenz, Trägheit

Wirkung: Aktivierend, befeuernd, gegen Trägheit, befreiend, für Jugendliche und Gruppen geeignet

Ha Ha Ho Ho
Ha – ha / ho – ho
Hahahahaha / Hohohohoho
Dietrich von Bonin

29

Ausführung: Hände drücken auf die weiche Unterbauchregion zwischen Bauchnabel und Schambein, gegen innen drücken, Einatmungsimpuls bis zum Schlüsselbein hinauf wahrnehmen, Druck auf Bauchdecke lösen und dabei stoßweise Silbe für Silbe ausatmen; paradoxe Bauchbewegung; dann einmal Druck auf die Bauchdecke geben und mehrere Silben aneinander gestützt sprechen (wie beim Lachen); der Unterkiefer bleibt dabei entspannt; bei beginnender Migräne zehn Minuten sprechen

Indikation: Blasenentzündung (prophylaktisch), Dysmenorrhoe, Hochatmung, Migräne (nur zu Beginn eines Anfalls), Spannungskopfschmerz, Zähneknirschen

Kontraindikation: Während der Menstruation, Schwangerschaft

Wirkung: Belebung der unteren Bauchregion, Durchwärmung und Befreiung, bei zu stark eingreifendem oberen Astralleib, Aktivierung der Atemwurzel

Halt! Hebe hurtig hohe Humpen
Hole Heinrich hierher hohe Halme
Rudolf Steiner[22, 23]

30

Ausführung: Laut und plastisch sprechen, auch bei erschöpfter Klientel, dafür wenige Wiederholungen (vier- bis fünfmal); Achtung: Das [h] sollte geschlossen, plastisch und nicht verhaucht sein, sonst kontraindiziert; ggf. mit Gewichten
Variante 1: Im Stehen in die Knie gehen, das [h] unten ansetzen und mit dem Aufrichten sprechen, die Hände bis auf Hüfthöhe heben
Variante 2: Dynamisch in die Knie gehen, vor dem Energiezentrum das [h] mit den Händen greifen und das Wort plastisch sprechen

Indikation: Erschöpfung, Depression, Neurasthenie, Schwäche, verzögerte Rekonvaleszenz

Kontraindikation: Unfähigkeit, das [h] korrekt zu sprechen

Wirkung: Stark wirksam für das Willenszentrum der Sprache bei Erschöpfung, sehr stärkend und energetisierend, fördert den Mut zu sprechen

Hexameter / Distichen (Textwahl gemäß Eignung des Inhaltes für die Klientel)

31

Reine Rhythmusvariante (siehe hierzu auch die Übung OEE):
Mo-Le-Le, Mo-Le-Le, Mo-Le-Le / Mo-Le-Le, Mo-Le-Le, Mo-Le-Le
Dietrich von Bonin

Beispiel 1:
Hinter mir liegt das Vergangene, ferne noch wartet die Zukunft
Achte das Gestern und ruhig richte die Blicke voran
Dietrich von Bonin

Beispiel 2: „Der Tanz"
Siehe wie schwebenden Schritts im Wellenschwung sich die Paare
Drehen, den Boden berührt kaum der geflügelte Fuß.
Seh ich flüchtige Schatten, befreit von der Schwere des Leibes?
Schlingen im Mondlicht dort Elfen den luftigen Reihn? (...)
Friedrich Schiller[24]

Beispiel 3:
Siehe, wie goldenes Licht, auf dunklen Wellen der Flut,
Dort von der Ferne her scheint, zitternd, bunt und auch selig.
Und aus dem düsteren Dunkel, erheben sich goldene Wolken,
Sternenstaub fällt hernieder, hüllend und wärmend um dich,
Strömt durch die Hüllen des Leibes, hin zu dem Tore der Mitte.
Folge nun mutigen Schritts der strahlenden Weite des Herzens,
Lebend den ureignen Weg, vertrauend dem hell-warmen Ich.
Esther Böttcher

Beispiel 4: „Metamorphose der Pflanzen" (Auszug)
Alle Gestalten sind ähnlich, und keine gleichet der andern,
Und so deutet das Chor auf ein geheimes Gesetz ...
Werdend betrachte sie nun, wie nach und nach sich die Pflanze,
Stufenweise geführt, bildet zu Blüten und Frucht.
Aus dem Samen entwickelt sie sich, sobald ihn der Erde
Stille befruchtender Schoß hold in das Leben entlässt,
Und dem Reize des Lichts, des heiligen, ewig bewegten,
Gleich den zärtesten Bau keimender Blätter empfiehlt.
Johann Wolfgang von Goethe[25]

Ausführung: Gehen der Längen, bis Therapeut und Klient im Gleichschritt sind, dabei das Abrollen der Füße beachten; dann im Vor- bzw. Nachsprechen dreimal Mo-Le-Le, dazu seitlich mit weitausholender, von Herzhöhe nach unten geführter Armbewegung

auf einen Atem sprechen; Beginn der Textarbeit wie oben: Therapeut spricht eine Halbzeile vor, Klient spricht nach; bei Herzpatienten Zäsur im Stehen
Variante 2: Im Kreis die Längen gehend mit der inneren Hand: Empfangen (Einatmen), begleiten (Text), entlassen (Pause); tänzerisch, leicht; der Oberkörper öffnet sich seitlich
Variante 3: Unterstützende seelische Atemgesten entsprechend dem Inhalt
Variante 4: Hexameter-Abstrich nach Linde Naumann
Im Liegen: Rezeptive Behandlungsweise, der Therapeut streicht die Längen am Körper des Klienten mit einer leichten Berührung rhythmisch ab, während der Therapeut entweder vom lauten zum innerlichen Sprechen führt (z. B. bei starker Unruhe) oder nur innerlich spricht; die vierte Berührung ruht etwas länger, insbesondere wenn man stumm spricht; der Klient darf unter der Behandlung einschlafen
Varianten für die Berührungsausführung:
Ganzer Körper: Schulter – Becken – Knie – Füße
Rücken: Schulter – Brustkorb – Flanke – Steißbein
Unterbeine: Knie – Wade – Fessel – Zehen, 2. Halbzeile: Knie – Hintere Wade, Ferse – Zehen

Indikation: Angststörung, Asthma bronchiale, COPD, Depression, Herzkrankheiten (allgemein), arterielle Hypertonie, Nervosität, Prüfungsangst; Variante 4: Verringerter Allgemeinzustand, Bettlägerigkeit, leichtes Fieber, Guillain-Barré-Syndrom, Hemiparese, Herzinfarkt, nach Langzeitbeatmung Palliativ-Situation, postoperatives Delir (Durchgangsyndrom), nach Herz-OP, Polyneuropathie, Restless-Leg-Syndrom, Schlaganfall

Wirkung: Harmonisierung des Atems, zur Ruhe kommen, regt Vagotonie an; Variante 2: Stark zu sich in den Leib führend und darin lösend

Hier bin ich
Ich bin hier
In mir Licht
Licht in mir
Ich bin ich
Judith Meyer-Borchert

32

Ausführung: 1. Zeile: drei Schritte vor, 2. Zeile: drei Schritte rückwärts, 3. Zeile: drei Schritte vor, 4. Zeile: drei Schritte rückwärts, 5. Zeile: am Ort stampfen

Indikation: Mangelnde Abgrenzungsfähigkeit, Depression, unzureichende Selbstbehauptung, Parkinson, Schlaganfall

Wirkung: Aufrichtend, zentrierend, ermutigend und stärkend

Hitzige strahlige stachelige
Sturzstränge stützen
Straff, Netze nützlich als
Stramme Tatzen
Streng gefalzt
Rudolf Steiner[26]

33

Ausführung
Variante 1: Für jede Zeile den Blick fixieren und mit wirksamer Geste sprechen
Variante 2: Wolke-Blitz-Technik; es kommt eine Gewitterwolke: Arme heben, das Gefühl von überwältigt-sein; es kommt ein Blitz: Sprache impulshaft nach unten führen und mit den Armen begleiten; man beachte den Moment der Selbstüberraschung, gut artikulierte Sprache entsprechend der Wortgebärde

Indikation: Colitis ulcerosa (zwischen den Schüben), hysterische Konstitution, Migräne (nicht akut)

Wirkung: Entschlussfreudigkeit stärkend, strukturgebend über den oberen Menschen, formend durch Ich-Einschlag im Stoffwechsel-Gliedmaßen-System

Hum Ham Häm Him
Rudolf Steiner[27]

34

Ausführung
Variante 1: Leicht die Knie beugen und a) das Becken nach unten in die Schwerkraft lösen, b) das Becken rechts-links durch den Schwerpunkt schwingen und c) Lemniskaten-Bewegung des Beckens, jede Silbe spielerisch, genießend „schmecken“, „die Silben tanzen lassen“, Übung ist im Sitzen oder Stehen ausführbar
Variante 2: Mit Gewichten in der Hand, mit Ausfallschritt und geradem Oberkörper schwingt das Gewicht und gibt den variierenden Schwung an, in den Schwung die Silbe hineinlegen, ggf. dialogisch üben

Indikation: Angststörung, Depression, Überangepasstheit, unerfüllter Kinderwunsch, Menstruationsbeschwerden, sexueller Missbrauch

Wirkung: Sicherheit und Kraft schenkend, befreit die Stimme, aktiviert die Flanken- und Tiefenatmung

Hu Pa
Dietrich von Bonin

35

Ausführung: „Hu“: Tiefer Schritt, mit Fauststoß nach unten; „Pa“: Neuer Schritt, Hände nach innen vor der Brust zusammendrücken bzw. aneinanderpressen (Dreieck Ellbogen-Hände), dann nach außen wegschleudern, wie Kriegsruf und dem Gegenüber in die Augen schauen, man darf dabei wütend werden.

Indikation: Angststörung, verdeckte Aggression, verminderter Selbstwert

Wirkung: Löst versteckte Aggressivität, stärkt das Selbstwertgefühl

Ich atme Kraft des Lebens
In Luft verhaucht der Hauch
Rudolf Steiner[28,29]

36

Variante:

Mein Atem ist ruhig / Mein Atem ist frei
Dietrich von Bonin

Ausführung: Mit der ersten Zeile alle Luft verbrauchen und ggf. mit „ssss“ die Ausatmung verlängern, bis alle Luft verbraucht ist; in der Ausatmung verharren und den ersten Satz mindestens dreimal innerlich wiederholen, ggf. hier die Nase und den Mund mit der Hand verschließen; den Inhalt in der Herzgegend fühlen, nach tiefer Einatmung abermals alle Luft beim Sprechen der zweiten Zeile abgeben, dann sofort wieder kräftig einatmen und die Sequenz bis zu siebenmal wiederholen; zu Anfang und bei Ängsten weniger Wiederholungen beim Atemhalten und Sequenz verwenden; bei Hyperventilation Aufbau mit der Übung [k][l][s][f][m] möglich

Indikation: Nach Atemwegserkrankungen, Anämie, Angststörung, Erregungszustände, Hyperventilation (akut und latent), nach Immobilisierung, Neurodermitis

Kontraindikation: Nicht eingestellte arterielle Hypertonie

Wirkung: Konsolidierung in der Herzgegend, dort ein festes Zentrum schaffend, durchlichtend und durchwärmend für die Atmung, Förderung der Selbstwirksamkeit

Ich atme Mut
Mut durchströmt mich
Esther Böttcher

37

Ausführung: 1. Zeile impulshaft, dynamisch aussprechen und im [m] bekräftigen; die Arme unterstützen die Atembewegung von oben nach unten; 2. Zeile ruhig und weiter von oben nach unten sprechen und mit den Armen entsprechend langsam begleiten; Nachklang: Welches Nachbild, welcher Abdruck ist im eigenen Inneren entstanden? Wo empfinde ich Mut?
Variante zum Vertiefen: Die Übung eignet sich zum stummen Sprechen; hier ist die 1. Zeile impulshaft, kräftig eingeatmet und die 2. Zeile ruhig und geführt ausgeatmet, dabei die Laute innerlich empfinden und den Umschwung von Ein- und Ausatmung verlangsamen und bewusst erleben, Nachklang wie oben

Indikation: Allergie, Angststörung, Asthma bronchiale, Depression, Neurodermitis, Prüfungsangst, Stress

Wirkung: Mut fördernd, dynamisierend, Atmung durchlichtend und wärmend, weitend und vertiefend, Freude bringend, in die Tat führend

Ich bin Ich in mir
Dietrich von Bonin

38

Ausführung: Zunge an den LNDT-Punkt drücken, ausatmen und den Text dabei denken

Indikation: Allergie, Angststörung, Schwäche, Unsicherheit

Wirkung: Kraft und Präsenz

Ich hab Angst
Angst die presst
Presst mich nie
Nie zu stark
Stark bin ich
Dietrich von Bonin

39

Ausführung: 1. Zeile: Drei starke Schritte nach vorne, Arme vor der Brust verschränken (mit Fäusten), 2. Zeile: In die Hocke gehen, dabei den Muskeltonus spüren, halten, 3. Zeile: Erstaunt, leicht wieder lösen und halb aufrichten, 4. Zeile: Aufrichten und Arme lösen/weiten, Fäuste lassen, 5. Zeile: Drei Starke Schritte zurück und Arme/Fäuste lösen

Indikation: Angststörung

Wirkung: Bewusstes Verdichten und Lösen, Angst-Ort heraussetzen und konkretisieren, d. h. verkörperlichen

Ich hab mich

Esther Böttcher

40

Ausführung: Die Übung idealerweise im Sitzen oder sogar kniend ausführen, hierbei die eigenen Wangen mit dem Satz umschließen und das Gewicht des Kopfes mit jedem Wort – also silbenweise und ausatmend – mehr und mehr in die Hände abgeben, diese Stellung halten und das Gewicht des Kopfes wahrnehmen; den Satz wie oben wiederholen, die Beine mit den Armen umschließen und das Gewicht des Körpers wahrnehmen, ggf. jetzt ganz eingerollt sein; nun kann man den Satz nochmals wiederholen, während die Therapeutin von den Schultern zur Hüfte oder zum Kreuzbein die drei Silben am Körper leicht drückend abstreicht; beliebig wiederholen

Indikation: Angststörung, Depression, Stress, Sorgen, Trauer, Unruhezustände

Wirkung: Stellt Ruhe und Geborgenheit durch taktile Reizstimulation und die Lippenlaute her, z. B. bei Unruhe und seelischer Überforderung, führt zu sich

Ich steh´ im Selbst,
im Selbst steh´ ich.
Ich geh den Weg,
den Weg geh ich.

Esther Böttcher

41

Ausführung: Die Übung ist im Stehen und Gehen auszuführen; die Arme greifen mit dem I-Wort in die Peripherie, stehend; ein Schritt nach vorne, gleichzeitig die Hände vor dem Energiezentrum bündeln: E-Wort, wiederholen; 2. Zeile mit derselben Bewegung ausführen: I-Wort stehend, zwei Schritte rückwärts, bestätigend E-Wort. Befreiter Schritt nach hinten: [i]; 3. Zeile: I-Wort stehend, dann drei Schritte vorwärts, Hände vor dem Energiezentrum bündeln mit E-Wort; 4. Zeile: drei Schritte rückwärts, I-Wort stehend; Nachklang, den Weg überblicken, den man gegangen ist

Indikation: Allergie, Angststörung, Kränkung, Neurodermitis, Prüfungsangst, Sorgen, Unsicherheit

Wirkung: Willen ergreifend, ermutigend, Selbstbehauptung, stärkend bei biografischen Umbrüchen

42

Ich trage Ruhe in mir,
Ich trage in mir selbst
Die Kräfte, die mich stärken.
Ich will mich erfüllen
Mit dieser Kräfte Wärme,
Ich will mich durchdringen
Mit meines Willens Macht.
Und fühlen will ich
Wie Ruhe sich ergießt
Durch all mein Sein,
Wenn ich mich stärke,
Die Ruhe als Kraft
In mir zu finden
Durch meines Strebens Macht.
Rudolf Steiner[30]

Ausführung: Therapeut und Klient sitzen sich gegenüber; vom lauten Sprechen ins Schweigen führen über mehrere Stufen: 1. Zeile: Einatmen, rechten Arm von oben nach unten führen, dann linken Arm, etliche Male, allmählich leiser werden bis zum Flüstern, dann Armbewegung und den Text denken, dann ohne Bewegung nur denken; Fragen: Wie fühlt es sich an? Löst dieser Satz in Dir Zustimmung aus oder besteht noch Unruhe (Ablehnung zum Inhalt)? Wenn immer noch Unruhe vorhanden, Variante: Ich suche Ruhe, dann: Ich finde Ruhe; erst dann weiter: In Dir – gibt es einen Ort, wo Ruhe sich mehr konzentriert? Wenn Du unsicher bist, kannst Du die Zeile noch mal wiederholen. Hat die Ruhe eine Form oder ist sie unbestimmt? Siehst Du in der Form eine Farbe? Hat die Form vielleicht so etwas wie einen Klang? Wir lassen die Form nun so bleiben und gehen zur nächsten Zeile; 2. und 3. Zeile: Gleiches Vorgehen wie in der 1. Zeile; Fragen: Kannst Du auch hier zustimmen? Spürst Du im ganzen Körper Kraft, oder wo ist eine Kraftkonzentration, wenn Du Deinen Körper durchwanderst? Siehst Du so etwas wie Farbe oder Klang? 4. und 5. Zeile: Vorgehen wie oben; Fragen: Zustimmung? Spürst Du Wärme, die Kräfte-Wärme? Ist die Wärme im ganzen Körper verteilt oder spürst Du sie an bestimmten Orten besonders? 6. Zeile: Vorgehen wie oben; Fragen: Gibt es Zustimmung dazu? Fühlst Du diese Willensmacht im ganzen Körper oder an bestimmten Orten? Wenn Du Dich auf das Wort „durchdringen" konzentrierst, fühlst Du dabei eine Bewegung oder als wäre alles schon durchdrungen? Ist es anders als vorher? Farbe, Klang, Form? Ist es ein angenehmes Dunkel/Hell? Den letzten Satz nur bei Bedarf wie eine auswickelnde Spirale als Bestärkung der vorangegangenen Sätze sprechen; fünf bis zehn Minuten Nachruhe

Indikation: Angststörung, Konzentrationsschwäche, körperliche Schwäche, Neurasthenie, Unruhe

Kontraindikation: Hysterische Konstitution, Abwehr gegen Zentrierung

Wirkung: Friede im Rhythmischen System erzeugend, Ich-Integrität im oberen Menschen stärkend, zentrierend, zu sich führend, Verstärkung der meditativen Praxis durch diese Übmethode

Ich wehre dir den Weg
Ich wehre dir den Steg
Ich helfe mir selbst
Rudolf Steiner zugeschrieben, viele Varianten

43

Ausführung: Ausfallschritt, gekreuzte Arme (eurythmisches E) abwehrend vor der Brust, die Bewegung spürend; sich wieder aufrichten, Gebärde lösen, die äußere Bewegung nun innerlich nacherleben und aus dieser Spannung heraus sprechen; vor jeder Zeile wiederholen; vor der dritten Zeile sich entschlossen abwenden und zu sich selbst sprechen, **oder:** stehen bleiben, locker vor dem unteren Bauch eine Hand in die andere legen
Variante mit Gegenüber: Vorbewegung wie oben, dabei mit der 1. und 2. Zeile sich fest in die Augen sehen, vor der 3. Zeile seitlich abwenden und zu sich selber sprechen
Vorübung: Vorbewegung wie oben, etwas schneller, abwenden: „Nein" sagen, bis im Gefühl ein sicherer Wall um die sprechende Person entstanden ist; enden im Stehen mit „Ja" zu sich selbst

Indikation: Allergie, unzureichende Abgrenzungsfähigkeit, Colitis ulcerosa (zwischen den Schüben), Infektanfälligkeit, Neurodermitis, Traumatisierung

Wirkung: Kraftgewinn, starke Anregung der Abgrenzfähigkeit, Festigung der eigenen Person, stimmliche Selbstbehauptung fördernd, gesunde Antipathiekraft, Aggression und Wut lenkend

Im Urgrund suche
Furchtlos zu ruhen
Du wirst
Durch Furcht und Dunkel
Zum Mut
Den Weg gehen
Dietrich von Bonin

44

Ausführung: Zu Beginn dreimal die Beine ca. 15 Sekunden parallel von der Hüfte bis zu den Knöcheln/Füßen mit Kraft zusammendrücken und innerlich ein U hören; 1. und 2.

Zeile: Stehend „in die Beine" sprechen; 3. Zeile: „Du" im Stehen, auf „wirst" ein Schritt nach vorne; 4. und 5. Zeile: Innerlich wacher, nach unten sprechen; die 5. Zeile ggf. mit zwei Stampfern begleiten; 6. Zeile: Drei Schritte nach vorne; jede Zeile auf einen Atemzug

Indikation: Angststörung, Lebensunsicherheit, Rekonvaleszenz, Traumatisierung, Psychoseneigung

Wirkung: Verankert im Willenspol, vermittelt Zuversicht und Kraft, Einschlafübung

In den unermesslich weiten Räumen
In den endenlosen Zeiten
In der Menschenseele Tiefen
In der Weltenoffenbarung
Suche des großen Rätsels Lösung
Rudolf Steiner[31]

45

Ausführung: 1. Stufe: Von Wand zu Wand gehen, „Raum ausmessen": Den Raum mit jeder Zeile abschreiten, die Wand berühren; mit der Einatmung holt ein Arm aus, mit dem anderen Arm die Sprache durch den Raum führen, die ganze Zeile als einen Strom erleben; **2. Stufe:** Auf die Länge des Trochäus gehen, ein Atemzug pro Zeile, im Gehen den Trochäus beachten; dann stehend Arme seitwärts heben bis Herzhöhe, Einatmung sanft kommen lassen, beim Senken der Arme sprechen; die Arme fließend senken; **3. Stufe:** Zu zweit im Sitzen gegenüber; über drei bis vier Wiederholungen immer leiser werden bis zum Flüstern, bei jeder Zeile den Arm seitlich heben (Einatmung), die Sprache in den Körper „gießen"(Ausatmung), schließlich mit der Armbewegung nur innerlich sprechen, zuletzt ohne Armbewegung aktiv innerlich denkend; zehn Minuten Nachruhe; dieses Vorgehen kann man immer wieder praktizieren, auch mit Texten oder Mantren; Rhythmus und Sprache laut, leiser werdend und dann nach innen gehen, schließlich den Text nur noch denkend
Variante: Zur Einatmung die Arme vor die Brust führen, in die Ausatmung hinein den 1. Satzteil sprechen und die Arme dazu ausbreiten, nachlauschen, einatmen, dazu den rechten Arm nach hinten heben, in die Ausatmung hinein nach vorne führen und dazu den 2. Satzteil sprechen – nachlauschen, einatmen, dazu den rechten Arm nach oben und in die Ausatmung hinein nach unten führen, dazu den 3. Satzteil sprechen, nachlauschen, einatmen, dazu die Arme ausbreiten und da hinein den vierten Satzteil sprechen, nachlauschen, den Arm nach vorne führen und dazu den letzten Satzteil sprechen
Alternative Texte: „*Melde mir die Nachtgeräusche*" (Conrad Ferdinand Meyer); „*Gelassen stieg die Nacht ans Land*" (Eduard Mörike); „*Nächtliche Regung*" (Robert Hamerling); „*Wasserfall bei Nacht: Ruhe, Ruhe ...*" (Christian Morgenstern)

Indikation: Angststörung, Asthma bronchiale, COPD, arterielle Hypertonie, Multiple Sklerose, muskuläre Verspannung, Neurasthenie, Schlaflosigkeit, Stress, Stottern (Erwachsene), Unruhe
Kontraindikation: Hysterische Konstitution, Abwehr gegen Zentrierung

Wirkung: Führung des Astralleibes durch das Ich, Gedanken mit dem Atem verbindend, Atem weitend, beruhigend durch Eingreifen des oberen Menschen in die Atmung, Durchwärmung, Lösen peripherer Verkrampfungen

Ist strauchelnder Stern
Meister mystischer Stufen
Stell stets ernsten Strebens
Sternstraße standhaft
Still streng stehend
Vor Stufen steten Strebens
In ständger Stimmung
Rudolf Steiner[32]

46

Ausführung: Blick fixieren und geführte, strahlige Armbewegung, dabei den strahligen Weg wahrnehmen, den sicheren Stand beibehalten, Spannungsverhältnis wahrnehmen und langsam sprechend Verbindung von Blaselaut [s] und [ʃ] zum Stoßlaut erleben, d.h. dass Kraft gegen Widerstand strömt; bei Lispeln und Schetismus: Stoßlaut [t] doppelt, dreifach, „istt" „stttrauchelnder" etc. auf Tempo

Indikation: Colitis ulcerosa (nicht akuter Schub), Erschöpfung, Makuladegeneration, Migräne (nicht akut), Schetismus, Sigmatismus, Unsicherheit

Wirkung: Belebt und kräftigt bei trägen Sprachwerkzeugen, fördert die gesunde Zentrierung der Ich-Organisation im oberen Pol, erzeugt strahlige Wirkung im oberen und dadurch Formung im unteren Pol

Ketzer petzten jetzt kläglich
Letztlich leicht skeptisch
Ketzerkrächzer petzten jetzt kläglich
Letztlich plötzlich leicht skeptisch
Rudolf Steiner[33]

47

Ausführung
Variante 1: Mit einer stark deutenden, befehlenden Gebärde gegen den Boden zeigen und die Worte einzeln, dynamisch, sprechen, wiederholen, bis die seelische Kraft freigesetzt ist, dann Hände parallel von oben nach unten nah am Körper herunterführen und den ganzen Atem verbrauchen, dabei [u] klingend sprechen, dreimal wiederholen

Variante 2: Die oben beschriebene Gebärde unterstützen mit einem Ball, diesen aufprellen und dann sprechen, erst ein Wort, dann zwei Wörter und danach eine ganze Zeile, mit dreimal [u] wie oben beenden; In ähnlicher Richtung wirken Gedichte mit starker Antipathiegebärde wie „*Unter Feinden*" (Friedrich Nietzsche), „*Alte Schweizer*" (Conrad Ferdinand Meyer)

Indikation: Aggression (gestaute), Angststörung, Depression, Missbrauch

Kontraindikation: Kopfschmerz, arterielle Hypertonie

Wirkung: Zentrale Übung für Angstpatienten, löst gestaute Aggressionen, Ich bleibt Herr des Prozesses, deshalb nicht beschämend, sondern befreiend, Aggressionspotential freisetzend und gestaltend, die Atmung im Energiezentrum der Atemwurzel gründend, die Stimme kräftigend, konsolidierend im [e], so dass die Übung insgesamt das Selbstbewusstsein und die Fähigkeit zur Abgrenzung fördert
Variante 3: Eher artikulationsunterstützend und weckend im oberen Pol

Klipp plapp plick glick
Klingt klapperrichtig
Knatternd trappend
Rossegetrippel
Rudolf Steiner[34]

48

Weiterführung der Übung:

Rossegetrappel
Rossegetrampel

Ausführung: Die ersten fünf Worte mit den Händen wie aus der Luft pflücken (auf Höhe des Kopfes); Klingt: Der rechte Arm schwingt kräftig von rechts nach links, Klapperrichtig: die Hände vor der Brust, umeinanderdrehen; Knatternd trappend: auf die Schenkel klopfen; Rossegetrippel: auf den Zehenspitzen laufen; Rossegetrappel: auf dem Mittelfuß gehen; Rossegetrampel: Stampfen; die gesamte Übung wenn möglich mit vorderem R [r]

Indikation: Artikulationsschwäche, Depression, Neurasthenie, Trägheit

Wirkung: Vom Kopfpol nach unten in die Füße bringend, Geistesgegenwart und Sprechfreude fördernd

K-L-S-F-M

Rudolf Steiner[35]

49

Ausführung: Aufbauend ohne Vor- und Nachtingierung sprechen: [k], [k][l], [k][l][s], [k][l][s][f],[k][l][s][f][m], dabei den Atem verbrauchen; begleitende Bewegung: [k]: Beide Hände/Arme seitwärts am Körper entlang, schlagende/hackende Bewegung, vorausgehend, energisch [l]: Wellenbewegung um sich herum bzw. vor dem Körper nach außen, von außen nach innen, ausweiten [s]: Schnelle, kräuselnde Bewegungen (Bläschen) mit den Fingern im selben Bereich [f]: Schnell, scharf, Bewegung von sich weg [m]: Arme und Hände zum Körper hin, Energie in den ganzen Körper hineinholen, ggf. steigern, indem man im ausgeatmeten Zustand verweilt
Geeignete Bilder zur Übung: Energiesee: Eintauchen, Wellen breiten sich aus, Kohlensäure im Wasser, es beginnt zu „prickeln", mit [f] Energie zu sich herholen, wohliges Gefühl mit [m] Spiegelei: Ei aufschlagen, es breitet sich in der Pfanne aus, beginnt zu brutzeln, Salz und Paprika darüber streuen, genießen, Boot auf dem See: Boot kräftig ins Wasser schubsen, Wellen breiten sich aus, Wind kommt auf, Wasser kräuselt sich, Segel setzen und hinausgleiten, Hand ins Wasser: Stein ins Wasser, es gibt Bewegung, Wellenringe, leichte, sich ausbreitende Strudel, ein Fisch springt aus dem Wasser, die Sonne scheint auf den See

Indikation: Asthma bronchiale, Bronchitis, COPD, Erkältungsneigung, Husten, Hyperventilation

Wirkung: Atemvertiefung und -weitung

Knnn – a Knnn – e Knnn – i Knnn – o Knn – u
Knanananananananaaaa ... usw.
Knaknekniknoknu – Knaknekniknoknu ... usw.

Dietrich von Bonin

50

Ausführung: [n] lange tönen, am Atemende den Vokal kurz sprechen, mit allen Vokalen [a][e][i][o][u] wiederholen bis Atemende, Ziel ist die intensive Artikulation, nicht möglichst viele Wiederholungen

Indikation: Allergie, COPD, Heuschnupfen, Rhinosinusitis

Kontraindikation: Akuter Infekt mit Fieber

Wirkung: Durchlüftung der oberen Atemwege verbessernd (Nase, Nasennebenhöhlen)

Komm kurzer kräftiger Kerl

Rudolf Steiner[36, 37]

51

Ausführung: 1. Stufe: Mit den Händen Äpfel pflücken – jedes [k] mit einer kurzen gegriffenen Bewegung, dann sprechen, wortweise; 2. Stufe: Arm macht deutende Vorlaufgeste, zwei Worte sprechen; 3. Stufe: Einkaufstaschen heben (Einatmung), ganzer Text auf einen Atem sprechen; a) lunar: im Stechschritt Brust raus, Bauch rein, aktive Einatmung, Stimme unten (nicht hochziehen und oben blockieren), b) solar: schleppender Schritt in die Knie gehend, sich rund fühlen, Atem kommt von selbst; 4. Stufe: a) Füße überkreuzen, mit den Hacken den Boden berühren und sprechen oder b) vor jedem Wort die Einatmung durch leichten Druck mit den Fingern auf die Blasenregion auslösen und als „Atemwelle" bis unter das Schlüsselbein verfolgen, maximale Einatmung; beim nach unten Zurückschwingen der „Atemwelle" auf den Laut [k] den Bauch „herausspicken"; die Stimme wird tief und erdig, diese Methode benötigt einige Übung, jedes Wort einzeln, rund und voll sprechen, bei jeder Stufe die Übung auch rückwärts sprechen

Indikation: Amenorrhoe, Erschöpfung, Dysmenorrhoe, Kopfschmerz (im Prodromal-Stadium Stufe 4b), Migräne (zwischen den Anfällen, im Prodromal-Stadium Stufe 4b), Zystitis

Kontraindikation: Stufe 4b nicht während der Menstruation oder bei Schwangerschaft, bei Entzündungen im Bauchraum (außer bei akuter Blasenentzündung)

Wirkung: Die im Kopfbereich gestaute Energie nach unten in den Stoffwechselbereich (Energiezentrum) abführend, durchwärmend bei Blasenentzündung, Menstruation regulierend und fördernd, Atemwurzel kräftigend, in der Nachruhe gutes, warmes Bauchgefühl genießen, die paradoxe Bewegung der Bauchdecke bei Stufe 4b bewirkt eine intensive Durchwärmung der Blasenregion und unterstützt besonders die normale Tiefatmung im Anschluss an die Übung

Krrraammmpfff
Krrreemmmpfff
Krrriemmmpfff
Krrrüümmmpfff
Krrroommmpfff
Krrruummmpfff
Krrraummmpfff

52

Variante

Klllaammmpfff, Kllleemmmpfff...

Xandor Koesen-York[38]

Ausführung: Die Übung ist im Gehen zu sprechen, jedes Wort auf einen Atemzug mit mehreren Schritten laufen, vor dem [k] kräftig mit den Fersen auftreten und pro Wort die Stimme klanglich von oben nach unten führen, beim Sprechen vom „pfff" den Bauch einziehen und, wenn alle zur Verfügung stehende Luft ausgeatmet ist, den Bauch mit der nachfolgenden Einatmung nach außen springen lassen: „Bauchsprung"

Indikation: Hartnäckige Hochatmung, geringes Körpergefühl

Kontraindikation: Hyperventilation (gut beobachten)

Wirkung: Vertiefung der Atmung, Verstärkung des Körpergefühls im Gliedmaßenbereich, vitalisierend, entspannend

Kung-Fu

Dietrich von Bonin

53

Ausführung: Hände auf den Bauch legen. Bei „Kung" den Bauch gegen die Hände drücken (paradoxe Bauchbewegung), mit „Fu" die Bauchdecke wie gewöhnlich mit dem [f] anspannen

Indikation: Adipositas, Anämie, Harninkontinenz, Übergewicht

Kontraindikation: Während der Menstruation, Schwangerschaft

Wirkung: Astralisierung und Ich-Wirkung im Unterbauch fördernd, Bauchorgane anregend, gute Erfahrungen bei Inkontinenz

Kurze knorrige knochige Knaben
Knicken manchem Männchen
Manchmal manchen Knorpel
Rudolf Steiner[39]

54

Ausführung: Die Bewegung mit den Füßen ausführen: „Fußwippe". Beine zusammen mit gebeugten Knien, dabei die Artikulation mit der Fußbewegung mitvollziehen: [k] mit der Ferse, [z] und [n] mit dem Fußballen, [b] und [p] mit der Fußspitze, Worte mit M beginnend durch Aufsetzen der Fußspitze und nach hinten abrollen
Variation für Kinder: Bei „Knor" Sprung in die Luft, auf „pel" in der Hocke landen
Variante: Den Satz zum Sprechen schreiten, dabei die Ferse gleichzeitig zum K aufsetzen, mit Hilfe des Stoßlautes [k] das nachfolgende [n] kraftvoll „durch die Nase schicken" für eine bessere Durchlüftung

Indikation: Colitis ulcerosa (im Schub), chronische Rhinosinusitis, kalte Füße, Versteifung der Wirbelsäule, Panikattacke

Wirkung: Bringt Wärme und Fluss in verstockte und erstarrte Prozesse im Kopf-Pol, vom zentralen zum peripheren Ich-Pol, die Peripherie durchwärmend, Durchlüftung der Atemwege verbessernd, die Füße ergreifend und aktivierend beim Sprechen – auch um die Korrespondenzen zu aktivieren, die im Körper zwischen den verschiedenen Regionen herrschen

Lalle Lieder lieblich
Lipplicher Laffe
Lappiger lumpiger
Laichiger Lurch
Rudolf Steiner[40, 41]

55

Ausführung: Die Bewegung mit den Armen und Händen ausführen, in drei Stufen wird das [l] in sympathisch „lalle…", schnippisch „lipplicher…", antipathisch „lappiger…" grenzbildend unterschieden; **1. Stufe:** Tastende, suchende Bewegung einer Grenze; **2. Stufe:** Finden der Grenze mit leicht gebeugten Handgelenken, an sie stoßend; **3. Stufe:** die Grenze befestigend mit starker Abwehrgeste pro Wort, dabei die Spannung des Zungenmuskels spüren

Indikation: Angststörung, Erschöpfung, LNDT-Lispeln, mangelnde Abgrenzungsfähigkeit

Lebendige Wesen treten wesendes Leben

Rudolf Steiner[42, 43]

56

Ausführung: Die Bewegung im Stehen ausführen und mit den Armen begleiten, mit der Einatmung öffnen sich die Arme seitwärts wie ein Flügelschlag bis auf Herzhöhe, beim Sprechen von „lebendige Wesen“ führt man die Hände zuerst vor die Brustmitte und auf „Wesen“ wieder hinaus, bei „treten“ beide Hände parallel nach unten führen (Vorlaufgeste), „wesendes Leben“ wieder wie die beiden ersten Wörter; solar: leicht „weiche“ Knie oder lunar: Ganz gestreckt; alternativ einen Sprung vollführen oder stampfen bei „treten“, „wesendes Leben“ wie oben

Indikation: Nervosität, Obstipation, Sucht (substanzgebundene und nicht substanzgebundene Abhängigkeiten), Stimmstörung, Stress, Verdauungsstörung

Wirkung: Stärkung des Nervensystems, „den Nervenstrom zurücktreiben“, zentralisiert die Ich-Organisation im oberen Menschen und ist geeignet bei Neurasthenie, festigt ohne zu verhärten, Zielübung zur Stimmkräftigung nach genügender Vorarbeit

Lechzend lernte er erst ernste Lehren

Rudolf Steiner[44]

57

Ausführung: Sorgfältig hörend die einzelnen E-Nuancen ohne spezielle Gestik sprechen.

Indikation: Stimmstörungen

Wirkung: Therapeutisch durch intensives Hören auf die offenen und geschlossenen Stimmnuancen des Vokals (Lautempfindung)

Leicht lief letztlich
Rasch rollend rädergleich
Mein Mut machtvoll

Rudolf Steiner[45]

58

Ausführung: Die Bewegung erfolgt im Stehen und Gehen. Atem und Bewegung nach unten führen; [l]: Hüpfschritt mit dem Gefühl einer Quelle unter den Füßen, flüssig bewegen; [r]: Ganz kurze, schiebende Klopfschritte, wobei der ganze Fuß am Boden bleibt, luftig, energetisch bewegen; [m]: Gehend, als ob man einen Abdruck in den Boden machen würde; auch rückwärts ausführen

Variante: [m]: Hände gegeneinander streichen

Indikation: Gleichgewichtsstörungen, Neurasthenie, Stottern, Restless-Legs-Syndrom, unzureichende Selbstwirksamkeit

Wirkung: Intensive Belebung der Füße und des Bodenkontaktes durch die Lautfolge: Mit [l] von der Erde, mit [r] auf der Erde, mit [m] in die Erde

L-Programm

Dietrich von Bonin

59

Ausführung: Großes L-Programm: Das [l] spricht man mit stimmlicher Modulation wie eine Welle und tönt während der ganzen Bewegung. Diese erfolgt in der Regel während einer Atemlänge mit [l]-Sprechen; bewährt ist die Reihenfolge wie unten beschrieben, indem die Übung als Ganzkörperprogramm stattfindet; jedes Gelenk lässt sich auch einzeln behandeln, dabei immer rechts und links; immer auf möglichst runde Kreise achten, zahnradartige Bewegungen und Ecken in der Kreisbewegung sowie Einschränkungen im Umfang des Kreises sind entweder auf anfängliche Ungeschicklichkeit zurückzuführen oder können diagnostisch relevant sein
Fußgelenke: Ansatz einer Hüpfbewegung auf kurze [l]-Intonation oder auf dem anderen Bein stehen, die Fußspitze beschreibt einen Kreis in der Luft mit und gegen den Uhrzeigersinn; Knie: Kreisbewegung in Richtung auf den Körper, vorne unten beginnend, nur in der Saggitalebene bewegen, einen Kreis vorstellen, den die Kniescheibe beschreibt; Becken: Kreisen mit dem Becken (als beschriebe das Sakrum einen waagrechten Kreis), Kippbewegung des Beckens einbeziehen, mit und gegen den Uhrzeigersinn
Variante: Auf dem Sitzball; Hüftgelenke: mit der Hand an Türklinke stabilisieren, große Kreisbewegung in der Luft mit dem Knie, mit und gegen den Uhrzeigersinn; Schultern: zuerst mit Fingerspitzen-Führung, große Kreisbewegung in beiden Richtungen ausführen, anschließend mit locker hängendem Arm die Schulter in beiden Richtungen kreisen lassen; Ellenbogen: mit der Hand Kreise nur in der Saggitalebene mit und gegen den Uhrzeigersinn beschreiben; Handgelenke: diese mit Führung durch die Finger in beide Richtungen kreisen lassen; Finger: die einzelnen Gelenke, analog zu ihren Möglichkeiten, durch Kreisbewegungen des Fingers behandeln; Nacken: mit dem Kopf in beide Richtungen kreisen. Langsam und klein beginnen. Auf Schwindel oder andere Symptome achten
Variante L-Atmung: Das [l] ist mit stimmlicher Modulation wie eine absinkende, spiralende Welle zu sprechen und während der ganzen L-Bewegung in der Vorstellung durch den Brustkorb bis in das Becken innerlich massierend zu führen, dann wieder neu einatmen und von vorne beginnen; der Körper darf leicht mitschwingen, der Fokus liegt jedoch auf der inneren Bewegung, die Übung erfolgt mit oder ohne Ton

Indikation: Gedankenkreisen, Neurasthenie, onkologische Erkrankung (rezeptiv), Parkinson, Schwindel, muskuläre Verspannungen im Hals- und Schulterbereich
Variante L-Atmung: Allergie, Angststörung, Asthma bronchiale, Konzentrationsschwäche, Stress, Nervosität, Unruhe, arterielle Hypertonie, Missbrauchserfahrung

Kontraindikation: Akute Polyarthritis, Sorgfalt in der Anwendung nach Operationen oder unfallbedingten Verletzungen notwendig, die Bewegungen sind in solchen Fällen durch eine Fachperson zu instruieren, permanente Bewegungseinschränkungen sind gegebenenfalls durch eine Fachperson zu beurteilen

Wirkung: Förderung der Beweglichkeit der Gelenke – Ziel: Steifheit und Schmerzen günstig beeinflussen; Variante L-Atmung: Beruhigung, Präsenz fördernd, stellt gesunde Beziehung zum Leib her, wärmend, inkarnierend, Zentrierung des Nerven-Sinnes-Pols, Souveränität gegenüber der Außenwelt fördernd, sehr sanfte Übung, auch bei Schwangerschaft geeignet

Ma Mo Mu
Judith Meyer-Borchert

60

Ausführung: Die Arme führt man im Stehen oder im Sitzen von oben nach unten, dabei tönt man auf einen Atemzug Silbe für Silbe ein klingendes, durchatmetes [m], gleich einem Seufzen, zuletzt löst sich das [m] in den Vokal, und in die reine Ausatmung; den sanften Übergang vom Konsonanten in den Vokal beachten und üben, Nachklang wahrnehmen
Variante: Im aufrechten Sitzen wird das Becken nach hinten locker fallen gelassen und dabei die Silbe wie oben getönt und gelöst

Indikation: Allergieneigung, Angststörung, Asthma bronchiale, COPD, arterielle Hypertonie, Migräne, Neurasthenie, onkologische Erkrankung, Parkinson, PTBS, Schwangerschaft (Geburt unterstützend), Stress, Traumatisierung

Wirkung: Stimmstärkend und -schonend, Atem vertiefend, entspannend, bringt in die Füße, gute Einstiegsübung und diagnostisches Werkzeug für das Zusammenspiel der Wesensglieder an der Schnittstelle Astralleib – Ätherleib, der obere löst sich in den unteren Pol

Marsch schmachtender
Klappriger Racker
Krackle plappernd linkisch
Flink von vorne fort
Krackle plappernd linkisch
Flink von vorne fort
Marsch schmachtender
Klappriger Racker
Rudolf Steiner[46]

61

Ausführung: Die Bewegung erfolgt im Stehen mit der Vorstellung eines Ritters, den Schild schützend vor sich haltend (linker Arm) und den rechten Arm als Speer verwendend (Vorlaufgestik) nicht zu lange hintereinander üben; das Gleichgewicht zwischen Konsonant und Vokal suchen und trotz energischen/aggressiven Sprechens aufrecht erhalten

Indikation: Aggression, Agoraphobie, Angststörung, Depression, Entschlussunfähigkeit, Soziale Phobie, Prüfungsangst

Kontraindikation: Akute Infektionen, Stimmstörungen

Wirkung: Kombination von an-sich-haltender Gebärde und Wirksamkeit in der Sprache (Ritter mit Schild und Speer), Ich-stärkend, befreiend, kräftigend

Mein Ich trägt mich
Mein Ich hält mich
Mein Ich schützt sich
Mein Ich wehrt sich
Tragekraft
Haltekraft
Schutz und Wehr
Fass' ich aus vier
in Eins
in meinem Herzen
Rudolf Steiner[47]

62

Ausführung: Die Übung erfolgt im Stehen, die Sätze werden laut gesprochen, unterstützt mit folgenden Bewegungen: 1. Zeile: linken Fuß belasten, ggf. verstärken durch Stampfen, 2. Zeile: rechten Fuß belasten, ggf. verstärken durch Stampfen, 3. Zeile: linken Arm in Beugung und mit einer Faust vor die Brust führen, Innenraum spüren, 4. Zeile: rechten Arm in Beugung und mit einer Faust vor die Brust führen, Armaußenseite

spüren, 5. Zeile: linker Fuß s. o., 6. Zeile: rechter Fuß s. o., 7. Zeile: wie 3. und 4. Zeile, 8. Zeile: Arme gegen unten öffnen, 9. Zeile bis Schluss: Hände zum Herzen führen
Den Rhythmus Antispast v - - v in den ersten vier Zeilen und den Amphimacer - v - in der 5.-7. Zeile beachten, nach jeder Zeile eine Pause einlegen und die innere Antwort (zustimmend oder ablehnend) abwarten, mit dem Text in einen inneren Dialog treten

Indikation: Allergie, Angststörung, Burnout, chronische Erkrankungen, COVID-19-Rekonvaleszenz, Depression, Hyperventilation, Schlaganfall, Sucht, onkologische Erkrankungen z. B. Mammakarzinom

Wirkung: Ich-stärkend, stabilisierend, Abgrenzung und Zuversicht fördernd, Selbstfürsorge unterstützend

Mom – Mon – Mong
Mam – Man – Mang
Mum – Mun – Mung
Mem – Men – Meng
Mim – Min – Ming
Dietrich von Bonin

63

Ausführung: Die Übung lässt sich im Sitzen oder Stehen, eventuell mit geschlossenen Augen durchführen, man spricht Silbe für Silbe mit Wiederholung oder alle Silben in einem Atemzug; die Vokale und Konsonanten sanft durchmodulierend sprechen, jeden Vokal in der Stimmlage von oben nach unten gleitend moduliert sprechen, Vokalabfolge [o][a][u][e][i] für den Stimmlippenschluss beachten

Indikation: Hyperfunktionelle Dysphonie, Stimmbandlähmung (nicht als Anfangsübung), bei beginnenden Infekten der oberen Luftwege, COPD, Palliativ-Situation

Wirkung: Die Stimme ohne Druck zum sanften Klingen bringend, absichtsloses Tönen erzeugend, Selbstzuwendung fördernd, zentriert den oberen Pol und steigert das körpernahe Selbsterleben, sehr sanfte Übung, auch bei Schwangerschaft geeignet

Nimm mir nimmer
Was sich wässerig
Mit Teilen mitteilt

64

Nimmer nimm mir
Wässerige Wickel
Was sich schlecht mitteilt
Mit Teilen deiner Rede
Rudolf Steiner[48]

Ausführung: Die Übung erfolgt stehend und gehend; 1. Strophe: Die ersten beiden Worte jeder Zeile mit imaginärem Widerstand oder mit dialogischem Stab-Ringen sprechen, beim letzten Wort sich wie von einem Windstoß getragen nach vorne schieben lassen; 2. Strophe: Das erste Wort (1. und 2. Zeile) bzw. drei Worte in der 3. Zeile und zwei Worte in der 4. Zeile ausführen wie den 2. Teil oben (Windstoß), den Schwung jeweils mit zwei kräftigen Stampfschritten stoppen

Indikation: Ängstlichkeit, Entscheidungsschwäche, Depressivität, Stottern

Wirkung: Im Wechsel von Stauen und Lösen stockende Prozesse wieder in Gang bringend vom oberen Pol her, Abgrenzung und Selbstbestimmung fördernd

Nimm nicht Nonnen in nimmermüde Mühlen
Rudolf Steiner[49, 50, 51]

65

Ausführung:
Variante 1: Arme und Beine nacheinander zum Sprechen der Übung nach distal abstreichen
Variante 2: Wie durch einen Nebel suchend gehen mit gestreckten Armen und lang klingendem [n] und [m]
Variante 3: Zu jedem Wort gehen und dabei den Fuß spüren, als würde er in weichen, warmen Sand sinken; das [m] und [n] mit den Händen über den Oberschenkel abstreichen; strömende fließende Ausführung, wie eine Wasserwelle über den Schritt hinaus

Indikation: Angst, Panikattacke, Bronchitis, Sinusitis, Rhinosinusitis

Wirkung: Belebung und Durchwärmung des Kopfpols fördernd, Durchlüftung der Nasennebenhöhlen verbessernd, Ausatmung vertiefend, Tasterlebnis an der Körpergrenze stärkend, selbstversichernd und inkarnierend

Nur renn nimmer reuig
gierig grinsend
Knoten knipsend
Pfänder knüpfend
Rudolf Steiner[52]

66

Ausführung: Die Übung im Sitzen oder im Stehen ausführen, am besten nachsprechend; die Laute werden kleinplastisch geformt und wortweise in ein „Schälchen auf die Wasserfläche gelegt", in dem mit der Hand An- und Ablaut hin- und herschwingen: Auf [n] ein kleiner Bogen nach innen, auf [r] der gleiche Weg schwingt zurück; die Übung mit klingenden Vokalen sprechen und achtsam, langsam führen, von „außen", empfangend sprechen; ruhig, wach, zufrieden, unspektakulär

Indikation: Heiserkeit, Pharyngitis (akut)

Wirkung: Bei Formverlust im oberen Pol, entzündungshemmend, klärend, Aktivierung der Ich-Tätigkeit über die Peripherie

O schäl und schmor mühvoll mir mit Milch Nüss zu Mus
Rudolf Steiner[53]

67

Ausführung: Im Stehen oder Sitzen, die Laute mit der Hand kleinplastisch durchgestalten, die Finger bilden nahe am Mund und zum Körper hin eine Schale und werden entsprechend des Artikulations-Sitzes von [u][o][i] immer von außen in Richtung Lippen geführt; lunar: schnell greifen in kleinen Gebärden auf der Höhe des Kehlkopfes, Zwischenatmung; solar: Ganze Zeile auf einen Atem, Griffe nach „mühvoll" und „Milch"
Variante 1: Vokal-betontes Arbeiten von [o] und [u], indem der Konsonant den Vokal ergreift
Variante 2: Konsonant-betontes Arbeiten, [m] und [n] übertrieben stark artikulieren und trainieren. In Bewegung bringend, Wärme erzeugend
Anmerkung: Das [e] bei „mühevoll" entfällt zugunsten des Lippenansatzes

Indikation: Erkältung (akut), Erschöpfung, Halsschmerzen, hyperfunktionelle Dysphonie, Rhinosinusitis (akut)

Wirkung: Durchleben von Nase, Mund, Kopf, Förderung des Mundschlusses
Variante 1: bei akuten Entzündungsprozessen im Kopf-Halsbereich, bei beginnender Erkältung, körperlicher oder seelischer Erschöpfung, Schlafmangel, formend und kühlend
Variante 2: bei chronischen Erkrankungen (z. B. Sinusitis) wärmende Wirkung

O-E-E

Rudolf Steiner[54]

Mo-Le-Le

68

Dietrich von Bonin

Ausführung: Im Sitzen, Stehen oder Gehen, die Silbenfolge im Daktylus – v v sprechen, bevorzugt im Vor- und Nachsprechen für fünf bis zehn Minuten, hierbei zwischen der griffigeren Variante O-E-E oder der sanften und „niederschwelligen" Variante Mo-le-le wählen (häufiger); die Variante dreimal hintereinander sprechen, darauf folgt eine Pause in der Länge eines Daktylus, neu einatmen, wiederholen; diese Abfolge entspricht einem Hexameter-Versmaß und dem Puls-Atem-Quotienten von 4:1
Begleitende Bewegungen: a) Im Gehen werden die Längen nach vorne geschritten, die Kürzen mit kleineren Schritten abwechselnd nach rechts oder links gegangen (Tanzschritt); b) im Gehen jeweils die erste Länge der drei Wiederholungen nach vorne laufen, Zäsur/Pause stehend (bei Herzpatienten); c) die Arme seitlich über die Peripherie auf Herzhöhe heben und beim Sprechen nach unten lösen, den Atem verbrauchen, jeweils die erste Länge der drei Wiederholungen laufen, Zäsur stehen (bei Herzpatienten); d) Armbewegung wie c), jedoch statt der Pause einen Schritt wie bei den Längen laufen; die Übung eignet sich als Vorübung für das Sprechen im Hexameter-Versmaß, alternativ bei geschwächten oder bettlägerigen Menschen den Rhythmus am Körper abstreichen (siehe Hexameter-Abstrich)

Indikation: Angststörung, Burnout, Erschöpfung, Herzerkrankungen, arterielle Hypertonie, Schlafstörungen, Schwindel, onkologische Erkrankungen, akute Panikattacke

Wirkung: Beruhigend, harmonisierend, „den Kopf leerend"

OM (AOUM)[55]

69

Ausführung: Vor allem stehend, die Silbe am vorderen Ansatzort im Raum zum Klingen bringen (im Gegensatz zu orientalischen Praktiken, die in der Regel mit einem rückwärtigen Stimmansatz und Obertonbildung arbeiten), mit der Einatmung die Arme seitwärts bis zur Mitte heben, dann das [o] „von oben empfangen", dabei die Arme langsam senken, wieder heben bis in die Herzgegend und das [m] nach außen in die Luft und in die Welt führen; je Silbe dreimal hintereinander, danach Pause. Insgesamt neunmal wiederholen, möglichst entweder einen Atemzyklus von zehn Sekunden verwenden, oder nach längerem Training von 20 Sekunden (das synchronisiert die Atemfrequenz mit der körpereigenen Blutdruckrhythmik von zehn Sekunden bzw. bringt sie in ein 1:2 Verhältnis); für Schwerkranke und Sterbende rezeptiv zu verwenden

Indikation: Angststörung, Herzerkrankungen, arterielle Hypertonie, Multiple Sklerose, Neurasthenie, onkologische Erkrankungen, Palliativ-Situation, Parkinson, Rekonvaleszenz, rheumatoide Arthritis, Schwangerschaft

Wirkung: Koordiniert Atem- und Blutdruckrhythmik, entspannt und harmonisiert, bringt in einen wachenden Traumzustand an der Grenze zwischen Wachen und Schlafen, reguliert das Verhältnis von Außen- und Innenwelt, vereint körperliche und seelische Wirkung in Harmonie

O-O-U

Dietrich von Bonin

70

Ausführung: Im Gehen ausführen; der Vokal [o] dient dem Vorbereiten, Lösen und Entspannen und wird mit je einem lockeren Schritt begleitet, daran schließt sich der Vokal [u] in tieferer Stimmlage an, den man bis zum vollständigen Atemende im Stehen spricht
Variante im Sitzen: Die Kürzen mit dem Handgelenk lösen, die Länge über die Beine ausstreichen inkl. Unterschenkel, wieder aufrichten und die Einatmung geschehen lassen, alternativ die Kürzen mit den Händen „aus der Luft pflücken" und die Arme mit der Länge senken und lösen, mittlere Stimmlage (polare Übung für Hypotoniker: E-E-I)

Indikation: Arterielle Hypertonie, Schmerzen, Spannungskopfschmerz

Kontraindikation: Arterielle Hypotonie, Kinder unter 12 Jahren

Wirkung: Führt sanft in den unteren Pol, löst überschüssige obere Astralität und zurückgehaltene Trauer

(Pfui) Pfeife pfiffige Pfeiferpfiffe
Empfange empfindend Pfunde Pfeffer

Rudolf Steiner, ohne „Pfui"[56]

71

Ausführung: Die Übung im Sitzen oder Stehen ausführen und mit den Händen kleinplastisch gestalten: Bei „Pfui" Hände von der Mitte nach unten wegschleudern, bei „Pfeife pfiffige" Hände aus dem Handgelenk öffnen bei „pf", zueinander mit „f", „Empfange empfindend" von außen mit den Händen herholen, „Pfunde" greifend verdichten, „Pfeffer" wegschleudern nach unten

Indikation: Unzureichende Präsenz in den vorderen Sprechwerkzeugen, Heiserkeit, hyperfunktionelle Dysphonie (nicht initial), Infektneigung

Wirkung: Schafft Präsenz in den vorderen Sprechwerkzeugen, nutzt anregende Polaritäten, vermittelt Sprechfreude und Munterkeit

72

Pfiffig pfeifen
Pfäffische Pferde
Pflegend Pflüge
Pferchend Pfirsiche

Pfiffig pfeifen aus Näpfen
Pfäffische Pferde schlüpfend
Pflegend Pflüge hüpfend
Pferchend Pfirsiche knüpfend

Kopfpfiffig pfeifen aus Näpfen
Napfpfäffische Pferde schlüpfend
Wipfend pflegend Pflüge hüpfend
Tipfend pferchend Pfirsiche knüpfend
Rudolf Steiner[57]

Ausführung:
Variante 1: Vorzugsweise im Stehen, 1. Teil: „pf" mit dem Daumen über die Finger, erst rechte, dann linke Hand abwechselnd – „Salz streuen", 2. Teil: Boden mit den Fußspitzen abwechselnd auf „pf" antippen, 3. Teil: Technik der 1. und 2. Zeile gleichzeitig, über Kreuz arbeiten
Variante 2: Bei Stimmstörungen: Zuerst die Zeilen mit wenig Stimme peripher „heruntertröpfeln lassen"
Variante 3: Die Bewegung in Kopfhöhe von außen ansetzen und in Kopfrichtung heranführen, bei akuter Entzündung der oberen Luftwege
Variante 4: Ball in der Mitte vor dem Körper mit einer Hand „in die Luft legen" und mit der anderen auf „pf" packen

Indikation: Ängstlichkeit, Artikulationsschwäche, akute Entzündungen der oberen Luftwege, Dysphonie (hypo- und hyperfunktionell, nicht initial), Makuladegeneration, mangelnde Ich-Präsenz, Müdigkeit, Rhinosinusitis

Wirkung: Stärkt das an der Peripherie liegende „Sehgerüst" im Sinne der anthroposophischen Medizin, aktiviert Lippenkraft und Tiefatmung bei Stimmstörungen und mangelnder Artikulation, stärkt die Abgrenzung

Pra Pru
Pam Paa (alle Vokale)
Dietrich von Bonin

73

Ausführung: Pra-Pru: Mit „Pra" die Hand zur Faust ballend zum Energiezentrum (Atemwurzel) führen, die Silbe „Pru" in den Raum schleudern, auch anapästisch oder daktylisch arbeiten. Pam-Paa: Faust auf „Pam" ballen und auf „Paa" wegschleudernd lösen, bei Stimmstörungen nur kurz einsetzen und danach eine Pause einlegen, auf Überlastung sorgfältig achten, korrekt vorsprechen

Indikation: Angststörung, Erschöpfung, hypofunktionelle Dysphonie, muskuläre Krämpfe, Stimmbandlähmung, Rekonvaleszenz, Schüchternheit, vermindertes Selbstwertgefühl

Wirkung: Pra-Pru: befreiend bei gestauter Aggressivität, unmittelbares Erlebnis der Wirksamkeit der eigenen Stimme, psychisch kräftigend durch Polarität, Pam-Paa (alle Vokale): stimmklärend, hilft den Stimmbandschluss herzustellen, besonders für den lunaren Atemtyp, fördert die Selbstwirksamkeit durch das Erleben der eigenen Stimme im Raum

Protzig preist
Bäder brünstig
Polternd putzig
Bieder bastelnd
Puder patzend
Bergig brüstend
Rudolf Steiner[58]

74

Ausführung: Im Sitzen oder Stehen
Variante 1: Die Klientel hält eine Kupferkugel (oder einen Ball) in beiden Händen vor dem Bauch zur Konzentration der Kräfte in diesem Bereich, umschließt die Kugel vor jedem B-Wort und löst die Spannung sanft zur Artikulation des [b], zu den P-Worten fällt die Kugel in die offene Hand im Schoß
Variante 2: Vor jeder P-Zeile in die Hände klatschen, die B-Zeilen mit Aufsetzen der Fußspitze und langsamem Abrollen nach hinten begleiten

Indikation: Beckenbodenschwäche, Harninkontinenz, Heiserkeit, Hochatmung, Stimmstörung

Wirkung: Formt sowohl die peripheren Sprachwerkzeuge als auch „resonant" die untere Bauchregion, stärkt die Abgrenzungsfähigkeit, erzeugt muntere Sprechfreude

Rauschende Reden rollten im Raume

Rudolf Steiner[59]

75

Ausführung: Einen Arm über vorne bis oben heben und mit der Einatmung begleiten, die Bewegung nach hinten fortsetzen und dazu „Rauschende Reden" volltönend sprechen, mit dem anderen Arm die gleiche Bewegung mit „rollten im Raume" ausführen, Übung mehrere Minuten lang in immer neuen Varianten durch Satzumstellung wiederholen

Indikation: Angststörung, Atemenge, unzureichende Durchsetzungskraft, Hochatmung, Hyperventilation, Traumafolgestörung, muskuläre Verspannung im Schulter- und Nackenbereich, Entfremdung von der eigenen Stimme

Wirkung: Stimmentfaltung, löst und weitet die Stimme über den Atem, schafft Vertrauen in den hinteren Raum, besonders geeignet für den lunaren Atemtyp

Rhythmen

Ausführung: Distichen (Daktylus) siehe unter Übung 68 „*O-E-E*":
Variante 1: Führen eines Armes horizontal von hinten nach vorn beim Laufen der Längen, den Satz aus der Weite kommen lassen, ihn begleiten und wieder entlassen
Variante 2: Heben und Senken der Arme bis zur Horizontalen wie beim Hexameter, Pentameter-Stau erst bei Fortgeschrittenen
Hexameter (Daktylus): siehe unter Übung 31 „*Hexameter*": Besonders dort geeignet, wo das Herz durch Unregelmäßigkeiten zwischen Nerven-Sinnes-System und Stoffwechsel-Gliedmaßen-System in Mitleidenschaft gezogen ist.
Anapäst: Stimme und Willen befeuernd, oft für Jugendliche wichtig, vorwärts laufen der Kürzen und Längen, Ballwurf usw. in Anpassung an das Alter und den Text, Beispiele: Jugendliche: „*Und man brachte den Tell*"[60]; Erwachsene: „*Am Rheinfall*" von Eduard Mörike, Choriambus: Atem weitend, Längenbetont, gut für Kinder und Jugendliche [61]

Wirkung: Hexameter / Distichen: synchronisiert Atmung und Herzfrequenzvariabilität, verbessert Vagotonie, synchronisiert Atmung, Herzratenvariabilität und Blutdruckrhythmik (Mayer-Wellen) mit dem Gedankeninhalt, schafft harmonische Verbindung zwischen oberem und unterem Menschen; Anapäst: trägt aus der Unsicherheit in die Sicherheit der Länge, hilft auszuatmen, fördert Mut und Energie; Choriambus: gleicht aus, trägt in die Weite

Richtig recht rechnen richtet ruhige Rippen rastlos zurecht
Leben liebt Lehre, Lehre liebt Leben
Mut machen mir mutige Menschenmassen

Rudolf Steiner[62]

77

Ausführung: Die Übung erfolgt im Stehen und die Bewegung ist entsprechend der Lautfolge [r]-[l]-[m] zu modifizieren

R-Zeile: Einen Arm seitwärts heben, dabei vollständig von unten bis oben einatmen, beim Senken sprechen und den ganzen Atem verbrauchen, die Bewegung am Körper führen als „R-Dusche", gut artikulieren, im R bewegt, im Stoßlaut ankommen

L-Zeile: Die Arme von außen nach innen (bis „Lehre") und wieder zurückführen (bis „Leben"), die Vokalreihenfolge [e]-[i]-[e] oder E-Kraft – I-Licht – E-Kraft beachten

M-Zeile: Schreiten der ganzen Zeile mit gebeugten Knien auf einen Atem (solar), kräftig schreiten und die Zeile in zwei Abschnitten sprechen (lunar)

M-Zeile: Variante „kraftvoll": kräftiger Schritt, dabei die Arme seitwärts nach unten führen, erleben, wie der [m]-Laut durch seine nasale, warme Intonation tief in alles hinein dringt sowie Stimme und Atem eine strömende Einheit bilden, Ein- und Ausatmung streben zum Gleichgewicht

Indikation: Erschöpfung, Rekonvaleszenz v.a. nach Lungenerkrankungen (originale Indikation nach Lungentuberkulose), Schwäche, nach Bettlägerigkeit, Hoch- und Flachatmung, Müdigkeit, Erschöpfung, bei konsumierenden Erkrankungen, Multiple Sklerose, Restless-Legs-Syndrom, onkologische Erkrankungen, Dünnhäutigkeit

Wirkung: Den Astralleib stärkend und „zurechtrückend"[63], die Ich-Organisation, heranführend, inkarnierend, aus dem Luft- [r] über das Wasser- [l] ins Erdelement führend, Aufbaukräfte stärkend, ernährend

R-P

Linde Naumann

78

Ausführung: Die Übung im Stehen mit leicht gebeugten Knien im Ausfall- bzw. im „Schaukelschritt" ausführen, die Arme schwingen über unten nach hinten und mit [r] vor – [r] nach hinten – [r] vor und weiter im Schwung bis über die Schulterhöhe: [p]; [pe] mit dem Gefühl sprechen, als ob man all sein Sorgen, Ängste, Zweifel hinter sich wirft

Indikation: Parkinson, Versteifung der Wirbelsäule, Depression, Sorgen

Kontraindikation: Psychose

Wirkung: Leichte fördernd, Vertrauen zur Schwerkraft herstellend (spielerische, freudige Erdung), befreit und dynamisiert den Astralleib

S-Abstrich
Dietrich von Bonin

79

Ausführung: Im Sitzen mit [s] über den Bauch streichen und über die Beine hinunter bis zu den Fußspitzen, als Variante über dem Herzen beginnen und herunter streichen

Indikation: Angina pectoris, Angststörung, Atem-/Brustenge, Bauchkrämpfe (Menstruationsschmerzen, Darm usw.), Hyperventilation, muskuläre Verspannungen

Wirkung: Krampflösend durch die geführte, sanfte Ausatmung und die den Astralleib formende Lautwirkung

Schluck schlingende Schlangen
Dietrich von Bonin

80

Ausführung: In der Übung ist das dynamische Spielen mit den Silben und ein gutes, kräftiges Artikulieren, gleich einer Rachenmassage, zu beachten: Schluck ... guck ... guck ... guck guck guck / Schling ... ningningning ... ende /Schlang ... nangnangnang ... en

Indikation: Kieferverspannung, Schnarchen, Zähneknirschen

Wirkung: Bewusstes Ergreifen der Rachenregion

Sieg gewinnt sich
Ich im Wirken
Wirkt im Innern
Sieg als Ziel ihm
Dietrich von Bonin

81

Ausführung: Im Stehen auszuführen und mit einem Stampfen rechts zur Verbindung mit der Erde zu beginnen, im Aufrichten führt man den rechten Arm über außen nach oben und atmet ein, der Körper ist in Streckung zu bringen, in Verbindung mit dem Himmel, Wahrnehmen der Leichte und eines „Lichtstrahls" von oben, der mit dem Sprechen

zur Erde führt; auf dem rechten Fuß bleibend, senkt man den rechten Arm über vorne und spricht dabei die erste Zeile, dasselbe gilt für jede Zeile; für feinfühlige Menschen Hinweis beim Herunterführen des Armes geben, auf den ätherischen Gegenstrom achten und das [i] in mittlerer Stimmlage (Stimmkern) intonieren
Alternative Übungstexte: „*Wirklich findig*" oder „*Hier bin ich*"

Indikation: Angststörung, Burnout, Makuladegeneration, Schwindel, unzureichende Selbstwirksamkeit

Wirkung: Aufbauend, konzentrierend, gut für ältere oder unsichere Menschen, Selbstwirksamkeit nach Schock, Selbstbehauptung, Ich-Autonomie herstellend

Sprachwerkzeug-Wege

82

spritzende-sprutzende-spratzende
ritzende-runzelnde-ratzende
lispelnde-lutschende-latschende
spanferkelbrut

rasselnde lüge
schmatzende pauke
grizzliger funke
prasselnde tücke
kalkglatte mücke
o graus

wollepudel – nudelrolle
bommelbube – puderotto
glutbordüre – rübenrugel
popanz – geck

kahle muße
ach du kudu
wach lag urdu
gang zum puma
klang nach süße
Dietrich von Bonin

Ausführung: Jede Übung individuell mit oder ohne Handgesten gemäß den Ansatzorten durchführen, laut sprechen und stark artikulieren; Wirkprinzipien sind Kontraste wie vorne-hinten, Blaselaute-Stoßlaute, Vokalsitz usw. mit Schwerpunkt auf dem vorderen Ansatz; für Jugendliche und Erwachsene geeignet

Indikation: Artikulationsschwäche, Aphasie, Demenz (Frühstadium), Geistesabwesenheit, Parkinson

Wirkung: Aktiviert alle drei Ansätze mit Schwerpunkt vorne, stärkt die Ich-Führung im Astralleib, konzentriert und fördert Wachheit

Sprache sprechen spritzen sprossen sprudeln
Rudolf Steiner[64]

83

Ausführung: Gewicht nach hinten verlagern, die Arme holen nach hinten aus und man entlässt das Wort im Nach-vorne-kommen, wortweise aufbauen und abbauen (ein bis fünf Worte pro Atemzug), vorderes R [r], Vokalfolge und Wortgebärden beachten

Indikation: Atemenge, unzureichende Selbstwirksamkeit, Stimmstörungen, Sprechangst

Wirkung: Stimme befreiend und lösend, der Weg vom Gaumen auf die Lippen inkarniert in der Körperperipherie

Stabreim (exemplarischer Textvorschlag[65])

84

Nur Ich bin Ich und eigenes All
Ich weiß was ich will
Mein Werkzeug werdet
ihr Wahngewalten
und Wunder wirk´ ich.
Wilhelm Jordan[66]

Ausführung:
Variante 1: Den Unterschenkel mit dem Eigengewicht zum Boden lösen (Gegenstoß vermeiden), sich aufrichten und im Aufrichten die alliterierende Silbe sprechen
Variante 2 (mit Holzstab): Schritt – kurzer Atmungsimpuls, dabei holt der Arm aus, um den losgelassenen Stab zu packen, beim Zupacken die stabende Silbe sprechen, gleichzeitig den Schritt und den Arm parallel oder über Kreuz führen, den Stab auf Bauchhöhe greifen
Variante 3: Unterschenkel mit dem Eigengewicht zum Boden fallen lassen, stampfen, die Vorlaufbewegung beachten, in die gestreckte Aufrichte kommen und dabei die alliterierende Silbe sprechen

Allgemeine Hinweise: Es „stabt“ die Silbe, nicht der Laut, außerdem „staben“ alle anlautenden Vokale untereinander wegen des Glottisschlags (Konsonant); Schritt und Sprache erfolgen in synkopischer Abfolge, Blick geradeaus in die Weite gerichtet. Solar: Schritt, tief in die Knie und auch im Aufrichten leicht gebeugte Knie beibehalten; lunar: Unterschenkel fallen lassen, in die Knie, aufrichten, eher in Streckung kommen; im fortgeschritteneren Stadium ist der ganze Text ab: „Nach der sinkenden Sonne“[67] besonders zum Erleben weiblicher Autonomie geeignet

Indikation: Angststörung, Depression, Sucht, histrionischen Störung, Rekonvaleszenz, vermindertes Selbstwertgefühl, Schwäche des Astralleibes und mangelnde Ich-Führung

Kontraindikation: Arterielle Hypertonie

Wirkung: Verankert das Ich im Willen, ergreift und schult den Willen, hilft bei hysterischer Konstitution, bei Neurasthenie möglich, aber kurz und gezielt anwenden, der Beispieltext unterstützt das autonome Ich-Erlebnis

Sturmwort rumort um Tor und Turm
Molchwurm bohrt durch Tor und Turm
Dumm tobt Wurmmolch durch Tor und Turm
Rudolf Steiner[68]

85

Ausführung: Die Übung im Stehen durch drei Zonen von oben nach unten aufbauen: 1. Zeile: Mit dem Arm zur Einatmung ausholen und wie an den Wänden von einem Spruchband ablesend, mit dem Arm darauf zeigend sprechen; 2. Zeile: Mit abgewinkeltem Handgelenk wie mit einem imaginären Widerstand ringend (auch mit Partnerin möglich); Arme nie strecken, flexibel bleiben; 3. Zeile: Mit sicherem Stand die Hände auf Bauchhöhe aufeinander horizontal nach unten stoßen: „dumm“ als Länge, „tobt“ als Kürze, dann die Hände lösend wegschleudern, anschließend weiter im Text jede erste Silbe als Länge, jede zweite Silbe wegschleudern, als artikulatorische Varianten: „d-dumm“, „t-tobt“ u. ä.

Indikation: Angst-, Borderline-, Panikstörung, Depression, Erschöpfung, Hyperventilation, Migräne, Stottern, Sucht

Wirkung: Vom Umkreis über die Mitte gegen das Körperzentrum führend, gestaute Astralität aus dem Kopfbereich nach unten lösend, Stimme nach unten führend, Atem kräftigend, Dickdarm und Geschlechtsorgane mit dem Atem formend und lösend im Wechsel

Tritt dort die Türe durch

Rudolf Steiner[69]

86

Ausführung: Übung mit vorderem R sprechen oder geeignet zur Anbahnung der vorderen R-Artikulation durch [d] [t], auch sehr gut geeignet in der Ausführung gemäß „Ananas" (siehe Übung 13 „Drück die Dinge")
Variante 1: Gegen Lispeltendenz bei [l], [n], [d] und [t] zuerst die korrekte Zungenposition erreichen, dann mit [d] und [t]-Verdoppelung üben, Übung ohne Gesten ausführen (den konsonantischen Rückhalt erleben)
Variante 2: Mit wirksamer, zeigender Geste begleiten, den Gegenstrom erleben und festen Stand beibehalten, den Satz beim Üben umstellen: „Dort tritt..., Die Türe dort..." usw., ggf. an einer Wand anlehnen

Indikation: Abgrenzungsschwierigkeiten, Heiserkeit, Ich-Schwäche, Konzentrations-, Stimmstörung, Nichtbeherrschen des Zungen-R

Wirkung: Stark stimmklärend und -reinigend, gut bei spontaner Heiserkeit und Verschleimung der Stimme, zentralisiert den oberen Pol, Selbstwirksamkeit fördernd

Uhu und du
Rund ruft zur Fluh
Rund ruft zur Fluh
Uhu und Du

Dietrich von Bonin

87

Ausführung: Die Arme variiert pro Zeile langsam nach vorne führen

Indikation: Heiserkeit wegen mangelnder Lippenpräsenz, Mundatmung, hinterer Stimmsitz, Stottern

Wirkung: Konzentriert den Sprechansatz vorne, Zitter- und Blaselaut führen die Stimme in den Umkreis

Und es wallet und siedet und brauset und zischt,
Wie wenn Wasser mit Feuer sich mengt,
Bis zum Himmel spritzet der dampfende Gischt,
Und Well auf Well sich ohn Ende drängt,
Und wie mit des fernen Donners Getose
Entstürzt es brüllend dem finsteren Schoße.
Ausschnitt aus: „Der Taucher", Friedrich Schiller[70, 71]

88

Ausführung: Mit tief schwingenden Hanteln (1-2kg) ausführen, zuerst die Hantel gleichmäßig auf einer Seite schwingen, dann den Text auf die Bewegung legen, beim Rückschwung beginnen zu sprechen: „Und es", d.h. die Kürzen rückwärts und die Längen vorwärts schwingen; vorne im „toten Punkt" die Hantel schwerelos in die andere Hand übergeben

Indikation: Aggression, Angststörung, Depression, Hochatmung, mangelnde Erdung, muskuläre Verspannungen, Stress

Wirkung: Aktiviert die Atemwurzel, bringt Starres in Fluss, Verkrampfungen lösend, leitet aggressive Energie sanft ab

Vom Vorigen fürchte nimmer
für findige Fünfheit
den feurigen Fund
Nimmer fürchte fünf fangende Finger
wenn findige fahrende Fante
vom Vorigen künden
Ida Rüchardt[72]

89

Ausführung: Die begleitende Bewegung kann im Sitzen oder im Stehen erfolgen, die Arme holen mit lockeren Schultern vor dem Bauch nach vorne aus, [f] [v] werden crescendoartig in einer runden Bewegung an das Energiezentrum geführt, mit der Rückbewegung einhergehend, lassen sich wahlweise die Muskeln der unteren Bauchdecke (Blasenregion) oder des Beckenbodens aktivieren; Bild eines „Blasebalgs", der Kohlen zum Glühen bringt, die Spannung bis zum Wortende halten, die Worte „nimmer", „wenn" und „künden" dienen der Lösung von Schultern, Armen und Atem, die Nachwirkung sollte in Wärme und eventuell leichtem Muskelkater in der Bauchregion bestehen

Indikation: Aerophagie, Amenorrhoe, Beckenbodentraining, Blasenentzündung (prophylaktisch), Gastritis, Harninkontinenz, Meteorismus, Obstipation

Kontraindikation: Durchfall, Menstruation, Schwangerschaft, Vorsicht bei Hyperventilation

Wirkung: Den Astralleib in der Bauchregion in Bewegung bringend, Bauchmuskeln stärkend, Energiezentrum belebend und durchwärmend, überschüssige obere Astralität aus der Zwerchfellregion entfernend

Walle welle willig
Leise lispeln lumpige Lurche lustig
Rudolf Steiner[73, 74]

90

Ausführung: Die L-Bewegungen ähnlich wie im L-Programm ausführen, zur Vertiefung und Intensivierung geeignet, besonders für Knie und Fußgelenke

Indikation: Arthrose, Depression, Gelenkschmerzen, Muskelverspannungen, Neurasthenie, onkologische Erkrankungen

Kontraindikation: Arthritis

Wirkung: Vom Wärmelaut [v] in den Wasserlaut [l] führend, Gelenke belebend und schmerzlindernd

91

Wärme weset um mich

Das Licht es strahlet in mein Haupt
In ruhiger Kraft
empfinde ich es

Die Luft sie strömet in meine Brust
In ruhiger Kraft
eratme ich sie

Die Schwere sie hält mich an der Erde
In ruhiger Kraft
erlebe ich sie

In Licht, Luft, Schwere
Empfindend, eratmend, erlebend
Webet mein ganzer Mensch –

Wärme weset in mir
Rudolf Steiner[75]

Ausführung: 1. Zeile: Ruhig stehen (auch sitzend möglich); 2. und 3. Zeile: Die Handflächen nach oben wenden, die Unterarme heben; 4. Zeile: Hände nach vorne öffnen; 5. Zeile: Hände zur Brust führen; 6. Zeile: Handflächen nach unten wenden; 7. Zeile: Arme senken; 8. Zeile: Die obigen Gesten auf die drei Worte legen; 9. Zeile: Dasselbe wiederholen; 10. und 11. Zeile: Hände zur Brustmitte führen

Indikation: OP-Vorbereitung, Rekonvaleszenz, Schwäche

Wirkung: Führt zu sich selbst in Verbindung mit den Umkreiskräften

Wirklich findig wird Ich
im irdischen Lebenswesen

Im irdischen Lebenswesen wird Ich
wirklich findig
Rudolf Steiner[76]

92

Ausführung: Im Stehen ausführen und mit Stampfen rechts (kein Ausfallschritt) zur Verbindung mit der Erde beginnen; im Aufrichten führt man den rechten Arm über außen nach oben und atmet ein, den Körper in Streckung bringen, in Verbindung mit dem Himmel; Wahrnehmen der Leichte und eines „Lichtstrahls" von oben, der mit dem Sprechen zur Erde führt; auf dem rechten Fuß bleibend, senkt man den rechten Arm über vorne und spricht dabei die erste Zeile, dann die folgende; für feinfühlige Menschen Hinweis beim Herunterführen des Armes geben, auf den ätherischen Gegenstrom achten und das [i] in mittlerer Stimmlage (Stimmkern) intonieren; bei [e] bildet man eine Faust vor dem Energiezentrum, wenn möglich vorderes [r]

Indikation: Angststörung, Burnout, Makuladegeneration, Schwindel, unzureichende Selbstwirksamkeit

Wirkung: Aufbauend, konzentrierend, gut für ältere oder für unsichere Menschen, Selbstwirksamkeit nach Schock erzeugend, Selbstbehauptung und Ich-Autonomie steigernd

93

W – T

Varianten:

F – T
CH – S – F
W – L – R
Wu – Wu – Wu – Wu – T
Dietrich von Bonin

Ausführung: Gemäß Video[77]
Variante für [v] – [t] und [f] – [t] bei mangelnder Belüftung der ventralen Lungenabschnitte: Der Thorax ist links oder rechts mit beiden Händen am unteren Rippenbogen zusammenzudrücken, um eine maximale Exspiration herbeizuführen, durch eine helfende Person kann der Druck auch simultan rechts und links erfolgen, die Belüftung der unteren Lungenabschnitte lässt sich auch durch Einsatz eines Therabandes beim Sprechen verbessern

Indikation: Adipositas, Angst, Atemenge, Blasenentzündung, Burnout, Depression, Einschlafprobleme, Erschöpfung, Hochatmung, Hyperventilation, körperliche Schwäche, Neurasthenie, Nervosität, Müdigkeit, onkologische Erkrankung, Rhinosinusitis

Wirkung: Die Atmung vertiefend und verlangsamend, den Brustraum belebend, die Atembremse fördernd

94

Zuwider zwingen zwar
Zweizweckige Zwacker zu wenig
Zwanzig Zwerge
Die sehnige Krebse
Sicher suchend schmausen
Dass schmatzende Schmachter
Schmiegsam schnellstens
Schnurrig schnalzen
Rudolf Steiner[78]

Ausführung: Den 1. Teil wie eine „umgekehrte Wunderkerze“ mit schnellen kleinen Gesten von außen nach innen, den 2. und 3. Teil im Charakter wässriger, horizontal in einer unter dem Zwerchfell liegenden Ebene begleiten und die Wortgebärden mit einbeziehen

Indikation: Artikulationsstörung, Erkältungsneigung, Inkarnationsstörung, Müdigkeit

Wirkung: Artikulationstätigkeit weckend, die Herrschaft des Ichs über den Astralleib unterstützend, Formkraft verleihend im oberen Pol

Sechs Kommunikationsgesten[79] im 3-P-Modell

95

Ausführung: Siehe Video und Kapitel IX 3-Polaritäten-Modell, Reihenfolge im Video: 1. Einzelne Gesten, 2. Große Polarität (3-P-Modell), 3. Dialoge / Miniszenen

Indikation: Biografische Krisen, Depression, Entscheidungsschwäche, Konflikte, Kommunikationsprobleme, mangelndes Selbstvertrauen, Partnerschaftsprobleme, psychische Störungen

Wirkung: Bindet den Astralleib durch die Ich-geführte Gestik an den Körper und wirkt situations- und gefühlsklärend

Die Übungsnummern 96 bis 98 wurden ausgelassen.

Weitere Unterlagen und Dokumente zum Download finden Sie unter dem QR-Code bzw. folgendem Link: https://ats-buch.ch/intervention/

99

Weitere Videos

Hier finden Sie zukünftig Videos weiterer Übungen.

100

Literatur

1 Steiner, R.: Sprachgestaltung und Dramatische Kunst (GA 282). Rudolf Steiner Verlag Dornach 1981. S. 133.

2 Steiner, R.: Methodik und Wesen der Sprachgestaltung (GA 280). Rudolf Steiner Verlag Dornach 1983. S. 49.

3 Steiner, R.: Sprachgestaltung und Dramatische Kunst (GA 282). Rudolf Steiner Verlag Dornach 1981. S. 44.

4 von Bonin, D.: Materialien zur Therapeutischen Sprachgestaltung. Verlag Förderstiftung Anthroposophische Medizin im Verlag am Goetheanum Dornach 2008. S. 106.

5 Steiner, R.: Methodik und Wesen der Sprachgestaltung (GA 280). Rudolf Steiner Verlag Dornach 1983. S. 58.

6 Ebd. S. 66.

7 Steiner, R.: Sprachgestaltung und Dramatische Kunst (GA 282). Rudolf Steiner Verlag Dornach 1981. S. 41.

8 Steiner, R.: Methodik und Wesen der Sprachgestaltung (GA 280). Rudolf Steiner Verlag Dornach 1983. S. 105.

9 Ebd. S. 15.

10 Steiner, R.: Mantrische Sprüche, Seelenübungen II (GA 268). Rudolf Steiner Verlag Dornach 2015. S. 128.

11 Slezak-Schindler, C.: Lebendige Sprachgestaltung Teil II. Marie Steiner Verlag Bad Liebenzell 2016. S. 16.

12 Steiner, R.: Methodik und Wesen der Sprachgestaltung (GA 280). Rudolf Steiner Verlag Dornach 1983. S. 68.

13 Steiner, R.: Sprachgestaltung und Dramatische Kunst (GA 282). Rudolf Steiner Verlag Dornach 1981. S. 43.

14 Steiner, R.: Methodik und Wesen der Sprachgestaltung (GA 280). Rudolf Steiner Verlag Dornach 1983. S. 86.

15 Steiner, R.: Wahrspruchworte (GA 40). Rudolf Steiner Verlag Dornach 2005. S. 140.

16 Slezak-Schindler, C.: Was ist sprachkünstlerische Therapie? Verlag am Goetheanum Dornach 2002. S. 35.

17 Steiner, R.: Methodik und Wesen der Sprachgestaltung (GA 280). Rudolf Steiner Verlag Dornach 1983. S. 16, 30, 186.

18 Steiner, R.: Die Entstehung und Entwicklung der Eurythmie (GA 277a). Rudolf Steiner Verlag Dornach 1998. S. 59.

19 Steiner, R.: Methodik und Wesen der Sprachgestaltung (GA 280). Rudolf Steiner Verlag Dornach 1983. S. 103.

20 Beltle, E., Vierl, K. (Hrsg.): Erinnerungen an Rudolf Steiner. Verlag Freies Geistesleben Stuttgart 1979. S. 133.

21 Steiner, R.: Methodik und Wesen der Sprachgestaltung (GA 280). Rudolf Steiner Verlag Dornach 1983. S. 87.

22 Ebd. S. 53.

23 Steiner, R.: Sprachgestaltung und Dramatische Kunst (GA 282). Rudolf Steiner Verlag Dornach 1981. S. 42.

24 Schiller, F.: Musen-Almanach für das Jahr 1796. Michaelis Verlag Neustrelitz 1796. S. 32.

25 Goethe, J. W.: Musen-Almanach für das Jahr 1799. J. G. Cotta Tübingen 1799. S. 17.

26 Steiner, R.: Methodik und Wesen der Sprachgestaltung (GA 280). Rudolf Steiner Verlag Dornach 1983. S. 102.

27 Steiner, R.: Sprachgestaltung und Dramatische Kunst (GA 282). Rudolf Steiner Verlag Dornach 1981. S. 341, 348, 354.

28 Steiner, R.: Mantrische Sprüche, Seelenübungen II (GA 268). Rudolf Steiner Verlag Dornach 2015. S. 128.

29 von Bonin, D.: Materialen zur Therapeutischen Sprachgestaltung. Verlag Förderstiftung Anthroposophische Medizin im Verlag am Goetheanum Dornach 2008. S. 122.

30 Steiner, R.: Mantrische Sprüche, Seelenübungen II (GA 268). Rudolf Steiner Verlag Dornach 2015. S. 179.

31 Steiner, R.: Methodik und Wesen der Sprachgestaltung (GA 280). Rudolf Steiner Verlag Dornach 1983. S. 18, 32, 187.

32 Ebd. S. 102.

33 Ebd. S. 22, 36, 189.

34 Ebd. S. 189.

35 Steiner, R.: Sprachgestaltung und Dramatische Kunst (GA 282). Rudolf Steiner Verlag Dornach 1981. S. 361.
36 Steiner, R.: Methodik und Wesen der Sprachgestaltung (GA 280). Rudolf Steiner Verlag Dornach 1983. S. 55.
37 Steiner, R.: Sprachgestaltung und Dramatische Kunst (GA 282). Rudolf Steiner Verlag Dornach 1981. S. 40.
38 https://www.youtube.com/watch?v=rcEiBp6AO-o&t=4s (Abruf Februar 2023).
39 Steiner, R.: Methodik und Wesen der Sprachgestaltung (GA 280). Rudolf Steiner Verlag Dornach 1983. S. 103.
40 Ebd.
41 Steiner, R.: Sprachgestaltung und Dramatische Kunst (GA 282). Rudolf Steiner Verlag Dornach 1981. S. 165.
42 Steiner, R.: Methodik und Wesen der Sprachgestaltung (GA 280). Rudolf Steiner Verlag Dornach 1983. S. 40.
43 Steiner, R.: Sprachgestaltung und Dramatische Kunst (GA 282). Rudolf Steiner Verlag Dornach 1981. S. 38.
44 Steiner, R.: Methodik und Wesen der Sprachgestaltung (GA 280). Rudolf Steiner Verlag Dornach 1983. S. 105.
45 Ebd. S. 105.
46 Ebd. S. 190.
47 Steiner, R.: Mantrische Sprüche, Seelenübungen II (GA 268). Rudolf Steiner Verlag Dornach 2015. S. 183.
48 Steiner, R.: Methodik und Wesen der Sprachgestaltung (GA 280). Rudolf Steiner Verlag Dornach 1983. S. 23.
49 Ebd. S. 28, 185.
50 Steiner, R.: Sprachgestaltung und Dramatische Kunst (GA 282). Rudolf Steiner Verlag Dornach 1981. S. 35.
51 Steiner, R.: Die Kunst der Rezitation und Deklamation (GA 281). Rudolf Steiner Verlag Dornach 1987. S. 163.
52 Steiner, R.: Methodik und Wesen der Sprachgestaltung (GA 280). Rudolf Steiner Verlag Dornach 1983. S. 23, 36, 189.
53 Steiner, R.: Sprachgestaltung und Dramatische Kunst (GA 282). Rudolf Steiner Verlag Dornach 1981. S. 133.
54 Ebd. S. 99.
55 Ebd. S. 71.
56 Steiner, R.: Methodik und Wesen der Sprachgestaltung (GA 280). Rudolf Steiner Verlag Dornach 1983. S. 54.
57 Ebd. S. 188.
58 Ebd. S. 185.
59 Ebd. S. 86.
60 https://movement-informed-speech.ch (Abruf Februar 2023).
61 Beispiele siehe https://movement-informed-speech.ch
62 von Bonin, D.: Materialien zur Therapeutischen Sprachgestaltung. Verlag Förderstiftung Anthroposophische Medizin im Verlag am Goetheanum Dornach 2008. S. 116.
63 von Bonin, D.: Materialien zur Therapeutische Sprachgestaltung. Verlag am Goetheanum Dornach 2008. S. 116.
64 Steiner, R.: Methodik und Wesen der Sprachgestaltung (GA 280). Rudolf Steiner Verlag Dornach 1983. S. 87.
65 Als Stabreim eignen sich auch weitere Texte von Wilhelm Jordan oder z. B. aus der Edda – Götter- und Heldensagen.
66 Jordan, W.: Nibelunge, Siegfriedssage erster Teil, elfter Gesang. W. Jordan's Selbstverlag Frankfurt a. M. 1867. S. 68.
67 Jordan, W.: Nibelunge, Siegfriedssage erster Teil, elfter Gesang. W. Jordan's Selbstverlag Frankfurt a. M. 1867. S. 68.
68 Steiner, R.: Methodik und Wesen der Sprachgestaltung (GA 280). Rudolf Steiner Verlag Dornach 1983. S. 25, 48, 93, 102.

69 Ebd. S. 52.

70 Steiner, R.: Sprachgestaltung und Dramatische Kunst (GA 282). Rudolf Steiner Verlag Dornach 1981. S. 42.

71 Schiller, F.: Musen-Almanach für das Jahr 1798. J. G. Cotta Tübingen 1798. S. 124.

72 von Bonin, D.: Materialien zur Therapeutischen Sprachgestaltung. Verlag Förderstiftung Anthroposophische Medizin im Verlag am Goethenaum Dornach 2008. S. 194.

73 Steiner, R.: Methodik und Wesen der Sprachgestaltung (GA 280). Rudolf Steiner Verlag Dornach 1983. S. 102.

74 Steiner, R.: Die Kunst der Rezitation und Deklamation (GA 281). Rudolf Steiner Verlag Dornach 1987. S. 169.

75 Steiner, R.: Mantrische Sprüche, Seelenübungen II (GA 268). Rudolf Steiner Verlag Dornach 2015. S. 162.

76 Steiner, R.: Methodik und Wesen der Sprachgestaltung (GA 280). Rudolf Steiner Verlag Dornach 1983. S. 41.

77 https://sound-informed-movement-ch und https://sound-informed-breathing.ch.

78 Steiner, R.: Methodik und Wesen der Sprachgestaltung (GA 280). Rudolf Steiner Verlag Dornach 1983. S. 189.

79 Steiner, R.: Sprachgestaltung und Dramatische Kunst (GA 282). Rudolf Steiner Verlag Dornach 1981. S. 81.

KAPITEL V

Anamnese und Befunderhebung

Therapeutische Sprachgestaltung versteht sich als Bestandteil der anthroposophischen Medizin und insofern einer erweiterten Schulmedizin. Sie integriert medizinische Diagnosen gemäß ICD sowie Befunde und Diagnosen verwandter Disziplinen wie Logopädie, Physio-, Psycho- oder Kunsttherapie als Grundlage des therapeutischen Handelns.

Zu diesen Beurteilungen tritt die fachspezifische Befunderhebung in der Therapeutischen Sprachgestaltung nach Haltung – Atmung – Stimme – Artikulation – Denken – Sprachwahrnehmung (HASADS). Sie erfasst für Erwachsene und Jugendliche die Person in den sprachrelevanten Dimensionen auf vier Seinsebenen: Ich – Seele (Astralleib) – Leben (Ätherleib) und Körper (Physischer Leib) und ist seit Jahrzehnten klinisch erprobt.

Gegenüber den zahlreichen etablierten Beurteilungsinstrumenten aus pathogenetischem Blickwinkel ergänzt die Therapeutische Sprachgestaltung die geleitete Beobachtung durch den gleichberechtigten Einbezug der Ressourcen der Klientel und entspricht den Anforderungen einer salutogenen Betrachtungsweise.

Auch bei der Einschätzung von Sprach-, Sprech- und Stimmstörungen bei Kindern ergab sich die Notwendigkeit einer Gesamteinschätzung der Auffälligkeiten vor dem Hintergrund des kindlichen Entwicklungsstandes vom Gesichtspunkt der Therapeutischen Sprachgestaltung in Ergänzung zu bestehenden Befunden und Diagnosen.

Sie führte zur Entwicklung des Rahmeninstruments „Befunderhebung bei kindlichen Sprach- und Sprechstörungen“ (ATS-BKSS), das eine angepasste Beurteilung im Einzelfalls ermöglicht und sich auch zur Verlaufsbeurteilung eignet. Das Instrument entstand in enger Zusammenarbeit mit der Logopädie und ist geeignet, deren Diagnostik sowohl zu ergänzen als auch von Fall zu Fall zu ersetzen.

1. HASADS-Befunderhebung

1.1 Kurzfassung

Die Befunderhebung erfolgt in sechs Kategorien: Haltung – Atmung – Stimme – Artikulation – Denken – Sprachwahrnehmung (HASADS).

Jede Dimension ist unterteilt in die vier Ebenen: Ich – Psyche – Leben – Leib. HASADS eignet sich vorzugsweise für Erwachsene mit psychiatrischen, psychosomatischen und somatischen Indikationen und weniger zur alleinigen Diagnostik von Sprach- und Sprechstörungen. Der Befund (s.u.) zählt eindeutige Defizite und Ressourcen auf und bewertet von - 5 bis + 5. Positive Zahlen entsprechen einer Ressource, negative Zahlen entsprechen einem Defizit.

1.2 Vorgehen

Während der ersten Therapieeinheiten zeigen sich Hauptauffälligkeiten und Ressourcen in sechs Kategorien auf den vier Ebenen. Der resultierende Hauptbefund liegt in der Regel in wenigen Gebieten. Die Befunderhebung entwickelt sich rollend im Therapieprozess. Dessen Phasen gehören nicht zum HASADS-Befund und sind in Kapitel XI.6 beschrieben. In der Praxis genügt meist die vereinfachte Erfassung der Auffälligkeiten und Ressourcen in den sechs Gebieten auf der Hauptebene. Bei komplizierten Fällen kann man die Klientel in jedem der 24 Felder betrachten und so einen sehr umfassenden Befund erstellen.

Aufgrund des HASADS-Befundes erfolgt unter Einschluss medizinischer und psychiatrischer Diagnosen auf Grundlage der Bedürfnisse der Klientel die gemeinsame Formulierung von Zielen und die Planung der Therapieschritte. Die angestrebten Veränderungen lassen sich im HASADS-Befund verfolgen. So kann beispielsweise auf der psychischen Ebene im Gebiet der Stimme die Verbindung zwischen Vokalen und Konsonanten gestört sein. Trotz korrekter Artikulation bleibt der Stimmansatz „im Hals stecken" und wird beispielsweise nicht durch den Laut [d] zum präzisen Klingen hinter den Zähnen gebracht. Dies sollte sich in der Therapie verbessern und ist entsprechend zu charakterisieren.

Allgemein ist zwischen Abweichungen von einem „Idealzustand" und eigentlichen Erkrankungen zu unterscheiden, obwohl die Übergänge fließend sind, wie in anderen Gebieten der Medizin. Wegen des engen Zusammenhangs des ganzen Organismus mit den Sprachorganen äußern sich viele Krankheiten in der Sprache, und so lassen sich auch durch eine Korrektur auf dem Sprachgebiet Besserungen erzielen. Bei der Formulierung von Befunden und der Therapieplanung ist jeweils deutlich zu machen, ob eine Grundkrankheit wie z. B. Asthma bronchiale sich sekundär in den sechs Dimensionen abbildet und therapiert wird, oder ob es sich um eine primäre Störung / Erkrankung auf einem der Gebiete, wie z. B. funktionelle Dysphonie, handelt. Solche Fälle deuten wiederum auf eine dahinterliegende Problematik, wie z. B. berufliche Überforderung.

1.3 Dimensionen und Ebenen

Haltung und Ich

Im Gang und der Aufrechte drückt sich die Ich-Präsenz besonders aus. Tritt jemand stärker mit den Fersen oder eher mit den Zehen auf? Sind die Schritte federnd, schleppend, energisch, zögernd? Deutlich prägt das Ich zudem die Haltung durch die Denkweise seines Trägers. Pflegt jemand aufrichtende, idealistische oder eher pragmatisch-einengende Gedanken? Wie ordnet er sich als Mensch in die Umwelt ein? Ein weiteres Indiz ist die Wärmeverteilung im Körper, die sich zwischen Zentrum und Peripherie im Laufe des Tages verändert: am Morgen ein mehr ergotropes Eingreifen mit erhöhter Kerntemperatur, abends und nachts in Zeiten der Erholung (Trophotropie) das Schwingen der Wärme in die Peripherie. Der Vergleich der alters- und konstitutionsgemäßen gesunden Verhältnisse mit dem Störungsbild des Patienten führt zur Einschätzung der Situation.

Haltung und Psyche

Auf diesem Gebiet sind die Bewegungen instruktiv. Kann die Klientel das Gehen geschmeidig verändern? Liegt die ganze Betonung des Menschen auf dem Gehen und nicht auf der Gestik? Steht eine Person mit ruhiger, sogar eher ungeschickter Gangart und sparsamen Gebärden da? Sind die Bewegungen verkrampft oder locker? Wesentlich ist, ob eine Bewegung zum Menschen passt. Äußerlich prägt die Psyche über ihren körperlichen Träger, das Nervensystem, zum Teil die morphologische Gestalt. Zeigt diese gute Proportionen und Elastizität, oder fallen einzelne Körperteile aus dem Zusammenhang?

Haltung und Leben

Das Leben oder der Energiekörper ist in seiner Funktion im Menschen ganz auf die Durchdringung mit Psyche und Ich angewiesen. Er vermittelt dem Körper die Leichte. Während gesunde Kinder mit größter Leichtigkeit die Schwerkraft überwinden, findet sich in der Haltung des gesunden Menschen mittleren Alters ein Gleichgewicht zwischen Schwere- und Leichte-Kräften. Im Alter gewinnen die Einflüsse der Gravitation die Oberhand. Was bleibt im Schlaf an Eigenschaften am Menschen sichtbar? Dieses Gebiet betrifft Merkmale der Gestalt, die sich allmählich im Lauf des Lebens verändern und willentlich nur durch langfristige rhythmische Einwirkung zu beeinflussen sind. So gehören der Ernährungszustand und die Verwertung der Nahrung dazu. Ferner ist die Lateralisierung zu beachten, besonders bei Kindern. Hat bis zum neunten Lebensjahr eine klare Festlegung stattgefunden? Strahlt die Haut Frische aus? Wie ist ihre Oberfläche beschaffen? Wie sind die Flüssigkeitsverhältnisse im Körper, der Glanz der Augen, der Hautturgor? Federt die Haut elastisch zurück gegen Druck (wie beim gesunden Kind) oder bleiben abgehobene Falten länger stehen?

Haltung und Körper

Wie aus der Beschreibung der vorherigen Gebiete ersichtlich wurde, prägen die drei oberen Seinsebenen stark die bewegte, lebenerfüllte und bewusst handelnde, sichtbare Gestalt. Auf der körperlichen Ebene ist diese mit ihren Merkmalen wie Haar- und Augenfarbe, Alter, Größe und Gewicht etc. mit ihren Auffälligkeiten zu beschreiben. Weiter kommen hier exogen bewirkte Störungen oder Schäden in Betracht, welche die Funktionstüchtigkeit des Körpers beeinträchtigen (z.B. Unfallfolgen).

Atmung und Ich

Der größte „Atemzug" der Individualität erscheint in den Umkehrpunkten von Geburt und Tod. Deshalb gehört für eine erweiterte Diagnose die Frage nach den Inkarnationsverhältnissen in dieses Gebiet. Verbindet sich das Ich bei einem Kind stark mit dem

Körper oder kommt es gegen die dominierenden Kräfte der Vererbung (Genetik) und der Umwelt nicht an?

Der nächste „Atemrhythmus" ist der Wechsel zwischen Schlafen und Wachen. Liegt eine Einschlaf-, Durchschlaf- oder Aufwachstörung vor? Ein weiterer Aspekt betrifft die Licht- und Seelenatmung. Es handelt sich um die feine „Ein- und Ausatmung" durch die Sinneswahrnehmungen. Für das Auge lässt sich der Prozess anhand der unterschiedlichen Bedeutung der Begriffe „Sehen" und „Schauen" erläutern. Habe ich etwas gesehen und begriffen, so gleicht dieser Vorgang der Einatmung. Beim Schauen ruht der Blick hingegen länger auf dem Betrachteten und eine Seelenantwort, eine Empfindung stellt sich ein. Mit dieser Empfindung strömen Ich und Seele nach außen. Alle Dichter guter Naturpoesie haben diese schauende Fähigkeit besonders ausgebildet. Heute hetzen viele Menschen flüchtig von Eindruck zu Eindruck („das habe ich schon gesehen"), was einer Überfütterung mit „Sinneseinatmung" gleicht. Das schwächt die Konzentration und kann in organischen Krankheitsursachen enden. Die Sprechatmung zeigt die Fähigkeit des Ichs, den Atem zu führen und zu richten. Kann der Atem die Sprache in Weite, Höhe und Tiefe führen? Gelingt die Übereinstimmung von Atem und Zeilenlänge?

Atmung und Psyche

Psyche und Lebensorganisation bestimmen die Atmung nach Frequenz, Tiefe und Dynamik. So sollte sie stets fein auf Seelenerlebnisse reagieren und diese dem Körper vermitteln. Jede Blockierung, Stauung oder Einengung führt zu Störungen. Wie atmet ein Mensch im Erleben von Lust und Schmerz? Können sich Seelenerlebnisse über den Atem in der Sprache ausdrücken? Haben negative Erlebnisse und Einstellungen die Atmung flach und eng gemacht? Hier lässt sich die Atmung eines gesunden Kindes um das zwölfte Lebensjahr als gesundes Ideal betrachten. Bei sportlichen Menschen ist die Atmung oft tief und regelmäßig, aber auch im Wachen ganz dem Körper zugewandt, mit wenig Bezug zum inneren Erleben. Übermäßiges Einlassen auf Situationen und Stress, die mit fehlender Abgrenzung und einem Mangel an selbständigem, selbstbestimmtem Handeln einhergehen, führen zur Überbetonung der seelischen Einatmung im weitesten Sinn. Über den Umgang der Psyche mit der Atmung geben auch der Puls-Atem-Quotient (QP/A) und die respiratorische Sinusarrhythmie (Modulation der Herzfrequenz durch die Atmung) Auskunft. Ein QP/A > 4 in Ruhe deutet auf eine verlangsamte Atmung hin, wie sie durch starke Extraversion des oberen Menschen und wenig gesunde Selbstwahrnehmung entsteht. Diese Situation ist typisch für Effekte der westlichen Zivilisation auf die Atmung. Ein QP/A < 4 in Ruhe findet sich oft bei sportlichen Menschen und dort, wo Emotionen stark auf die Atmung wirken.[1]

Atmung und Leben

Hierhin gehört der Atemtypus, insofern er einen länger anhaltenden Zustand ausdrückt. Hat man es mit habitueller Hoch-, Tief- oder Mischatmung zu tun? Kann die Atmung ihre Lebensfunktion richtig erfüllen? Hier sind Spontan- und Sprechatmung getrennt zu betrachten. Der maximale Atemstoß (Peak-Flow) gibt Auskunft über die Lebenskraft im Verhältnis zur psychischen Energie. Allgemein lässt sich fragen: Steht eine gesunde Spontanatmung als Grundlage zur Verfügung? Wenn nicht, welche Atemaspekte sind zu verbessern? Die Atemführung ist auch für den Sprachfluss verantwortlich. Deshalb gehören beispielsweise Redeflussstörungen (Stottern) in dieses Gebiet.

Atmung und Körper

Hier kommen alle konstitutionellen und morphologischen Besonderheiten der Lunge, der Bronchien, des Kehlkopfes, der ganzen Luftröhre und der Nase mit Stirn- und weiteren Nebenhöhlen in Betracht, insofern sie die Atmung beeinflussen bzw. beeinträchtigen. Diese Charakteristika sind beim Erwachsenen oft feste, unveränderbare Gegebenheiten. Dennoch ist erstaunlich, welche Kraft und Weite die Atmung trotz eingeschränkter körperlicher Bedingungen erreichen kann. Wichtig ist die Abklärung von Mund- oder Nasenatmung, spontan und in der Nacht, besonders bei Kindern. Über pathologische Veränderungen in diesem Gebiet gibt die HNO-Diagnose Auskunft. Es ist wichtig, diagnostisch zu unterscheiden zwischen dem, was die Klientel könnte und dem, was sie in der Regel tut.

Stimme und Ich

Die Stimme ist direkter Ausdruck der Persönlichkeit. Oft erkennen wir einen Menschen am Stimmklang, noch bevor seine Worte verständlich sind. Diagnostisch interessant ist das Verhältnis zur eigenen Stimme. Die Stimmlage gibt Auskunft über die Inkarnationstiefe der Person im Körper (Sopran, Alt etc.), wobei sich die Sprechstimme oft durch falschen Gebrauch und Spannungen aus der natürlichen Lage verschiebt. Ist ein Stimmkern wahrnehmbar (Ich-Präsenz)? Kann der Patient die Stimme führen? Hier spielt Übung eine große Rolle, was zu berücksichtigen ist. Stimmführung meint nicht den Stimmeinsatz (siehe Psyche), sondern die Fähigkeit, Modulation, Dynamik usw. während des Sprechens willentlich zu gestalten.

Stimme und Psyche

Stimmung und Gestimmtheit beeinflussen direkt die Stimmkraft und deren natürliche Modulation. Deshalb ist die Arbeit an der Stimme zugleich Wirken an Psyche und Persönlichkeit. Denken, Fühlen und Wollen nehmen unterschiedlichen Einfluss auf die Stimme, die sowohl einseitige Denkprozesse als auch ein dominanter Wille an ihrer freien Entfaltung hindern. Aufschlussreich für die Verbindung zwischen Psyche und Leben ist die Fähigkeit oder das Unvermögen, Vokale und Konsonanten miteinander zu verbinden. Kann der Vokal die Gestaltungskraft des Konsonanten aufnehmen und die Stimme zum Klingen bringen oder bleibt er für sich? Dominiert der Vokal das Wort übermäßig? Beim Stimmeinsatz sind ein gehauchter, weicher von einem festen, harten (gepressten) oder knarrenden Einsatz zu unterscheiden. Wir fragen, ob ein natürliches Verhältnis zur eigenen Stimmlage besteht, oder ob der Gebrauch über (häufiger) oder unter der natürlichen Indifferenzlage liegt. Insgesamt kommt der seelische Umgang mit den Vokalen in Betracht. Vorlieben für den einen oder anderen Selbstlaut verweisen auf ein Leben der Seele in entsprechenden Vokalgesten. Auch die sechs Grundgesten der Sprache drücken sich vorwiegend über die Selbstlaute aus. Wir erkennen, dass man sowohl von der Stimme aus nach Seelenqualitäten fragen, als auch den Eindruck entsprechender Stimmungen auf die Stimme suchen kann. Entscheidend für die Stimmgesundheit ist eine harmonische Verbindung von Seele (Impuls) und Geist (Intention) mit den lebendig-leiblichen Ausdrucksmitteln.

Stimme und Leben

Viele Qualitäten der Stimme sind durch die Lebensebene (v.a. Epigenetik) und damit auch durch die Vererbung veranlagt, so die Familienähnlichkeit und der spezifische Klang der Muttersprache. Auch der Stimmumfang (z.B. über zwei Oktaven) und die Stimmkonstitution gehören in dieses Gebiet. Beide lassen sich durch Schulung in gewissen Grenzen verändern. Bei vielen Menschen hat ein jahrelanger falscher Gebrauch den Stimmklang beeinträchtigt. Ein gutes Beispiel ist die hyperfunktionelle Dysphonie bei Berufssprechern, deren Stimmproblem auf unpassenden Gewohnheiten beruht und daher ausgehend von einer falschen Betätigung des Stimmorgans (psychisch) nach und nach ins Gebiet der Lebensorganisation gelangt. Dieses Beispiel verdeutlicht die enge Verflechtung von Psyche und Leben auf dem Gebiet der Stimme. Weiter zu beachten ist die Nasalität. Liegt ein offenes oder ein geschlossenes Näseln (Rhinophonie) vor?

Stimme und Körper

Hier stehen Größe und Beschaffenheit des Kehlkopfes und der Resonanzräume im Vordergrund. Jahrelanger falscher Gebrauch der Stimme kann Stimmlippenknötchen hervorrufen und prägt sich dadurch bis in den Körper ein. Auch Erkrankungen, die zu Stimmbandlähmungen und -tumoren führen, manifestieren sich zuletzt auf diesem Gebiet. Wie schon bei der Atmung gilt auch hier, dass die Betätigung der Stimme die entscheidende Rolle spielt und somit die häufigsten Ursachen für Stimmprobleme auf dem Gebiet von Psyche und Leben liegen.

Artikulation und Ich

Das Ich beeinflusst viele Aspekte der Artikulation. Dies zeigt sich daran, dass alle Beeinträchtigungen der Ich-Präsenz auch negativ auf die Artikulation wirken. Genannt seien Müdigkeit, Krankheit oder Intoxikationen durch Alkohol oder Medikamente. Die hier zu betrachtenden Aspekte der Artikulation sind Deutlichkeit, Flüssigkeit, Geschlossenheit und Gliederung der Sprache sowie das Vermögen, die vier Konsonantengruppen Blase-, Zitter-, Wellen- und Stoßlaute zu gestalten. Ebenso gehört es zu den Fähigkeiten des Ichs, das Gleichgewicht zwischen den verschiedenen Aspekten der Sprache zu halten. Aufmerksamkeit auf dieses Gleichgewicht schult die Ich-Präsenz. Ein starkes Ungleichgewicht lässt, unabhängig von anderen Merkmalen, auf mangelnde Ich-Präsenz in der Sprache schließen.

Artikulation und Psyche

Auf dem Gebiet der Psyche sind besonders die drei Hauptansatzorte der Sprache zu betrachten: Die Lippenlaute ([m], [b], [p], [f], [v]) bildet man an der Grenze zwischen innen und außen aus und sie hängen mit dem Fühlen zusammen. Die Laute des Zahn- und Zungengebietes ([l], [n], [d], [t], [s], [z], [ʃ]) entstehen durch das Zusammenwirken der Zungenbewegung mit der härtesten Substanz im Körper, den Zähnen. Dieser Kontrast schafft Bewusstsein, und so ist der Zahn- und Zungenansatz dem Denken zugeordnet. Die Gaumenlaute ([g], [k], [h], [j], [ɕ, ç], [ŋ]) entstehen zuhinterst im Sprachwerkzeug und sind Ausdruck des Willenspols in der Sprache. Wegen des Zusammenhangs dieser drei Ansatzorte mit dem Herz-Brustbereich (Lippen), dem Gehirn und Rückenmark (Zahn/Zunge) sowie dem Übrigen der Gestalt des Menschen bis hinunter zu den Fersen (Gaumen) lassen Schwächen einzelner Ansatzorte auch Rückschlüsse auf das Gebiet der Haltung zu. Es hängt von der Kraft und dem Reichtum der Seele ab, wie das Individuum Wortgebärden erlebt und gestaltet. So hat eine Seele, die entdeckerfreudig in ihrer Muttersprache lebt, besseren Zugang zu deren Wortgebärden.

Artikulation und Leben

In weitem Maße bestimmen muttersprachliche Gewohnheiten, Milieu und Dialekt die Artikulation. Die Muttersprache bildet und nährt in der Kindheit die Lebensorganisation. Die Befunderhebung muss deshalb zuerst diese Gewohnheiten erfassen und berücksichtigen. Erst nachrangig lassen sich Störungen auf dem Gebiet der Lebensorganisation erkennen. Hierzu gehören funktionelle Lautbildungsstörungen und Dyslalien, wie z.B. Lispeln (Sigmatismus). Auch die Geschlossenheit der Sprache und die Lautbildekraft sind auf dieser Ebene zu beachten. Für eine weitere Differenzierung der Sprach- und Sprechstörungen, die häufig auf diesem Gebiet liegen, wird auf die logopädische Literatur verwiesen.

Artikulation und Körper

Den Einfluss morphologischer Unregelmäßigkeiten der Sprechwerkzeuge auf die Artikulation darf man nicht überbewerten. Selbst bei größeren Abweichungen ist eine korrekte Artikulation möglich. Starke Veränderungen führen zu Dysglossien (Störungen der Lautbildung durch pathologische Veränderungen der Sprachwerkzeuge). In weit stärkerem Maße beeinflussen organische Störungen des Nervensystems die Artikulation, was wiederum ihre Nähe zu Psyche und Ich erkennen lässt. Deshalb gehören Dysarthrien (Sprechstörungen durch Schädigungen zentraler Bahnen und Kerngebiete der Sprechmotorik) in dieses Gebiet.

Denken und Ich

Zur Ebene der Ich-Tätigkeit zählen auf dem Gebiet des Denkens die Konzentrationsfähigkeit und -spanne. Ist jemand fähig, einen längeren Satz zu bilden und zu verstehen oder lenken Assoziationen die Konzentration ab? Auch die Verständnisfähigkeit gehört in dieses Gebiet. Hat sich ein Mensch einen großen Wortschatz angeeignet und steht ihm dieser zur Verfügung? Deutet der Reichtum im sprachlichen Ausdruck auf ein Ich mit Weltinteresse und Erfahrungen hin? Über die Konzentrationsfähigkeit gibt auch die Satzführung Auskunft. Kann der Patient einen längerer Satz mit Nebensätzen gut gegliedert sprechen, und weiß er am Ende des Satzes noch, wie dieser anfing? Ist die Klientel fähig, ihre Gedanken klar zu formulieren? Hat sie ein rasches Auffassungsvermögen?

Denken und Psyche

Bestimmend im Zusammenhang von Sprechen und Denken ist das Interesse. Einseitigkeiten in Richtung von starker Denk- oder Willensbetonung äußern sich in Satzstil und -länge. Bevorzugt jemand Imperativsätze und eine allgemein knappe Diktion (Willensbetonung) oder wird Nebensatz um Nebensatz blattartig aneinandergereiht (Gedankenbetonung)? Diese Elemente der Sprachdiagnose gehören zu den individuellen Eigenschaften und sind in weiten Grenzen nicht als pathologisch aufzufassen. Andererseits ist zu bedenken, dass zahlreiche psychische Störungen das Denkvermögen beeinträchtigen.

Denken und Leben

Durch das auf dieser Ebene liegende Temperament bekommt das Denken seine Grundstimmung: feurig – *idealistisch*, luftig – *intim, vielseitig*, flüssig – *fantasievoll*, fest – *klar, konturiert und schematisch*. Die Lebensorganisation bildet die Matrix für das Gedächtnis. Nur auf gesunder Grundlage kann sich ein reiches Gedankenleben entfalten und in der Sprache ausdrücken. Andererseits prägt die Denkweise ihrerseits die Lebensorganisation. Halten ein reges Gedankenleben und die Verarbeitung der Lebenserfahrungen diese frisch? Baut sie sich durch lebhaftes Wahrnehmen, Kunstbetätigung und -genuss stets wieder auf? Das Gedächtnis als Einprägung von Erfahrungen in die Lebensorganisation ist ebenfalls auf dieser Ebene zu betrachten. Dabei ist das oft unterschiedliche Gedächtnis für Sprache und Musik von Interesse.

Denken und Körper

Sowohl die expressive als auch die rezeptive Verarbeitung von Gedanken in Sprache benötigt das gesunde Funktionieren bestimmter Gehirnareale als Voraussetzung. Deshalb gehört in dieses Gebiet eine große Anzahl von Störungen dieser Verarbeitung. Apoplexie, Tumore, Läsionen usw., welche die zerebralen Funktionen beeinflussen, führen zu den verschiedenen Formen der Aphasie wie amnestische (Wortfindungsstörungen),

Wernicke (sensorische) und Broca (motorische) Aphasie. Bei Störungen auf dieser Ebene ist die neurologische und logopädische Diagnose immer einzubeziehen.

Sprachwahrnehmung und Ich

Der Vorgang des Hörens bis zum Erkennen gesprochener Sprache ist ein komplexer Prozess, der sich gemäß der Anthroposophischen Medizin auf drei Sinne: Gehör-, Laut- oder Wort- und Gedankensinn erstreckt. Auch der Ich-Sinn ist in erweitertem Sinne an der Kommunikation beteiligt. Die Ich-Präsenz im Hörvorgang aktiviert besonders den Wort- und Gedankensinn, die auf gezielte Aufmerksamkeit angewiesen sind. Bei Störungen sind Defizite zu beobachten, die weniger mit einer Sinnesschwäche als mit der Hinwendung des Ichs zur gehörten Sprache zusammenhängen. Den geschilderten Zusammenhang kann man leicht beobachten, wenn jemand durch innere oder äußere Ablenkung eine Aussage „nicht mitbekommen" hat. Wort und Gedankensinn lassen sich durch den Gehörsinn anregen, aber auch ohne dessen Grundlage – z. B. bei angeborener Taubheit – aktivieren. Bei vielen Menschen findet sich eine gute Aktivität der Gedankenwahrnehmung, während der Wortsinn nur auf einem basalen Niveau Informationen liefert. Die Gestaltung der Sprache regt diesen Sinn differenziert an.

Sprachwahrnehmung und Psyche

Auch diese Ebene betrifft die Aktivierung des Wort- und Gedankensinns. Hier spielen Empfindungen und Gefühle eine wichtige Rolle, weil sie die Auffassung erheblich erleichtern oder erschweren. Der Gedankensinn hängt stark vom Sprechtempo des Gesprächspartners ab. Ist dieses zu hoch, so lässt sich der Gedanke, unabhängig von Intelligenz und Verständnisfähigkeit des Zuhörenden, nicht mitvollziehen und erfassen. Gegenseitige Empathie erleichtert die Synchronisierung bis hin zur Anpassung des Sprechtempos, besonders im Alter. Andererseits sind viele innere Vorgänge während des Zuhörens auszublenden bzw. zu unterdrücken. Zuhören ist aktive Willenstätigkeit. Auditive Verarbeitungs- und Wahrnehmungsstörungen sowie psychogene Hörstörungen (psychische Fehlreaktion bei Normalbefund des zentralen und peripheren Hörsystems) sind nicht unmittelbar willentlich zu beeinflussen und gelten in der Anthroposophischen Medizin als Störungen des Wort- und Gedankensinnes.

Sprachwahrnehmung und Leben

Hier kommt die anlagebedingte Entwicklung der betreffenden Sinne in Betracht. Wort- und Gedankensinn bauen gemäß dem anthroposophischen Menschenbild auf die unteren Sinne Bewegungs- (Wortsinn) und Lebenssinn (Gedankensinn) auf. Gelang diese Reifung und Ablösung vollständig? Probleme und Fragestellungen dominieren in dieser Hinsicht im Kindergarten und Schulalter und treten bei Jugendlichen und Erwachsenen in der Regel mehr im Hintergrund. Dennoch ist bei phonologischen Störungen auch nach dem Schulalter möglicherweise diese Ebene betroffen. Eine Mitbeteiligung der Lebensebene ist bei auditiven Verarbeitungs- und Wahrnehmungsstörungen, welche die Anthroposophische Medizin mit Wort- und Gedankensinn in Verbindung bringt [→ Kapitel V Ananmnese und Befunderhebung], zu vermuten.

Sprachwahrnehmung und Körper

Im Leib eingebettet und bei der Geburt schon weit entwickelt ist der Gehörsinn. Störungen sind ärztlich zu diagnostizieren. In der Regel liegen ein Audiogramm und eine genaue Diagnose vor oder sind zu veranlassen. Auf diesem Gebiet finden sich Probleme wie Schallleitungs- und Schallempfindungsstörung, auditorische Neuropathie usw.

1.4 HASADS-Befund

HASADS-Befund

Name ....

Geburtsdatum..

Fachperson...

Datum ....

Befund...

	Haltung (H)	Atmung (A)	Stimme (S)	Artikulation (Ar)	Denken (D)	Wahrnehmung (W)
Ich (I)	H-I	A-I	S-I	AR-I	D-I	W-I
Psyche (P)	H-P	A-P	S-P	AR-P	D-P	W-P
Leben (L)	H-L	A-L	S-L	AR-L	D-L	W-L
Körper (K)	H-K	A-K	S-K	AR-K	D-K	W-K

	Haltung	Atmung	Stimme	Artikulation	Denken	Sprach- wahrnehmung
ch	Aufrechte Gangbild Wärmeverteilung Körperpropor- tionen Körpersprache Denkweise	Sprechatem- führung Atembewusstheit Ein- und Ausatmung von Sinnes- eindrücken	Identifikation mit der eigenen Stimme Stimmlage Stimmkern Stimmführung	Deutlichkeit und Gliederung der Sprache Lautgriff in den vier Konsonan- tengruppen Bewusstheit für Ansatzwechsel	Gedanken- klarheit Verständnis Wortfindung Wortschatz Satzführung Präsenz	Ichsinn Konzentrations- fähigkeit und -spanne Zuhören und Lauschen Verstehen
syche	Erscheinungs- weise von Denken, Fühlen und Wollen Erfassen der drei Raumesachsen Charakter, Gesten und Attitüde Muskeltonus Bewegungsfluss Körperform	Lust und Schmerz, Leid und Freude veratmen Atemimpuls und -kraft Einfluss der bewussten auf die unbewusste Atemsteuerung QP/A am Tag	Stimmkraft und -modulation Musikalität Verbindung von Vokal und Konsonant Beseelung (Denken, Fühlen und Wollen) Stimmeinsatz Klangbeschaf- fenheit sechs Gesten	Artikulations- energie Sprechimpuls Ansatz an den Artikulations- stellen Wortgebärde- Fähigkeit Formung der Vokale	Interesse Auffassungs- vermögen Bewegen von Inhalten Sprachfluss Satzbildung (Imperativ- oder Band- wurmsätze)	Willenstätigkeit im Gedanken- und Wortsinn Hemmung Eigenimpulse Auditive Ver- arbeitungs- und Wahrneh- mungsstörungen Psychogene Hörstörung
eben	Konstitution, Auftrieb, Leichte Temperament Flüssigkeiten (Blut, Lymphe, Speichel, Harn, Drüsensekrete) Hautturgor Plastik der Gestalt	Atemtypus (Hoch-, Tief-, Mischatmung) Atemtyp nach Wilk [→ Kapitel VI.6] Atemrhythmus Interaktion von Atem- und Herzrhythmus Q P/A in der Nacht, Redefluss- Störungen	Gesamteindruck der Stimme Familienähn- lichkeit Volkszu- gehörigkeit Stimmbeweg- lichkeit und -fluss Stimmumfang und -konstitution Euphonie/Dys- phonie	Muttersprache Gewohnheiten Milieu, Dialekt Konsonanten- bildekraft Funktionelle Artikulations- störungen Phonetische Störungen Sprachentwick- lungsverzöge- rung und -störung	Kurz- und Langzeit- gedächtnis Gedächtnis für Musik und Sprache Psychiatrische Beeinträchti- gungen der kognitiven Funktionen	Emanzipation des Wortsinnes vom Bewe- gungssinn, des Gedanken- sinnes vom Lebenssinn Auditive Störungen Phonologische Prozesse Hörsturz Tinnitus
rper	Funktionstüch- tigkeit der Gestalt Aussehen, dick, dünn, groß- oder kleinköpfig (siehe auch Ich) Morphologie der Sprach- werkzeuge	Mund-/ Nasenatmung Enge/Weite Lufträume Vitalkapazität Lungen- Bronchial- funktion Nasalität	Resonanzräume Kehlkopf- beschaffenheit und -erkrankungen	Morphologie des Ansatz- rohres und der vorderen Sprachwerk- zeuge Zahnfehl- stellungen Dysarthrie Dysglossie	Gehirnfunk- tionen Sinnesorgane Demenz, Alzheimer Folgen von Insulten	Gehörstörungen wie Schall- leitungs- und -empfindungs- schwerhörigkeit Auditorische Neuropathie

2. Befunderhebung bei kindlichen Sprach- und Sprechstörungen ATS-BKSS

Die folgende Darstellung umreißt den Rahmen einer ATS-BKSS. Der Befund wird, in einfachen Fällen verkürzt, mit Freitext formuliert.

1. Persönliche Daten (Name, Adresse, Geburtsdatum, Krankenversicherung, zuweisende Fachperson)

2. Visuelle sprachtherapeutische Gesamteinschätzung in Bezug zum Lebensalter

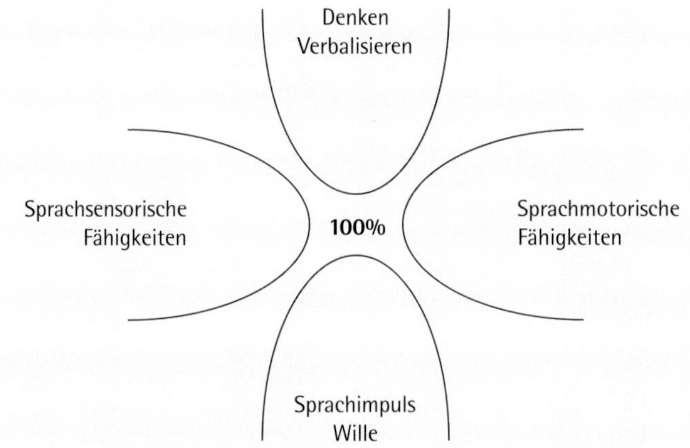

In dieses Schema trägt man eine grobe Einschätzung der globalen Sprach- und Sprechfähigkeit in Relation zum Lebensalter nach den vier Hauptdimensionen ein und versieht diese mit einer Prozentschätzung. Das Schema eignet sich vor allem für die Arbeit mit Kindern mit besonderen Bedürfnissen.

3. Hintergrundinformationen

3.1 Familiärer und sozialer Hintergrund

3.2 Grund für die Überweisung

3.3 Bestehende fachärztliche, logopädische und psychiatrische Diagnosen

3.4 Muttersprache, Zweitsprache/n

3.5 Allgemeine Gewohnheiten, Ticks, sonstige Auffälligkeiten und Ressourcen

4. Grundlagen der Sprachfähigkeit

4.1 Kindliche Entwicklung

4.1.1 Geburt (Termin, Art der Entbindung, Probleme oder Auffälligkeiten)
4.1.2 Stillzeit (Brust, Flasche, Schnuller wie lange)
4.1.3 Primärfunktionen: Saugen, Kauen und Schlucken
[→ Kapitel VIII Sprach-, Sprech- und Stimmtherapie]
4.1.4 Motorische Entwicklung (Sitzen, Stehen, freies Gehen, Treppensteigen, Strichgang, Fahrradfahren usw.)
4.1.5 Reflexintegration
4.1.6 Feinmotorische Entwicklung
4.1.7 Lateralisierung (Dominanzen Augen, Ohren, Hände, Füsse)

4.2 Morphologie der Sprachwerkzeuge

4.2.1 Gesichtsschädel, Lippen, Zunge, Brustkorb
4.2.2 Kiefer- und Zahnstellung
(Okklusion, kieferorthopädische und zahnärztliche Befunde)

4.3 Gehör

4.3.1 Befund Audiogramm
4.3.2 Klinische Beurteilung des Gehörs

4.4 Fachärztliche Befunde im Bereich Hals, Nase, Ohren und Lunge

5. Sprache und Sprechen

Unterschied zwischen Spontan- und Nachsprechen
beachten und beschreiben

5.1 Sprachentwicklung

5.1.1 Sprachentwicklungsalter (falls abweichend vom biografischen Alter)
5.1.2 Meilensteine der Entwicklung (erreicht, verzögert, fehlend)

5.2 Sprechimpuls

[zu Mutismus usw. → Kapitel VIII Sprach-, Sprech- und Stimmtherapie, SNR-Modell]

5.3 Sprechatem

5.4 Redefluss (Poltern, Stottern, sonstige Redeflussbeeinträchtigungen)

5.5 Vokalanteil
5.5.1 Stimmqualität, Modulation, Tontreffen, Stimmumfang, Singfähigkeit
5.5.2 Stimmstörungen
5.5.3 Nasalität (offenes oder geschlossenes Näseln)

5.6 Konsonantenanteil
5.6.1 Artikulation (phonetisch-phonologische Störungen und Prozesse)
5.6.2 Sprachansatz (Lippen, Zunge, Gaumen dominant)
5.6.3 Vorherrschende Lautgruppen (Stoß-, Wellen-, Zitter-, Blaselaute)

6. Sprechen und Denken

6.1 Unterscheiden zwischen Erst- und Zweitsprache/n
6.1.1 Nachsprechen, Merkfähigkeit in Silben (Mottier-Test), Wortsinn
6.1.2 Wortschatz (aktiv und passiv) altersentsprechend, gering oder hervorragend

6.2 Sprachverständnis
6.2.1 In der Muttersprache (Satzbildung, Grammatik)
6.2.2 In der Landessprache (Satzbildung, Grammatik)

7. Lesen und Schreiben

7.1 Lesen
7.2 Schreiben

8. Sprachpflege bisher

8.1 Früherziehung, Logopädie, Psychomotorik usw.
8.2 Fördernde und hemmende Einflüsse aus dem Umfeld

9. Zusammenfassung des Befundes gemäß ATS-BKSS

10. Empfehlungen

11. Vorgehen

12. Datum und Unterschrift

Literatur

1 von Bonin, D., Cysarz, D., Frühwirth, M. et al.: Wirkungen von Sprachtherapie auf die kardiorespiratorische Interaktion. Teil 2: Menschenkundliche Gesichtspunkte. Der Merkurstab 2005; 58 (3). S. 185-196.

KAPITEL VI

Atmung und Atemtherapie

„Der Atem macht den Menschen zu einer lebendigen Seele und bringt ihn zum Bewusstsein seines Zusammenhangs mit dem Kosmos.“[1]

Was dieser Satz exemplarisch zusammenfasst, skizziert den Radius der Gedanken Rudolf Steiners zur Atmung. Atmen beginnt als Gasaustausch, dient Gesang und Sprache als Grundlage, bettet als rhythmischer Vorgang den Menschen in einen gesetzmäßigen Zusammenhang mit kosmischen Rhythmen ein und hängt unmittelbar mit der Entstehung von Gesundheit zusammen.

Jedem ausgesprochenen Laut liegt ein entsprechender Atemvorgang zu Grunde. Er verändert die Atmung durch den Widerstand gegen den Strom am betreffenden Artikulationsort (Lippen, Zunge, Gaumen, Kehlkopf). Der Laut [h] als Ausruf „Ha“ gesprochen, verlangt nur die Stimmritze als Widerstand. Der Laut [m] hingegen braucht sowohl die geschlossenen Lippen, die den Atem durch die Nase leiten, als auch die Stimmritze, deren Verschluss den Laut stimmhaft macht. So wird der Atemstrom beim Sprechen immer zurückgestaut und durch die Artikulation der Laute spezifisch an verschiedene Orte im Körper gelenkt.

Unsere leicht erfahrbaren Körperrhythmen sind Puls und Atmung, beide wirken aufeinander. Eine tiefe langsame Atmung beruhigt und rhythmisiert den Puls bei Entspannung und im Tiefschlaf. Die Pulsantwort auf die Atmung heißt medizinisch – eigentlich irreführend – respiratorische Sinusarrhythmie. Korrekt wäre, statt „Sinusarrhythmie“ (Unregelmäßigkeit) den Ausdruck „Sinuseurhythmie“ (harmonischer Rhythmus) zu verwenden [→ Kapitel II.4.2 Das Herz als Wahrnehmungsorgan].

Im Wachen und beim normalen Sprechen verlaufen beide Rhythmen unabhängiger voneinander. Der Atemrhythmus passt sich dem Sprechen an, der Pulsrhythmus dient dem Blutfluss. Intensive Gefühle wie Freude, Angst, Aufregung, Schmerzen oder Stress lassen beide Schwingungen auseinanderfallen.

Dies ist möglich, weil zwei unabhängige Gehirnregionen den Atemrhythmus steuern. Einerseits wirkt unveränderlich und unbewusst das Atemzentrum im Hirnstamm. Andererseits können wir diesen Grundrhythmus bewusst (von der Grosshirnrinde aus) übersteuern. Erst dadurch sind menschliche Tätigkeiten wie Sprechen, Singen, Tauchen und vieles andere überhaupt möglich. Die Atmung ist somit willentlich beeinflussbar, aber deshalb auch störanfällig. Im Wachen sind Zeiten ruhiger, gleichmäßiger, körperorientierter Atmung selten.

Der Pulsrhythmus ist weitgehend dem Bewusstsein entzogen und reagiert vor allem auf den physiologischen Bedarf des Leibes. In geringerem Maß als der Atemrhythmus verändern ihn seelische Einflüsse über Hormone, die beispielsweise in Folge von Stress, Freude oder Verzweiflung ausgeschüttet werden. Ein immer neu entstehendes, harmonisches Zusammenspiel beider Rhythmen bildet die Grundlage von guter Gesundheit und Wohlbefinden. Interventionen der Therapeutischen Sprachgestaltung modulieren die Atmung, indem sie die Aufmerksamkeit nicht auf den Atem selbst, sondern auf Laute, Silben, Rhythmen und Sätze lenken, die den Atem gezielt fordern und fördern. Wir empfehlen eine direkte Beeinflussung des Atemrhythmus nur selten. Ein gesunder Rhythmus stellt sich über das gestaltete Sprechen von selbst ein. Durch längeres Üben erreicht man nachhaltige Verbesserungen.

1. Atem als Gesundheitsfaktor

„Wenn der Vorgang, der sich abspielt zwischen Puls und Atem, in Ordnung ist, dann ist der untere Mensch mit dem oberen Menschen in einer richtigen Verbindung, und dann muss eigentlich der Mensch, wenn nicht äußere Verletzungen an ihn herantreten, gesund sein."

Rudolf Steiner[2]

Dieses Zitat verweist wiederum auf das für die menschliche Gesundheit entscheidende, rhythmische Verhältnis von Puls und Atem [→ Kapitel II.4.2 Das Herz als Wahrnehmungsorgan], das auch Johann Wolfgang von Goethe (1749-1832) im didaktischen Teil seiner naturwissenschaftlichen Schriften benannte: *„Treue Beobachter der Natur, wenn sie auch sonst noch so verschieden denken, werden doch darin miteinander übereinkommen, daß alles, was erscheinen, was uns als ein Phänomen begegnen solle, müsse entweder eine ursprüngliche Entzweiung, die einer Vereinigung fähig ist, oder eine ursprüngliche Einheit, die zur Entzweiung gelangen könne, andeuten und sich auf eine solche Weise darstellen. Das Geeinte zu entzweien, das Entzweite zu einigen, ist das Leben der Natur; dies ist die ewige Systole und Diastole, die ewige Synkrisis und Diakrisis, das Ein- und Ausatmen der Welt, in der wir leben, weben und sind."*[3]

In der Online-edition des TIME-Magazins erschien am 2. August 2004 folgende Mitteilung: *„Yes, reciting epic Greek poetry such as Homer's Iliad and Odyssey actually seems to be good for the heart – at least according to a new study by a team of European researchers. It all has to do with breathing patterns and their relationship to cardiac rhythms. It turns out that reciting poetry – especially verse like Homer's that follows a specific rhythm called hexameter – makes an excellent breathing exercise. The authors of the study taught healthy volunteers to recite passages from Homer while walking and lifting their arms with each breath. The result was an increase in the synchronization of certain cardiorespiratory patterns that are believed to be favorable to the long-term prognosis of cardiac patients. There was less of this synchronization with controlled-breathing exercises alone and almost none during normal, spontaneous breathing. Whether or not you like the poetry probably doesn't matter."*[4]

Die Mitteilung bezog sich auf eine Publikation unserer Arbeitsgruppe zum Hexameter im „American Journal of Physiology"[5], in der wir an 20 untrainierten Versuchspersonen eine hochgradige kardiorespiratorische Synchronisation während des Nachsprechens von Halbzeilen eines deutschen Hexametertextes („Idylle vom Bodensee" von Eduard Mörike (1804-1875)) nachweisen konnten. Die so erreichte, starke vagusinduzierte Synchronisation tritt sonst nur während des Tiefschlafs ein und entspricht einem ausgeprägten Erholungszustand, der nach einigen Wiederholungen auch in der Nachruhe anhält.[6]

Beim klingenden Sprechen der Silbe „OM“ zeigten die Untersuchungen, dass geübte Testpersonen eine sehr langsame Atmung von drei Atemzügen pro Minute bevorzugen.[7] Diese Atemfrequenz ist halb so schnell wie die natürlichen systolischen Blutdruckschwingungen [Mayer-Wellen, → Kapitel II.4.2 Das Herz als Wahrnehmungsorgan], die sich auch in der Herzfrequenz abbilden. Solches OM-Sprechen bringt die Atemfrequenz in ein harmonikales Verhältnis zur Herz- und Blutdruckrhythmik (Abb. 1). Sobald man eine schnellere Atmung wählt, verliert sich der harmonische Zusammenhang der drei Rhythmen. Ein neuer Gleichklang tritt erst bei einer Frequenz von sechs Atemzügen pro Minute ein, wenn sich die Atmung mit dem Blutdruckrhythmus synchronisiert. Dies ist beispielsweise beim langsamen Sprechen von Hexametern der Fall [→ Kapitel II.5 Sprechen als rhythmischer Vorgang].

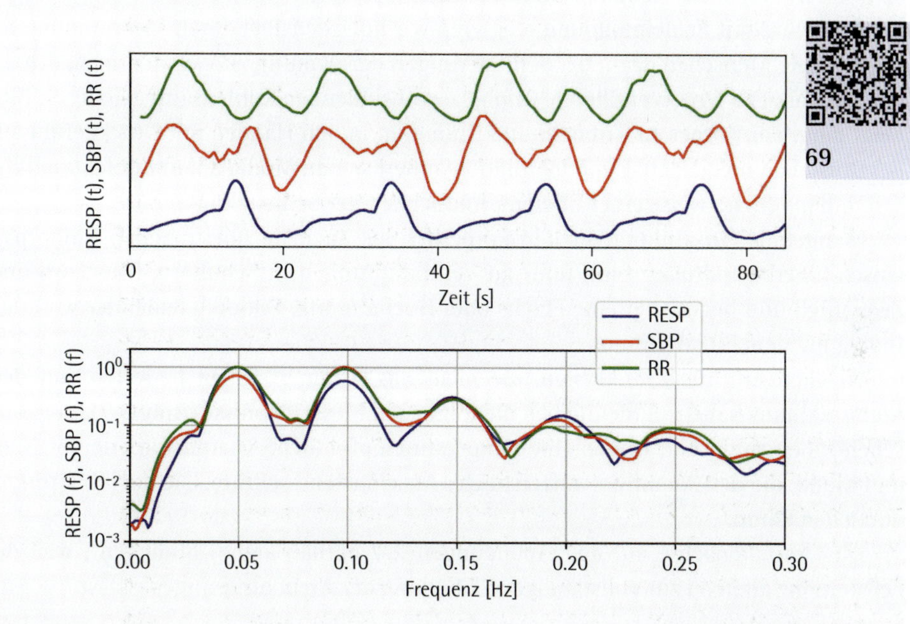

69

Abb. 1: Atmung (RESP), systolischer Blutdruck (SBP) und Herzfrequenzvariabilität (RR) bei einer jungen, gesunden, weiblichen Testperson während vier Wiederholungen des OM-Sprechens (oben) und normalisierte Frequenzspektra (unten). Man beachte, dass die Atemkurve eine kurze Einatmung (nach oben) zeigt, gefolgt von einer zuerst schnelleren Ausatmung beim [o] sprechen und einer langsameren weiteren Bewegung beim [m] bis zur neuen Einatmung. Die Blutdruckrhythmik (rote Kurve) folgt mit geringer Verzögerung und zuletzt die Herzrhythmik (grüne Kurve). Blutdruck- und Herzrhythmik zeigen zwei Frequenzgipfel im Gegensatz zur Atmung und somit eine zweite Schwingung im Verhältnis von 1:2 mit der Atmung. Musikalisch entspricht das dem Verhältnis einer Oktave.[8]

Charakteristisch für viele Atemveränderungen und -störungen ist ihr enger Zusammenhang mit dem psychischen Befinden, sowohl bei angenehmen als auch bei unangenehmen Zuständen. Alle stärkeren Emotionen und Reaktionen wie Schreck, Angst, Stress, aber auch Freude, Erregung und Anspannung wirken direkt auf die Atmung und lassen sich so körperlich erfassen. Der Atem stockt, wird angehalten, flach, flatternd, langsam und tief oder schnell und hechelnd. Die Wirkrichtung von der Psyche auf den Körper ist als psychosomatisch zu bezeichnen. Es gilt aber auch das Umgekehrte: Bewusstes, ruhiges und tiefes Atmen löst emotionale Spannungen und Stresserleben, während schnelle flache Atmung Gefühle von Angst bis zur Panik verursachen kann. Wir sprechen hier von einer somatopsychischen Wirkung. So besteht im Wachen ein ständiges Wechselspiel zwischen Gefühlen und Atmung, eine tiefe dialogische Beziehung zwischen Psyche und Körper.

Schwere Erkrankungen der Bronchien und der Lunge bleiben oft lange außerhalb des Bewusstseins (z. B. Lungenkrebs), während alle Einschränkungen der Durchgängigkeit von Mund, Nase, Kehlkopf und Bronchien sofort irritieren. Schon bei einer leichten Erkältung mit Schleimbildung reagieren wir hoch sensibel durch Mehratmung. So neigen viele Menschen dazu, bei Behinderungen der Atmung zu viel zu atmen, d. h. latent oder akut zu hyperventilieren. Infolge des absinkenden Kohlensäuregehalts im Blut neigt dann der Körper zu Kribbeln und Krämpfen in den Händen mit Druckgefühl auf der Brust. Latente, leichte Hyperventilation äußert sich in Müdigkeit und Infektanfälligkeit und möglicherweise einer Überempfindlichkeit der Schleimhäute.

Mangelnde Ausatmung, sowohl körperlich als auch im übertragenen Sinne psychisch (überbeeindruckt sein), führt zu Verkrampfungen in Schultern, Brustkorb und Zwerchfell und begünstigt eine Flach- oder Hochatmung. Dadurch leidet der wichtige Dialog mit dem Pulsrhythmus.

Welchen Einfluss Krankheiten, die nicht das Atmungssystem betreffen, auf den Atemrhythmus haben, verdeutlichen die folgenden Messergebnisse (Abb. 2-7). Die Menschen saßen ruhig und trugen eine temperaturempfindliche Thermistorperle vor Nase und Mund, die den Atemfluss aufzeichnete. Anschließend schritten sie nach Metronom durch den Raum.

Die Ordinatenachse auf den Abbildungen 2-7 enthält keine „Einheiten“, weil die Fensterhöhe gleitend zur vollständigen Abbildung der Atemkurve angepasst ist.

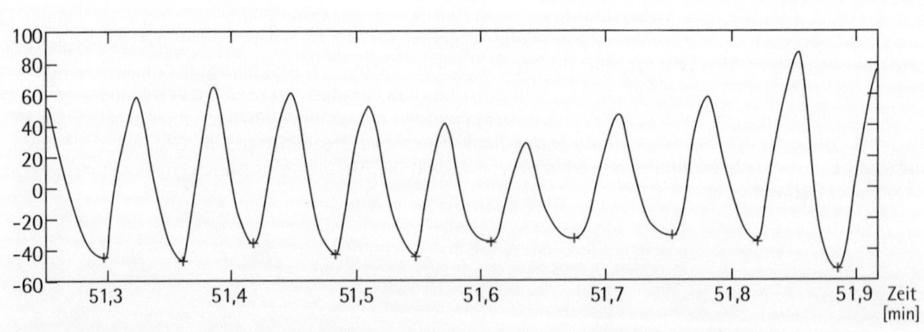

Abb. 2: Gesunde, weibliche 36-jährige Versuchsperson, sitzend

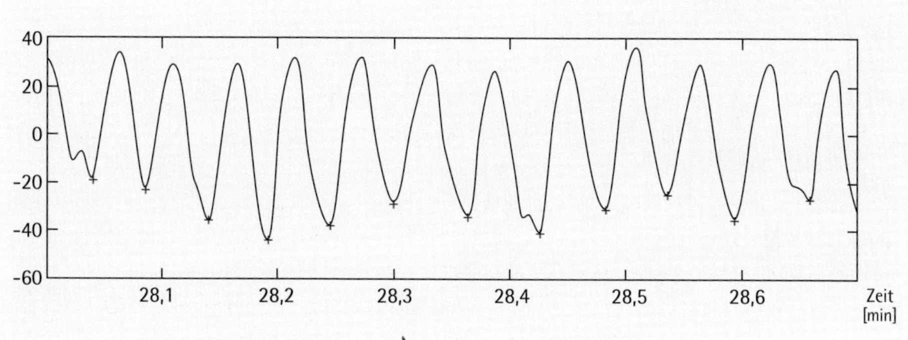

Abb. 3: Gesunde, weibliche 36-jährige Versuchsperson, Spontanatmung im Gehen nach Metronom 50 Schritte/Min., ca. 20 Atemzüge/Min.

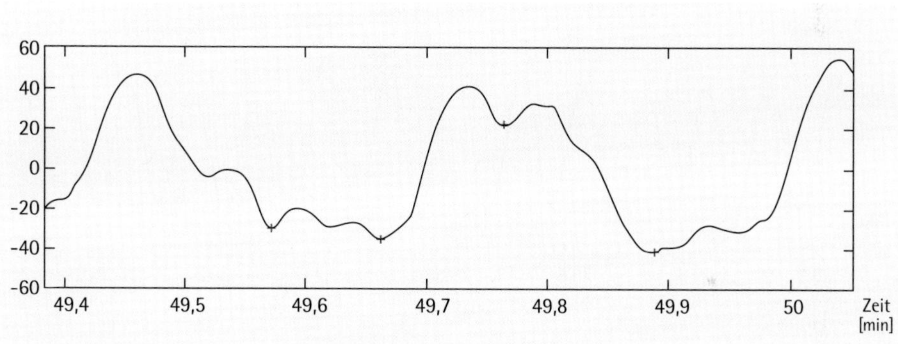

Abb. 4: Weibliche, 40-jährige Versuchsperson mit Tinnitus, sitzend

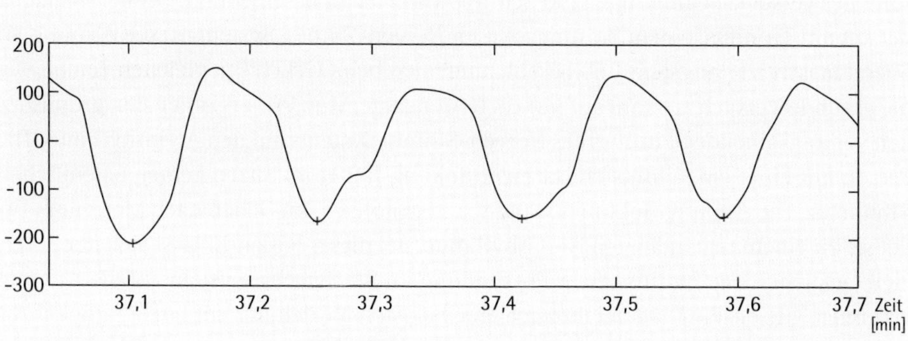

Abb. 5: Weibliche, 40-jährige Versuchsperson mit Tinnitus, Spontanatmung im Gehen nach Metronom, 50 Schritte/Min., ca. 6 Atemzüge/Min.

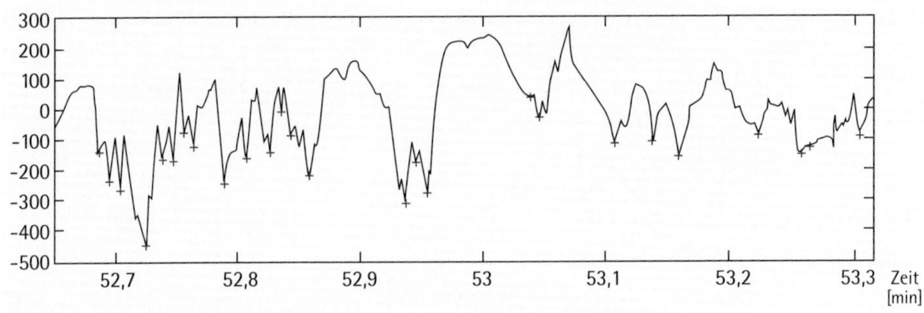

Abb. 6: Weibliche, 48-jährige Versuchsperson mit Colitis ulcerosa, sitzend

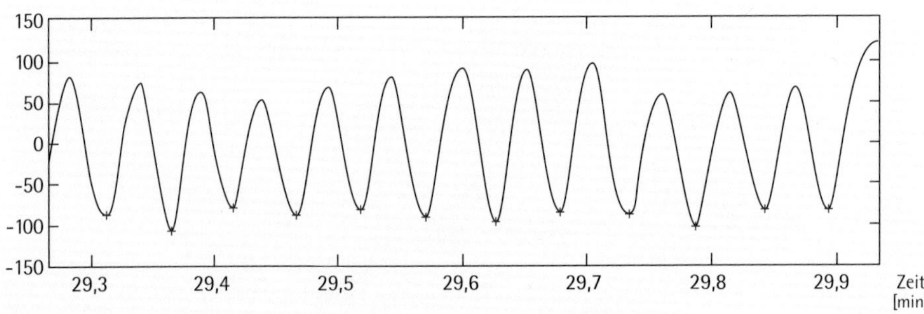

Abb. 7: Weibliche, 48-jährige Versuchsperson mit Colitis ulcerosa, Spontanatmung im Gehen nach Metronom, 50 Schritte/Min., ca. 19 Atemzüge/Min.

Die Abbildungen 2–7 zeigen, dass bei einer gesunden Versuchsperson der Atemrhythmus harmonisch verläuft und sich beim Gehen nach Metronom zwecks Standardisierung der Versuchsbedingungen (50 Schritte/Min.) leicht beschleunigt. Bei der Versuchsperson mit Tinnitus, einem Störungsbild im Nerven-Sinnes-System, ist die Atmung im Sitzen massiv verlangsamt und beschleunigt sich beim Gehen (im gleichen Tempo wie die gesunde Versuchsperson) auf nur ca. 6 Atemzüge/Min. Wir erkennen den grundsätzlich verlangsamenden Einfluss des Nerven-Sinnes-Systems auf den Atemrhythmus. Die Person mit einer entzündlichen Darmerkrankung findet im Sitzen keinen eigentlichen Rhythmus. Die Atmung fluktuiert ständig und chaotisch. Im Gehen nach Metronom findet sie zu einem regelmäßigen Atemrhythmus. Bei dieser Patientin lässt sich der potenziell chaotisierende Einfluss einer Entzündung im Stoffwechselsystem auf die Atmung erkennen. Gleichzeitig lag bei ihr auch eine belastete Beziehung mit hochgradigem Aggressionspotenzial vor.

Die erste Patientin mit Tinnitus profitierte vom rhythmischen Gehen geeigneter Texte mit innerem Nachsprechen derselben im anschließenden Sitzen mit atembegleitenden Gesten. Sie musste lernen, über die Atmung ihren oberen Pol zu entlasten und dessen hypertrophe Energie über den Atem nach unten zu führen. Die zweite Patientin mit Colitis ulcerosa benötigte ein kraftvolles und ausdruckorientiertes Arbeiten. Sie hatte zu lernen, in der anschließenden Ruhephase den beruhigenden und strukturierenden Einfluss des oberen Pols in die Atmung aufzunehmen. Zusätzlich arbeitete sie schubspezifisch mit formenden Übungen [→ Fallbeispiele in Kapitel XII.13 Gastroenterologie].

3. Lunge und Atemphysiologie

Die Lunge tritt über die Atemwege als Organ direkt mit der Umwelt in Beziehung und bringt die Luft in den Alveolen in Interaktion mit dem Blut. Damit ist sie, obwohl menschenkundlich eher dem oberen Menschen zuzurechnen, in verschiedener Hinsicht ein *Stoff-Wechsel-Organ*.

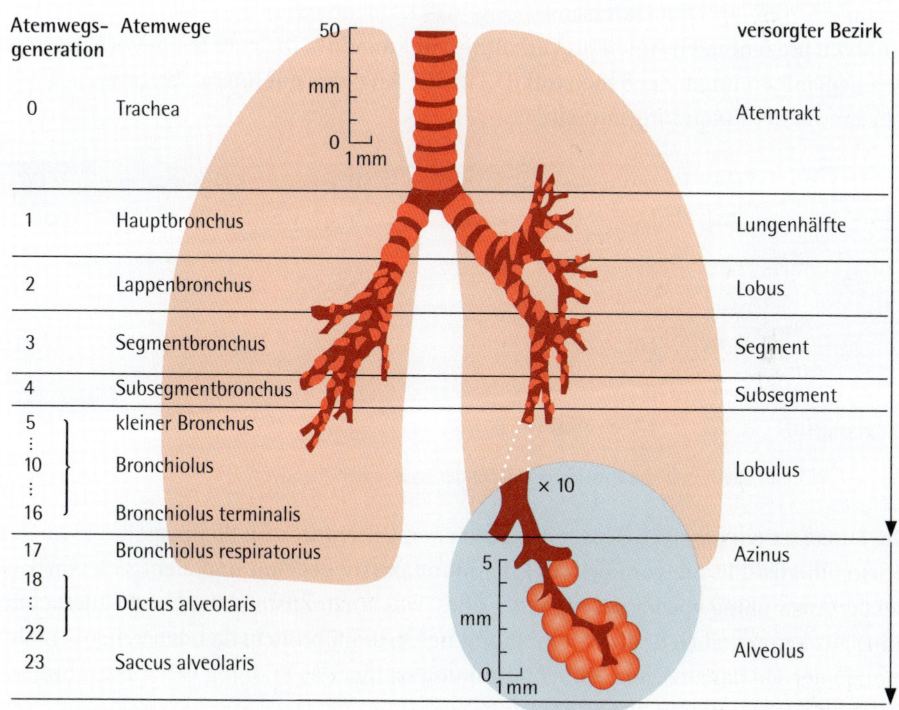

Abb. 8: Lunge und Bronchialbaum[9]

Der Bronchialbaum folgt dem Grundprinzip einfacher Gabelungen. Durchschnittlich sind es 23 Atemwegsgenerationen (= Häufigkeit der Gabelungen bis zur Alveole, Abb. 8). Somit erscheint an diesem Organ (wie in abgeschwächter Form auch an den anderen paarigen Organen) das duale Prinzip, das funktionell ein Entweder-Oder bedeuten würde, anatomisch, nicht aber physiologisch durchgeführt. Die paarigen Organe (einschließlich der Lunge) erscheinen im menschlichen Körper annähernd symmetrisch rechts und links entlang der Medianebene, nicht aber entlang der Transversal- (oben-unten) oder der Frontalebene (vorne-hinten). Wir besitzen eine rechte und eine linke Gehirnhälfte, eine rechte und linke Niere sowie eine Lunge aus zwei Hälften, die aber unterschiedlich groß sind. Die rechte Lunge besteht aus drei Lungenlappen, die linke nur aus zwei und gibt dem Herz damit Raum. Die Dimensionen von rechts und links ermöglichen ein labiles Gleichgewicht, das in den Gehirnfunktionen am deutlichsten erscheint und sich bekanntlich bis in die Politik fortsetzt. Der Mensch ist ein Wesen, das von Gleichgewichtsvorgängen lebt – Gesundheit und Krankheit sind ein Seiltanz des Gleichgewicht Suchens; bei allen feinen Vorgängen kommt es auf das Equilibrium an. Die Lungenhälften unterscheiden sich anatomisch-physiologisch in ihrer mikroskopischen Struktur nicht. Dennoch ist die Lunge ein Organ, das auf verschiedenen Ebenen (z. B. Blutgase) zur Gleichgewichtsbildung beiträgt.

In den Alveolen erfolgt der Gasaustausch mit der Umgebungsluft, die bis dorthin ihre Zusammensetzung im Sinne der Partialdrücke der verschiedenen Gase schrittweise verändert. Den größten Unterschied zeigt das Kohlendioxid (CO_2) mit einem 140-fach erhöhten prozentualen Anteil im Verhältnis zur Raumluft, in der es kaum vorhanden ist. Demgegenüber nimmt der Sauerstoff (O_2) in den Alveolen nur um ca. 7 % (etwa 1/3) von den 21 % in der Einatmungsluft ab [→ Tabelle 1].

	% N_2	% O_2	% CO_2	% Edelgase	Partialdruck O_2 mmHg	Partialdruck CO_2 mmHg
Einatmungsluft	78	21	0.04	1	160	0.3
Ausatmungsluft	78	16	4	1	116	29
Alveolarluft	78	14	5.6	1	100	40

Tabelle 1: Prozentualer Anteil und Partialdruck wichtiger Gase in den Atemwegen[10]

Die Lunge ist ein passives Organ, das durch den Unterdruck im Pleuraspalt den oberen Brustkorb ausfüllt. Sie wird bei der Einatmung passiv gedehnt und zieht sich elastisch bei der Ausatmung wieder zusammen – alles, was einen Zustand der Lunge überbetont, führt zur Krankheit (z. B. die Überblähung bei Asthma bronchiale oder Lungenemphysem; in der Therapeutischen Sprachgestaltung ist hier das Training der Ausatmung zur Erhaltung der Elastizität wesentlich).

Die elastischen Rückstellkräfte der Lunge bilden, zusammen mit der alveolären Oberflächenspannung und der Dehnbarkeit des Thoraxgewebes, die sogenannte Compliance ab. Diese beschreibt die Dehnbarkeit der Lunge und des Thorax während der Atmung. Sie ergibt die Ruhedehnungskurve (als Volumen pro Druckänderung), so dass die Compliance im Bereich der Ruheatmung am größten ist und zur maximalen Aus- und Einatmung hin abnimmt.

Zusätzlich zur gesamten Dehnbarkeit i.S. der Compliance ist die Resistance als der Atemwegswiderstand zu beschreiben. Damit bildet die Resistance den Strömungswiderstand, der an den Atemwegen im Zusammenhang mit dem Luftstrom entsteht, und die Reibung bei der Atmung ab. Die Resistance steht in einem engen Zusammenhang mit dem Durchmesser der Atemwege und lässt sich zum Teil über das Hagen-Poiseulle-Gesetz beschreiben (Verringerung des Durchflusses auf ein 16tel bei Halbierung des Durchmessers). Damit nimmt die Resistance mit zunehmender Einatmung ab, da sich die Atemwege weiten. Eine Erhöhung der Resistance, wie wir sie z.B. bei obstruktiven Erkrankungen finden, führt immer zu einer erhöhten Atemarbeit.

Aus der Erfassung der Atmung ergeben sich verschiedene messbare Lungenvolumina, die sich wie folgt darstellen lassen:

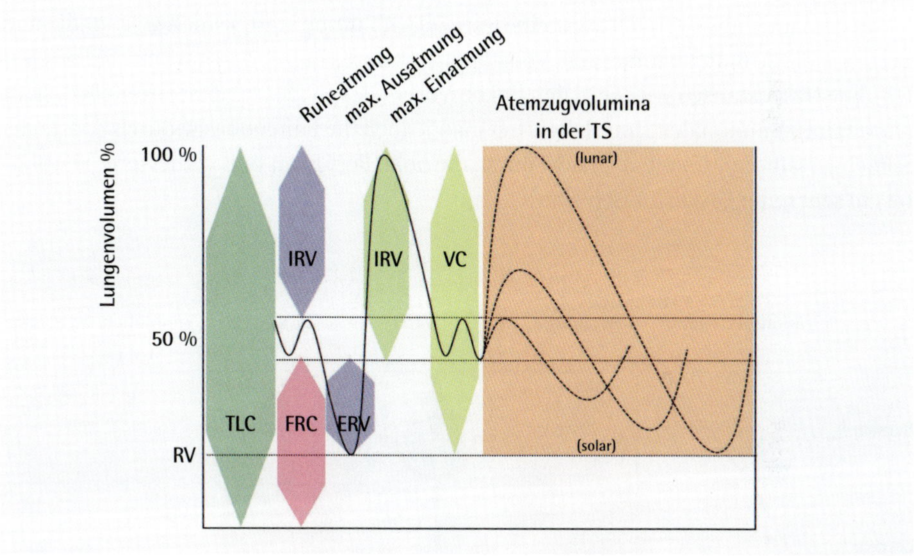

Abb. 9: Lungenvolumina, TLC: Totale Lungenkapazität, FRC: Funktionelle Reservekapazität, ERV: Exspiratorisches Reservevolumen, IRV: Inspiratorisches Reservevolumen, VC: Vitalkapazität, solar und lunar [→ Kapitel VI.6.1 Atemtyp nach Erich Wilk]

Die exspiratorische Reservekapazität ist geringer als die inspiratorische, weil man das Residualvolumen nicht ausatmen kann. So befindet sich die Mittellage mehr bei der Aus- als bei der Einatmung. Hierdurch lässt sich das Atemminutenvolumen von 5-8 l/Min. in Ruhe auf maximal 90-120 l/Min. (Sport) steigern.

3.1 Perfusion und Ventilation

Perfusion bezeichnet die Menge Blut, die in einer bestimmten Zeiteinheit durch die Alveolarkapillaren strömt und dem Körper mit Sauerstoff angereichert (oxigeniert) sowie arm an Kohlendioxid (decarboxyliert – abzüglich des anatomischen und intrapulmonalen Shuntvolumens[11]) zur Verfügung steht. Die Perfusion entspricht dem Herzminutenvolumen, da alles Blut vom Herzen aus durch die Lunge strömt.

Ventilation beschreibt die Verteilung der Atemluft in den unterschiedlichen Lungenabschnitten.

Die Durchblutung der Lunge hängt von der Schwerkraft ab. Hierdurch ist im Stehen der untere Bereich (Lungenbasis, Basis pulmonalis) stärker durchblutet als der obere (Lungenspitze), dementsprechend überwiegt im Stehen in der Lungenbasis die Perfusion (siehe Abb. 10).

In den Spitzen dominiert bei aufrechter Haltung die Ventilation. Während der systolischen Blutdruckspitze findet dort eine physiologische Durchblutung statt. In den ständig geweiteten Alveolen der obersten Lungenabschnitte nimmt das Blut den reichlich vorhandenen Sauerstoff auf (höherer O_2-Partialdruck in der Lungenspitze als in der Lungenbasis).

In der Lungenbasis findet zwar eine gute Durchblutung statt, jedoch gelangt die Luft bei normaler Atmung häufig nicht vollständig bis dort hinunter, so dass ein Teil des Blutes ohne Gasaustausch wieder in den linken Vorhof des Herzens weiter strömt (physiologischer intrapulmonaler Shunt). Belüftet man jedoch die Lungenbasis (durch Sport oder Sprachgestaltung), findet auch dort durch die hohe Perfusion und verbesserte Ventilation ein sehr guter Gasaustausch statt.

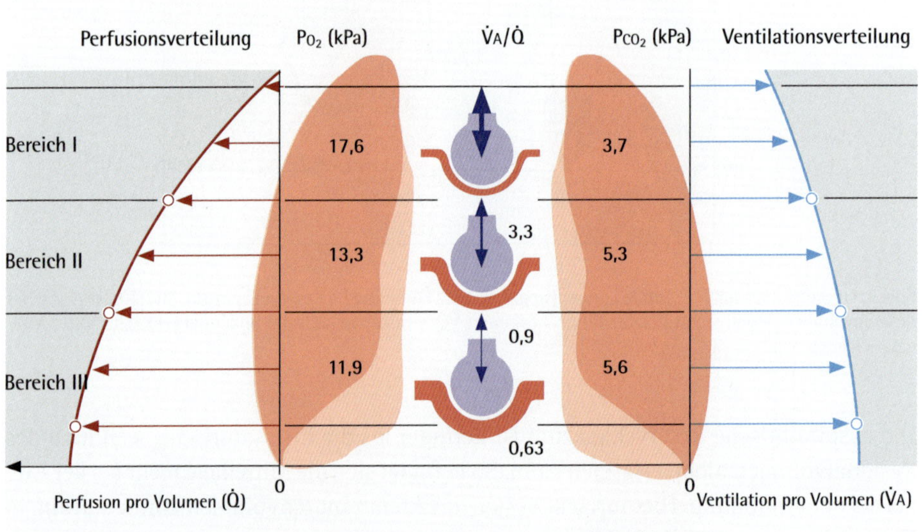

Abb. 10: Ventilation und Perfusion im Stehen[12]

Aufgrund von nicht belüfteten (ventilierten), aber durchbluteten (perfundierten) Alveolen kommt es zu einem intrapulmonalen Rechts-Links-Shunt unterschiedlichen Ausmaßes. Hinzu tritt ein weiterer anatomisch bedingter Rechts-Links-Shunt (also Blut, das an der Lunge vorbei geleitet wird) von 2-5 % des Herzminutenvolumens (Abb. 11). Das sauerstoffarme Blut des Shunts mischt sich dann mit dem an dem Gasaustausch beteiligten sauerstoffreichen Blut.

Physiologisch überwiegen demnach bei normaler Atmung in der Lungenspitze die Atmung (Ventilation) und in der Basis der Blutprozess (Perfusion). Der mittlere Lungenbereich befindet sich im Gleichgewicht zwischen Ventilation und Perfusion. Hier findet die Ruheatmung statt. In Rückenlage entsteht ein unterschiedliches Verhältnis von Ventilation und Perfusion zwischen bauchwärtigen (ventral) und rückenwärtigen (dorsalen) Lungenabschnitten, dessen Differenz kleiner ist als im Stehen zwischen Lungenspitze und -basis.

Das Verhältnis von Perfusion zu Ventilation, die Begegnung von Flüssigkeit und Gasförmigem, gleicht dem von Äther- und Astralleib in der Lunge. Die Lungenbasis ist stärker ätherisiert (Flüssigkeit), die Lungenspitze deutlicher astralisiert (Luft). Diese Polarität ermöglicht ein gesundes Gleichgewicht und ist an die aufrechte Körperlage gebunden. Liegen verringert die gesunde Polarität.

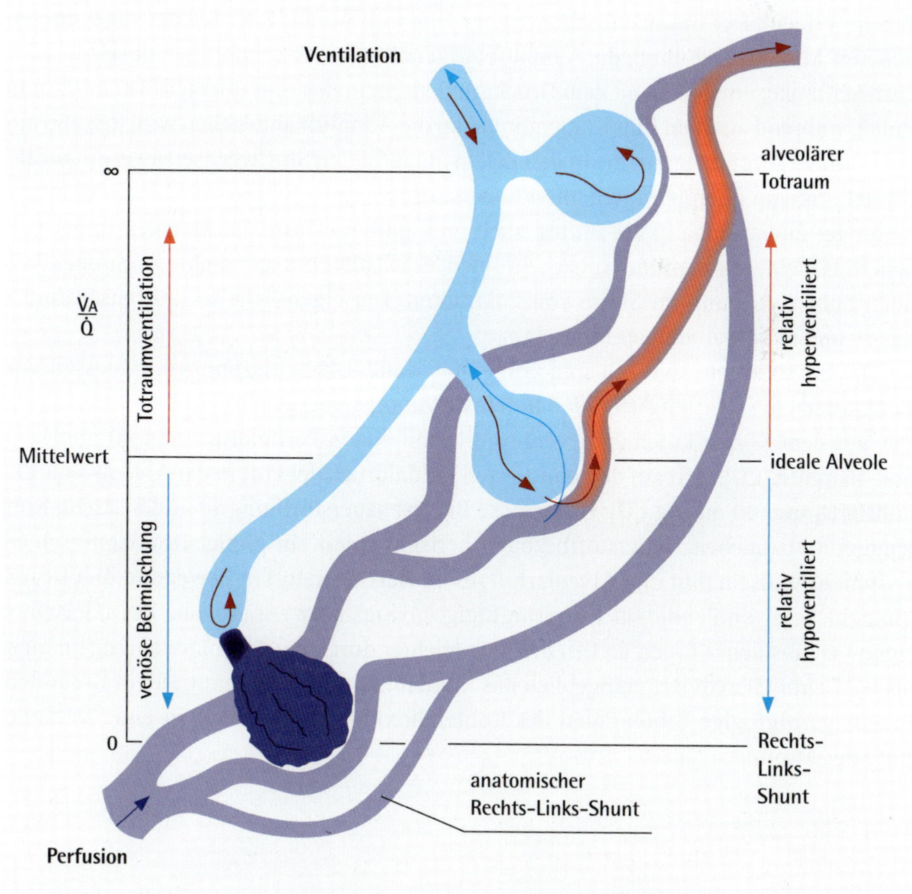

Abb. 11: Physiologisches Schema des Verhältnisses von Ventilation und Perfusion in oberen und unteren Lungenabschnitten im Stehen.[13] Hellblau = Alveolarluft, Dunkelblau = venöses Blut, Rot = arterielles Blut

Der Körper erscheint weniger astralisiert und stärker ätherisiert, was zunächst übermäßige Einflüsse des Wachlebens im Astralleib ausgleicht. Dieser positive Effekt des Liegens verkehrt sich ins Gegenteil, wenn die Bronchien und Bronchiolen zur Verschleimung neigen.

Mit Perfusion und Ventilation begegnen sich Blut und Luft nur durch eine einzige Lage von Zellen getrennt. Über die Alveolarwand findet ein passiver Austausch von im Blut gelösten Gasen und Luftgasen statt, wenn ein Druckgradient besteht.

Gasaustausch in der Lunge

Alle Gase unterliegen durch die über der Erde liegende Luftschicht (Luftsäule) einem bestimmten Druck – entsprechend ihrem jeweiligen spezifischen Gewicht. Die Normwerte des sogenannten Partialdruckes der Luftgase berechnen sich im Verhältnis zu dem Normaldruck auf Meereshöhe (= 760 mm Hg).

Die für unsere Betrachtung relevanten Stoffe sind Sauerstoff und Kohlendioxid, da der Hauptgasanteil der Luft, Stickstoff (78 %), nicht am Gasaustausch teilnimmt (siehe Tabelle 1 oben). Der Gasaustausch zwischen Blut und Atemluft ist Teil der sogenannten äußeren Atmung. Der durch die Atemluft aufgenommene Sauerstoff tritt durch die Blut-Luft-Schranke, entsprechend dem Druckgradienten, in das Blut über (ca. 310 ml/min in Ruhe), während aus dem Blut Kohlendioxid an die Atemluft abgegeben wird (ca. 260 ml/min). Innere Atmung meint die in den Zellen ablaufenden Stoffwechselwege, die zur Bereitstellung von Energieträgern unter Sauerstoffverbrauch führen.

In der Endstrombahn des Blutes, auch im Kapillarnetz um die Alveolen findet sich kein Puls mehr, nur kontinuierliches Strömen, es existieren weder makroskopischer Puls noch äußere Atmung im Sinne von Polaritäten. Der eigentliche Gasaustausch findet passiv und in vollkommener Ruhe statt.

Die luftgefüllten Alveolen sind von einem Kapillarnetz umsponnen, in dessen Verzweigungen die feinsten Arteriolen in feinste Venolen übergehen.

Das aus dem Körper kommende venöse Blut mit einem Partialdruck von 40 mmHg O_2 und 46 mmHg CO_2 trifft auf den konstanten Partialdruck der Luft in der Alveole von 100 mmHg O_2 und 40 mmHg CO_2. Das venöse Blut ist sauerstoffhungrig und bestrebt, Kohlendioxid abzugeben. Sauerstoffbezogen herrscht somit ein großer Druckunterschied zwischen venösem Blut und Alveolarluft; es ist viel Sauerstoff in Bewegung. Der Druckgradient beim Kohlendioxid ist geringfügig, genügt aber zur Abgabe des überschüssigen CO_2 aus dem Körper, da CO_2 deutlich leichter durch die Alveolarwand diffundiert als O_2. Dennoch aktiviert maßgeblich das Kohlendioxid den Atemantrieb im Gesunden. Bereits geringfügige Erhöhungen des Kohlendioxidgehaltes führen zu einer Veränderung der Atmung.

Kohlendioxid ist ein gasförmiger, gut wasserlöslicher Stoff. In einem Liter Blut ist fast ein halber Liter CO_2 gelöst. Das Säure-Basen-Gleichgewicht bildet sich im pH-Wert ab, der vereinfacht gesagt die Konzentration der H^+-Ionen angibt. Berechnet wird der pH als der negative dekadische Logarithmus der H^+-Konzentration. Die Spanne reicht von 0 bis 14. Damit zeigt ein pH-Wert von 1 zehnmal mehr Säure an als ein pH-Wert von 2. Saure Flüssigkeiten liegen mit ihrem pH-Wert unter 7, basische (Laugen) darüber.

Das menschliche Blut ist schwach basisch; hierbei liegt der arterielle pH (~7,4) leicht über dem venösen (~7,34), d.h. das venöse Blut ist etwas saurer als das arterielle. Der Körper muss das Säure-Basen-Verhältnis in engen Grenzen regeln, es soll sich nur um 0,04 Punkte der pH-Skala verändern. Die Regelung erfolgt über basische Pufferstoffe im Blut (wie Bicarbonate und andere) und das saure Kohlendioxid, dessen Konzentration unter anderem die Atmung (verstärkte Atmung gibt mehr Kohlendioxid ab) verändert. Wie wir beim Partialdruck sahen, reagiert der Körper auf Veränderungen beim CO_2 schnell und das Bewusstsein ist im Normalfall stärker an den Kohlendioxidprozess gekoppelt als an den Sauerstoff. Ein Überschuss führ zuerst zu verstärktem Atemantrieb und später rasch zur Bewusstlosigkeit.

Der Sauerstoff hat mit dem Säure-Basen-Verhältnis an sich nichts zu tun; dieses wirkt sich jedoch auf die Sauerstoffbindungsmöglichkeit des Hämoglobins aus (Bohr-Effekt) und ist abhängig vom Milieu. In der Alveolarkapillare (sauerstoffreich) ist das Blut alkalischer. Daran bindet sich der Sauerstoff gern, so dass er sich weniger leicht vom Hämoglobin löst. Im Kapillarsystem des Körpergewebes andererseits ist das Blut saurer (kohlendioxidreicher), das Hämoglobin gibt dort den Sauerstoff leichter ab. Die Sauerstoffversorgung des Organismus ist in den meisten Fällen gesichert – sechs bis acht tiefe Atemzüge pro Minute reichen, um den Organismus in Ruhe ausreichend zu versorgen. Es ließ sich sogar ein positiver Effekt verlangsamter Atmung auf die Sauerstoffverfügbarkeit im Gewebe bei Herzinsuffizienz nachweisen.[14]

3.3 Hyperventilation

Bei Hyperventilation wird zu viel Kohlendioxid abgeatmet und das Blut alkalisch, es kommt akut zu Schwindel, Kopfdruck, paradoxer Atemnot mit Druck auf der Brust, Schweißausbruch, Kribbeln bis zur Pfötchenstellung der Hände.

Den leichten „High"-Zustand empfinden manchen Personen als angenehm; so gewöhnen sich viele Menschen an eine leichte Hyperventilation, die dennoch pathologisch und mit langfristigen Nachteilen für den Körper verbunden ist. Sie begleitet und verstärkt die Symptome bei Asthma bronchiale (etwa 40 % der Asthmatiker hyperventilieren akut oder chronisch)[15] und wurde auch mit Allergien und Atopie in Verbindung gebracht, was aus anthroposophischer Sicht logisch erscheint, da der „Gerüstbildner" Kohlenstoff im Zustand der Hyperventilation mangelt und somit die auflösenden Stoffwechselvorgänge (Entzündung, Schleimbildung) an den inneren und äußeren Oberflächen des Körpers überhand nehmen. Der russische Arzt Konstantin Pawlowitsch

Buteyko (1923-2003) entwickelte auf dieser physiologischen Grundlage eine Atemtherapie zur Bekämpfung von Hyperventilation, deren Wirksamkeit wissenschaftlich dokumentiert ist[16] und die bereits in Leitlinien aufgenommen wurde.[17]

Die heutige Therapeutische Sprachgestaltung stimmt der Annahme einer latenten Hyperventilation bei Asthma bronchiale als theoretischer Grundlage zu und setzt sie in entsprechenden Übungen und Techniken um. Allerdings rät sie häufig von einer direkten Atemkontrolle ab. Modifikationen der Atmung erreicht man mittels Übungen wie *„Ich atme Kraft des Lebens – In Luft verhaucht der Hauch"*, die längeres Atemhalten einschließen. Zusätzlich berücksichtigt die Therapeutische Sprachgestaltung den Atemtyp nach Erich Wilk (1915-2000) bei eindeutiger Zuordnungsmöglichkeit (Ein- bzw. Ausatmungstyp) und modifiziert die Übungsanweisungen entsprechend.

36

4. Grundelemente im Körper und in der Luft

Ein Erwachsener von 70 kg Körpergewicht besteht aus den vier Grundelementen in folgender Verteilung: 44 kg / 63 % Sauerstoff, 14 kg / 20 % Kohlenstoff, 7 kg / 10 % Wasserstoff und 2 kg / 3 % Stickstoff sowie weiteren Mineralstoffen und Spurenelementen.[18] Die Erdrinde hat schätzungsweise 49 % Massenanteile Sauerstoff und auch im Menschen ist er der häufigste Stoff. Wasser als Träger des Ätherischen besteht zu 88 % aus Sauerstoff, die Luft nur zu 21 %.

Stickstoff atmet man ein und aus, ohne dass der Körper ihn verbraucht, damit ist in der Ein- und Ausatmungsluft annähernd die gleiche Menge Stickstoff enthalten (78 %).

Gemäß Rudolf Steiner ist Sauerstoff als bedeutsam für das Ätherische anzusehen, Stickstoff für das Astralische. Sauerstoff (21 %) verhält sich in der Luft zum Stickstoff (78 %) etwa wie 1:4; ebenso ist nach Rudolf Steiner das Verhältnis von Äther- zu Astralleib in der Welt und im Menschen, auch das Verhältnis von Atemzügen zu Pulsschlägen beträgt im Liegen und besonders im Tiefschlaf 1:4 [→ Kapitel II.4 Das Rhythmische System und sein Zentrum].

Kohlenstoff ist ein chemisch einfacher, fester Körper. Er ist unlöslich auch in Säuren, löst sich aber in flüssigem Eisen. Kohlenstoff entzieht vielen Stoffen den Sauerstoff. Chemisch rein kommt Kohlenstoff nur in Graphit, Diamant und Kohle vor. Er ist in der Erdhülle mit lediglich 0.09 % vertreten, weist aber von allen chemischen Elementen die größte Vielfalt an Verbindungen auf und ist in allen organischen Stoffen enthalten. Kohlenstoff gehört mit Sauer-, Stick- und Wasserstoff sowie Schwefel zu den Grundelementen der Eiweißbildung. Er verbindet sich intensiv mit dem Sauerstoff; beide treten gemeinsam als Kohlendioxid auf.

Kohlenstoff galt in der Alchemie des Mittelalters als „Stein des Weisen", enthaltend das Geheimnis ewigen Lebens. Auch verschiedene Yoga-Praktiken verbinden mit einer Reduktion der Atmung und somit Erhöhung des Kohlensäureanteils im Blut bessere Gesundheit und längeres Leben. Andererseits ist der Mensch eine „Durchgangsstation" für den Kohlenstoff, den wir konstant über die Nahrung aufnehmen und vor allem über die Atmung wieder abgeben. Dazu bedient sich der Körper des Sauerstoffs, der sich mit dem Kohlenstoff verbindet und ihn in Gestalt von Kohlendioxid nach außen abgibt. Rudolf Steiner beschrieb anschaulich diesen Prozess im Ausgleich zwischen Formung und Beweglichkeit: *„Eben weil der Kohlenstoff im menschlichen Körper uns Menschen zu steif, zu fest formt, wie eine Palme ... da baut die Atmung sogleich ab, reißt diesen Kohlenstoff aus der Festigkeit heraus, verbindet ihn mit dem Sauerstoff, befördert ihn nach außen, und wir werden so gestaltet in einer Beweglichkeit, die wir als Menschenwesen brauchen.“*[19] Kohlenwasserstoffe sind die häufigsten chemischen Verbindungen und die Grundlage der organischen Chemie. Bildlich gesprochen sind diese aus polaren Elementen zusammengesetzt, dem fast unzerstörbaren, gerüstbildenden Kohlenstoff und dem hoch flüchtigen, explosiven Wasserstoff.

Mit dem Stickstoff verbindet sich der Sauerstoff in der Luft nicht. Gemäß der Zuordnung des Sauerstoffs zum Ätherischen und des Stickstoffs zum Astralischen in der Welt entspricht das gemeinsame, aber unvermischte Auftreten der beiden Stoffe im Menschen dem losen Kontakt zwischen Astral- und Ätherleib, der das Einschlafen als teilweise Lösung dieser Verbindung ermöglicht.[20]

Wasserstoff ist ein chemisch einfacher gasförmiger Körper; er ist unglaublich flüchtig und durchdringt selbst Stahlgefäße. Im Universum ist er das häufigste Element, nicht jedoch in der Erdhülle, wo er nur mit 0,88 % vertreten ist. Mit den drei anderen Hauptelementen geht er häufig eine Verbindung ein: mit Sauerstoff zu Wasser, mit Stickstoff zu Ammoniak, mit Kohlenstoff zu Kohlenwasserstoffen.

Gemäß Rudolf Steiner *„trägt* (er) *alles ..., was irgendwie gestaltetes, belebtes Astralisches ist, wiederum in die Weiten des Weltenalls hinauf, so daß es so wird, daß es aus dem Weltenall wieder aufgenommen werden kann ... Der Wasserstoff löst eigentlich alles auf.“*[21]

Die Sonnenatmosphäre besteht zum großen Teil aus Wasserstoff; Wasserstoff entfernt sich ständig von der Erde.[22]

4.1 Konsonanten und Elemente

Betrachten wir die qualitative Einteilung der Konsonanten in vier Gruppen [→ Kapitel VIII.2 Einteilung der Vokale und Konsonanten], in Stoßlaute (Plosive) wie [b]-[p]-[d]-[t]-[g]-[k], den Wellenlaut (Lateral) [l], den Zitterlaut (Vibrant) [r] und die Blaselaute (Frikative) wie [f]-[v]-[s]-[ɕ, ç] usw., so ergibt sich ein interessanter möglicher Zusammenhang mit den Grundelementen. Kohlenstoff wäre als Repräsentant des Irdischen mit den Stoßlauten verwandt, Wasserstoff als flüchtiger Feuerträger mit den Blaselauten, Stickstoff mit dem Wellen- und der belebende Sauerstoff mit dem Zitterlaut. Auch eine qualitative Zuordnung dieser Lautgruppen zu den seit der Antike bekannten vier Elementen Erde (Stoßlaute) – Wasser (Wellenlaut) – Luft (Zitterlaut) – Feuer (Blaselaute) ist ein Aspekt der Überlegungen in der Therapeutischen Sprachgestaltung wie auch in der Eurythmie. [→ Kapitel III Wirkprinzipien und Indikationen]. Im starken Anspannen der Zungen- und Lippenmuskulatur erlebt man die Festigkeit der Stoßlaute [b], [p], [d], [t] und [g], [k], während die Nasallaute [n] und [m] bereits etwas Schwingendes, Nachgebendes in den Stoßlaut hineinbringen. Diese Lautgruppe ahmt das Gegenständliche, in einer Form Gehaltene nach.

In Worten wie Baum, Beil, Ball lässt sich mehr die Rundung der Form mitempfinden, in Keil oder Tat mehr die reine Stoßkraft.

Die Blaselaute [f], [v], [ʃ], [s], [z], [J], [ɕ, ç], [h] sind diejenigen Laute, die den höchsten Wärmeanteil in der Ausatmung erzeugen, was beim Hauch auf die Hand nachvollziehbar ist. Im Blaselaut staut der Leib den Atem nicht mehr wie beim Stoßlaut, sondern stößt ihn feurig hinaus. Das Unwägbare dieses Luft-Wärmeprozesses lebt in Worten wie Rascheln und Rauschen, im Huschen und Tuscheln sowie dem Säuseln einzelner Naturvorgänge.

Fließende Bewegungen entstehen durch den Wellenlaut [l], wo die Zunge den Atemfluss sehr empfindsam reguliert und abtastet.

Der Luft- oder Zitterlaut [r] lässt sich nur bilden, wenn der Luftstrom Gaumenzäpfchen, Zungenspitze oder Lippen bewegt. Dieser Laut ist ganz Hingabe an das Element Luft, und wir finden ihn im Rollen und Rattern eines Rades, in der Rede und im Ruf.

Das [l] in der Zuordnung zum Stickstoff erfährt eine interessante Verbindung mit Lebensvorgängen, wenn wir es in Bezug setzen zu der Aussage Rudolf Steiners, der Stickstoff stelle „die Leber der äußeren Welt" dar.[23] Der Laut [l] lässt sich lange und klingend sprechen und findet in der Therapeutischen Sprachgestaltung häufig zum Verlebendigen verfestigter Strukturen Anwendung, z.B. bei den Gelenken.

59

[r] und [l] sind die beweglichsten unter den Lauten, insofern sie sich an verschiedenen Bildungsorten und mit verschiedenen Bildungsqualitäten artikulieren lassen. Sie treten im System der Therapeutischen Sprachgestaltung als einzige Repräsentanten der Elemente Luft und Wasser in der Sprache auf.

Wie sehr sich die Gestalt eines Wortes durch den bloßen Austausch des Anfangskonsonanten verändert, zeigt folgendes Beispiel, in dem vom Stoß- zum Blaselaut die Deutlichkeit abnimmt, während sich die Konsonantenbewegung steigert: Taufen – Laufen-Raufen – Haufen.

5. Der Atemprozess heute und in früheren Zeiten

Rudolf Steiner gab viele Atemübungen nicht nur für Sprachgestalter, sondern individuell für bestimmte Menschen. Es sind häufig körperbezogene Meditationsübungen, die widersprüchlich zum nach dem Ersten Weltkrieg eingeführten anthroposophischen Schulungsweg erscheinen, der sich generell distanziert von stark körperbezogenen Übungen. Deshalb sind diese individuell zu verstehen. Einige Beispiele sollen dies verdeutlichen.

Einatmen und denken: *Die höchste Kraft der Natur strömt mit dem Atem in mich ein.* Atem anhalten und denken: *Alle Kraft ruht in mir.* Beim Ausatmen denken: *Ich ströme aus alles Gute, dessen ich fähig bin.*[24]	Einatmen und denken: *Ich atme die Kraft des Lebens aus den blauen Fernen.* Beim Ausatmen denken: *Ich veratme das eigene Selbst in die blauen Fernen.*[25] Einatmen und dann sprechen: *Ich atme Kraft des Lebens.* Atem ausgeatmet halten und innerlich die Zeile dreimal wiederholen. Anschließend einatmen und dann sprechen: *In Luft verhaucht der Hauch.*[26]

Solche Übungen spricht man in der Therapeutischen Sprachgestaltung in der Regel laut. Sie sind bezüglich des Atemhaltens individuell zu modifizieren. Einerseits gilt es, den Atemtypus der Klientel nach Erich Wilk zu beachten [→ Kapitel VI.6.1 Ein- und Ausatmungstypen nach Erich Wilk], andererseits übt das Atemhalten einen anderen Einfluss auf den Körper aus, je nachdem, ob es nach der Aus- oder nach der Einatmung erfolgt. In den meisten Fällen ist das nach der Ausatmung vorzuziehen. Insbesondere bei latenter Hyperventilation ist das Atemhalten eine wichtige und wirksame Praxis. Die Klientel ist in behutsamen Schritten heranzuführen, um kontraproduktiven Stress, Angst und Therapieabbruch zu vermeiden, was nur mit entsprechender Ausbildung und Erfahrung möglich ist. Mit genügender Praxis empfinden Betroffene solche Übungen als wirksames Mittel gegen Angst, Stress, Allergieanfälligkeit und Müdigkeit, und sie möchten nicht darauf verzichten.

Beachte: Falsch praktizierte Atemübungen jeder Herkunft haben psychische und körperliche Probleme zur Folge, die nicht auf die leichte Schulter zu nehmen sind.

Weitere wichtige Hinweise zur Atmung finden sich im gesamten Vortragswerk Rudolf Steiners, die in einer umfangreichen Zusammenstellung relevanter Zitate zur Menschenkunde der Sprache zugänglich sind.[27] Als Beispiele seien die folgenden Ausführungen genannt: „*Nehmen Sie einmal nur eine einfache Sache: Hier liegt Kreide. Wenn man diese Kreide heute ergreift, schaut man sie an, man greift hin, nimmt sie auf ... Wir haben den Gedanken, indem wir die Kreide anschauen, und heben sie dann auf. Das war bei dem alten Menschen nicht der Fall, sondern der schaute hin, atmete das, was von der Kreide geistig ausströmt, ein, atmete aus, und erst im Ausatmen ergriff er die Kreide, so daß für ihn Einatmen gleich Beobachten, Ausatmen gleich Tätigsein war. Es war das in einer Zeit, in der eigentlich der Mensch mit der Umwelt immer in einer Art von rhythmischer Wechselwirkung lebte.*“[28]

Heute verbinden wir direkt den Nerven-Sinnes- mit dem Stoffwechsel-Pol – unmittelbar auf die Wahrnehmung folgt die Handlung. Wir löschen das Atemerleben zwischen Wahrnehmung und Handlung aus. Folgt man als Übung den oben genannten Schritten, so verbindet sich das Objekt, der Handlungsgegenstand viel nachhaltiger mit dem Erleben – eine neue Achtsamkeit entsteht.

6. Ein- und Ausatmung

„*Sehen Sie, es gibt Menschen die ... mit einer gewissen Gier den Sauerstoff assimilieren, den Sauerstoff in sich aufnehmen... Solche Menschen haben ein sehr reges, stark vibrierendes astralisches Leben. Und dadurch, dass ihr Astralleib innerlich regsam ist, gräbt er sich ... mit einer grossen Lust in den physischen Leib ein. Andere Menschen haben diese Gier nach dem Sauerstoff nicht. Aber sie empfinden etwas ... wie eine Erleichterung beim Weggeben, Ausatmen der Kohlensäure.*“[29]

Die Einatmung ist anthroposophisch gesehen stärker vom Nieren-Blasen-System inspiriert, die Ausatmung stärker von der Lunge. Die Niere erzeugt das Atembedürfnis, die Lunge den Hunger. Diesen Gesichtspunkt führte Hans-Heinrich Engel (1921-1973) weiter aus. Er beschrieb, dass es eigentlich die Blase sei, die mittels ihrer „Saugfunktion“ im Organismus[30] den Einatmungsimpuls vermittle, während die Niere eher die Ausatmung anrege. Die Lunge sei ganz jenes selbstlose Organ, das sich der Aufnahme von Sauerstoff und der Abgabe von Kohlendioxid zur Verfügung stelle.[31]

Menschen unter Stress befinden sich oft in einem über-eingeatmeten Zustand; der Astralleib zieht die Luft, ähnlich wie beim Erschrecken, ein und löst sich zu wenig im Ausatmen. Hier bewähren sich therapeutische Übungen, die zunächst die Ausatmung regulierend anregen, im Weiteren die Atemamplitude vergrößern und schlussendlich den Atemrhythmus für die folgende Ruhephase harmonisieren. Bekannte Übungen sind *W-T / KLSFM / OOU / OM / In den unermesslich weiten Räumen / Hexameter.*[32]

Ein Hinweis Rudolf Steiners unterstützt diesen therapeutischen Gesichtspunkt:
„*Die Einatmung im Schlafen wird geregelt von außen her im Menschen. Die Einatmung im Wachen regelt er von innen heraus mit seinem astralischen Leib, während die Astralität des Kosmos für ihn eintritt im Schlaf.*“[33]

Hexameter-Rezitation rhythmisiert die Atmung, die in intensive Beziehung zur Herzrhythmik tritt – wie auch im Tiefschlaf. Dieser wissenschaftlich dokumentierte Befund [→ Kapitel XIII Forschung] deutet auf die Möglichkeit therapeutischer Rezitation, den Astralleib im Wachen über den Atemprozess zu harmonisieren und damit seinem unrichtigen Eingreifen in den Ätherleib entgegenzuwirken.

Die nachfolgend kurz vorgestellte Typologie liefert für die Atemtherapie durch Sprache wichtige Hinweise. Sie hat keinen direkten Zusammenhang mit der anthroposophischen Menschenkunde, und ihre Zuordnungen sind teilweise umstritten. Heute vertritt man sie beispielsweise unter der Bezeichnung „Terlusollogie".[34] Trotz der Diskussion zur Gültigkeit dieser Typologie verhalf das Befolgen entsprechender Verhaltensregeln, insbesondere auch in der Stimmarbeit[35], zahlreichen Klientinnen und Klienten zu entscheidenden Verbesserungen ihrer Lebensqualität und beruflichen Stabilisierung. Deshalb integriert die Therapeutische Sprachgestaltung, wie viele andere Stimm- Atem- und Sprachtherapiemethoden, öfters deren Gesichtspunkte. In Gestalt der vorher beschriebenen Sauerstoff- und Kohlendioxid-Typen nahm auch Rudolf Steiner eine entsprechende Einteilung vor, allerdings ohne Bezug auf Sonne und Mond.[36]

Der Musiker Erich Wilk interessierte sich schon früh für die menschliche Konstitution. In der Kriegsgefangenschaft in Ägypten beobachtete er, dass häufig blühend aussehende Ankömmlinge schnell starben, während eher schmächtige Kameraden überlebten. Er stellte die Theorie der Ein- und Ausatmungsbetonung auf, die er später mit den Einflüssen von Sonne und Mond zum Zeitpunkt der Geburt in Verbindung brachte. Seine Hypothese: Der solare Typ (ausatmungsbetont) vertrage die Hitze besser als der lunare Typ (einatmungsbetont). Die Sonne wirke auf alles Leben austrocknend, strukturierend, zusammenziehend; in der Wüste sind die Pflanzen stachelig und dünn. Der Mond unterstütze dagegen quellendes Leben; Ebbe und Flut hängen von ihm ab.

Der solare Typ erhält seine Energie durch aktive Aus- mit passiver Einatmung, der lunare Typ durch aktive Ein- bei passiver Ausatmung.

Wilk bestimmte den Atemtyp lange über die reine Beobachtung, fand sich jedoch häufig fehlgeleitet durch die erziehungsbedingten Atemgewohnheiten seiner Klientel. Er fand später einen erstaunlich zutreffenden Zusammenhang zwischen dem Einfluss von Sonne und Mond zum Zeitpunkt der Geburt und dem Atemtyp. Ein starker Sonneneinfluss korreliere mit Ausatmungsbetonung, während ein größerer Mondeinfluss eine aktive Einatmung fordere und fördere. Zur Berechnung ging Wilk aus von einer Sonnenwirkung von 100 % am 21. Juni und von 0 % am 21. Dezember. Der Mondeinfluss berechnet sich aus 100 % bei Vollmond und 0 % bei Neumond. Aus der Bestimmung beider Prozentwerte ergibt sich für jedes Geburtsdatum eine entsprechende Dominanz von Sonne oder Mond.

Eine Differenz beider Werte von > 8 % ermöglicht die eindeutige Zuordnung; Personen mit geringerer Differenz sind Mischtypen. Diesen zusätzlichen Atemtyp zweifeln andere prominente Vertreter der Theorie jedoch an (Charlotte (1909-2016) und Christian Hagena).

Es folgen einige Charakterisierungen der beiden Atemtypen:

Solar	Lunar
aktive Ausatmung, passive Einatmung	aktive Einatmung, passive Ausatmung
Stimmführung weich, nicht metallisch	Stimmführung klingend, glockenartig, nicht hauchig
Wärmezonen	**– Dehnungszonen**
Gesicht, Hals, Becken	Hinterkopf, Rumpf, Oberarme, Beine
Kältezonen	**– Verengungszonen**
Hinterkopf, Rumpf, Oberarme, Beine	Gesicht, Hals, Becken
Muskeltonus und Haltung	
Muskeltonus geeignet für Dauerleistung	Muskeltonus geeignet für kurze starke Belastung
muss nach Anstrengung liegen	erholt sich im Gehen
sitzt gern auf der Stuhlkante ohne Rückenlehne, hält sich mit seinem Muskeltonus	muss sich anlehnen, kurzzeitige Muskelspannung, dann Erschlaffung
federnder Schritt, steht gern federnd mit leichter Vorlage	steht „auf seinen Knochen“, eher etwas zurückgelehnt
Kinn etwas unter der Horizontallinie	Kopf leicht nach hinten gestreckt
Streckgelenke	
Hand- und Sprunggelenke und jedes zweite Gelenk davor und danach	Ellenbogen, Knie und jedes zweite Gelenk davor und danach
Beugegelenke	
Ellenbogen, Knie und jedes zweite Gelenk davor und danach	Hand- und Sprunggelenke und jedes zweite Gelenk davor und danach
Atemzonen und Schlafposition	
benötigt Flanken- und Bauchatmung sowie komplette Ausatmung	benötigt tiefe Einatmung mit der oberen Einatmungsmuskulatur
Bauchschläfer	schläft auf dem Rücken und der rechten Seite
Ernährung (gilt besonders für geschwächte Menschen)	
geeignet	
mehrere kleine Mahlzeiten, fett- und säurearm, besser süß, viel Eiweiß, Weizen, Hafer, Mais, Gries, Zucker, Honig, Bohnenkaffee	drei große Mahlzeiten, nicht kalt, eher sauer, Kartoffeln, Karotten, Sellerie, Apfel, Zitrusfrüchte, Roggen, tierisches Fett, Hülsenfrüchte, kräftig gewürzt

nicht geeignet	
Butter, Rahm, Schmalz, Schwarztee	Zucker, Honig, Bohnenkaffee, Kohl
Wohlgefühl	
bei 500 bis 2000 Meter Höhe	ab 1500 Meter Höhe

Für Mischtypen ist es wichtig, beide Seiten zu berücksichtigen, d.h. auch Sprechübungen ausgewogen in beiden Varianten durchzuführen.

Bezogen auf die kosmische Energie unterschied Wilk zusätzlich Hoch- und Niedrigenergietypen: Beide Atemtypen gelten ab 60%, entweder von Sonnen- oder Mondeinfluss als „ich-betonte" oder „Hochenergietypen". Diese Terminologie bezieht sich nicht auf die persönliche Energie eines Menschen, sondern darauf, dass der Hochenergietyp gewöhnt ist, starke Impulse von außen (Sonne und Mond) zu bekommen, während der Niedrigenergietyp seine Impulse eher aus sich heraus schöpft. Dieses Konzept kann besonders in der Erziehung hilfreich sein.

Im Sommerhalbjahr geborene Personen (21. März – 22. September) sind immer hochenergetisch (Sonneneinfluss). Im Winterhalbjahr geborene (23. September – 20. März) können sowohl niedrig- (Sonne) als auch hochenergetisch (Mond) sein.

Der hochenergetische Typ benötigt für sein Ich-Gefühl Verstärkung von außen, er empfindet Lob als Geschenk; Kritik kann ein solches Kind leichter nach vorangehendem Lob annehmen. Der niedrigenergetische Typ gewinnt sein Ich-Gefühl autonomer. Bei solchen Kindern können Hinweise zur Verhaltensänderung direkt erfolgen. Bei Pro-Forma-Lob fühlen sie sich nicht ernst genommen.

7. Zusammenfassung der therapeutischen Gesichtspunkte

7.1 Atmung als rhythmischer Prozess

Einflüsse des Wachlebens modifizieren und stören den Atemrhythmus in vielfältiger Weise. Im Schlaf regulieren kosmische Kräfte im Zusammenhang mit den Atemzentren im Hirnstamm diesen Rhythmus. Das Verhältnis der Pulsschläge zur Atmung pro Minute ist ein Indikator für das Kräftegleichgewicht zwischen oberen und unteren Tätigkeiten im Menschen. Durch entsprechende Übungen lässt sich die Atmung verlangsamen oder beschleunigen und dadurch ein Ungleichgewicht ausgleichen. Dies geschieht in der Regel in der Ruhezeit nach der Intervention.

Durch Reduktion der Atemfrequenz normalisiert sich das CO_2 im Blut, und Asthma bronchiale, COPD und Allergien können gelindert werden. Ebenfalls lässt sich so die periphere Sauerstoffversorgung verbessern. Luciano Bernardi fand in einer Studie eine Senkung der Atemfrequenz auf 6-8/Minute als optimal zur Steigerung der Sauerstoffversorgung im Gewebe bei Herzinsuffizienz.[37] Nach Rudolf Steiner würde eine leichte Verringerung der Atemfrequenz, und damit ein etwas erhöhtes CO_2 im Blut, den Menschen ätherisieren (im Schlaf ist der pCO_2 im Blut erhöht), das könnte hypothetisch lebensverlängernd wirken. Durch die nachgewiesene Verstärkung der respiratorischen Sinusarrhythmie und die hohe Synchronisation des Atemrhythmus mit der Herzfrequenzvariabilität wirken *Hexameter* und *OM* sowie verwandte Übungen prophylaktisch und therapeutisch bei Herzrhythmusstörungen, koronarer Herzkrankheit usw.

7.2 Atem als Vermittler zwischen oberen und unteren Kräften

Die „normale" Alltagsatmung ist häufig zu flach und greift nicht nach unten bis an die Wurzeln des „Atembaumes" (siehe Abb. 12) im Energiezentrum des Körpers (vor der Blasenregion).

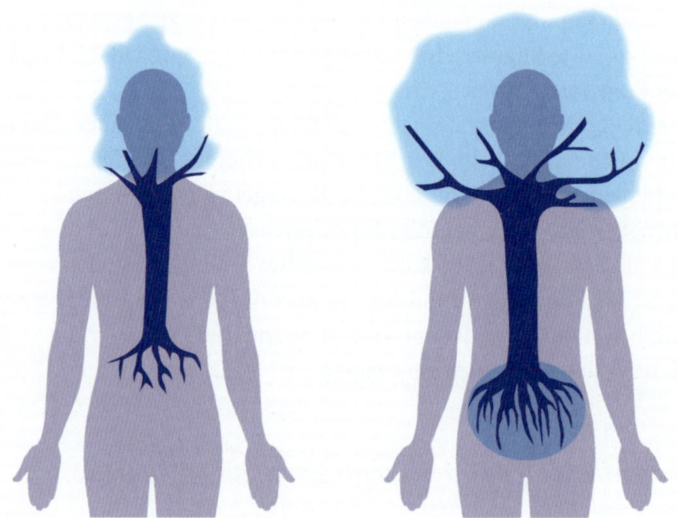

Abb. 12: Der „Atembaum", links in entwurzeltem Zustand, die Krone verkümmert. Rechts gut verwurzelt im kleinen Becken. Die Krone erhebt sich kraftvoll in den Umraum.

Eine Ausweitung der Atemamplitude nach unten und oben schließt den Menschen an sein Energiezentrum an und lässt ihn gleichzeitig über sich hinaus in die lichtdurchflutete Luft des Umraums wachsen. Die Einatmung durch die Nase (auch durch jeweils nur ein Nasenloch) stimuliert das Gehirn und fördert Wachheit und Klarheit. Die Anbindung der Atmung an die Wurzel des Atembaumes hilft gegen Spannungen und Störungen im Unterleib entsprechend den angewendeten Übungen. Das abrundende Arbeitsprinzip in Übungen wie *Ganz kurze krumme / Kurze knorrige / Bei biedern Bauern* [→ Kapitel IV] wirkt polar im Unterleib als strahlige, durchformende Qualität und ist angezeigt bei Colitis ulcerosa, Durchfall und übermäßiger Menstruationsblutung. Dem abrundenden Prinzip entgegengesetzt wirkt strahliges Arbeiten im oberen Pol wie in den Übungen: *Hitzige strahlige stachelige / Ist strauchelnder Stern* [→ Kapitel IV]. Dieses Wirkprinzip lässt sich bei Colitis ulcerosa zwischen den Schüben anwenden.

Die im unteren Pol besonders wirksamen Blaselaute [f] und [h] kommen in Übungen wie *Vom Vorigen fürchte nimmer / Ha ha* [→ Kapitel IV] zum Einsatz. Sie lösen und durchwärmen im Unterleib und sind indiziert bei Verstopfung, Amenorrhoe oder Dysmenorrhoe (nicht während der Menstruation). Diese polaren Arbeitsweisen wirken auch positiv bei Erschöpfung und Schwäche (v. a. Stosslaute), stärken das Selbstvertrauen und „erden" ganz allgemein. Hier kommen Übungen wie *Sturmwort / Halt hebe / Kung Fu* [→ Kapitel IV] in Frage.

Bei Störungen und Krankheiten durch zu tiefes Eingreifen der oberen (bewussten) Astralkräfte in die unteren (z. B. bei Asthma bronchiale, Gastritis) hilft die gestärkte Ausatmung, „überschüssige Astralsubstanz" des oberen Menschen aus diesen Organregionen zu entfernen. Dies geschieht am besten durch ausdrucksorientierte, kräftige Blaseübungen und dramatisches Arbeiten, was solche überschüssige Astralsubstanz künstlerisch auflöst.

Schließlich wirkt die Atmung als natürliches „ätherisches Zwerchfell"[38] und hält so die unteren und die oberen Kräfte – bei genügender Stärke des Atemprozesses – im Menschen getrennt. Diese Kräfte müssen sich zwar entsprechen, gleich stark sein, dürfen jedoch nie direkt ineinander eingreifen [→ Kapitel II.6.2 Neurasthenie und Hysterie].

7.3 Atmung als Prozess zwischen Außen und Innen

Das Ausnutzen der inspiratorischen Reservekapazität ist besonders wichtig für den Einatmungstyp und hilft ihm gegen Heiserkeit und Stimmüberlastung. Weiterhin lässt sie das Ich in die Peripherie strömen, was bei bestimmten Krankheiten und Konstitutionen sinnvoll ist. Andererseits begünstigt eine volle Ausatmung den Erhalt der Lungenelastizität bis ins Alter. Sie lässt ferner den Astralleib ausströmen und löst Krämpfe und Spannungen. Bei regelmäßigem Üben hilft sie gegen Bluthochdruck und regt den Ätherleib zur Tätigkeit an, indem sie ihn vom Druck des Astralleibs befreit. Ferner erhöht eine volle Ausatmung den Vagotonus und ist indiziert bei Stress, Schmerzen und Schlaflosigkeit (hier wirkt die gesamte Atemvertiefung günstig). In Einzelfällen gab es Verbesserungen der Anfallskontrolle bei Epilepsie, bei der sich der Astralleib gemäß der anthroposophischen Menschenkunde „an den Organwänden bis zum Durchbruch staut".[39] Hier arbeitet man ganz mit dem sanften Atem wie in den Übungen *OM / In den unermesslich / Hexameter* [→ Kapitel IV].

Verbesserung der Ausatmung und ein schöpferisches Gestalten des Ausatmungsstromes könnte schließlich positiv auf eine Disposition zu Krebs wirken.[40]

Eine Pause nach der Ausatmung empfahl Rudolf Steiner therapeutisch gegen Inkarnationsschwäche, Ohnmacht und nach Unterernährung in der Übung *Ich atme Kraft des Lebens* [→ Kapitel IV]. Eine solche Übungspraxis ist nützlich, um das Ich in der Herzgegend zu zentrieren und gegen übermäßige Einflüsse der Umwelt zu schützen.

Heute ist der physische Atemvorgang nicht mehr ohne Weiteres geeignet als Weg zur spirituellen Inspiration, weshalb in Zukunft eine Atmung über die Sinne und das Herz, eine „beseelte Atmung", den physiologischen Atem ergänzen muss. Die Einatmung von Licht durch die Sinne tritt immer mehr als Ernährung, als Inspirationsquelle in den Vordergrund. Diesen Vorgang fördert ein innerer Weg, der den Menschen über die Stufen von Staunen – Verehrung – Einklang mit der Welt und Ergebung in den Weltenlauf mit der Umwelt tiefer verbindet.[41] Die genannten inneren Haltungen strömen antwortend der Umwelt entgegen und werden so zu einer Ausatmung im erweiterten Sinne.

Die körperliche Atmung erfährt in der Therapeutischen Sprachgestaltung durch die Beschäftigung mit geeigneter Poesie eine Anregung zu diesen inneren Schritten. Im erlebnisreichen Sprechen eines Gedichts beginnt ein wirkliches Ausströmen des eigenen Seins in die Welt, eine Vereinigung mit der Umwelt und ihren Wesen.

Zusammenfassend zeigen sich drei Stufen der Atemtätigkeit im Menschen. Die Ernährung mit Nahrungsaufnahme und die Ausscheidung bilden die am meisten stoffliche Seite des Atemvorgangs. Sie kann sich durch tiefes Atmen an die Luftatmung anbinden und beleben. Diese verbindet, zusammen mit ihrem seelischen Äquivalent, den oberen Pol des Menschen rhythmisch mit dem unteren und wirkt so therapeutisch gegen ein Auseinanderfallen von Denken und Wollen, von Kopf, Fuß und Hand. Drittens verfeinert sich die Atmung in eine atmende Sinnes- und Seelentätigkeit. Als solche unterstützt sie die innere Autonomie des Ichs, das in einer geistvollen Verbindung mit der Welt sich selbst neu kennen und erfassen lernt.

8. Ziele der Atemtherapie durch Therapeutische Sprachgestaltung

1. **Atemweite**
   Wir erleben uns atmend nicht auf die Brustorgane beschränkt, sondern in Verbindung mit dem ganzen lichterfüllten und energiespendenden Luftumkreis.

2. **Atemfülle**
   Wir können die physiologische Atemkapazität wirklich ausschöpfen und nutzen.

3. **Atemtiefe**
   Die Atmung bewegt die Bauchdecke bis hinunter zur Blasenregion und bindet an das dort befindliche Energiezentrum (Wurzel des „Atembaumes") an. Zur Tiefatmung gehört auch die sehr effiziente Flankenatmung.

4. **Atempause**
   Wir beachten nach der Ausatmung eine kleine Pause, die man bei Hyperventilation gezielt verlängert.

5. **Atemrhythmus**
   Ein- und Ausatmung erfolgen spontan und gleichmäßig. Die Aufmerksamkeit ist frei und kann den Körperatem „loslassen".

6. **Atemgleichgewicht**
   Ein- und Ausatmung dauern nicht unbedingt gleich lange, aber es folgt der Aufnahme von Luft (Sauerstoff) und Sinneseindrücken bei der Einatmung ein entsprechendes Befreien von Kohlendioxid und sekundär von zu viel „Eindrücken" bei der Ausatmung.

7. **Atemlösen**
   Durch mit Lauten gelenkte Atmung lassen sich Verspannungen im Brust-, Schulter-, Bauch- und Beckenbereich sowie sekundär im ganzen Körper lösen.

Die Übungen dienen mehreren Zielen gleichzeitig, wie auch die meisten Störungen verschiedene Atemdimensionen berühren. Eine Liste der Übungen und Texte zur Atmung findet sich in Kapitel XII.11 Pneumologie.

Weitere grundlegende Atemübungen auf Grundlage der Therapeutischen Sprachgestaltung sind mit kurzen Erklärungen auf der Website: https://sound-informed-breathing.ch mit Videos dargestellt. Die Website empfiehlt sich auch zur Instruktion der Klientel durch ausgebildete Fachpersonen.

Literatur und Anmerkungen

1 Steiner, R.: Methodik und Wesen der Sprachgestaltung (GA 280). Rudolf Steiner Verlag Dornach 1983. S. 149.

2 Steiner, R.: Erdenwissen und Himmelserkenntnis (GA 221). Rudolf Steiner Verlag Dornach 1998. S. 80.

3 Goethe, J. W.: Gedenkausgabe der Werke, Briefe und Gespräche. Band 16. Artemis Zürich 1948. S. 199-202.

4 https://content.time.com/time/subscriber/article/0,33009,994795,00.html (Abruf Januar 2023).

5 Cysarz, D., von Bonin, D., Lackner, H. et al.: Oscillations of heart rate and respiration synchronize during poetry recitation. American Journal of Physiology. Heart and Circulatory Physiology 2004; 287 (2). S. H579-H587.

6 Bettermann, H., von Bonin, D., Frühwirth, M. et al.: Effects of speech therapy with poetry on heart rate and cardiorespiratory coordination. International Journal of Cardiology 2002; 84 (1). S. 77-88.

7 Hotho, G., von Bonin, D., Krüerke, D. et al.: Unexpected Cardiovascular Oscillations at 0.1 Hz During Slow Speech Guided Breathing (OM Chanting) at 0.05 Hz. Frontiers in Physiology 2022; 13. 875583.

8 Ebd.

9 Klinke, R., Silbernagl, S. (Hrsg.): Lehrbuch der Physiologie. Georg Thieme Verlag Stuttgart 1997. Abb. 10.3.

10 https://www.amboss.com/de/wissen/Gastransport_im_Blut (Abruf Januar 2023).

11 Shuntvolumen ist die Blutmenge pro Zeiteinheit, die durch eine kurzgeschlossene Verbindung (shunt) in den jeweils anderen arteriellen bzw. venösen Schenkel des Blutkreislaufs übertritt.

12 Klinke, R., Silbernagl, S. (Hrsg.): Lehrbuch der Physiologie. Georg Thieme Verlag Stuttgart 1997. Abb. 10.43.

13 Klinke, R., Silbernagl, S. (Hrsg.): Lehrbuch der Physiologie. Georg Thieme Verlag Stuttgart 1997. Abb. 10.46.

14 Bernardi, L., Spadacini, G., Bellwon, J. et al.: Effect of breathing rate on oxygen saturation and exercise performance in chronic heart failure. The Lancet 1998; 351 (9112). S. 1308-1311.

15 Deenstra, D. D., van Helvoort, H. A. C., Djamin, R. S. et al.: Prevalence of hyperventilation in patients with asthma. Journal of Asthma 2022; 59 (8). S. 1560-1567.

16 Vagedes, J., Helmert, E., Kuderer, S. et al.: The Buteyko breathing technique in children with asthma: a randomized controlled pilot study. Complementary Therapies in Medicine 2021; 56. doi: 10.1016/j.ctim.2020.102582.

17 Global Initiative for Asthma: Global Strategy for Asthma Management and Prevention 2022. S. 84. https://erj.ersjournals.com/content/59/1/2102730 (Abruf Februar 2023).

18 https://www.deutsche-apotheker-zeitung.de/daz-az/2010/daz-13-2010/des-lebens-elemente (Abruf Januar 2023).

19 Steiner, R.: Geisteswissenschaftliche Grundlagen zum Gedeihen der Landwirtschaft (GA 327). Rudolf Steiner Verlag Dornach 2022. S. 66.

20 Steiner, R.: Geisteswissenschaft und Medizin (GA 312). Rudolf Steiner Verlag Dornach 2020. S. 230.

21 Steiner, R.: Geisteswissenschaftliche Grundlagen zum Gedeihen der Landwirtschaft (GA 327). Rudolf Steiner Verlag Dornach 2022. S. 76.

22 Ebd. S. 75.

23 Steiner, R.: Geisteswissenschaft und Medizin (GA 312). Rudolf Steiner Verlag Dornach 2020. S. 234.

24 Steiner, R.: Mantrische Sprüche Seelenübungen II. GA 268. Rudolf Steiner Verlag Dornach 1999. S. 128.

25 Ebd.

26 von Bonin, D. (Hrsg): Materialien zur Therapeutischen Sprachgestaltung. Förderstiftung Anthroposophische Medizin im Verlag am Goetheanum Dornach 2008. S. 122.

27 von Bonin, D., Glöckler, M., Kirst, J.: Menschenkundliche Grundlagen der Sprachgestaltung im künstlerischen, pädagogischen und medizinischen Werk Rudolf Steiners. Band 1-3. Verlag am Goetheanum 2018. S. 153 ff.

28 Steiner, R.: Das Sonnenmysterium und das Mysterium von Tod und Auferstehung (GA 211). Rudolf Steiner Verlag Dornach 2006. S. 65.

29 Steiner, R.: Das Wesen des Musikalischen und das Tonerlebnis im Menschen (GA 283). Rudolf Steiner Verlag Dornach 1989. S. 61.

30 Steiner, R.: Geisteswissenschaft und Medizin (GA 312). Rudolf Steiner Verlag Dornach 2020. S. 178.

31 Videos unter https://sound-informed-breathing.ch (Abruf Mai 2023).

32 Engel, H. H.: Musikalische Anthropologie. Förderstiftung Anthroposophische Medizin im Verlag am Goetheanum. Dornach 2005.

33 Steiner, R.: Das Zusammenwirken von Ärzten und Seelsorgern (GA 318). Rudolf Steiner Verlag Dornach 1994. S. 99.

34 https://www.terlusollogie.de (Abruf Mai 2023).

35 Alavi Kia, R.: Sonne, Mond und Stimme. Verlag Aurum Kamphausen 2020.

36 Steiner, R.: Das Wesen des Musikalischen und das Tonerlebnis im Menschen (GA 283). Rudolf Steiner Verlag Dornach 1989. S. 61.

37 Bernardi, L., Spadacini, G., Bellwon, J. et al.: Effect of breathing rate on oxygen saturation and exercise performance in chronic heart failure. The Lancet 1998; 351 (9112). S. 1308-1311.

38 Steiner, R.: Geisteswissenschaft und Medizin (GA 312). Rudolf Steiner Verlag Dornach 2020. S. 331.

39 Steiner, R.: Heilpädagogischer Kurs (GA 317). Rudolf Steiner Verlag Dornach 1995. S. 50.

40 von Bonin, D., Denjean-von Stryk, B.: Therapeutische Sprachgestaltung in der Onkologie. In: Fintelmann, V., Treichler, M. (Hrsg.): Onkologie. Info3 Verlag Frankfurt 2015.

41 Steiner, R.: Die Welt der Sinne und die Welt des Geistes (GA 134). Rudolf Steiner Verlag Dornach 1990. S. 20 ff.

KAPITEL VII
Bewegungs- und Sprachentwicklung

1. Sprechen ist Beziehung

„Der Spracherwerb ist immer noch das größte und fesselndste Mysterium der Psychologie."

Martin D. S. Braine (1926–1996)[1]

Obwohl in den letzten Jahrzehnten eine Fülle von Forschungsergebnissen zur kindlichen Sprachentwicklung erschien, bleibt der umfassende und schon im frühen Kindesalter in sich logische Erwerb der Erstsprache ein Rätsel. Die auf Sprachentwicklung spezialisierte Psychologin Hannelore Grimm formulierte ihr Erstaunen in der aktuellen Auflage eines Standardwerks zur Entwicklungspsychologie folgendermaßen:

„Obgleich sich das Kind in einem noch sehr frühen Stadium seiner kognitiv-konzeptuellen Entwicklung befindet und kaum fähig ist, sich die Schuhe zuzubinden, muss es den schnell vorbeiziehenden Lautstrom der Umweltsprache, sowie relevante Merkmale der Situationen, in denen Sprache geäußert wird, verarbeiten, in sprachrelevante Einheiten untergliedern und die zugrunde liegenden komplizierten Sprachregeln ableiten, über die selbst erwachsene Sprecher kaum Auskunft geben können."[2]

Welche Bausteine tragen zum Verständnis dieses Phänomens bei?

Interessanterweise tauchen in den letzten Jahrzehnten immer mehr Forschungsresultate auf, welche die Vorstellungen von Spracherwerb und Kommunikation erweitern und als Embodiment-Konzepte bekannt sind.[3] Sie verorten Sprache als konstitutiv interpersonales Phänomen, das sich evolutionär und ontogenetisch nur als Ergebnis interaktioneller Kommunikationshandlungen verstehen lässt.

„Sprache ist eine Form verkörperter Intersubjektivität; sie entwickelt sich im gemeinsamen praktischen und intentional gerichteten Handeln von Personen. Dabei sind die motorischen, sensorischen und sprachlichen Funktionen intermodal verknüpft ... hört und versteht man Worte, so werden die gleichen sensomotorischen Areale im Gehirn aktiviert wie für das praktische leibliche Umgehen mit den Objekten, auf die sich die Worte beziehen."[4]

Diese Konzepte, die eine konstante Ver-Leiblichung geistiger Fähigkeiten beobachten und postulieren, weisen gemeinsame Schnittmengen mit der anthroposophischen Menschenkunde auf, die ebenfalls geistige Dimensionen des Menschen in ihren körperlichen Manifestationen beachtet und beschreibt, was ein holistisches Verständnis ermöglicht [→ Kapitel II.1].

Eine Einordnung aktueller wissenschaftlicher Forschungsergebnisse zur kindlichen Sprachentwicklung vor dem Hintergrund dieser Menschenkunde legte Patzlaff vor.[5]

Er betrachtet die kindliche Sprachentwicklung in einer Fülle von Details und lässt gleichzeitig die Tiefendimension des Phänomens Sprache nicht außer Acht.

Bedauerlicherweise dominieren in der wissenschaftlichen Diskussion und ihrer logopädischen Anwendung immer noch neurozentrische linguistische Modelle, welche die Sprachverarbeitung als Reihenfolge von Schritten sehen, die beim Input beginnt und mit dem sprachlichen Output endet. Die Sequenz startet nach Empfang des akustischen Reizes mit der auditiven Verarbeitung, geht über das phonologische Erkennen der Lautstruktur eines Wortes zum Vergleich mit dessen phonologischer und semantischer Repräsentation. Das zum betreffenden Wort gehörige motorische Programm mündet in die motorische Planung des Sprechablaufs, der mit der motorischen Ausführung hörbar realisiert wird.[6]

Diese Sichtweise verkennt die Synchronizität des intersubjektiv stattfindenden Vorgangs aus äußerem (beim Sprecher) und innerem (beim Zuhörer) Sprechhandeln während des Zuhörens mit dem Verstehen, das über die theoretisch angenommenen Kodierungs- und Dekodierungsprozesse, vor allem beim Kleinkind, nie zu Stande käme. Die genannte Sichtweise auf den Spracherwerb ist nicht in der Lage, auch nur ansatzweise zu erklären, wie das Kind im Sinne eines Erkenntnisaktes die Wort- und Phrasengrenzen erfassen und daraus semantische Einheiten ableiten soll, wenn es nicht aktiv teilnehmend in den Kommunikationsakt eingeschaltet wäre. Erst nach und nach entwickelt sich durch die aktive innere Mitbetätigung des gesamten Sprach- und Sprechsystems der „Wortsinn“ [→ Kapitel VII.3], der zum Erfassen phonologischer Strukturen befähigt und über neuronale Reifungsprozesse bis zum „Gedankensinn“, dem Erfassen semantischer Bedeutungszusammenhänge, führt. Wir nutzen zur Darstellung der Gesetzmäßigkeit in diesem Prozess das SNR-Modell [→ Kapitel VII.6 und VII.9].

Das vorliegende Fachbuch macht es sich zur Aufgabe, den Stand der praktischen Anwendung der Therapeutischen Sprachgestaltung zu dokumentieren und ihre Grundgesichtspunkte nachvollziehbar zu machen, weshalb eine umfangreichere Darstellung der menschenkundlichen Hintergründe sowie deren Einordnung über das Gesagte hinaus an dieser Stelle unterbleiben muss.

Wir nehmen nicht in Anspruch, das Mysterium des menschlichen Spracherwerbs aufzuklären, stellen hingegen ein integrierendes Konzept vor, das eine sinnvolle Zusammenschau der Phänomene erlaubt und therapeutisch relevant ist zur Priorisierung entsprechender Maßnahmen.

Beispielsweise behandelt die Therapeutische Sprachgestaltung Redeflussstörungen stets so früh wie möglich, vermeidet aber bei kleineren Kindern das bewusste Modifizieren von Symptomen wie Wiederholungen oder Anspannung. Solche Kinder benötigen zuwendende Ermutigung zum Sprechen, ergänzt mit regelmäßig geübten, sprachlich-motorischen Interventionen[7] und häufig eine zusätzliche Reflexintegration [→ Kapitel VII.8 Zur Problematik persistierender Reflexe].

Demgegenüber kann man bei entwicklungsbedingten phonologischen Prozessen ohne weiteres bis zum neunten oder zehnten Lebensjahr mit einer Einzelbehandlung warten, weil erst dann die kognitiven Ressourcen genügend entwickelt sind und die störungsbezogene Motivation leichter fällt. Ein früherer Behandlungsbeginn ist aus unserer Sicht nur bei erheblichem Leidensdruck des Kindes oder seiner Bezugspersonen indiziert.

2. Sprechen ist Bewegen – Embodiment-Konzepte

> *„Wir sind weder reiner Verstand noch Gehirn, sondern in erster Linie verkörperte, lebende Wesen in Beziehung zu anderen."*
> Thomas Fuchs[8]

Warum können Menschen sich spontan verstehen und mitempfinden, was andere fühlen?

Die von Giacomo Rizzolatti Anfang der 1990er Jahre entdeckten Spiegelneuronen[9] und weiterführende Untersuchungen gaben darauf eine Antwort, welche die bisherige wissenschaftliche Auffassung vom Wesen des Menschen und der Funktionsweise des Gehirns in Frage stellte.

Ab den 1970er Jahren studierte William S. Condon[10] in den USA und später Tadaaki Kato[11] in Japan die motorischen und sprachlichen Strukturen menschlicher Kommunikation. Mittels Analyse von Film- und Audiosequenzen von Körperbewegungen und Sprachlauten fand Condon zwei Typen von Synchronizität, die für die Entwicklung sprachbegleitender Gestik relevant sind: die Auto-Synchronizität und die Interaktions-Synchronizität. Die Auto-Synchronizität beschreibt die Kongruenz von Sprache und Bewegung einer sprechenden Person, die Interaktions-Synchronizität bezieht sich auf die Übereinstimmung von Sprechen und Bewegen zwischen kommunizierenden Personen. Dafür scheint es einen audio-motorischen Reflex zu geben, der die feinen Bewegungen des Hörenden zu gehörter Sprache schneller als jede bewusste Reaktion synchronisiert.

Die Forschungen von Condon und Kato zeigten, dass die Interaktions-Synchronizität beim neugeborenen Säugling schon am ersten Lebenstag vorhanden ist. Auf Geräusche aus der Umgebung reagieren Säuglinge kaum, die mittlere Reaktionszeit auf menschliche Interaktion liegt jedoch bei 1,3 (+/- 0,5) Sekunden. Ein erwachsener Sprecher reagiert auf die Bewegungen des Säuglings im Mittel „erst" 1,4 Sekunden nach der Bewegung.

Erstaunlicherweise entsprechen sowohl in der Auto-Synchronizität als auch in der Interaktions-Synchronizität Arm- und Handgesten der Hierarchie der sprachlichen Elemente Satz, Wort und Laut: Größere Armgesten reflektieren die Satzebene, Fingergesten die Wort- und Lautebene.

Frances H. Rauscher untersuchte die Wortfindung bei Gesunden und bei Aphasikern. Er stellte fest, dass Gesten diese unterstützen, umgekehrt aber das Unterdrücken der Gestik die Wortfindung bei Begriffen mit räumlichem Inhalt erschwerte.[12] Sprachproduktion aktiviert handbezogene Hirnareale und Gesten unterstützen die Wortfindung.

Auch Ingo Gerrit Meister fand eine lateralisierte Verstärkung der Erregbarkeit handbezogener Areale im motorischen Cortex in der sprachdominanten Hemisphäre beim Sprechen. Er sah dadurch die Hypothese einer phylogenetisch alten Verbindung zwischen beiden Gebieten, die sich im Laufe der Entwicklung der Sprache herausbildete, gestützt.[13]

Weitere neurophysiologische Befunde zeigten, dass das motorische System der Beine beim erwachsenen Sprecher, beim Leser und – wenn auch in geringerem Maße – beim Hörer noch aktiv ist. Diese Ergebnisse ergänzen frühere Verhaltensbeobachtungen und deuten darauf hin, dass das Handlungs-Sprach-Netzwerk komplexer ist als bisher angenommen.[14]

Auf die Existenz eines solchen Netzwerks wies bereits 1921 – noch ohne wissenschaftliche Absicherung – Rudolf Steiner hin, der eine enge Verbindung zwischen Gehen und Bewegen, Sprechen und Denken postulierte. Er erkannte einen gesetzmäßigen Aufbau beim Erwerb dieser Fähigkeiten als Meilenstein in den ersten drei Lebensjahren.

3. Die Sprachsinne in Rudolf Steiners Sinneslehre

Rudolf Steiner beschrieb das menschliche Wahrnehmungsvermögen an mehreren Stellen als drei Gruppen von Sinnen. Die Leibessinne Tast-, Lebens-, Eigenbewegungs- und Gleichgewichtssinn vermitteln die Erfahrung des eigenen Körpers und sind Grundlage fundamentaler, leibbezogener Fähigkeiten, wie den Erwerb und Erhalt der Aufrechte, das Gehen und alle willkürlichen Bewegungen.

Die Gefühlssinne, Geschmacks-, Geruchs-, Seh- und Wärmesinn, verbinden uns mit der Umwelt und zeigen die Beschaffenheit anderer Körper an. Die auch als Erkenntnissinne bezeichneten, Gehör-, Wort-, Gedanken- und Ich-Sinn unterrichten uns über die innere Natur anderer Körper (Klang) und das Innenleben der Mitmenschen.

Auch wenn Steiners Sinnesphysiologie und -psychologie außerhalb der anthroposophischen Bewegung noch wenig Resonanz gefunden hat, ermöglicht sie doch, aktuelle Beobachtungsergebnisse und Theoriebildungen, wie den Spracherwerb im Rahmen heutiger Embodiment-Konzepte, besser zu verstehen.

Da eine eingehendere Betrachtung der zwölf Sinne den hiesigen Rahmen sprengen würde und mehrfach erfolgt ist[15], beschränken wir uns auf die direkten Sprachsinne.

Laut- oder Wortsinn

Sobald gesprochene Laute, Silben oder Worte ans Gehör dringen, entsteht ein ganz anderer Eindruck als durch Töne oder Geräusche. Wir wachen auf an der Intentionalität solcher Äußerungen und erleben seelische Innerlichkeit auf eine Weise, die bei reinen Gehörseindrücken nicht eintritt. Interessant ist die Bemerkung Steiners, auch nonverbale Sprache durch Gestik und Mimik würde durch den Laut- oder Wortsinn erfasst, der sich vom Gedankensinn abgrenzen lässt, wenn wir eine uns unbekannte Sprache vernehmen. Der Gedankensinn versucht dann vergeblich, die inhaltliche Information zu erfassen, wir verstehen aber unmittelbar, was Geste und Tonfall übermitteln.

Jeder Sinn besitzt ein entsprechendes physisches Organ. Diese triviale Feststellung führt bei einigen der zwölf Sinne in einen seit Jahrzehnten erörterten Fragekomplex, geht das Konzept doch weit über die bekannten Sinne hinaus.

Organ des Wortsinns sei – gemäß Steiners Ausführungen – der gesamte Bewegungsorganismus, das willkürliche Muskelsystem, das vom Astralleib ergriffen und bewegt wird. Dabei verhält sich die Sinnesfunktion umgekehrt zur körperlichen Bewegung. Je ruhiger die Gliedmaßen, umso wacher die Wahrnehmung, was in Pädagogik und Therapie zu beachten ist. Hyperaktive Kinder mit phonetisch-phonologischen Störungen benötigen Behandlungswege, die von grobmotorischer Tätigkeit in aktive Ruhe führen. Erst dann ist eine sinnvolle Förderung des Lautdiskrimierungsvermögens möglich.

Um Worte zu erfassen, benötigen wir ferner das innere Mitsprechen des Gehörten auf Grundlage der Spiegelneurone und der feinen Mitbewegungen der Sprechwerkzeuge – die Leistungen des Wortsinnes beruhen auf innerer Tätigkeit.

Gedankensinn

Durch die, besonders bei den oberen Sinnen ausgeprägte Synästhesie der verschiedenen Sinneserfahrungen ist es herausfordernd, die Leistungen des Gedankensinnes von jenen des Wortsinns bei gehörter Sprache abzugrenzen. Viel offensichtlicher separieren sich seine Leistungen beim Erfassen der Gebärdensprache oder beim Lesen, wo wir aus Zeichen Worte kombinieren und deren Gedankeninhalt erkennen. Der Gedankensinn ist, wie auch der Wortsinn, in hohem Maße ergänzungsorientiert. Sobald Fragmente eines Satzes – sei es gesprochen oder als stumme Zeichen – über Hören oder Sehen an uns herantreten, erkennen wir das Gemeinte oft, bevor der Satz zu Ende gesprochen ist, oder wenn jemandem „die Worte fehlen". Wie der Wortsinn ist auch der Gedankensinn, im Vergleich zum Gehörsinn, ein aktiver. Es ist unmöglich, Gedanken ohne aktiven Mitvollzug zu erfassen und jeder kennt Zustände von Müdigkeit oder andere „Abwesenheiten", in denen man Worte hört oder sieht, aber deren Sinn nicht versteht, besonders bei komplizierten Sachverhalten.

Hier spielt auch die Temporalität des Gedankensinns eine pädagogisch und therapeutisch wichtige Rolle. Leicht verunmöglicht den Mitvollzug eines Gedankens einzig dessen zu schnelles Vorbringen und nicht mangelnde Intelligenz. Betroffene „hängen ab" ohne einen anderen Grund als den überhasteten Vortrag, ein Phänomen, dass auch Erwachsenen bekannt ist.

Organ des Gedankensinns sei – so Rudolf Steiner – der belebte Organismus: „*Wahrnehmungsorgan für die Gedanken des anderen ist alles dasjenige, was wir sind, insofern wir in uns Regsamkeit, Leben verspüren. Wenn Sie sich also denken, daß Sie in Ihrem ganzen Organismus Leben haben und dieses Leben eine Einheit ist – also nicht insofern Sie gestaltet sind, sondern insofern Sie Leben in sich tragen –, so ist dieses in Ihnen getragene Leben des gesamten Organismus, insofern es sich ausdrückt im Physischen, Organ für die Gedanken, die uns von außen entgegenkommen.*"[16]

Während der Lebenssinn über innere Zustände des Wohlbehagens oder Unwohlseins, über Schmerzen und körperliche Bedürfnisse unterrichtet, basiert der Gedankensinn auf der gleichen lebendigen Grundlage, richtet sich aber nach außen. Ähnlich wie beim Verhältnis des Wortsinns zum bewegten Menschen, der besonders in Körperruhe aktiv und durch Informationen des Eigenbewegungssinnes störbar ist, arbeitet der Gedankensinn am besten bei gleichmäßigem Wohlbefinden. Schmerzen und leibliche Bedürfnisse beeinträchtigen ihn genauso wie körperliche Lust und Befriedigung, was insbesondere bei der Arbeit mit Kindern zu beachten ist.

Zusammenfassend erkennen wir den Gehörsinn als wichtige, aber nicht notwendige Grundlage des Laut-, Wort- und Gedankenverstehens. Er ist von Geburt an tätig und am wenigsten von innerer Aktivität abhängig. Organ des Laut- oder Wortsinns ist die gesamte Willkürmuskulatur und sein aktives Funktionieren steht in Konkurrenz mit dem Eigenbewegungssinn. Der Gedankensinn, als Organ zum Erfassen der Gedanken anderer, fußt auf dem lebendigen Organismus und benötigt zum aktiven Mitvollzug ein gewisses Maß körperlicher Zufriedenheit.

4. Gehenlernen – Takt, Rhythmus und Melodie

Welche Rolle spielt die Bewegungsentwicklung des Kindes für den Spracherwerb und die Sprechfähigkeit?

Thomas Fuchs beschreibt nicht nur den Aspekt der Synchronizität im Bewegen beim Sprechen und Zuhören, er schildert die Vorgänge im Gehirn folgendermaßen: *„Hört und versteht man Worte, so werden die gleichen sensomotorischen Areale im Gehirn aktiviert wie für das praktische leibliche Umgehen mit den Objekten, auf die sich die Worte beziehen.“*[17] Salopp zusammengefasst: Für das Gehirn spielt es keine Rolle, ob ich ein Objekt vor mir habe und damit hantiere oder ob ich „nur“ davon erzählt bekomme. Die sensomotorischen Areale sind in beiden Fällen gleichermaßen aktiviert.

Es ist anzunehmen, dass aus diesem Grund ein vielfältiger Schatz sensomotorischer Erfahrungen das Sprachverständnis erleichtert.

Auf den wichtigen Zusammenhang von Bewegungserfahrung und Sprachentwicklung wies Rudolf Steiner in Vorträgen vor Lehrern der ersten Waldorfschule (Rudolf Steiner-Schule) bereits 1921 hin. Der Dreischritt in der kindlichen Entwicklung vom Erwerb des aufrechten Ganges über das Sprechen bis hin zum selbständigen Denkvermögen gehört seither zum Grundbestand anthroposophischer Menschenkunde. Aus den vielen Aspekten, die Steiner zu diesem Thema erarbeitet hat, greifen wir im Folgenden einige besonders für die Sprachentwicklung und das Sprechen relevanten Passagen heraus. Sie unterstützen die Einschätzung von Ressourcen und Defiziten in der Entwicklung und die gezielte Förderung von Sprach- und Sprechstörungen durch Therapeutische Sprachgestaltung [→ Kapitel VIII Sprach-, Sprech- und Stimmtherapie].

Während man gemeinhin die Bewegungsentwicklung zum Gehen aus der Innen-Perspektive des sich entwickelnden Kindes beschreibt, setzte Steiner die frühkindliche Suche nach dem Gleichgewicht in Beziehung zur Umgebung: *„In diesem Gehen-Lernen liegt das Orientieren des Menschen in der Weise, daß sich das Gleichgewicht des eigenen*

Organismus und aller seiner Bewegungsmöglichkeiten einordnet in das Gleichgewicht und in die Bewegungsmöglichkeiten des Weltenalls. Wir suchen, während wir gehen lernen, die dem Menschen entsprechende Gleichgewichtslage zum Weltenall."[18]

Damit betonte Steiner die gegen die Schwerkraft erworbene Aufrichte als spezifisch menschliche Haltung. Sobald das Gleichgewicht-Halten erlernt ist, können Arme und Hände ihre den Körper ausbalancierenden Funktion verlassen und andere Tätigkeiten ausüben. Steiner beschrieb dies als eine zweite Ebene des Gleichgewicht-Haltens: „... *im Freiwerden der Betätigung der Arme und Hände suchen wir das seelische Gleichgewicht. Die physische und die seelische Statik und Dynamik des Menschen in Bezug auf das Weltenall lernen, das ist Gehenlernen.*"[19] Der gesamte Vorgang des Gehenlernens umfasst im Sinne Steiners also einmal das tatsächliche Gehen, einen Prozess, den wir im alltagssprachlichen Gebrauch den Beinen zuordnen, andererseits aber auch die Loslösung der Arme und Hände aus diesem Prozess und ihr Freiwerden für anderweitige Tätigkeiten.

Die Aktivität der Beine im Gehen beschrieb Steiner als Möglichkeit, dass sich „*in das physisch-seelische Leben des Menschen der Zusammenhang mit dem Taktmäßigen*"[20] eingeprägt. Gehenlernen entwickelt das Takt- und Rhythmusgefühl des Menschen. Indem die Arme von der Bewegung der Beine emanzipiert agieren, „*kommt in das Taktmäßige und Rhythmische des Lebens ein musikalisch-melodiöses Element hinein*".[21] Diese beiden Vorgänge sah Steiner als maßgeblich für die Sprachentwicklung an. Diese basiert auf dem Rhythmus- und Taktgefühl, das aus der Beinbewegung entsteht, und auf dem musikalisch-melodiösem Erleben, das sich aus der vom Gehen emanzipierten Arm- und Handbewegung entwickelt.

„*Wenn Sie hineinsehen in diesen ganzen Zusammenhang, wenn Sie hineinsehen, wie in dem Satzbildungsprozeß von unten herauf die Beine in das Sprechen wirken, wie in den Lautbildungsprozeß, also in das innere Erfühlen der Satzstruktur die Wortinhalte hineinsteigen, so haben Sie darin einen Abdruck dessen, wie das Taktmäßig-Rhythmische der Beinbewegungen wirkt auf das mehr Thematisch-Innerliche der Arm- und Handbewegungen.*[22]

Aus diesen Ausführungen lassen sich folgende Hypothesen ableiten:

1. Das Kind erwirbt mit dem aufrechten Gang nicht nur sein körperliches Gleichgewicht mit allen dafür notwendigen Steh- und Stellreflexen bei gleichzeitigem Abbau der frühkindlichen Reflexe, sondern auch das Gleichgewicht in Bezug zum gesamten Umraum, was sich im neuen, spezifisch menschlichen und labilen Verhältnis zur Schwerkraft spiegelt.

2. Beim Erwerb des aufrechten Ganges erfolgt eine humanspezifische Differenzierung der Aufgaben von Armen und Beinen. Die Beine dienen weiterhin der Fortbewegung, während die Arme für den Werkzeuggebrauch, aber darüber hinaus für Gestik und Kommunikation zur Verfügung stehen.

3. Aufgrund dieser Differenzierung wird die körperliche Grundlage für das „seelische Gleichgewicht erworben". Dieses beruht auf Unterscheidung von takt-

und rhythmusartigen sowie musikalisch-melodiösen Elementen. Es kommt dem richtigen Verhältnis zwischen gang- und gestenbezogenen seelischen Repräsentationen erhebliche Bedeutung für die psychische Gesundheit zu.

4. Die Unterscheidung der Tätigkeiten von Armen und Beinen ist wichtig für den Spracherwerb, die Artikulation und Satzgestaltung. Die Beinbetätigung beeinflusst Redefluss und Sprechtempo, sinnvolle und geschickte Arm- und Handbewegungen Prosodie und Artikulation.

Die Hypothesen 1-3 betrachtet Kapitel IX zu den sechs Kommunikationsgesten im 3-Polaritäten-Modell weiter, während die vierte Hypothese zu Konsequenzen für das Verständnis des Spracherwerbs und die Therapie führt und Gegenstand des nächsten Kapitels ist.

5. Bewegungsentwicklung unter dem Gesichtspunkt der Dreigliedrigkeit

Schon im Mutterleib bewegt sich das Kind ständig. Man nimmt an, dass diese Bewegungen – während der ersten 20 Schwangerschaftswochen ändert der Fötus seine Position etwa 25-mal pro Stunde – spontan und endogen von einem zentralen Rhythmusgenerator (Central Pattern Generator) ausgehen.[23] Diese pränatale „Gymnastik" ist relevant für die fetale Entwicklung und prädiktiv für spätere Beeinträchtigungen des Nervensystems. Auch nach der Geburt hängt die vollständige Reifung der Pyramidenbahn und der Verknüpfungen im motorischen Kortex von genügendem Bewegen ab. Der Impuls hierzu stammt, gemäß der anthroposophischen Menschenkunde, aus dem Stoffwechsel-Gliedmaßen-System.

Sobald die synaptischen Verbindungen genügend ausgereift sind, kann das Kind einen Bewegungsimpuls hemmen, was die Voraussetzung für willentliche Motorik bildet. Das Nerven-Sinnes-System greift ordnend in die Bewegung ein. So wird im Lauf des ersten Lebensjahres die ursprüngliche, unwillkürliche „Zappelmotorik" abgelöst von der Fähigkeit zu zielgerichtetem Greifen, zum Sitzen, zum kontralateralen Krabbeln und schließlich zu den ersten freien Schritten. Dabei bewegt sich die Hauptachse des Körpers von der horizontalen in die labile, vertikale Lage. Der Mensch kann um sich schauen, er betrachtet die Welt und andere Menschen und geht auf sie zu. Nun beginnt die Zeit des motorischen Übens. Grundlegende motorische Fähigkeiten und gezielte Fertigkeiten wie Stricken oder Fahrradfahren erlernt man durch Wiederholung. Nur diese bewirkt im Gehirn das „Pruning" (wörtlich: Bäume schneiden). Dieser Vorgang lässt von den zahlreichen neuronalen Verbindungen wenig genutzte Wege veröden, stärkt hingegen die oft benutzen Synapsen, vergleichbar einem Baum, dessen Äste sich erst durch korrekten Schnitt selektiv kräftigen. Mit zweieinhalb Jahren hat das normal entwickelte Kind den Raum erobert und bewegt sich darin intentional. Die folgende Übersicht (Tabelle 1) zeigt die Errungenschaften im Detail.

Gesunde motorische Entwicklung mit zweieinhalb Jahren umfasst:

- Aufrechte Körperhaltung, das Kind kann ruhig stehen (Gleichgewicht)
- Freie Kopfdrehung, ohne Mitbewegung der Arme oder Beine
- Der Kopf neigt sich weder nach vorne noch ist der Hals nach hinten gestreckt.
- Die Arme schwingen beim Gehen frei.
- Die Bewegungen sind intentional.
- Die Hände lassen sich nach Belieben in der Sagittalebene zusammenführen.
- Die Hände bewegen sich frei in der horizontalen Ebene, ober- und unterhalb der horizontalen Mittellinie (Schmetterling).
- Das Kind kann die Geschwindigkeit und Kraft der Bewegung beliebig variieren und an verschiedene Situationen anpasssen.
- Der Schwer- und Drehpunkt der Wirbelsäule liegt im Hüftbereich.
- Das Gesicht ist während der Bewegung entspannt, was bedeutet, dass das Kind keine zusätzliche Anstrengung aufwenden muss, um Haltung und Gleichgewicht zu halten.

Tabelle 1: Bewegungskompetenz des 2,5-jährigen Kindes[24]

Jede kompetente Bewegung ist somit ein erfolgreiches Zusammenspiel afferenter Sensorik (Nerven-Sinnes-System) und efferenter Motorik (Stoffwechsel-Gliedmaßen-System) und bewirkt eine Verbindung von Bewusstsein und Willen.

Was fehlt bei dieser Aussage? Die jedem souveränen Bewegungsablauf zu Grunde liegende Rhythmizität. Ob Gehen, Gemüseputzen, Sprechen, Geigespielen oder Schreiben, alle Aktivitäten dieser Art verlaufen im rhythmischen Wechsel von Anspannung und Lösen. Sobald der Tonus, beispielsweise durch Erschöpfung, zunimmt, wird der Bewegungsfluss rigide und muss zur Erholung abgebrochen werden. Hier gilt das alte Sprichwort „Rhythmus ersetzt Kraft“, das auf die Beteiligung eines dritten Elementes hinweist: Zu Bewegungsplanung und gezielter Hemmung durch das Nerven-Sinnes-System und der impulshaften Motorik im Stoffwechsel-Gliedmaßen-System kommt die atmende, rhythmustragende, spannungsregulierende dritte Kraft des Rhythmischen Systems hinzu, wie in Abb. 1 dargestellt ist.

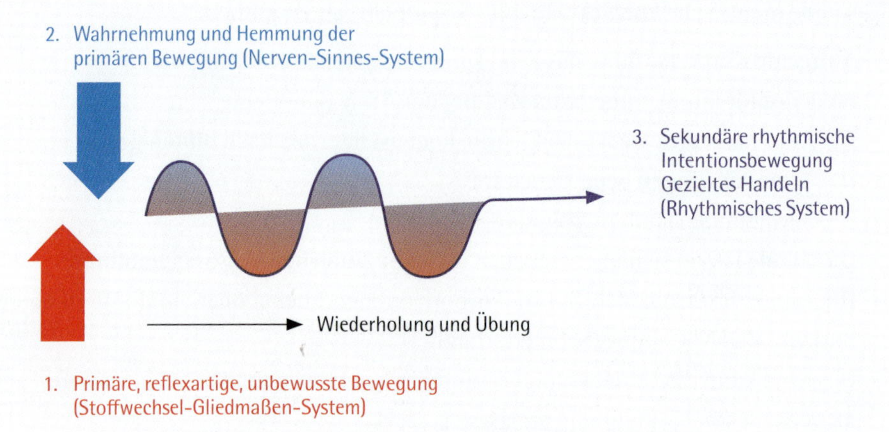

Abb. 1: Schema der Bewegungsentwicklung als wiederholter Ablauf in drei Phasen. Darstellung gemäß dem SNR-Modell [→ Kapitel VII.6]

Der primäre Auslöser jeder Bewegung findet sich im Stoffwechsel-Gliedmaßen-System, auch wenn der Anlass sich zu bewegen häufig im Umfeld der handelnden Person liegt und über das Nerven-Sinnes-System vermittelt ist. Der Bewegungsimpuls und die daraus folgende reale Bewegung werden praktisch zeitgleich wahrgenommen, gesteuert, gehemmt, beruhigt und gestaltet. Die Gestaltungskompetenz des Nerven-Sinnes-Systems an dieser Stelle ist umso größer, je geübter der Bewegungsablauf ist. Wiederholung durch Nachahmung ist der zentrale Lernmodus des Kindes und ohne bewusste Reflexion erfolgreich. Auch Erwachsene lernen – abhängig vom Lerntyp – viele komplexe Fertigkeiten durch Vorbild und Nachahmung. Sobald eine Steigerung gewünscht ist, muss man die „automatisierte" Bewegung wieder über das Nerven-Sinnes-System reflektieren, damit zunächst hemmen und anschließend durch rhythmische Wiederholung auf dem höheren Niveau festigen. Alle motorischen Fertigkeiten, bis zur Virtuosität, sind durch Iterationen des oben schematisch dargestellten Ablaufs auf immer höherem Niveau erworben. Die Elemente wiederholen sich schnell oder langsam. Der Grad ihrer Rhythmizität entscheidet über Erfolg und Misserfolg: Über müheloses Schreiben, fehlerfreien Hürdenlauf, über entspannten Redefluss und verdauungsförderndes Kauen. Motorische Beeinträchtigungen lassen sich immer einem oder mehreren dieser Aspekte zuordnen.

Bei fehlendem Impuls werden Bewegungen nicht initiiert. Als Ursache kommen psychologische Faktoren wie mangelnde Motivation, Angst, Trägheit und psychogene Bewegungshemmungen in Frage. Schlaffe Lähmungen weisen, äußerlich gesehen, teilweise ein ähnliches Erscheinungsbild auf. Im Gegensatz zu psychogenen Faktoren beruhen sie auf Schädigungen der peripheren Nerven. Der Träger kann seinen Bewegungsimpuls nicht mehr wahrnehmen, weil das Zentralnervensystem den vorhandenen Bewegungswillen nicht übermittelt.

Zentral bedingte, spastische Lähmungen lassen sich gemäß diesem Modell als „zuviel" Willensimpuls verstehen, der nicht durch zentrale Hemmung dosierbar ist. Die motorischen Zentren und Bahnen im Gehirn sind durch prä-, peri- oder postnatale Schädigungen, Unfälle oder vaskulären Insult beeinträchtigt und kommen ihrer Aufgabe der Steuerung nicht (mehr) nach.

Auch bei intakter physiologischer Hemmung treten Verhaltensauffälligkeiten durch ungenügende Selbstwahrnehmung und Hemmung auf, was sich in überschießender Motorik äussert, wie bei hyperkinetischen Störungen.

In allen genannten Fällen gelingt die Entwicklung einer rhythmischen Motorik nicht. Ist das Zusammenspiel der beiden polaren Systeme vorhanden, tritt Ungeschicklichkeit vor allem als Symptom ungenügender Wiederholung (Pruning) auf und lässt sich durch längeres Üben verbessern. Häufiges Sitzen und Mangel an nachahmenswerten Modelltätigkeiten im Umfeld (Hausarbeiten, Handwerk) führen in Verbindung mit einem Überangebot an anderen Sinnesreizen (z. B. durch digitale Medien) in der kindlichen Entwicklung immer häufiger zu Problemen bei allen drei Komponenten des Bewegungserwerbs.

Von den spezifisch anthroposophischen Therapieformen wirkten neben Therapeutischer Sprachgestaltung in solchen Fällen Heileurythmie oder Bothmer-Gymnastik günstig. Therapeutische Sprachgestaltung verbindet Sprechen mit geführten, entwicklungsadaptierten Bewegungen, welche die Integration von Reflexen und die natürliche Verbindung von Sprache und Bewegung fördern. Movement-Informed-Speech (MIS) ist ein aus der Therapeutischen Sprachgestaltung abgeleitetes, strukturiertes Übungsangebot für ausgebildete Sprachtherapierende, aber auch für Logopädinnen, Erzieher und Eltern mit Interesse an entsprechender Weiterbildung.[25]

6. Das SNR-Modell zum Verständnis der Entwicklung von Bewegungs- und Sprachkompetenz

Aus den dargestellten Beobachtungen lässt sich ein allgemeingültiges Schema ableiten, das wir als SNR-Modell bezeichnen.

Jeder Fähigkeitserwerb beginnt mit einer spontan auftretenden oder als Reflex ausgelösten, primären Bewegung aus dem Stoffwechsel-Gliedmaßen-System (S), die praktisch zeitgleich, aber qualitativ polar durch das Nerven-Sinnes-System wahrgenommen wird (N). Im Wahrnehmen kommt es in der Regel zur Hemmung der bisherigen Fertigkeit. Erst im dritten Schritt pendelt sich das Wechselspiel zwischen Aktivität und Hemmung als Hauptcharakteristik jeder gut beherrschten Fähigkeit oder Fertigkeit ein, die das Rhythmische System ermöglicht [→ Kapitel II.3 Physiologische Dreigliederung].

Jede Fähigkeit muss bis zu einem gewissen Grad vorhanden und ausgeübt sein, um auf einer nächsten Stufe die Rolle als primäre Bewegung (S) einzunehmen und eine weitere Entwicklungsstufe zu ermöglichen. Dabei ist die (grobmotorische) Bewegungsentwicklung grundlegend für die (feinmotorische) Sprachentwicklung. Wie wir zeigen werden, wiederholt sich dieser grundlegende Dreischritt auf vielen Stufen bis zur artistischen Beherrschung des Körpers oder von Instrumenten und liegt auch jeder gelingenden Kommunikation zu Grunde.

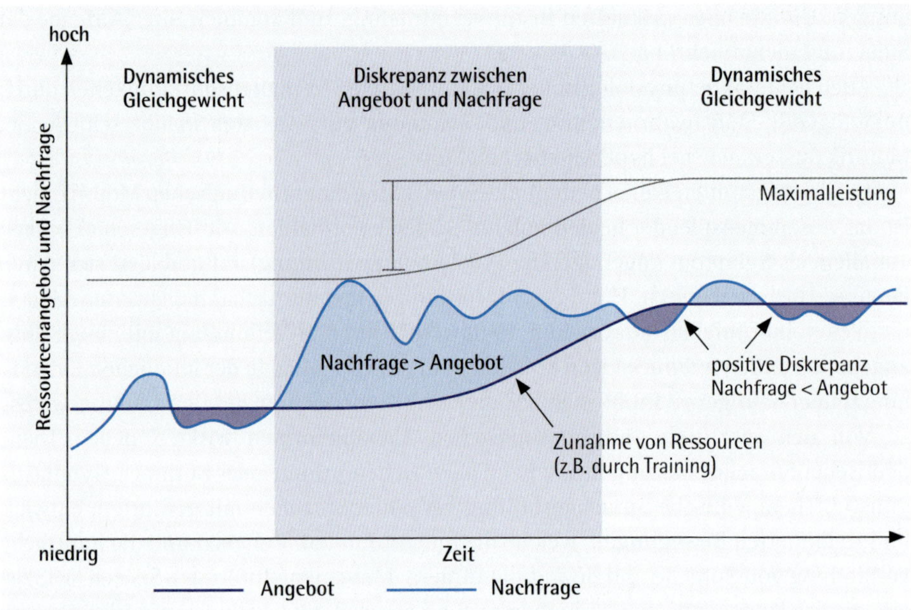

Abb. 2: Diskrepanzen und dynamisches Gleichgewicht zwischen Angebot und Nachfrage in der Kindheit. Zunehmende Nachfrage stimuliert hier die Neuroplastizität.[26]

Aktuelle theoretische Überlegungen zur dynamischen Plastizität von Gehirn und Verhalten besitzen eine gewisse Ähnlichkeit mit dem SNR-Modell.[27] Die zunehmende (oder abnehmende) Plastizität des Gehirns (N) im Sinne eines Angebots wird hier in Beziehung gesetzt zur Nachfrage an Gehirnleistung durch das Individuum und die Umwelt (S) und als positive oder negative Bilanz dargestellt (siehe Abb. 2). In der Jugend nehmen die Ressourcen (Angebot) des Gehirns zu, im Alter ab. Der Organismus strebt ein dynamisches Gleichgewicht zwischen Angebot und Nachfrage an (R). Zu Anfang des Lebens stimuliert die zunehmende Nachfrage erfolgreich ein Mehrangebot an Plastizität. Im Alter bringen Einschränkungen der Gehirnleistung (Insult usw.) das dynamische Verhältnis leicht aus dem Gleichgewicht, was eine adaptive Leistung des Individuums fordert. Das dynamische, rhythmisch gestaltete Gleichgewicht ist neu zu erringen.

7. Erklärt eine rein neurozentrische Sichtweise die menschliche Bewegung?

Die autonome Bewegungsfähigkeit, die sich phylogenetisch zu immer komplexeren Formen entwickelte, ist eine Beobachtungstatsache. Sie wurde und wird in der aktuellen Forschung und Medizin immer detailreicher in Bezug auf das Zusammenspiel von Muskeln und Nerven dargestellt.

Woher der originäre, bewegungsauslösende Impuls stammt, bleibt unklar. Die vor der Bewegungsintention beobachteten Bereitschaftspotenziale im limbischen System[28] haben zu intensiven Diskussionen über die Willensfreiheit geführt, sind aber ihrerseits neuronale Manifestationen einer sich verkörpernden Person, eines geistig-seelischen Individuums. Dieses bildet sich interagierend mit seiner Umwelt und ist nur als Ganzes zu verstehen.[29] Die Position der Embodiment-Forschung weist in dieser Hinsicht Gemeinsamkeiten mit der Anthroposophischen Medizin und Menschenkunde auf.

Die hier skizzierte Betrachtungsweise geht von einem primären Bewegungsursprung im Stoffwechsel-Gliedmaßen-System aus, den sekundär das Gehirn und das periphere Nervensystem moduliert, hemmt und gestaltet. Das Rhythmische System fügt zur Zielrichtung durch das Nervensystem die Konstanz durch den Wechsel von Spannung und Entspannung hinzu.

Somit stellt die hier vertretene Konzeption nicht die neurologischen Forschungsergebnisse in Frage, sondern deren einseitige Interpretation, welche die geistig-seelische Dimension und ihre differenzierte Beobachtung ausblendet.

8. Zur Problematik persistierender Reflexe

Der Erwerb motorischer Fertigkeiten erfolgt durch Beobachtung und Nachahmen oft unbewusst oder gemäß einer Vorstellung intentional und mit fokussierter Aufmerksamkeit. Sobald der Bewegungsablauf korrekt „erlernt" ist, lässt er sich durch Wiederholung automatisieren. Danach ist keine bewusste Aufmerksamkeit mehr nötig. Solche Bewegungsabläufe, beispielsweise Graphomotorik und Artikulation, werden dann halb- oder unbewusst gesteuert. Gisbert Husemann (1907–1997) nannte die Willkürbewegungen „pyramidale Motorik", und das bereits Gelernte „extrapyramidale Motorik", um auf diesen qualitativen Unterschied hinzuweisen. Die „pyramidale Motorik" mit ihrem hohen Anteil an Aufmerksamkeit ist mit den anthroposophischen Termini als Ich-gesteuert zu bezeichnen, die „extrapyramidale Motorik" als durch den Astralleib gesteuert.

Im Tonus lebt der Astralleib im bindenden und lösenden Zusammenspiel mit dem Ätherleib. Schon das normale Stehen ist ein rhythmischer Prozess zwischen Ent- und Anspannung, einem feinen Atmen zwischen Astral- und Ätherleib auf der Ebene der Steh- und Stellreflexe.

Als Aktionen des Astralleibes stehen Reflexe nicht nur sinnbildlich, sondern physiologisch an der Wiege allen Bewegens. Ein Reflex ist eine unbewusste motorische Reaktion auf einen Reiz. Dabei ist die Reiz-Reaktions-Beziehung konsistent: auf denselben Reiz erfolgt dieselbe Reaktion. Die meisten dieser Bewegungsmuster entwickeln sich während der Schwangerschaft. Sie sichern einerseits das Überleben des Neugeborenen, andererseits stimulieren sie die Strukturierung der Synapsen im kindlichen Gehirn und stehen damit am Ursprung der Bewegungsentwicklung.

Einfache Reflexschleifen enden schon im Rückenmark und ermöglichen eine unbewusste Schnellkorrektur. Rezeptoren nehmen die über eine Sehne erfolgte Muskeldehnung wahr und übertragen das geänderte Aktionspotenzial an das Hinterhorn des Rückenmarks. Von hier erfolgt die Umleitung zum Vorderhorn und zur motorischen Endplatte am Muskel. Manche Reflexe sind notwendig für das Überleben (Husten, Erbrechen, Blinzeln) und überraschen den Träger. Reflexe bleiben auch bei unterbrochener Pyramidenbahn vorhanden. Sie treten gesteigert als Zeichen einer Schädigung auf.

Die Kontrollmechanismen des Kleinhirns regulieren übergeordnet viele der Rückenmarksreflexe. Ist das Kleinhirn in seiner Funktion gestört, treten an Stelle kontrollierter Bewegungen reflexgesteuerte Aktionen. Patienten mit Kleinhirntumor beispielsweise gehen auf Grund reflexgeleiteter Bewegungen torkelnd.

Das große Orchester der Reflexe, die schon beim Säugling vorhanden sind, muss verschiedene frühkindliche Reflexe integrieren, damit diese der Entwicklung intentionaler Bewegungen nicht im Weg stehen.

Reflex	Stimulation	Antwort	Dauer
ATN-R	auf dem Rücken platziert	macht Fäuste und dreht den Kopf nach rechts	verschwindet nach zwei Monaten
Babinski-R	Fußsohle gestreichelt	fächert die Zehen auf und dreht den Fuß ein	verschwindet nach neun Monaten bis einem Jahr
Blinzel-R	Lichtblitz oder Lufthauch	schließt die Augen	dauerhaft
Greif-R	Handflächen berührt	greift fest zu	Schwächung nach drei Monaten, verschwindet nach einem Jahr
Landau-R	passive Kopfbeugung in flacher Körperlage (z.B. auf Hand des Untersuchers)	Hüftbeugung, Tonusverlust in Armen und Beinen	verschwindet nach 12 Monaten
Moro-R	plötzliche Bewegung; lautes Geräusch	erschrickt, streckt Arme und Beine ruckartig und zieht sie dann zum Körper	verschwindet nach drei bis vier Monaten
Wurzel-R	Streicheln der Wange oder Berühren der Seite des Mundes	dreht sich zur Quelle, öffnet den Mund und saugt	verschwindet nach drei bis vier Monaten
Schreit-R	Säugling wird aufrecht gehalten, Füße berühren den Boden	bewegt die Füße, als wolle er gehen	verschwindet nach drei bis vier Monaten
Saug-R	Berührung des Mundes mit einem Gegenstand	saugt am Objekt	verschwindet nach drei bis vier Monaten

Schwimm-R	mit dem Gesicht nach unten ins Wasser gelegt	macht koordinierte Schwimm-bewegungen	verschwindet nach sechs bis sieben Monaten
Spinaler Galant-R	Stimulation im Bereich LWS	Drehung der Hüfte bis zu 45 Grad nach außen in Richtung der Stimulation Streckung der Arme und Beine auf der stimulierten Seite sowie Anheben des Beckens	verschwindet nach drei bis neun Monaten, im Durchschnitt sechs Monate

Tabelle 2: Auswahl wichtiger frühkindlicher Reflexe und Integrationszeitpunkt

Zu wenig integrierte frühkindliche Reflexe stehen dem Erwerb höherer Bewegungskompetenzen wie Sprech- und Graphomotorik im Weg. Die willentliche Bewegungssteuerung setzt nicht ein oder unwillkürliche Abläufe stören sie. Oft sind Abbau und Integration solcher Reflexe noch im Schulalter notwendig.

Es bestehen verschiedene spezialisierte Programme zur sensomotorischen Integration und Entwicklung, beispielsweise die von Wibke Bein-Wierzbinski entwickelte PäPKi®-Fördermethode[30] oder die Neurofunktionelle Reorganisation nach Beatriz Padovan.[31] Therapeutische Sprachgestaltung verwendet geschichten- und sprachgestützte Bewegungsabläufe, welche die Stufen der frühkindlichen Bewegungsentwicklung bis zum aufrechten Gang nachbilden und den oben genannten Programmen teilweise ähneln.[32]

9. Sprachentwicklung

> *„Sprache ist eine Form verkörperter Intersubjektivität; sie entwickelt sich im gemeinsamen praktischen und intentional gerichteten Handeln von Personen. Dabei sind die motorischen, sensorischen und sprachlichen Funktionen intermodal verknüpft."*
>
> Thomas Fuchs[33]

Eine vollständige motorische Entwicklung und der aufrechte Gang sind entscheidende, wenn auch nicht zwingende Voraussetzungen für den Erstspracherwerb. Die Fähigkeit zu sprechen erwächst aus einer Metamorphose der Gliedmaßentätigkeit. Aus dem bewegten Gesamtorganismus, der von reflexartigen Bewegungen zur Willkürbewegung voranschritt, emanzipiert sich das Sprechen, insofern die für die Sprachentwicklung notwendigen Sinne entwickelt sind. Neben dem Gehör umfassen diese das auditorische Diskriminationsvermögen, welchem die anthroposophische Menschenkunde einen eigenen Sinn, den Laut- oder Wortsinn, zuordnet.[34]

Das Kind streckt die Arme aus und begreift die Gegenstände der Welt. Zurück strömen Sinnesempfindungen, die Gefühle wecken und nach Ausdruck verlangen: Weinen und Lachen bewegen die Sprachwerkzeuge zuerst. Im synchronisierenden Verbundensein mit den nächsten Bezugspersonen differenzieren sich die primären Äußerungen weiter, und in wenigen Jahren erwirbt das Kind die Sprache. Lassen sich bei der Sprachentwicklung ähnliche Gesetze beobachten, wie beim Erwerb des aufrechten Gehens und des willkürlichen motorischen Handelns?

Auch die Sprachentwicklung folgt gesetzmäßig aufeinander folgenden Schritten aus ähnlichen Grundbausteinen. Jeder Schritt besteht – wie bei der Bewegungsentwicklung – aus einem Dreiklang von Impuls (rot) → Wahrnehmung (blau) → neuer Fähigkeit (lila), deren Abfolge jeweils den Erwerb eines komplexeren, nächsthöheren Niveaus ermöglicht. Die erworbene Fähigkeit erreicht für eine gewisse Dauer ein Plateau, um bei intakten Voraussetzungen dann zur ersten Stufe (rot) eines neuen Dreiklangs der Fähigkeitsbildung zu werden (siehe Abb. 3 und 4).

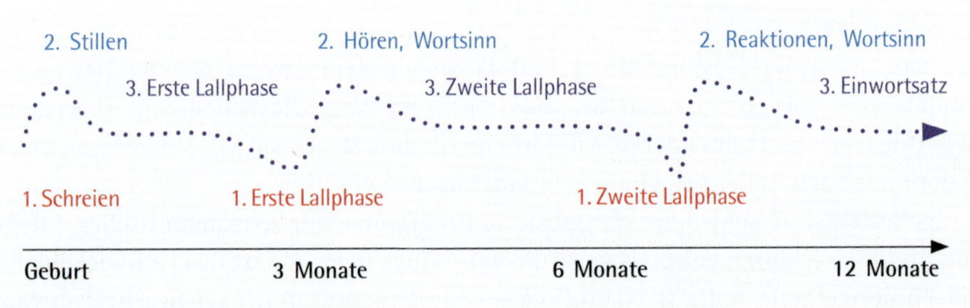

Abb. 3: Anwendung des SNR-Modells auf die Sprachentwicklung im ersten Lebensjahr. Erste Triade: Vom Schreien zum Einwortsatz. Primäres Element, Impuls (rot). Sekundäres Element, Wahrnehmung, Hemmung (blau). Tertiäres Element, rhythmische Fähigkeit (lila). Erste Lallphase: Erkunden und Wahrnehmen der Sprechwerkzeuge und ihrer Möglichkeiten, die auch bei gehörlosen Kindern auftritt und Laute aller Sprachen enthalten kann. Zweite Lallphase: Silbenketten mit vielen Wiederholungen (rhythmisch), abhängig vom Hörvermögen. Wortsinn: Auditorisches Diskriminationsvermögen (siehe Text).

Stillen bedeutet, neben der Ernährung, ein liebevolles Berührt- und Gehaltensein. Es verhilft dem Kind zum ersten Selbsterleben zum Frieden in und mit sich selbst. Diese elementare erste Stufe bleibt lebenslang erhalten, wir greifen in Not auf sie zurück. Auch als weinende Erwachsene kommen wir umarmt besser zu uns und lassen uns „stillen".

Schon in der ersten Lallphase ist die Stimmung des Säuglings lautlich unterscheidbar: Zufriedenheit äußert sich in offenen Gurrlauten, im Gegensatz zur Unzufriedenheit, die sich durch nasalen Schreiklang manifestiert.

In der zweiten Lallphase bis zum Ein-Wort-Satz dominieren sprachähnliche, repetitive Silbenspiele, in denen alle Laute der Weltsprachen vorkommen können. Erstaunlicherweise erscheinen Konsonanten im Selbstgespräch des Säuglings, die nicht aus der Nachahmung einer Sprache stammen.

Erst mit und nach dem ersten Lebensjahr erwirbt das Kind Worte der Muttersprache. Dabei bildet es die Vokale klarer heraus und die universelle Fähigkeit der Konsonantenbildung engt sich auf das Lautinventar der Erstsprache ein. Das Kind muss sich die zunehmende Wachheit mit größerer Einschränkung erkaufen. Spezialisierung erfolgt immer auf Kosten von Universalität, wie beim neurophysiologischen „Pruning".

Die lexikalische Entwicklung ist sprunghaft und der erworbene Wortschatz umfasst zunächst zahlreiche Worte, deren Bedeutung noch unbekannt bleibt.

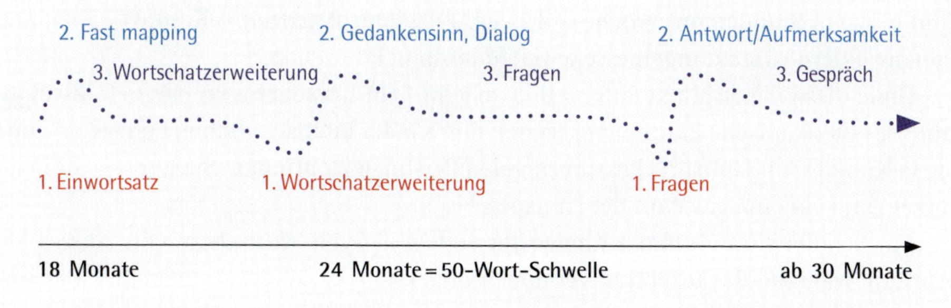

Abb. 4: Anwendung des SNR-Modells auf die Sprachentwicklung im ersten Lebensjahr. Zweite Triade: Vom Einwortsatz zum einfachen Gespräch. Primäres Element, Impuls (rot). Sekundäres Element, Wahrnehmung, Hemmung (blau). Tertiäres Element, rhythmische Fähigkeit (lila). Das Unterschreiten der 50-Wort-Schwelle ist prädikitiv für eine verzögerte Sprachentwicklung. Ein Wortschatz von 200 Wörtern entspricht einer nomalen Sprachentwicklung im Alter von 24 Monaten.[35]

Die britische Entwicklungspsychologin und Kognitionswissenschaftlerin Annette Karmiloff-Smith erkannte in ihren Untersuchungen zum Erwerb expliziten Sprachwissens drei Phasen, die sich gut in die hier dargestellte Gesetzmäßigkeit einfügen (siehe Abb. 5). In der ersten Phase (rot) benutzt das Kind Sprache korrekt, ohne über ihre Gesetzmäßigkeiten zu wissen und Auskunft geben zu können. Die zweite Phase (blau) kennzeichnet sich durch einen inneren Reorganisationsprozess, der zunächst zu gelegentlichen Fehlern und Verwirrung führt.[36] Erst in der dritten Phase (lila), die biografisch nach der Schulreife eintritt, vermag das Kind seinen (korrekten) Sprachgebrauch auf einfachem Niveau zu erklären.

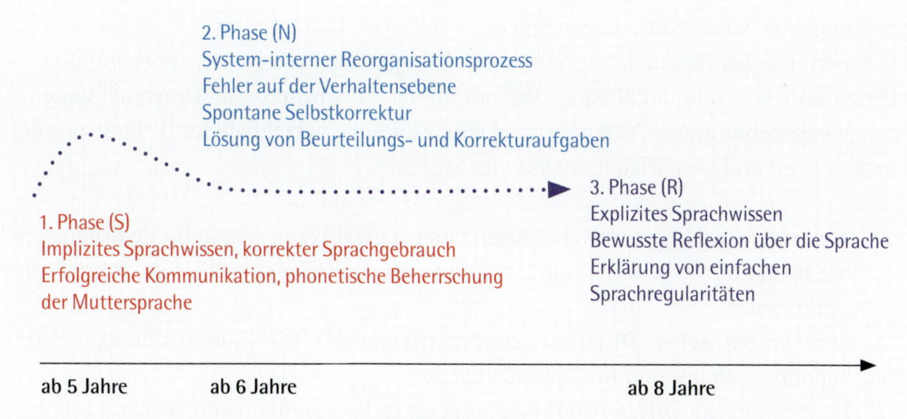

Abb. 5: Anwendung des SNR-Modells auf die Sprachentwicklung. Drei Phasen beim Erwerb expliziten Sprachwissens nach Karmiloff-Smith[37]

Das Kind erwirbt Sprache in engem Kontakt mit seinen Bezugspersonen. Dabei scheint der verbalen Komponente der Kommunikation keine führende Rolle zuzukommen. Hörende Kinder gehörloser Eltern brauchen nur wenig lautsprachliche Erfahrungen, um die Lautsprache angemessen zu entwickeln. Es reicht, wenn sie mit hörenden Sprechern fünf bis zehn Stunden pro Woche – d.h. ca. 10% ihrer Wachzeit – Kontakt haben und von den Eltern kontextangemessene Gebärdensprache erleben.[38]

Ohne diese menschliche Interaktion scheint kein Spracherwerb möglich. Zwei gehörlose amerikanische Elternpaare setzten ihre Kinder intensiv vor den Fernseher, ohne sie in Kontakt mit Lautsprache-sprechenden Personen zu bringen. Sie lernten während dieser Zeit kein einziges Wort der Lautsprache.[39]

Mit Schulbeginn verfügen Kinder über einen aktiven Wortschatz von 2000-3000 Wörtern, während das rezeptive Vermögen ungefähr das Zehnfache beträgt.[40] Der Umfang ist abhängig vom Interesse an Sprache (rot), am Angebot im Umfeld in Form von kompetent sprechenden Gesprächspartnern (blau) und von der Gelegenheit, den Wortschatz sprechend, lesend oder schreibend zu trainieren (lila) (siehe Abb. 6).

Antwort, Angebot lexikalischer Vielfalt (N)
Gespräch, Lesen, Schreiben (R)
Frage, Interesse (S)

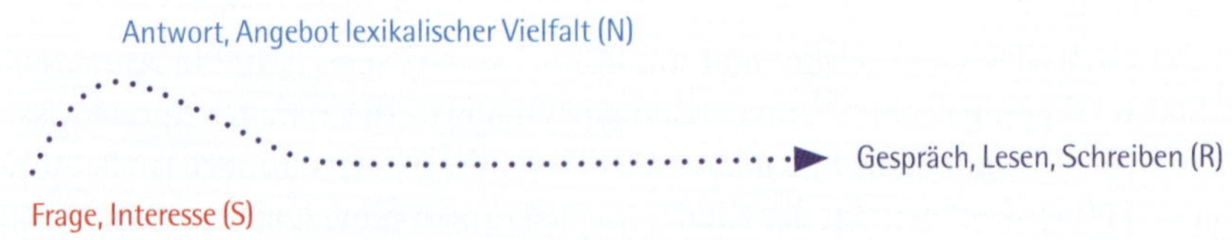

Abb. 6: Das SNR-Modell als Grundbaustein sprachlicher Entwicklung. Die drei Schritte wiederholen sich lebenslänglich in kleineren oder größeren Zeiteinheiten mit modifiziertem Inhalt.

Die graduelle Bahnung und Verstärkung neuronaler Verbindungen im motorischen Kortex durch wiederholten Gebrauch (Pruning) gilt auch für die Sprachentwicklung: Eine Fähigkeit muss man genügend lange aktiv nutzen, um durch weitere Gehirnentwicklung die nächste Stufe zu erreichen.

Einen entsprechenden, stufenweisen Kompetenzzuwachs im Vorschulalter beschrieb der Greifswalder Pädagoge Helmut Breuer auf Grund seiner Untersuchungen zu Sprachwahrnehmungsdefiziten. Er fand eine Zunahme verschiedener Differenzierungskompetenzen und beschrieb diese auf vier Stufen.[41]

1. Melodische und rhythmische Differenzierungsfähigkeit (prosodische Kompetenz). Sie ist schon beim Säugling gut vorhanden und mit drei bis vier Jahren abgeschlossen.
2. Sprechmotorischen Differenzierung (Artikulation). Die Bildungsfähigkeit ist besonders hoch bis zum fünften Lebensjahr.
3. Phonematische Differenzierungsfähigkeit (z.B. Minimalpaare: Besen-Lesen) bildet sich aus bis zum sechsten Lebensjahr.
4. Optische Differenzierungsfähigkeit als Grundlage für Lesen und Schreiben. Mehr als 60% Fähigkeitszuwachs entwickelt sich im letzten Jahr vor der Einschulung.

Die melodische und rhythmische Fähigkeit tritt zuerst auf und bleibt nach unseren Beobachtungen auch bei dementieller Entwicklung am längsten erhalten.

Interventionen der Therapeutischen Sprachgestaltung arbeiten auf mehreren dieser Ebenen und schließen begleitende Gesten, Rhythmus und Melodie sowie die emotionale Dimension mit ein.

10. Ausblick

Gelingende Kommunikation besteht lebenslänglich aus spielerischem Abwechseln zwischen den drei Elementen des SNR-Modells. Problematisch entwickeln sich Kommunikationssituationen, wenn Ablauf und Gleichgewicht des Prozesses gestört sind: Bekomme ich Antworten auf Fragen, die ich nie gestellt habe? Jeder erinnert sich aus Schule und Studium an solche Situationen. Sie entstehen häufig im Frontalunterricht, weshalb diesen in den letzten Jahrzehnten interaktive Unterrichtsformen, die zuerst Fragen generieren, wie das problemorientierte Lernen, ablösten. Gleichermaßen qualvoll sind Fragen, auf die nie eine Antwort, oder die falsche, erfolgt. Solche Fragen bewegen Kinder besonders ab drei Jahren. Erfolgt die Antwort aus Erwachsenenperspektive, oder gelingt es, bildhaft auf den Erlebnisraum des Kindes einzugehen? Warum lieben Kinder und viele Erwachsene Märchen und Geschichten? Weil dort Rätselfragen gestellt sind und wir mit Spannung auf die Antwort oder Lösung – oft lange Zeit – warten. Jugendliche reagieren positiv mit Trotz, Verzweiflung und Aggressivität, wenn ihre Fragen an Bezugspersonen und Gesellschaft ins Leere gehen; negativ durch Rückzug, Resignation und Selbstverletzung.

Auch die einfachsten Bausteine der Sprache, Vokale und Konsonanten, finden ihren natürlichen Platz im SNR-Modell.

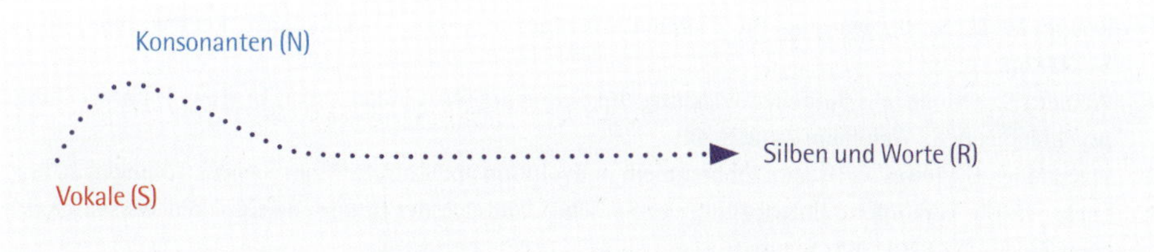

Abb. 7: Vokale und Konsonanten im SNR-Modell

Vokale als Interjektionen (Ah, Oooo; Iiii) sind unmittelbarer Gefühlsausdruck, man äußert sie oft ohne „Hemmung". Konsonanten[42] erscheinen, im Gegensatz zu den ausdruckstragenden Vokalen, festgelegt in der Bildung. Sie formen sowohl physiologisch als auch morphologisch zusammen mit den Vokalen die Silben und Worte. Kleinkinder spielen in den Lallphasen, unbekümmert von Bedeutung, mit diesen Elementen und erkunden ihre taktile und kinästhetische Beschaffenheit. Erst später erlangt Rhythmizität als Hauptmerkmal guten Sprechablaufs für die Verständlichkeit der Sprache ihre Bedeutung. Sprechablaufstörungen entstehen an der Schnittstelle zwischen Vokal und

Konsonant als dominante Hemmung, „Block“ beim Stottern (N), oder als Dominanz der Intention (S), was zu Poltern und ähnlichen Phänomenen führt.

So ist bei jeder Sprach- oder Sprechstörung als grundlegende Diagnostik zunächst nach einem irritierten Verhältnis der drei Elemente zu fragen und die Therapieplanung an den entsprechenden Ressourcen und Defiziten auszurichten.

Literatur und Anmerkungen

1 Braine, M. D. S.: On learning the grammatical order of words. Psychological Review 1963; 70 (4). S. 323-348.

2 Weinert, S., Grimm, H.: Sprachentwicklung. In: Schneider, W., Lindenberger, U. (Hrsg.): Entwicklungspsychologie. Beltz Weinheim 2018. S. 445.

3 Etzelmuller, G., Tewes, C. (Hrsg.): Embodiment in Evolution and Culture. Mohr Siebeck Tübingen 2016.

4 Fuchs, T.: Die verkörperte Entwicklung der Sprache. Jahrbuch der Braunschweigischen Wissenschaftlichen Gesellschaft 2011; 63. S. 156-165.

5 Patzlaff, R.: Sprache – das Lebenselixier des Kindes: Moderne Forschung und die Tiefendimensionen des gesprochenen Wortes. Verlag Freies Geistesleben Stuttgart 2017.

6 Vgl. Keul, R., Brudnicki, M., Osiecki, N.: Kindliche Aussprachstörungen im Deutschen – Ein Überblick. Listy klinické logopedie 2018; 2 (1). S. 21-29.

7 Siehe https://movement-informed-speech.ch.

8 Fuchs, T.: In Defense of the Human Being. Foundational Questions of an Embodied Anthropology. Oxford University Press Oxford 2021.

9 Rizzolatti, G., Sinigaglia, C.: Empathie und Spiegelneurone: Die biologische Basis des Mitgefühls. Suhrkamp Frankfurt am Main 2008.

10 Condon, W. S., Sander, L. W.: Neonate movement is synchronized with adult speech: interactional participation and language acquisition. Science 1974; 183 (4120). S. 99-101.

11 Kato, T., Takahashi, E., Sawada, K. et al.: A computer analysis of infant movements synchronized with adult speech. Pediatric Research 1983; 17 (8). S. 625-628.
12 Rauscher, F. H., Krauss, R. M., Chen, Y. S.: Gesture, speech, and lexical access: the role of lexical movements in speech production. Psychological Science 1996; 7 (4). S. 226–231.
13 Meister, I. G., Boroojerdi, B., Foltys, H. et al.: Motor cortex hand area and speech: implications for the development of language. Neuropsychologia 2003; 41 (4). S. 401-406.
14 Liuzzi, G., Ellger, T., Flöel, A. et al.: Walking the talk-speech activates the leg motor cortex. Neuropsychologia 2008; 46 (11). S. 2824-2830.
15 Soesman, A.: Die zwölf Sinne – Tore der Seele. Verlag Freies Geistesleben Stuttgart 1995.
16 Steiner, R.: Das Rätsel des Menschen. Die geistigen Hintergründe der menschlichen Geschichte (GA 170). Rudolf Steiner Verlag Dornach 1992. S. 242.
17 Fuchs, T.: Die verkörperte Entwicklung der Sprache. Jahrbuch der Braunschweigischen Wissenschaftlichen Gesellschaft 2011; 63. S. 156-165.
18 Steiner, R.: Die pädagogische Praxis vom Gesichtspunkte geisteswissenschaftlicher Menschenerkenntnis. Die Erziehung des Kindes und jüngeren Menschen (GA 306). Rudolf Steiner Verlag Dornach 1989. Zweiter Vortrag.
19 Ebd.
20 Ebd.
21 Ebd.
22 Ebd.
23 Einspieler, C., Marschik, P.: Ontogenese fötaler und neonataler Bewegungsmuster und ihre klinische Relevanz. Neuropädiatrie in Klinik und Praxis 2014; 13 (3). S. 3.
24 Nach Ruhrmann, I.: Beispiele für Stützunterricht. In: Glöckler, M. (Hrsg.): Bildung-Gesundheit fürs Leben. Kolisko Tagungsband Dornach 2006.
25 https://movement-informed-speech.ch (Abfrage Januar 2023).
26 Nach: Schneider, W., Lindenberger, U. (Hrsg.): Entwicklungspsychologie. Beltz Verlag Weinheim 2018. S. 307, Abb. 12.7.
27 Schneider, W., Lindenberger, U. (Hrsg.): Entwicklungspsychologie. Beltz Weinheim 2018.
28 Kornhuber, H.H.: The Will and Its Brain: An Appraisal of Reasoned Free Will. University Press of America (UPA) Lanham, Maryland 2012.
29 Fuchs, T.: In Defense of the Human Being. Foundational Questions of an Embodied Anthropology. Oxford University Press Oxford 2021.
30 https://paepki.de (Abruf Januar 2023).
31 https://padovan-gesellschaft.de (Abruf Januar 2023).
32 https://movement-informed-speech.ch (Abruf Januar 2023).
33 Fuchs, T.: Die verkörperte Entwicklung der Sprache. Jahrbuch der Braunschweigischen Wissenschaftlichen Gesellschaft 2011; 63. S. 156-165.
34 Soesman, A.: Die zwölf Sinne – Tore der Seele. Verlag Freies Geistesleben Stuttgart 1995.
35 Schneider, W., Lindenberger, U. (Hrsg.): Entwicklungspsychologie. Beltz Weinheim 2018. S. 452.
36 Als der Tausendfüßler gefragt wurde: „Wie machst Du es nur, Deine Füße alle zu koordinieren“, antwortete er spontan: „Das ist ganz einfach“. Doch dann konnte er nicht mehr laufen.
37 Karmiloff-Smith, A.: Beyond modularity: A developmental perspective on cognitive science. The MIT Press Cambridge 1992.
38 Grimm, H.: Störungen der Sprachentwicklung. Hogrefe Bern 1999.
39 Ebd.
40 Schneider, W., Lindenberger, U. (Hrsg.): Entwicklungspsychologie. Beltz Weinheim 2018. S. 200.
41 Breuer, H.: Sprachwahrnehmungsdefizite bei Schulkindern – ihre Diagnose und prophylaktische Einschränkung. In: Aktuelle phoniatrisch-pädagogische Aspekte 5 (1997/98). Media Verlag Heidelberg 1998.
42 Zimmermann, H.: Grammatik. Verlag am Goetheanum Dornach 1997.

KAPITEL VIII

Sprach-, Sprech- und Stimmtherapie

1. Einführung

Zu den erfolgreichen Einsatzgebieten der Therapeutischen Sprachgestaltung gehören seit Jahrzehnten Sprach-, Sprech- und Stimmstörungen. Der theoretische Hintergrund und die Auffassung von Sprache als Ausdrucks- und Kommunikationsmedium sind ausführlich dargestellt im Kapitel II Sprachauffassung und Menschenbild. Insbesondere die Therapie von Sprachentwicklungsverzögerungen und -dismayed basiert auf einer Auffassung von Sprache als interaktionellem, intentionalem Geschehen zwischen verkörperten Personen vom ersten Tag an. Um das vorliegende Buch nicht zu überladen, aber dennoch einen vertiefenden Überblick über den Einsatz von Sprache und Sprechen als therapeutischem Medium zu geben, fokussieren die folgenden Kapitel auf exemplarische Sprach-, Sprech- und Stimmstörungen. Solche bettet die Therapeutische Sprachgestaltung in den Kontext des gesamten drei- bzw. viergliedrigen Menschen ein, was einen rationalen therapeutischen Zugang ermöglicht. Auch die Diagnostik von Sprach- und Sprechstörungen bezieht den ganzen Menschen und sein Umfeld ein sowie medizinische und logopädische Befunde und Diagnosen [→ Kapitel V Anamnese und Befunderhebung]. Der ressourcenorientierte und sprachfokussierte Ansatz der Therapeutischen Sprachgestaltung erweist sich als ideale Ergänzung logopädischer Diagnostik und Therapie und führt in Kombination oder als einzige Maßnahme zu guten Ergebnissen.

Das Kapitel beginnt mit einer knappen Darstellung zur Einteilung der Laute, insbesondere der Konsonanten nach physiologischen, qualitativen und linguistischen Gesichtspunkten, die bei der Auswahl für die Therapie relevant sind. Oft liegt der Fokus, beispielsweise bei phonologisch-phonetischen Lautbildungsstörungen, nicht primär auf dem abweichenden Ziellaut, sondern auf der Stärkung des gesamten betroffenen Lautbildungsgebietes.

Als Ordnungsgesichtspunkt für das Kapitel verwenden wir die Gliederung nach drei Ansatzorten in Korrespondenz mit dem dreigliedrigen System [→ Kapitel II Sprachauffassung und Menschenbild], verstehen die aufgeführten Störungen jedoch auf Grundlage phoniatrischer, logopädischer oder pädiatrischer Diagnostik und verweisen auf die entsprechende Literatur. Unsere erweiterte Betrachtung und Therapie defizitärer Sprachbereiche kann so einen Beitrag zu einem interprofessionellen Behandlungskonzept leisten.

Die drei Ansatzorte im Sprechwerkzeug stehen in mehrfacher Beziehung zu Aspekten des ganzen Menschen, die ineinanderwirken und sich rein schematischer Zuordnung entziehen. Dennoch erweisen sich diese als hilfreich für die Praxis. Die Lippenregion zeigt schon in der Mimik ihren unmittelbaren Bezug zu den Gefühlen, die wir mitvollziehend miterleben. Sie hängt in dieser Hinsicht mit dem Rhythmischen System als körperlichem Träger der Emotionen zusammen. Zunge und Zähne sind der

Hauptschauplatz deutlicher Artikulation, die günstig auf die Gedankenbildung wirkt und das Nerven-Sinnes-System als Grundlage hat. Die Gaumenregion erzeugt kraftvolle Laute wie [g] und [k] und erscheint am meisten willenshaft und gleichzeitig stoffwechselnah, obwohl natürlich der ganze Kauapparat diese Nähe zeigt. Die drei den Körper belebenden, beseelenden und be-geistigenden Wesensglieder bedienen sich aller Ansatzorte; dennoch ist die leibliche Ich-Präsenz mit den Lippen besonders verknüpft. Der in Polaritäten lebende Astralleib erscheint besonders in der Kontrastregion von Zähnen und Zunge, während der Ätherleib als Lebensträger am stärksten in der Gaumenregion wirkt.

2. Einteilung der Vokale und Konsonanten

Auf der körperlichen Ebene besteht die Lautproduktion hochdifferenziert aus den polaren Elementen Impuls und Widerstand. Der Atemstrom stößt an den sogenannten „Ansatzorten" auf dosierten Widerstand und bringt Gewebestrukturen wie die Stimmlippen, den Gaumen, die Zunge oder die Lippen zum Schwingen. Das orchestrale Zusammenwirken der verschiedenen Schwingungsorte führt dann, jenseits der Lippen, zum hörbaren Sprechereignis.

Die akustische Umsetzung bildet das international gebräuchliche Phonetische Alphabet IPA[1] ab, das die Laute nach Bildungsart und -ort unterscheidet.

Therapeutische Sprachgestaltung gliedert die Sprachwerkzeuge zunächst nach drei Hauptansatzorten gemäß Abb. 1: Lippen (1), Zähne und Zunge (2), Gaumen (3 und 4). Die Ordnung entspricht der Gliederung des Menschen in die drei Systeme Nerven-Sinnes-System (Zahn-Zungenansatz), Rhythmisches System (Lippenansatz) und Stoffwechsel-Gliedmaßen-System (Gaumenansatz).

Eine zweite Einteilung ordnet die Konsonanten in vier Hauptgruppen, die sich nach ihren Qualitäten den Elementen zuordnen lassen. Für die Therapie wählt man beispielsweise gezielt Texte aus, in denen gehäuft Laute aus einer dieser Gruppen vorkommen. Eine umfassende und anschauliche Darstellung der Qualität jedes Lautes findet sich bei von Bonin 2018.[2]

Die Kombination der beiden Gesichtspunkte von Ansatzort und Lautgruppe ermöglicht den Therapierenden eine differenzierte Auswahl: Sowohl der Luftlaut als auch die Blase- und Stoßlaute bieten an verschiedenen Ansatzorten Möglichkeiten für den therapeutischen Einsatz an.

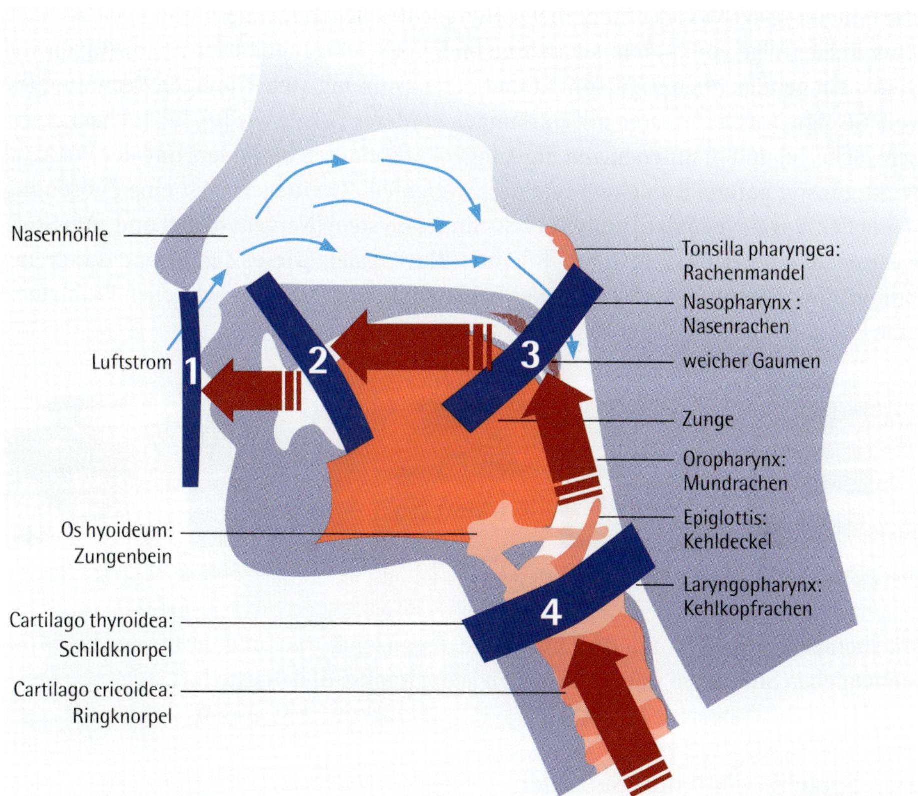

Abb. 1: Kehlkopf und Ansatzorte (schematisch), blaue Elemente 1-4 markieren Verschluss oder Widerstandszonen, rote Pfeile den Atemstrom[3]

Qualität	**Lippen** Rhythmisches System	**Obere Zahnreihe / Unterlippe** Nerven-Sinnes-System	**Zähne und Zunge** Nerven-Sinnes-System	**Zunge** Nerven-Sinnes-System	**Gaumen** Stoffwechsel-Gliedmaßen-System
Blaselaute (Feuer)		[f], [v]	[s], [z], [ʃ]		[h], [ç]
Luftlaut (Luft)	Lippen-R [B]			[r]	[R]
Wellenlaut (Wasser)				[l]	
Stoßlaute (Erde)	[m], [b], [p]			[n], [d], [t]	[g], [k], [ŋ]

Tabelle 1: Einteilung der Konsonanten in der Therapeutischen Sprachgestaltung nach ihrer Qualität als Nachbildungen von Vorgängen in der Außenwelt auf den Stufen der vier Elemente und am Bildungsort gemäß den drei Systemen: Rhythmisches System, Nerven-Sinnes-System, Stoffwechsel-Gliedmaßen-System

Die Einteilung der Vokale erfolgt in der Therapeutischen Sprachgestaltung erstens nach ihrer Reihenfolge von hinten nach vorne im Sprechwerkzeug: [a]-[e]-[i]-[o]-[u], die der allgemein gebräuchlichen entspricht und deren Ordnung viele Übungen Rechnung tragen. So eignen sich Übungen mit Häufungen vorderer Vokale wie [o], [y], [u] bei Lippenschwäche, [e] und [i] unterstützen die Zungenkonsonanten besonders und der Vokal [a] wirkt günstig auf die Bronchien und das Zwerchfell. Zweitens erfolgt eine Zuordnung der hellen Vokale [e] und [i] zum Nerven-Sinnes-System (Nervenvokale) und zum Stoffwechsel-Gliedmaßen-System [a], [o], [u] (Blutvokale). Diese Zuordnung spielt bei Stimmstörungen und vor allem bei der Behandlung von nicht-sprachlichen Problemen eine Rolle.

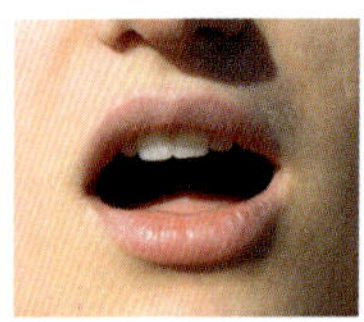 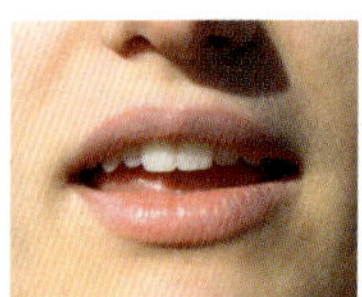 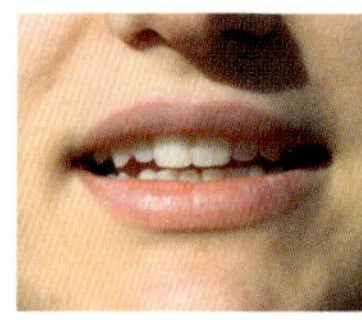 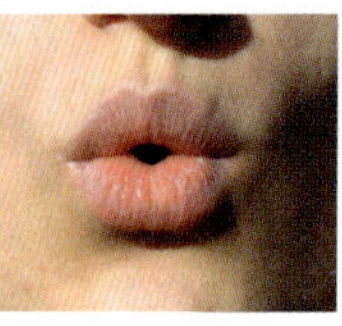 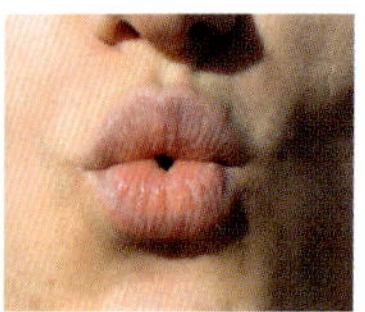

Abb. 2: Mundstellung beim Sprechen der Vokale [a]-[e]-[i]-[o]-[u]

Die therapeutische Wirkung der Laute auf den ganzen Körper und ihr Einsatz bei nichtsprachlichen Störungen und Krankheiten ist im Kapitel III dargestellt.

3. Sprachbegleitende Gebärden

Sprachbegleitende Gesten und Gebärden unterstützen die Kommunikation auf zahlreichen Ebenen und wirken auf den Körper, insbesondere auf die Artikulationswerkzeuge zurück. Gemäß den Forschungen von William Condon findet sich eine früh in der Sprachentwicklung etablierte Übereinstimmung zwischen Sprachinhalt und Gestik sowohl bei der sprechenden Person (Auto-Synchronizität) als auch zwischen Dialogpartnern (Interaktions-Synchronizität). Es scheint einen „audio-motorischen Reflex“[4] zu geben, der die feinen Bewegungen des Hörenden mit gehörter Sprache schneller als jede bewusste Reaktion synchronisiert. Größere Armgesten reflektieren die Satzebene, Fingergesten die Wort- und Lautebene sowohl zur Verdeutlichung des Gesagten für den Sprechenden als auch zur erleichterten Aufnahme nonverbaler Kommunikationsbestandteile durch die Zuhörenden [→ Kapitel VII Bewegungs- und Sprachentwicklung]. Gleichzeitig besteht eine entwicklungsfördernde Rückkoppelung zwischen autosynchroner Gestik und Sprechmotorik. Kinder machen in der frühen Phase des Spracherwerbs größere Fortschritte in der Artikulation, wenn man die Hand- und Fingermotorik gezielt fördert, als bei allgemeiner Sprachanregung durch sozialen Kontakt.[5]

Dieser Zusammenhang führte in der jahrzehntelangen Entwicklung der Therapeutischen Sprachgestaltung zu zahlreichen Anregungen für den gezielten Einsatz solcher Gesten. So entstanden in der Praxis für Logopädie und Heilpädagogik des österreichischen Germanisten Alfred Baur (1925-2008) zahlreiche gestenbegleitete

Kinderverse[6] und später die heute in vielen Ländern praktizierte „Chirophonetik" als Kombination von Sprache und Berührung.[7] Die Rhythmik- und Schauspieldozentin, Forscherin und Pädagogin Wilma Ellersiek (1921-2007) entwickelte, mit Betonung auf den Zusammenhang von Geste, Musik und Sprache, ihre inzwischen weit verbreiteten „Handgestenspiele"[8] für Kinder im Vorschulalter, die für zahlreiche Lehrpersonen und Eltern zur Inspirationsquelle wurden und in Buchform und als Video erhältlich sind. Christa Slezak-Schindler wurde als Autorin und Kursleiterin durch ihre umfangreiche, fundierte Sammlung geeigneter Texte für die verschiedenen Altersstufen[9] und ihre Verse und Gedichte bekannt, die ebenfalls geeignete Gesten begleiten. Später legten die Logopädin und Sprachgestalterin Wena Dreher[10] und aktuell Jan Mensebach[11] Bücher mit Anregungen für lautunterstützende Gesten vor. Eine videogestützte Sammlung von Texten und Gebärden zur Förderung von Sprache und Sprechen bei Kindern ist unter der Bezeichnung „Movement-Informed-Speech (MIS)"[12] erhältlich.

Vertieft man sich in die Vielfalt der aufgeführten Ansätze, so überrascht und begeistert der Umfang und die oft als Lebenswerk zu verstehende Fülle jedes Konzeptes. Allen gemeinsam ist die Auffassung von Sprache als umfassender Lebensäusserung des Menschen und konstitutives Merkmal seiner Existenz. Der Wert solcher Veröffentlichungen liegt im Beitrag zur Weiterentwicklung kindgemäßer Sprachförderung, die in den aktuellen, diagnostisch-pathogenetisch orientierten Konzepten in den Hintergrund zu treten droht.

Zum Entwickeln eigener sprachbegleitender Gesten und Bewegungen ist es sinnvoll, die Qualitäten und Einsatzmöglichkeiten solcher Gesten zu kennen:

Artikulationsunterstützende Gesten fördern die feinmotorischen Bewegungen im Sprechwerkzeug, beispielsweise bei der Produktion des [s]-Lautes. Beispiele finden sich insbesondere bei Dreher und Mensebach (s.o.). Solche Gesten führt man in der Regel während der Lautproduktion mit Händen und Fingern aus. Sie folgen der Korrespondenz zwischen Handwurzel und Gaumen, Mittelhand und Zunge hinter den Zähnen sowie den Fingerbeeren und den Lippen[13] und beziehen die Dynamik bei der Lautproduktion mit ein.

Während die Gebärdensprachen der Gehörlosen eine eigene Grammatik besitzen, folgen die in der Therapeutischen Sprachgestaltung verwendeten Gebärden der Lautsprache in Syntax und Grammatik. Sie ersetzen nie das gesprochene Wort, sondern kommen unterstützend zum Einsatz. Ein Behandlungskonzept mit Lautgesten in der Kindersprachtherapie legte die Logopädin Isolde Wurzer vor.[14]

Atemfördernde Gesten kommen vor allem bei Redefluss-Störungen in Betracht und erfolgen mit dem ganzen Arm synchron mit der Ein- oder Ausatmung. In der Regel übergreifen sie eine Zeile oder fördern die vollständige Ein- und Ausatmung bei hastigem Sprechen. Sie dienen insbesondere einer verständnisfördernden Satzgliederung.

Rhythmische Gesten (Klatschen, Stampfen) sind ein obligatorischer Bestandteil jeder Sprachförderung, weil sie das Kind auf einer frühen Phase der Entwicklung (Silbenketten) abholen. Sie umfassen Hände, Arme, Beine, Füße einzeln oder in Kombination und geben dem Sprechen Schwung und Vorwärtsrichtung. Sie erleichtern die Integration des artikulatorischen Widerstands in den Sprachfluss bei Sprechen von Plosiva. Zu den rhythmischen Gesten zählen auch direkt ein Metrum unterstützende Schrittfolgen und Armbewegungen.

Ikonische oder pantomimische Gesten haben ihren Schwerpunkt bei größeren Kindern und können die verbale Sprache teilweise ersetzen.

Bildhafte Gesten malen oder untermalen ein Geschehen im Raum. Sie ähneln den ikonischen Gesten, beziehen sich aber weniger auf ein Objekt oder die Nachahmung einer Tätigkeit, weil sie ganze Vorgänge in Versen und Spielen begleiten. Viele Beispiele finden sich bei Baur, Slezak-Schindler oder www.movement-informed-speech.ch.

Kommunikationsunterstützende und Alltagsgesten dienen der Einstimmung des Gegenübers und bestehen in der Regel aus einer unbewussten Mischung verschiedener Elemente. Sie spielen bei der gezielten Sprachförderung keine große Rolle, es sei denn ihre kontaktvermittelnde Funktion dient dem Therapieziel.

Dramatische Gesten vermitteln zusammen mit der Stimme den emotionalen Subtext einer Aussage. Sie beeindrucken kleinere Kinder zwar, ihr emotionaler Gehalt ist für sie jedoch häufig nicht „lesbar" und einzuordnen. Deshalb gehören sie erst ab der Pubertät zu den Fördermitteln der Therapeutischen Sprachgestaltung [→ Kapitel IX 3-Polaritäten-Modell in Kommunikation und Therapie].

Bothmer-Gymnastik und der griechische Fünfkampf können, wie die Eurythmie, einen Bestandteil der Ausbildung in Therapeutischer Sprachgestaltung bilden. Ihre gymnastischen Übungen und Bewegungsformen eignen sich zur Körperwahrnehmung, zur Belebung von Atemräumen und zur Erfahrung von Raumes-Dimensionen als Einstimmung und Grundlage für das Sprechen. Insbesondere kommen stilisierte Elemente des griechischen Fünfkampfs (Laufen, Springen, Ringen, Diskuswurf, Speerwurf) als Grundlage für das Sprechen zum Einsatz.

Im psychiatrischen oder psychosomatischen Bereich und im Schulkontext (z. B. im Förderbereich) eignet sich der Fünfkampf in seinen traditionellen Bewegungsabläufen zur leiblich-seelischen Verankerung des Sprechens.[15]

Eurythmische Gebärden sind ebenfalls Bestandteil der Ausbildung. Hier schulen sie das Lautempfinden und stimmen den Körper zu einem Instrument des Sprechens. Sie finden, außer in Spezialfällen, keine direkte Anwendung. Während die eurythmische Gebärde die ätherisch-physische Bewegung vor der Lautartikulation zeigt, greifen beispielsweise die artikulationsunterstützenden Gesten der Therapeutischen Sprachgestaltung die muskuläre Spannung der Laut-Bildung auf. Als Vorbereitung und Hilfsmittel zum wirksamen Sprechen einzelner Laute eignen sich vorher ausgeführte, eurythmische Gebärden. Für Eurythmie und Heileurythmie bestehen eigenständige Berufsausbildungen.

4. Gestaltung von Sprachspielen und Texten

Selbstgestaltete, einzelnen Kindern angepasste Texte sind besonders wirksam, auch wenn sie als weniger genial oder künstlerisch im Vergleich mit Vorbildern empfunden werden. Die folgenden Hinweise tragen zum Erfolg bei:

- Benütze bei phonetisch-phonologischen Störungen gehäuft Laute der betroffenen Artikulationsstelle und kreise den abweichenden Ziellaut mit korrekt gesprochenen benachbarten Konsonanten ein (bei Sigmatismus: [l], [n], [d], [t]).Verwende Ziellaute (z.B. [m] bei offener Mundhaltung) häufig auch am Wortende.
- Setze Gesten zur Unterstützung des Lauterwerbs gemäß der Korrespondenz der Hände mit den Sprachwerkzeugen ein (siehe vorherigen Abschnitt).
- Gestalte metrische Texte (z. B. Jambus, Trochäus usw.), die sich besser einprägen als Prosa, arbeite mit Wiederholungen und setze Reime gezielt, jedoch nicht übermäßig ein.
- Achte auf altersgerechte Bilder und Metaphern und bette bei kleineren Kindern die Übungsabläufe in eine Geschichte ein.
- Benutze Kauderwelsch und Onomatopoesie reichhaltig („*Du Hurrliburrli-Putzimutz / Du Schnickelschnackel-Stutzichrutz / Du Wischiwaschi-Wackelbei / Du Chrüsimüsi-Hejuhei*").[16]
- Konstruiere Verse oder Sätze aus Worten der Muttersprache syntaktisch korrekt, aber ohne semantischen Inhalt wie: „*Brause prächtig prunkend / Durch das dortige Dickicht*" [→ Kapitel IV].

Die vorher erwähnten Autorinnen und Autoren sowie viele andere erschufen Texte und Verse, die diesen Anregungen entsprechen. Auch traditionelle Kinderverse aller Völker sind eine Fundgrube. Allerdings sollte man in der Sprachförderung Texte mit erzieherischer oder moralischer Absicht, die in Sammlungen solcher Verse häufig sind, unseres Erachtens vermeiden.

4.1 Sprechkompetenz durch Sprachspiele und Kinderverse

Insgesamt führt der gezielte Einsatz von Sprachspielen und Kinderversen zur ganzheitlichen Förderung der Sprach- und Sprechkompetenz in folgenden Gebieten:

Sprache
Phonologische Bewusstheit / Hörgedächtnisspanne / Hörverstehen / Lautsynthese / An- oder Auslauterkennung / Aufmerksamkeit / Wortschatz (aktiv und passiv) / Kommunikationsregeln (Pragmatik) / Turntaking / Logische Verknüpfungen / Seriation / Selbstwirksamkeit / Symbolische Kompetenzen, Bildhaftigkeit / Phantasie und Kreativität
Sprechen
Artikulation (z.B. Ziellauthäufung) / Prosodie / Akzente / Rhythmusempfinden / Silbensprechen / Spiel mit Pseudo- und Reimwörtern / Sprechablauf und -tempo / Lateralisierung / Sprechfreude / Koordination von Bewegung und Sprechen

4.2 Tipps und Tricks für lautunterstützende Gesten und Bewegungen

Hand- und Fußbewegungen wirken auf die Artikulationsorgane. Die folgende Liste gibt Hinweise zum unterstützenden Gebrauch solcher Hilfsgesten:

[p] = Öffnen der Finger; in die Hände klatschen; Zehen auf den Boden tippen

[b] = Fingerspitzen sanft aneinanderdrücken, dann auf die Artikulation lösen

[d] = Berühren und Lösen der Fingerbeeren

[t] = Fingerbeeren platzen voneinander weg; Fingerbeeren auf der Handfläche

[n] = Hand von Oberschenkel / von der Wand lösen, oder zum Inkarnieren während einer lang tönenden Phonation des Lautes über die Arme oder Oberschenkel streichen

[l] = Bewegung im Handgelenk nach hinten; Heben des Oberschenkels; Zungenspannung gut kontrollieren (hypotone Artikulation häufig); keine allgemeinen fließenden Bewegungen verwenden, wenn der Laut add- oder interdental gebildet wird

[r] = mit Fingern zappeln; über den Arm laufen

[g] = Ellenbogen in Taille/Seite drücken

[h] = einfangende Gebärde, in die Luft greifend, unterhalb des Zwerchfells; der Laut sollte fast unhörbar, nicht gehaucht gesprochen werden und dem folgenden Vokal als Anker dienen; auch Fallenlassen der Arme oder eines Beins mit der Artikulation

[s,z] = mit aufrechtem Finger mittig aus dem Mund herausziehen; rechts und links der Mundhöhe die Hände schnell und flach nach außen bewegen (nach W. Dreher[17]); bewährt hat sich auch der Pinzettengriff, von der Lippenmitte vom Körper ziehend weggeführt

5. Primärfunktionen der Sprechwerkzeuge

Viele Funktionen finden sich im Mundraum vereint: wir brauchen diesen nicht nur zum Essen, Trinken und Schmecken. Wir können mit dem Mund saugen, pusten, pfeifen, singen, schnalzen und küssen. Außerdem ist er ein wichtiger Teil unserer Mimik: wir lächeln, schürzen die Lippen, machen einen Schmollmund – und wir sprechen!

Das kleine Kind erkundet seine Umwelt in der oralen Phase durch den Mund und das taktile Empfinden ist im Mundraum lebenslang besonders fein ausgeprägt: im Mund mit der Zunge betastet, erscheinen uns die Dinge etwa vierfach vergrößert.

In vielfältiger Weise ist so der Mundraum wichtig: zur Erhaltung des Lebens, für die Kommunikation mit unseren Mitmenschen in Mimik und Sprache, zum kreativ-künstlerischen Ausdruck. Alle diese Tätigkeiten erfordern viele und fein koordinierte Bewegungsabläufe, damit das gewünschte Ergebnis entsteht.

5.1 Was, wenn es nicht klappt? – Ursachen für Störungen

Nicht bei allen Personen funktioniert das feinabgestimmte Muskelspiel reibungslos. Die Koordination im Bewegungsablauf von Lippen, Wangen und Zunge kann aus verschiedenen Gründen gestört sein und bei Kindern sowie Erwachsenen Probleme in der Ausübung der vielfältigen Mund-Betätigungen hervorrufen. Dabei ist zwischen organischen, funktionellen und verhaltensbedingten Ursachen zu unterscheiden.

Bei der Trisomie 21 bildet sich ein kurzer, schmaler Gaumen mit kleinen Zähnen aus, dagegen wirkt die hypotone Zunge oft überaus groß und findet selten Platz in der Mundhöhle. Myofunktionelles Training arbeitet hier auf den Mundschluss hin.[18] Andere Fehlbildungen (beispielsweise Lippen-Kiefer-Gaumen-Spalten) benötigen zuerst (teilweise mehrere) chirurgische Korrekturen bereits im Säuglingsalter, begleitet von funktionellem Training.

Narben können die Motorik beeinträchtigen und wachsen nicht mit, so dass bei Kindern eine sehr sorgfältige Narbenpflege zu betreiben ist, um den Zug des Gewebes zu minimieren und nicht nachfolgende Beeinträchtigungen der gesunden Strukturen zu riskieren. Aber auch ein Sturz vom Fahrrad kann zum Mund-Kiefer-Gesichtschirurgen führen.

(Unscheinbare) Angewohnheiten, sogenannte „Habits“, können sehr störend auf die Funktionen im und um den Mund wirken.[19] Schnuller und Daumen sind die bekanntesten Vertreter, doch auch Bleistiftkauen, Lippensaugen oder ein Zahnersatz bringen die myofunktionelle Balance mitunter tiefgreifend aus dem Gleichgewicht. Zentral ist immer der funktionsgerechte Ablauf des Schluckens.

Das Schluckmuster, insbesondere die Position der Zunge beim Schlucken, hat großen Einfluss auf die Motorik des gesamten Kopfbereiches und sekundär auch auf die Haltung.

Der Säugling legt die Zunge über die untere Kauleiste und umschließt die Brustwarze oder den Flaschensauger von unten her. Im sogenannten „infantilen Schluckmuster" bringt die Zunge durch eine saugende Wellenbewegung die Nahrung nach oben und unten in den Mundraum.[20] Die Zunge bleibt auch zum Schlucken in ihrer Position zwischen den Kauleisten.

Mit dem Durchbrechen der ersten Zähne bzw. im Verlauf des ersten Lebensjahres bietet man dem Kind feste Nahrung an. Damit etabliert sich die Kaufunktion und die Zunge erwirbt das „adulte Schluckmuster", bei dem die Zungenspitze ohne Kontakt zu den Zähnen am oberen harten Gaumen an der Papilla incisiva anliegt und, ohne nach vorne zu stoßen, über eine reflektorische Wellenbewegung das Schluckgut in den Rachen befördert.

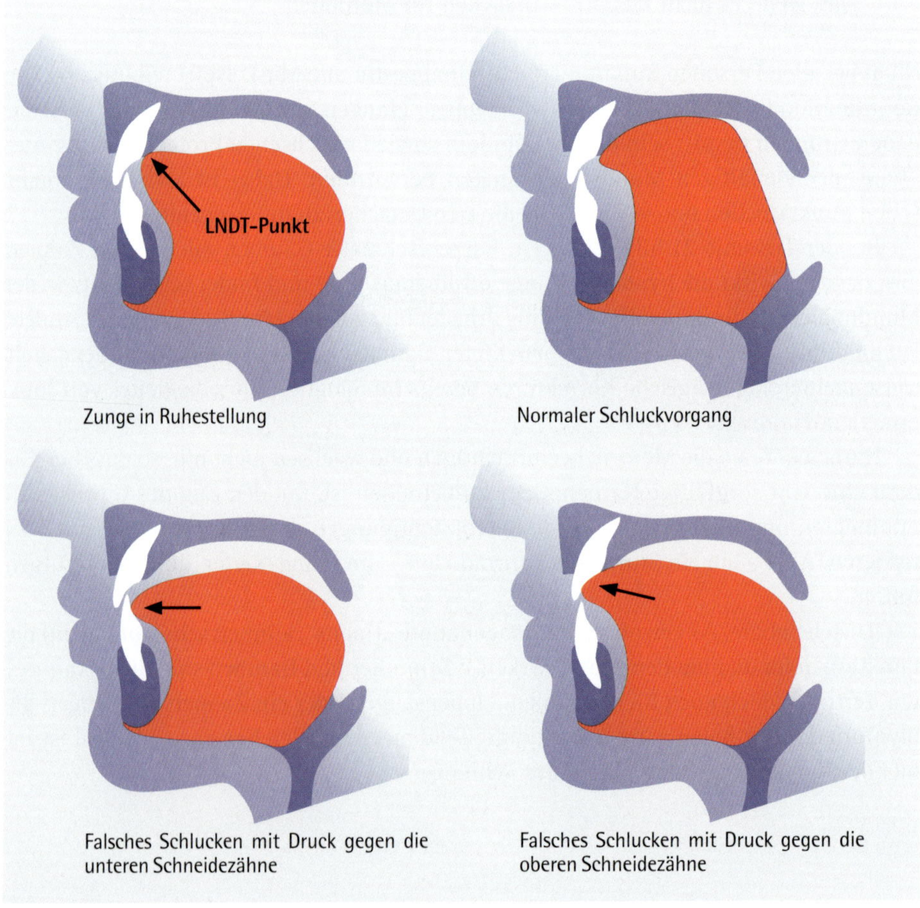

Abb. 3: Zunge in Ruhestellung mit lockerem Gaumenkontakt (links oben), korrektes Schlucken mit initialer Fixierung der Zunge am Punkt (rechts oben), falsches Schlucken mit Zungenstoß nach vorne (links und rechts unten)[21]

Persistiert der Zungenvorstoß, so führt dies zu einer Dyskinesie im Kräftegleichgewicht des orofazialen Muskelsystems.

5.3 Folgen einer Störung

Je nach Schweregrad können diese Dysbalancen zu Schluckproblemen, einer unphysiologischen Zungenruhelage, Mundatmung, vermehrtem Speichelfluss, aber auch zu Zahnfehlstellungen und Artikulationsstörungen führen.

Funktionelle orofaziale Störungen sind manchmal sogar die Ursache für Muskelverspannungen im ganzen Gesicht und Nackenbereich, die sich beispielsweise in Bruxismus, Entzündungen des Zahnfleisches oder Gesichtsschmerzen zeigen.

Wenn außerdem die Zunge beim Schlucken gegen die Zähne presst („tongue thrust"), spricht man von einer myofunktionellen Störung, die Einfluss auf die Zahn- und Kieferstellung hat. Ist die Kieferstellung beeinträchtigt, kann eine Craniomandibuläre Dysfunktion[22] entstehen.

5.4 Offene Mundhaltung

Jeder Atemzug durch die Nase saugt die korrekt positionierte Zunge durch den Unterdruck im hinteren Mundraum leicht an den Gaumen. Durch die ständige Bewegung der Zunge gegen den Gaumen beim Kauen und Schlucken weitet sich dieser, um den zweiten Zähnen im Oberkiefer Platz zu schaffen – damit ist die Zunge gleichsam die erste biologische Zahnspange.

Den Gegenpart der Zunge stellen die Wangen und die Lippen dar. In Ruhe sollten die Lippen permanent locker geschlossen sein, so dass sich die Zähne im Freiraum zwischen außen (Wangen und Lippen) und innen (Zunge) entfalten können.

Nicht selten wird dieses Gleichgewicht gestört: die Zunge bleibt in Basallage im Mundboden, der Mund steht offen, die Lippenmuskulatur erschlafft und die Wangen halten den geöffneten Unterkiefer. Die Folgen einer habituellen Mundatmung sind zahlreich: So trocknen die Schleimhäute aus, was zu Geschmacksstörungen führen kann, häufig kommt es zu Hypersalivation. Weiter wird die Atemluft nicht gereinigt, gewärmt und befeuchtet, wie dies bei normaler Nasenatmung der Fall ist. In der Folge entsteht eine höhere Anfälligkeit für Bronchitis und Allergien. Durch die größere, schnell eingeatmete Luftmenge ergibt sich eine geringere Atemtiefe, die ihrerseits Haltungsstörungen und eine schlechtere Sauerstoffsättigung im Blut nach sich ziehen kann.[23] Eine entsprechende Körperhaltung ist häufig bei Syndromen wie Trisomie 21 zu beobachten mit nach vorn hängenden Schultern, Rundrücken, gekipptem Becken, schlaffen Knien und Knick-/Plattfuß. Diese Haltung ist Ausdruck einer generalisierten Inkarnationsstörung.

Weiterhin beeinflusst Mundatmung die Kauleistung ungünstig. Mundatmende Kinder benötigen mehr Kauaktivität, um die Nahrung entsprechend zu zerkleinern, was oft nicht berücksichtigt wird und zu schlechterer Verdauung und „Schlingen" bei Kindern beitragen kann.[24] Zudem wiesen Kinder mit habitueller Mundatmung einer japanischen Studie wesentlich mehr Fälle atopischer Dermatitis auf als die nasenatmende Vergleichsgruppe.[25] Insofern atopische Dermatitis Ausdruck einer Formschwäche der Hautoberfläche ist und häufig assoziiert mit Asthma bronchiale auftritt, erscheint dieses Forschungsergebnis logisch, ohne dass ein kausaler Zusammenhang daraus abzuleiten ist. Nach unserem Verständnis der Lippenfunktion als Regulationsinstanz zwischen innen und außen liegt der Zusammenhang nahe und betont erneut die Wichtigkeit korrekten Atmens für den ganzen Körper.

Die möglichen Ursachen für eine offene Mundhaltung im Rahmen einer orofazialen Funktionsstörung sind zahlreich. Schwaches, ungenügendes Saugen, Flaschenernährung, Behinderungen der Nasendurchgängigkeit durch vergrößerte Adenoide (Rachenmandeln) oder Tonsillen (Mandeln), unterentwickelte Nasenhöhlen, Nasenpolypen, eine schiefe Scheidewand und/oder die Konstitution kann bei Kindern zur einer Mund- statt Nasenatmung in Ruhe führen, die physiologisch ungünstig wirkt.

5.5 Präventive Maßnahmen

Die seelische Grundhaltung des kleinen Kindes besteht bei intaktem Umfeld aus liebevoller Weltzuwendung. Diese Liebe äußert sich zu Anfang stark über den Mund. Präventiv zu wirken bedeutet hier, der kindlichen Offenheit mit Zuwendung und Liebe zu begegnen, das Kind zu stillen und zu pflegen. Die meisten Erwachsenen geben instinktiv dem Säugling und Kleinkind, was es benötigt. Die Vorteile von Körperkontakt und -wärme sind heute weltweit anerkannt[26] und unter den Begriffen „Rooming-In" bezüglich des Settings und „Kangoroo Mother Care" für engsten Körperkontakt insbesondere bei der Versorgung frühgeborener Babys[27] bekannt. Der richtige Zeitpunkt des Abstillens ist Gegenstand von Diskussionen. Die WHO empfiehlt (2022), mindestens sechs Monate lang voll zu stillen und nach dem sechsten Monat langsam Beikost einzuführen. Die natürliche Reifung mit der physiologischen Trennung der Tätigkeiten Saugen, Kauen und Schlucken markiert ein natürliches Ende der Brusternährung, so dass nach einem bis maximal zwei Jahren das Kind ohne Nachteile abgestillt sein kann. Ebenfalls in diesem Zeitraum sollte die Entwöhnung von Schnullern, Lutschgewohnheiten und Fläschchen fallen. Wie immer stehen das Kind und seine Bezugspersonen mit ihren individuellen Bedürfnissen im Vordergrund. Auch nach dem Abstillen bedürfen Kleinkinder viel seelischer und körperlicher Nähe, die sich zum richtigen Zeitpunkt in innere Unabhängigkeit auf der Grundlage festen Urvertrauens verwandelt.

Bei Mundatmung ist vor allem auf genügende Nasendurchgängigkeit zu achten, was bei vielen betroffenen Kindern mit ihren häufigen Erkältungen ein schwieriges Unterfangen darstellt. Wichtig ist das Erlernen richtigen und häufigen Schnäuzens durch ein Nasenloch, während man das andere zuhält. Diese einfache hygienische Grundregel wird oft nicht beachtet und erlernt. Zusätzlich helfen Riechübungen weiter, sowie zeitweiliges bewusstes Schließen des Mundes, indem man einen flachen, leichten Gegenstand zwischen den Lippen hält. Ferner sind Saug- und Blasspiele aller Art geeignet, die Lippenmuskulatur zu stärken, wie z.B. das Trinken mit einem Halm. Aus der Myofunktionellen Therapie[28] sind viele weitere Übungen bekannt, die beim Erwerb eines richtigen Schluckmusters helfen. Sobald das Kind den Mund tagsüber längere Zeit schließen kann und die Nase frei ist, bewähren sich Hilfsmittel wie Vorhofplatten, die während der Nacht zu tragen sind und die Mundatmung verhindern. Noch einfacher, aber nicht immer toleriert, ist das Tapen des Mundes mit einem leicht ablösbaren Pflaster wie Micropore® während der Nacht.

Störungen der primären Zungenfunktionen im Zusammenhang mit Anomalien der Kiefer- und Zahnstellung sind häufig und führten ab der Mitte des letzten Jahrhunderts zu zahlreichen Behandlungsansätzen.[29] In der Myofunktionellen Therapie[30] arbeiten ganzheitlich ausgerichtete Zahnärzte, Kieferorthopädinnen und spezialisierte Therapeuten zusammen und verwenden ein System von Funktionsübungen, teilweise in Kombination mit beweglichen Geräten,[31] um Form und Funktion des stomatognathen Systems zu normalisieren. Myofunktionelle Therapie gehört heute zum Kompetenzprofil von Logopädinnen und Therapeutischen Sprachgestalterinnen, da man feststellte, dass kieferorthopädische Maßnahmen langfristig nur bei korrektem Schluckmuster erfolgreich sind.[32]

Die zunehmenden Erkenntnisse über den engen Zusammenhang des stomatognathen Systems mit der Atmung, dem Körpertonus und der -haltung führten im letzten Jahrhundert zur Entwicklung ganzer Therapiesysteme wie der „Neurofunktionellen Reorganisation"[33] nach Béatriz Padovan, der „Körperorientierten Sprachtherapie k-o-s-t® nach Susanne Codoni"[34] oder der „Dentosophie".[35]

Ganzheitliche myofunktionelle Konzepte weisen große Gemeinsamkeiten ihrer anthropologischen Grundlagen mit der anthroposophischen Menschenkunde auf und integrieren teilweise deren Gesichtspunkte. Die multidisziplinäre Betrachtung von Therapieverläufen zeigte, dass die funktionelle Wiederherstellung des Gleichgewichts im stomatognathen System mit einer Transformation der Persönlichkeit, mit der Eroberung weiterer Bewusstseinsräume und einer neuen persönlichen Freiheit verbunden sein kann. Dadurch erlangten die funktionellen Wirkungsmöglichkeiten der Therapeutischen Sprachgestaltung im multidisziplinären Setting eine besondere Stellung, die auch im Fallbeispiel XII.9 zur Stomatologie dokumentiert ist.

6. Zuordnung häufiger Sprach-, Sprech- und Stimmstörungen zu den drei Sprechzonen

6.1 Lippen

Die Lippen als Teil des menschlichen Gesichts bilden in einzigartiger Weise einen Übergang zwischen Außen- und Innenwelt, der sowohl funktionell-physiologisch (Atmung, Ernährung) als auch psycho-somatisch (Sprechen, Lautbildung) zu betrachten ist. Gebildet durch einen Ringmuskel (M. orbicularis oris) und eingebettet in die gesamte orofaziale Muskulatur, die der untere Ast des Nervus facialis innerviert, sind sie hochgradig sensitiv gegenüber Temperaturunterschieden und berührungsempfindlich. Hier üben sie eine erste Wächterfunktion aus und erkennen zu warme oder zu kalte Speisen und

Getränke. Andererseits öffnen sie sich, um den Atem, beziehungsweise den gestalteten Atem, als Sprache zu entlassen. Dabei wirken sie an der Bildung der Lippenlaute mit.

Die Lippenform ändert sich charakteristisch im Lebenslauf, was beispielsweise Leonardo da Vinci (1452-1519) zu entsprechenden Skizzen veranlasste (s. Abb. 4).

Säuglinge und Kleinkinder zeigen häufig die typisch M-förmige Oberlippe, die wie ein offener Vorhang das Staunen in die Welt, aber auch völlige Schutzlosigkeit zum Ausdruck bringt. Ab dem dritten Lebensjahr beginnt sich die Persönlichkeit stärker abzubilden, die modellartig in der ausgewogen geformten Ober- und Unterlippe während der Lebensmitte gipfelt. Im Alter prägen sich möglicherweise Einseitigkeiten des Seelenlebens und Zahnverluste der Lippenform auf. So findet sich häufig eine stärker vorgeschobene Unterlippe, während die Oberlippe in der Regel zurücktritt. Sehr sprechend ist die Betrachtung verschiedener Porträts (vgl. Abb. 5).

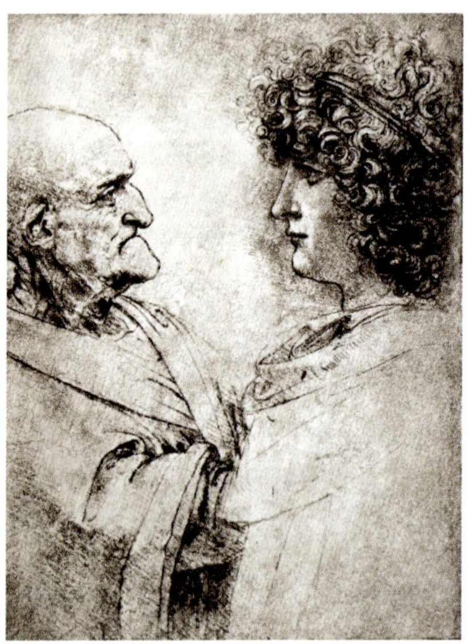

Abb. 4: Alter und junger Mann (1495), Kreidezeichnung von Leonardo da Vinci[35]

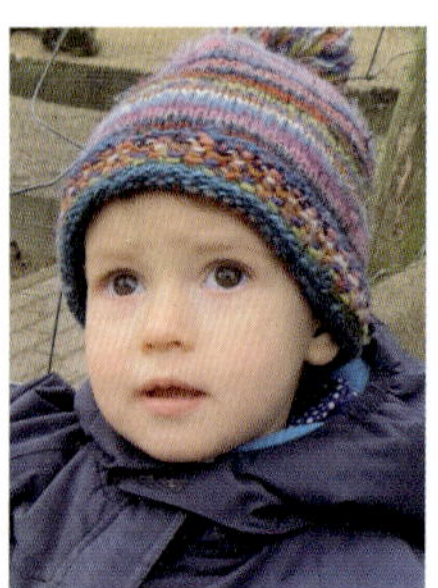

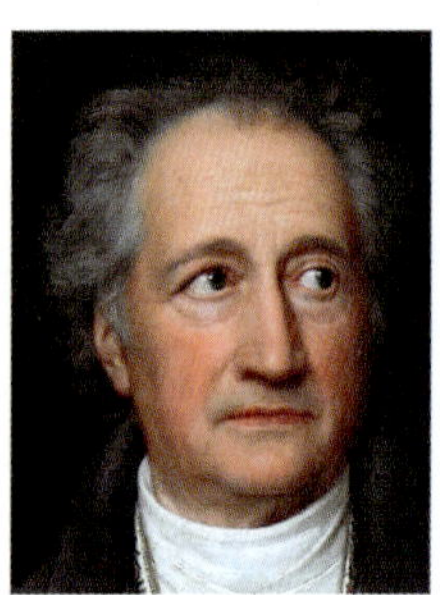

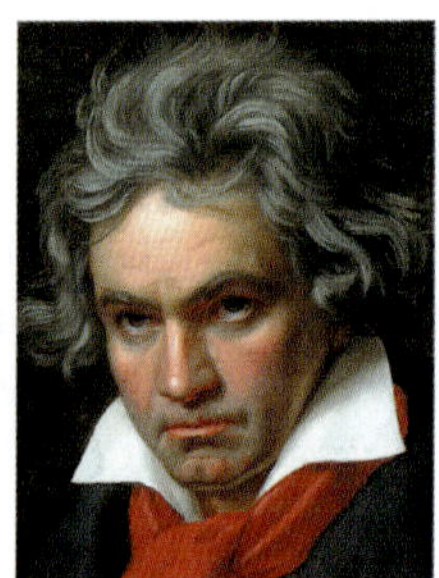

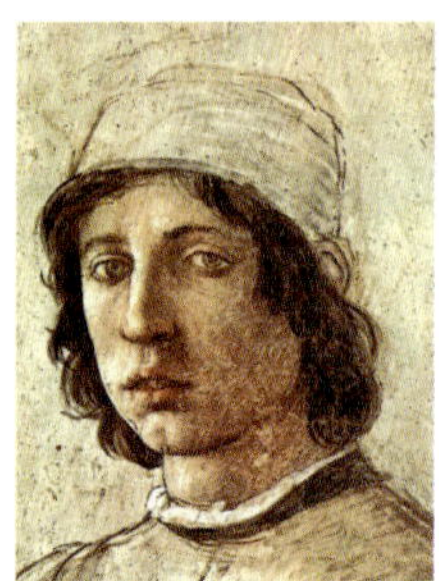

Abb. 5: Kleinkind, J. W. von Goethe (1749-1832), L. van Beethoven (1770-1827), F. Lippi (1406-1469)

Sie zeigen deutlich, wie Gefühle und die Persönlichkeit in Auseinandersetzung mit der Welt die Lippenform mitprägen. Der Säugling „liebt" sich, saugend an der Mutterbrust, in die Welt hinein. Sein Verlangen nach Nahrung und wärmender Zuwendung erfüllt und stillt sich lippenaktiv. „Stillen" beschreibt viel mehr als die ersten eigenaktiven taktil-kinästhetischen Erfahrungen. Es beinhaltet Zuwendung, Geborgenheit und Eins-Sein mit der Mutter. Mütterliches Stillen veranlagt eine erfolgreiche Selbstwahrnehmung, die im korrekten Lippenschluss mit Nasenatmung in Ruhe nach dem ersten Lebensjahr Ausdruck findet und wirkt protektiv gegen spätere Mundatmung.[37]

Haben die Saugbewegungen eine genügende Gehirnreifung herbeigeführt und wurde die erste physiologische Begierde rhythmisch gestillt, so tritt in der Gesichtsentwicklung des Kindes eine Zeit zunehmend harmonischer Ausformung der Lippen ein, die um das zwölfte Lebensjahr kulminiert. Dann fordert der Eintritt der Pubertät das errungene Gleichgewicht heraus. In der häufigen, stärkeren Aufwölbung der Lippen spiegeln sich Empfindungen wie Trotz, Ablehnung und große Sehnsucht. Immer noch ist die Lippenform bei den meisten Jugendlichen in der Grundanlage von Eltern und Vererbung geprägt. Mit dem Eintritt ins Erwachsenenalter bildet sich ein neues Gleichgewicht zwischen den oberen und unteren Kräften [→ Kapitel II Sprachauffassung und Menschenbild] aus, das sich in der ganzen Gesichts- und insbesondere der Lippenform spiegelt. So lässt sich das Hineinprägen der Persönlichkeit ins Leben über verschiedene Stufen und Arten der Gefühls- und Liebesfähigkeit an den Lippen aufschlussreich verfolgen. In der zweiten Lebenshälfte bildet sich die Lippenform immer mehr zum Ausdruck des Umgangs der Persönlichkeit mit ihrem Seelenleben und dessen Auseinandersetzung mit der Umwelt.

Im Lippenrot tritt die Farbe des Blutes am stärksten an die Körperaußenseite. Blasse oder bläulich verfärbte Lippen sind Anzeichen mangelnder peripherer Durchblutung, wie sie Schreck, Ohnmacht oder Kälte begleitet. In solchen Fällen fühlt sich das Ich nicht heimisch in der Welt und zieht das Blut ins Körperzentrum zurück. Dem gegenüber führt körperliche Präsenz zu roten Lippen und wirkt anziehend, was die Kosmetik erfolgreich nutzt. Im Kuss auf die Lippen begegnen sich Menschen gefühlvoll und intim von Ich zu Ich.

Sprachen wir eingangs von der Wächterfunktion der Lippen zwischen innen und außen im körperlichen Sinne, so stimmt dies in feiner Art auch für die Sprache: „*Er brachte es nicht über die Lippen*" (was einem anderen weh täte) oder: „*Die Worte flossen ihm leicht von den Lippen*" bezeichnen im Volksmund diese Qualitäten. Das anziehende oder abstoßende Spiel augenblicklicher Seelenregungen auf den Lippen erzeugt über die Spielgelneuronen ein unmittelbares Mitempfinden. Zwischen oben und unten bilden die Lippen sowohl Trennlinie als auch Verbindung. Die Unterlippe ist im Sinne des oben gesagten aussagekräftiger hinsichtlich der Persönlichkeit. „*In den Muskeln der Unterlippe wellen und weben und strömen alle diejenigen Kräfte, welche durch die menschlichen Glieder gehen. ... In den Muskeln der Unterlippe konzentriert sich in der intensivsten Weise alles dasjenige, was in dem Menschen geheimnisvoll ... in seinem Karma vorhanden ist.*"[38].

Betrachtet man die Sprachwerkzeuge nach ihrer Einteilung in Stoffwechsel-, Rhythmisches und Nervensystem, so drückt sich in der Unterlippe am meisten der Stoffwechsel-Gliedmaßen-Pol aus, während die obere Zahnreihe den Nerven-Sinnes-Pol repräsentiert. Von den drei Stoffwechselfunktionen der Sprachwerkzeuge (Saugen – Kauen – Schlucken) ist das Saugen mit Lippen und Wangen eine elementare Zuwendungs- und Aneignungsgeste. Ihr steht das Spucken als entsprechende Antipathiegeste gegenüber. Saugen und Schlucken sind beim Säugling noch ungetrennte reflektorische Funktionen, die sich erst im Laufe des ersten Lebensjahres mit der neu hinzutretenden Kautätigkeit so differenzieren, dass sie sich unabhängig durchführen lassen. Dieser Entwicklungsschritt entsteht mit der Aufnahme fester Nahrung.

Entsprechend differenzieren sich auch die Mundfunktionen als Sprechwerkzeuge. In den beiden Lallphasen vor dem Auftreten der ersten Wörter sammelt das Kind mit dem

Sprechen von Silben aus Vokalen und Konsonanten taktil-kinästhetische und akustische Erfahrungen, die es zum getrennten Wahrnehmen und differenzierten Einsetzen der drei Ansatzorte befähigen.

Die Lippenlaute [m]-[b]-[p] sind selten von Störungen betroffen und stehen mit folgenden Qualitäten in Verbindung: [m] ist ein sanftes Verbinden von oben und unten, intensives Wahrnehmen mit Sympathie (mmmh). [b] entspricht dem festen Umschließen einer Sache (Bau, Burg, Bett, Bach). [p] verbindet sich mit Selbstbehauptung und ggf. Ablehnung (pah, pfui, putzen, aber auch Person).

So wie die Kreuzung der Sehachsen nicht nur räumliches Sehen vermittelt, sondern sich auch als „Berührung mit sich selbst" verstehen lässt und eine Grundlage des Ich-Erlebens im Körper bildet, vermittelt auch die Selbstberührung der Lippen eine ständige Tastwahrnehmung an sich selbst und verstärkt das körpergebundene Ichgefühl. Ein Zusammenpressen oder Beißen der Lippen kann verstärkte Konzentration, Mit-sich-selbst-beschäftigt-sein oder Scham andeuten. Verwandt wäre das Verdecken des Mundes mit der Hand beim Erkennen einer peinlichen Unterlassung. So verstanden ist übermäßige Bewusstheit der Lippen ebenso unerwünscht wie ein diesbezüglicher Mangel. *„Mir blieb der Mund offen"* wäre eine entsprechende Aussage, mit der Bedeutung: *„Ich bin aus dem Gleichgewicht geraten."*

6.1.1 Störungen der Lippenfunktion

Hierzu gehören insbesondere Saug- und Lippenschlussauffälligkeiten. Von den funktionellen Störungen sieht man in der Praxis am häufigsten die habituelle Mundatmung. Diese ist bei Kindern eine sehr häufige Störung mit einer Prävalenz von > 50 % gemäß einer portugiesischen[39] und einer japanischen[40] Erhebung [→ VIII.5.4 Offene Mundhaltung].

Auch der psychogene (s)elektive Mutismus ist im weiteren Sinne zu den Störungen der Lippenzone zu rechnen. Gemeint sind hier nicht nur die Lippen im engeren Sinne, sondern die mit dieser „sprechenden" Grenze zwischen außen und innen verbundenen Ich-Fähigkeiten von Abgrenzen und Sich-Öffnen, vom aktiven Verbinden zwischen oberem und unterem Pol. Ebenso können morphologische (LKG-Spalte) und neurologische Veränderungen (Apoplexie) zur Beeinträchtigung der Lippenform und -funktion führen. Das zieht durch die Persönlichkeitsnähe der Lippen häufig starke Unsicherheit der Patienten nach sich. So erleben sich Betroffene einer Fazialisparese durch den veränderten Gesichtsausdruck oft stärker gestört als durch die beeinträchtigte Funktion. Ein schwacher oder fehlerhafter Gebrauch der Lippenlaute beim Erwachsenen tritt auch bei verschiedenen anderen Krankheiten auf und ist diagnostisch und therapeutisch relevant. So besteht ein Zusammenhang der Lippen mit den Geschlechts- und auch den Ausscheidungsorganen, der sich bei Störungen dieser Gebiete nutzen lässt. Er ist morphologisch an verwandten Muskelstrukturen der Körperöffnungen Lippen und After (Ringmuskel) wie auch an der Vereinigung männlich-weiblicher Formprinzipien in den Sprachwerkzeugen abzulesen.

Aus der Kinesiologie ist bekannt, dass jedes schlaffe Öffnen des Mundes einen generell schwächeren Muskeltonus im Körper nach sich zieht, wie sich durch einen einfachen Armtest leicht nachprüfen lässt. Entsprechend können Lippenlaute unterstützend wirken bei der Modulation des allgemeinen Sphinktertonus. Körpertonus und Aufrechte bilden mit ihrem „Abbild" im Sprechwerkzeug einen Funktionskreis gegenseitiger Beeinflussung ohne unidirektionale Kausalität. Die Therapeutische Sprachgestaltung berücksichtigt immer beide Aspekte. Im Grunde ist an beiden Orten der Grad der Ich-Verkörperung ables- und beeinflussbar.

Echte Artikulationsstörungen der Lippenlaute sind eher selten. Eine physiologische Schwäche (z.B. hervorgerufen durch Krankheit) der Lippen führt naturgemäß auch zu schwacher Artikulation dieser Laute.

6.1.2 Therapie und Prävention

Sprachlich lohnt es sich mit Versen und Übungen, die bevorzugt Lippenlaute enthalten, zu arbeiten, ([m] [b] [p] – [o] [u] [ʉ]), deren Worte mit einem Lippenlaut enden sollten. Das auf Grundlage der Therapeutischen Sprachgestaltung entwickelte Konzept „Movement-Informed-Speech"[41] vermittelt Therapierenden und Eltern zahlreiche Übungsanregungen zur Sprachförderung und ist als Begleitung einer Behandlung gedacht. Viele volkstümliche Kinderreime bevorzugen Lippenlaute, zum Beispiel der traditionelle schweizerdeutsche Vers: *„Chasch du ou pfife/und dür es Löchli schlüüfe/und ou säge: Pantöffeli/und ou no Löffeli Löffeli."*[42]

Von den klassischen Sprachübungen Rudolf Steiners eignen sich zahlreiche für das Training der Lippenfunktion bei größeren Kindern (manche Übungen ab fünf Jahren) und Erwachsenen.

Fallvignette mit Übungen: neunjähriger Knabe

Mundatmer mit stark aufgeworfenen Lippen, Hypersalivation bis sieben Jahre; massiv vergrößerte Gaumenmandeln, starker Distalbiss (Angle Klasse II_1) in Behandlung mit Bionator; interdentale Bildung von [l], [n], [d], [t]; Sigmatismus addentalis; Zungenruhelage im Mundboden; Lippenkraft bei Therapiebeginn 200 g (Test mit Federwaage); reduzierte Zungenmotilität und Lese-Rechtschreib-Schwäche in logopädischer Behandlung. Normale Intelligenz sowie Grob- und Feinmotorik.

Ausgewählte Therapieelemente:

- Abstreifen eines Dentalgummirings über die Zunge von hinten nach vorne, das hilft, Form und Lage der Zunge bewusst zu machen.
- Lippentraining: Das Kind nimmt einen Knopf ins Vestibulum, der Therapeut zieht es mit dem am Knopf befestigten Nylonband als Lokomotive mit Wagen vorwärts und spricht dabei rhythmisch *„Tschamm-Puff"* mit Variationen. Auf *„Tschamm"*

die Handflächen aufeinanderlegen, mit den Fingerspitzen zum Körper; mit „*Puff*“ die Hände nach vorne stoßen; pro Silbe einen Schritt.

- Frau Zunge steigt auf den Dachboden und fegt die Spinnweben (oberer Vestibularraum), sie geht in die Stube und putzt die Decke (Gaumenbogen), dann geht sie in die Küche und putzt den Boden (Mundboden). Zum Schluss in die Garage (unterer Vestibularraum). Dann sieht sie die Nachbarin am Fenster und winkt ihr (Zunge rausstrecken, nach rechts und links winken) und putzt das große Fenster (Lippen rundum ablecken).

- *Plumm – Summ – Schuhu – Ruckedigu – PiffPaffPuff*[43]

- „*Wenn ich ein Riese werde / und mich aus tiefer Erde* (aufrichten) / *bis zu den Wolken hebe* (ganz zum Himmel strecken) / *dann freut's mich, dass ich lebe!*“ (auf „freut's mich“ hüpfen, auf „lebe“ klatschen). „*Wenn ich ein Zwerglein werde* (hinhocken) / *dann schlüpf ich in die Erde* (hinknien) / *kann zwischen Felsenbrocken* (Unterarme auf den Boden legen) /*ganz klein und winzig hocken*“ (Kopf auf die Arme legen).

  Alfred Baur[44]

- Nase korrekt schnäuzen

- „Nasenstaubsauger“: Ohne Druck auf den Nasenflügel ein Nasenloch mit dem Daumen verschließen, durch das andere Nasenloch fünfmal kurz einatmen (schnuppern) und anschließend durch das andere Nasenloch ausatmen; im Wechsel wiederholen

- Summen durch ein Nasenloch (ganze Kinderlieder) wärmt die Nase an.

- Einen Spatel flach zwischen die Lippen legen; das Kind kann an die Ecken ein Gesicht malen; mittels Lochbohrungen an den Enden kann man etwas anhängen; so wird es zur „Hundeli-Übung“, das Kind trägt etwas damit herum.

- „TV-Kragen“ nach Daniel Garliner: Plastikkragen mit einem Mundansatzstück, das beim Fernsehen oder Zuhören einer Geschichte im Mund gehalten wird – löst sich der Mundschluss, schwingt das Ansatzstück aus dem Mund.

- Der Lippen-Wangen-Zungentrainer (LWZ) von Susanne Codoni ist eine weiche Silikonschiene, die den kompletten Mundschluss ermöglicht und die korrekte Zungenruhelage fördert.

- Lippenübungen gemäß „Movement-Informed-Speech“[45]

Der Einfluss eines offenen oder geschlossenen Mundes mit korrekter Zungenruhelage auf die Körperhaltung wurde bereits erwähnt und lässt sich therapeutisch nutzen. Ein aufgerichtetes, mit Wurfpfeilen auf eine Scheibe schießendes Kind schließt den Mund eher als ein zusammengesunkener, abwesender Schüler. Der Einsatz von instabilen Unterlagen wie z.B. Kreisel oder Schaumstoffmatte tonisiert ebenfalls. Zudem lassen sich besonders mit der Heileurythmie bedeutende Fortschritte bei Mundatmern erzielen. Der Mundschluss mit Nasenatmung und korrekter Zungenruhelage ist bei regulärer Entwicklung eine Errungenschaft des ersten Lebensjahres, gehört also im weiteren Sinne zum Stehen- und Gehen-Lernen. Damit ist die Lern- und Bildungsfähigkeit der menschlichen Lippen nicht abgeschlossen. Ihre Form als Ausdruck von Wachheit und Ichpräsenz, ihre Aufgabe als körperliches Tor des Ichs zur Welt mittels der Sprache entwickelt sich lebenslänglich weiter.

6.2 Zunge und Zähne

Hinter den Zähnen, im wässrigen Milieu des Mundraumes, agiert die Zunge. Sie ist der beweglichste Muskel im Körper und steht mit etwa gleich großen Arealen der motorischen Rinde im Großhirn in Zusammenhang wie die Beine. (Ähnliches gilt für das Gesicht, insbesondere die Lippen.) Die Zähne sind der einzige Ort im Körper, wo feste, weiße, knochenartige Substanz nackt an der Oberfläche liegt. So begegnet sich in dieser Region der intensiv durchblutete, beweglichste Muskel mit dem nackten Knochen als größtmöglicher dynamischer und physiologischer Kontrast.

Verfolgen wir zunächst den Weg der Nahrung in dieser Region. Was in den Mund gelangt, zerkleinern die Zähne, der Geschmackssinn prüft und analysiert auf innere Qualitäten.

Wie schon bei den Lippen erwähnt, sind Saugen und Schlucken beim Säugling ungetrennte Funktionen. Die mittlere Phase des Kauens fehlt noch. Sie entwickelt sich nach dem ersten Lebensjahr zusammen mit den durchbrechenden Zähnen, was der erfolgreiche Mundschluss unterstützt.[46]

Das Kauen entspricht als Tätigkeit der Sprachwerkzeuge dem Gehen des ganzen Menschen. Kauend „geht" das Gliedmaßensystem des Unterkiefers auf der Ruhegestalt des oberen Schädels. Kauend erst bilden sich die Kiefer vollkommen aus. Gut gekaute Nahrung ist bekanntlich leichter verdaulich und besser zu schmecken und zu schlucken.

Welche Rolle spielen Zunge und Zähne für das Sprechen? Mir „liegt etwas auf der Zunge"; „Hüte deine Zunge"; „Der Wein löste ihm die Zunge"; „Er sprach mit schwerer Zunge"; „Die Menschen sprachen in vielen Zungen". Solche Beispiele illustrieren die zentrale Bedeutung der Zunge für die Sprache deutlich; Zunge und Sprache sind in einigen Sprachen synonyme Begriffe. Beim Sprechen dient die Beweglichkeit der Zunge nicht dem Zergliedern, sondern dem schöpferischen Zusammenfügen der Laute zur Sprache. Damit manifestieren sich in dieser Region sowohl zerstörende als auch reproduktive, hervorbringende Kräfte und zeigen eine funktionelle Verwandtschaft mit den Reproduktionsorganen und der Sexualität, die, mit den Lippen auch morphologisch eine hermaphrodite Nähe zu den Geschlechtsorganen aufweist.

Während die Lippen sich nach außen wölben und Spiegel des Seelenlebens in den Umkreis sind, findet die Begegnung zwischen Zunge und Zähnen im geschlossenen Mund, im Verborgenen statt; geschlossene Lippen zeigen Sammlung und Ich-Anwesenheit.

Sobald sich der Vorhang der Lippen öffnet, vermitteln Zunge und Zähne emotionale Botschaften von Antipathie, Abscheu oder Begehren; der Eindruck der Ich-Präsenz tritt zurück.

Sei es ein herzliches Lachen mit dem Kontrast von Lippenrot und weiß schimmernden Zähnen, seien es aggressiv entblößte Zähne mit schmalen Lippen, sei es die Zunge selbst, deren Zeigen eine eher schamlose Nuance hat, wenn es nicht auf einen Mangel an Selbstkontrolle oder auf neurophysiologische Einschränkungen bei Syndromen zurückzuführen ist – der Gegensatz scheint so krass zu sein, dass er nur in Ausnahmefällen „öffentlich" wahrgenommen werden sollte. Das macht deutlich, warum das Gebiet von Zähnen und Zunge dem Astralleib so zugeordnet ist, wie die Lippen dem Ich. Sein Wesen entfaltet sich zwischen Polaritäten, deren vielleicht größte im Körper Zunge und Zähne sind.

Beide Elemente können sich vereinseitigen; ihr Charakter tritt uns dann bildhaft im Märchen als Hexe und Drache entgegen. Die großen Schneidezähne mancher Hexen bringen ein übersteigertes Kopfprinzip zum Ausdruck, der ganze Mensch wird Zahn, die Intelligenz tückisch und das Wissen um geheime Naturzusammenhänge böse verwendet.

Typische Drachen tragen als Verkörperung der Begierde ihre feurige Zunge vor dem Maul. Drachen wollen reine Jungfrauen als Opfer, um nicht alles zu verwüsten. Manche Drachen tragen sieben Zungen in sieben Köpfen als Bild des entfesselten Stoffwechsel-Feuer-Prinzips.

Im Menschen halten sich diese Polaritäten gegenseitig im Gleichgewicht. Erst so werden Zunge und Zähne zu den kardinalen Sprachwerkzeugen, die als Steigerung ihrer Wirksamkeit die menschliche Lautbildung ermöglichen. Im Tierreich spezialisieren sich diese Kräfte artspezifisch. Beispiele sind die Betonung der Schneidezähne bei den Nagetieren, der Eckzähne bei den Raubtieren und der Backenzähne bei den Huftieren.

6.2.1 Störungen der Zungenfunktion

Eine häufig in diesem Gebiet manifestierte Problematik rührt von einer generellen Formkraft-Schwäche des oberen Menschen [→ Abschnitt 2.6 Oberer und unterer Mensch als physiologische Polarität] her, die sich als Engstand der Zähne im Oberkiefer, Protrusion (Vorstehen) der Frontzähne durch Zungenstoß, offener Biss durch Einlagerung von Daumen, Zunge oder Flasche sowie sekundär als Lispeln und unphysiologisches Schlucken präsentiert. Hier sind sowohl die Kieferform als auch die Primärfunktionen gestört. Dabei hat die Funktionsstörung größeren Einfluss auf die Form als umgekehrt.

Wenn die abrundenden, wölbenden Kräfte des Kopfes noch stärker beeinträchtigt sind und sich nicht gegen die (auch die Gliedmaßen bildende) Gliederungskraft des unteren Menschen durchsetzen können, verbleiben als Entwicklungsrückstand aus der Embryonalzeit Spaltbildungen an Lippen, Kiefer und Gaumen. In abgeschwächter Form begegnen wir der gleichen Tendenz beim sogenannte „gotischen Gaumen", der viele Engstände des Oberkiefers und Zungenfehlfunktionen begleitet. Solche Kinder benötigen viel Ruhe für eine funktionsgerechte Entwicklung des Formpols und ein dosiertes Maß an Eindrücken.

6.2.2 Kiefer- und Zahnfehlstellungen

Kiefer- und Zahnfehlstellungen treten im Oberkiefer (Maxilla) oder im Unterkiefer (Mandibula) auf. Man beschreibt sie nach Unregelmäßigkeiten in der Passung von Ober- und Unterkiefer in den drei Raumebenen: vorne-hinten (Saggitalebene), links-rechts (Transversalebene) und oben-unten (Vertikalebene). Diese Ebenen lassen sich auch qualitativ den Seelenfähigkeiten zuordnen. Die Willenstätigkeit entfaltet sich nach vorwärts oder ist in ihrer Wirkung gehemmt. Bedenkend wägen wir das Dafür und Dawider eines Sachverhaltes ab und gestikulieren sehr oft mit abwägenden Bewegungen der rechten und der linken Hand. Zwischen Hochstimmung und emotionalem Tief schwingt das Gefühl und sucht immer wieder den Ausgleich. Obwohl vor schnellen Analogien und Zuschreibungen im Verhältnis von psychischen und somatischen Gegebenheiten zu warnen ist, erweist sich die Kenntnis solch übergeordneter Zusammenhänge als hilfreich, sobald der therapeutische Auftrag, besonders in der Pädagogik, über eine reine Funktionskorrektur hinausgeht.

Die geometrische Form beider Kieferbögen entspricht beim Menschen schon im Milchgebiss einer Kettenlinie (Katenoide), die äußerlich einer Parabel ähnelt, aber besondere Eigenschaften aufweist. Nur dieser Bogen ist das Resultat eines vollständigen Gleichgewichtes der Kräfte von außen und innen; allein das menschliche Gebiss weist lebenslänglich diese Form auf, die bei den Primaten mit der Geschlechtsreife verschwindet.[47] Gemäß den Erkenntnissen der ganzheitlichen Kieferorthopädie ist der harmonische Kieferbogen ein Resultat gleichgewichtig von außen und innen wirkender Muskelkräfte von Zunge (zentrifugal), Wangen- und Lippenmuskulatur (zentripetal). Jede dauerhafte muskuläre Störung dieser Balance (z.B. Zungenstoß) führt zur Deformierung der Zahnbögen.

Zahnfehlstellungen sind ein spezifisch menschliches Phänomen. Durch den frühen Wachstumsstillstand der Kieferfront entsteht häufig ein Platzmangel bei den zweiten Zähnen, den es bei Säugetieren nicht gibt.[48] Beim Zahnwechsel müssen die Kieferknochen in sagittaler Richtung wachsen, um den neuen Zähnen Platz zu schaffen. Interessanterweise findet dieses Wachstum beim Menschen ausschließlich im Bereich der Molaren statt, was zum Gestaltwandel des menschlichen Gesichts führt.[49] Das kindliche Milchgebiss besitzt nur den Fünfer-Molar („Für jeden Finger und Zehen einen Zahn"). Der Sechser-Molar ist als erster bleibender Zahn auch ein Zeichen der Schulreife. Das erwachsene Gebiss besteht mit den Weisheitszähnen aus 32 Zähnen.

Die spezifisch menschliche Kiefergestalt bildet eine wichtige Voraussetzung für die Entwicklung der Lautbildefähigkeit als Grundlage der menschlichen Sprache und lässt sich ihrerseits als Einwirken der über den oberen Pol vermittelten „Sprachkräfte" verstehen.[50] Nur das – im Verhältnis zur Tierwelt – auf einem kindlichen Stadium zurückgebliebene Kauorgan bietet die formale Universalität, den Reichtum menschlicher Sprachlaute zu ermöglichen.

Die Zahnmedizin unterscheidet folgende Fehlstellungen:

Saggitalebene

Neutralbiss (Angle Klasse I): Der mesiobukkale Höcker des oberen Sechsers liegt in der Querfissur des unteren Sechsers fest. Dies bedeutet optimale Okklusion. Passen die Höcker der Molaren nicht exakt ineinander, kommt es zum Abrieb von Zahnschmelz.

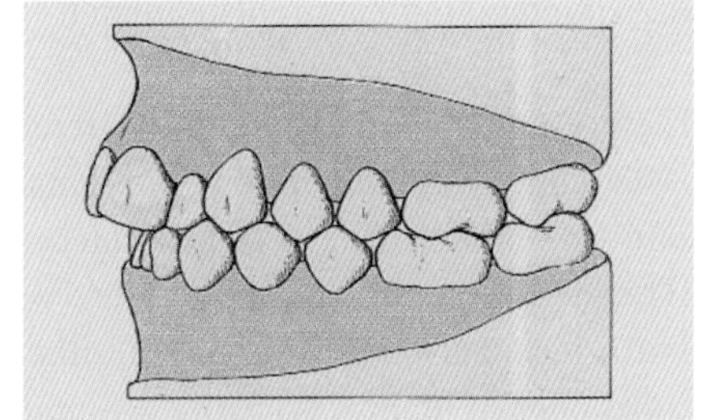

Abb. 6: Neutralbiss[50]

Prognathie (Angle Klasse II): Sie beinhaltet vorgeneigte obere Frontzähne (obere Abbildung) oder eine retrudierte obere Front (mittlere Abbildung). Auch als Distalbiss oder Rückbiss bekannt. Der vordere Höcker des Sechsers im Unterkiefer liegt in der Querfissur des oberen Sechsers.

Progenie (Angle Klasse III): Wird auch als Mesialbiss oder Vorbiss bezeichnet; der Unterkiefer ist vorverschoben gegenüber dem Oberkiefer, häufig liegt der vordere bukkale Höcker des unteren Siebeners in der Querfissur des oberen Sechsers.

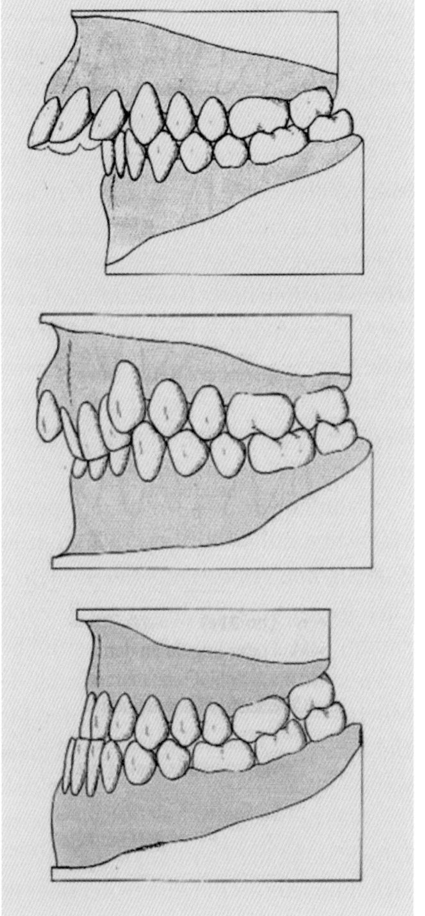

Abb. 7: Prognathie und Progenie[52]

Kopfbiss: Direktes Aufeinandertreffen der Scheidezähne, das den Kieferschluss (Okklusion) im Bereich der Molaren verhindert.

Transversalebene

Überbiss: Die lingualen Höcker der Oberkiefermolaren gelangen in die Fissuren der Unterkieferzähne.
Kreuzbiss: Die bukkalen Höcker der Oberkiefermolaren gelangen in die Fissuren der Unterkieferzähne.
Kantbiss: Die Höcker der Molaren im Oberkiefer und Unterkiefer stehen aufeinander.

Vertikalebene

Neutralbiss: Im Bereich der Frontzähne besteht ein vertikaler Überbiss von 2–3 mm.

- Offener Biss: Der Überbiss im Bereich der Frontzähne beträgt < 2 mm.
- Tiefer Biss (Deckbiss): Der Überbiss beträgt > 3 mm.
- Protrusion: Es besteht eine Schrägstellung der Zähne nach vorn, häufig durch isolierten Zungenstoß oder Daumenlutschen.

6.2.3 Zähneknirschen (Bruxismus)

Bruxismus kann psychogen auftreten und ist dann Ausdruck unterbewusster Spannungen und Probleme, die der Mensch in den Rapid-Eye-Movement (REM)-Schlafphasen verarbeitet. Ein weiterer Auslöser von Zähneknirschen ist schlechte Okklusion (Aufeinanderpassen) der Zähne durch Ungleichheit der Kauflächen, die zahnärztliche Behandlung bedarf. Schlafbruxismus tritt oft in Verbindung mit Schlafapnoe auf.[53] Auch tagsüber ist Zähneknirschen eine häufige, oft stressinduzierte Störung (Wachbruxismus). Die Fehlfunktion der Zähne belastet auch das Kiefergelenk ungünstig, was mitunter zu einer Funktionsstörung des ganzen Kausystems im Sinne einer Craniomandibulären Dysfunktion (CMD) führt. Neben zahnärztlichen und kieferorthopädischen Maßnahmen bewähren sich Übungen wie *„Schluck schlingende Schlangen“* [→ Kapitel IV] und der Laut [a], auch in verschiedenen Kombinationen mit kontrastierenden Lippenlauten und dem Vokal [u].

6.2.4 Konsonanten der Zahn- und Zungenregion

Von den Konsonanten dieser Region [s], [z], [ʃ], [l], [n], [d], [t], dem gerollten [r], [f] und [v] sind die Zischlaute [s], [z] und das [r] am schwierigsten und häufig von Störungen betroffen.

6.2.5 Sigmatismus

Wegen der Häufigkeit dieser Störung widmen wir ihr ein eigenes Kapitel. Bei den verschiedenen Formen des Sigmatismus liegt eine Schwäche der Kopforganisation (Nerven-Sinnes-System) vor. „*Wenn die Zunge die Zahnreihen überschreitet, ist es so, als ob die Seele ohne Körper sich unmittelbar der Natur anvertrauen wollte*“,[54] so R. Steiner, der die normale [s]-Artikulation folgendermaßen charakterisierte: „*Da haben wir die untere und obere Organisation des Menschen, Kopf- und Gliedmaßenorganisation im Gleichgewicht. Da ist die Welt hereingefangen durch den Menschen, und der Mensch wiederum will seine Eigenwesenheit in die Welt hinausschicken.*“[55]

Die Artikulation der Zischlaute [s] und [z] ist am häufigsten von Störungen betroffen. Eine interdentale Bildung ist bei 35% der 5–6-jährigen und noch bei 25% der 8–10-jährigen Kinder zu beobachten.[56] Die Prävalenz aller behandlungsbedürftigen Aussprachestörungen im deutschsprachigen Raum liegt bei ca. 16% im Alter von dreieinhalb Jahren bis zum Schuleintritt.[57]

Es bestehen zwei korrekte Bildungsarten des [s]-Lautes nebeneinander:[58]

- Apikal: Die Zungenspitze löst sich leicht vom Alveolarrand oberhalb der Schneidezähne ab und schwebt frei ohne Berührung; die mediane Rille der Zunge bildet sich vorne und leitet die Luft an die Kante der oberen Schneidezähne.
- Dorsal: Die Zungenspitze stemmt sich an die untere Zahnreihe, die mediane Rille bildet sich durch mittiges Einstülpen des Zungenrückens.

Sigmatismus tritt in folgenden Hauptformen auf:

Sigmatismus addentalis	Das [s] wird an den Zähnen gebildet. Es ähnelt dem harten englischen [th] (θ); häufig zusammen mit addentaler [l], [n], [d], [t]-Bildung.
Sigmatismus interdentalis	Die Zunge bildet das [s] zwischen den Zähnen; häufig bis zum 6. Lebensjahr und zusammen mit falschem Schluckmuster.
Sigmatismus lateralis	Atemluft entweicht entlang den Zungenrändern.
Sigmatismus stridens	Durch übermäßigen Atemdruck entsteht ein pfeifendes und/oder zischendes [s].
Parasigmatismus	Form der Dyslalie, bei der andere Laute wie [t] das [s,z] ersetzen.

Neben den zahlreichen historischen[59] und aktuellen[60] Behandlungskonzepten bietet die Therapeutische Sprachgestaltung einen Ansatz, der die Störung als Ausdruck eines Entwicklungsbedarfs im oberen Pol betrachtet und sich seit vielen Jahren bewährt hat. Erschwerend für einen raschen Erfolg sind Co-Störungen wie Prognathie, Schlucken mit Zungenstoß, allgemeine Hypotonie und weitere Aussprachestörungen wie eine (häufige) addentale [l]-, [n]-, [d]- oder [t]-Bildung. Weiterhin beeinträchtigen die bei Kindern häufigen Hörstörungen die Lautwahrnehmung und sind vorgängig abzuklären und zu behandeln. Ein mangelndes taktil-kinästhetisches Empfinden der Zunge und ein ungenügender Zungentonus verschlechtern die Prognose.

Die Therapeutische Sprachgestaltung folgt bedürfnisorientiert einem mehrstufigen Konzept:

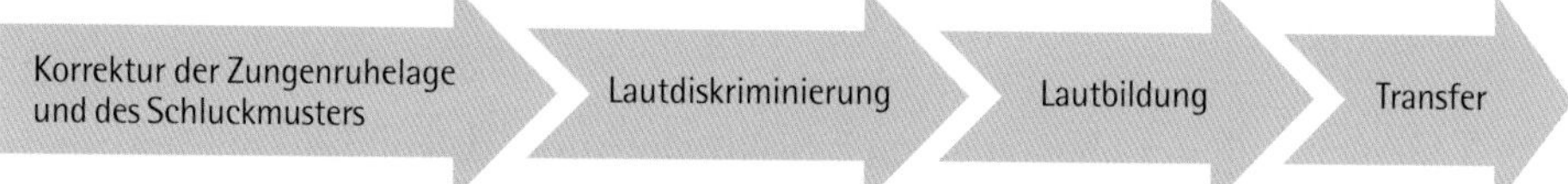

Abb. 8: Stufen einer Sigmatismusbehandlung in der Therapeutischen Sprachgestaltung

Angaben zu den Primärfunktionen und deren Therapie finden sich in Abschnitt VIII.5 Sobald das korrekte Schluckmuster als Vorbedingung einer richtigen Artikulation der vorderen Zischlaute erlernt ist bzw. das Kind keine orofazialen Dyskinesien aufweist, erfolgen die weiteren Therapieschritte.

Lautdiskrimierung

Bei allen phonetisch-phonologischen Störungen muss eine korrekte Lauterfassung (Gehör und Lautdiskriminierungsvermögen) sichergestellt sein. Kinder, welche die hohen Formanten eines Zischlautes nicht hören, haben Schwierigkeiten, dessen richtige Artikulation zu erlernen, weshalb eine vorgängige Abklärung des Gehörs notwendig sein kann. Auch bei vollständiger Hörfähigkeit ist teilweise das Lautdiskrimierungsvermögen[61] geschwächt, das in der anthroposophischen Menschenkunde einem eigenständigen Sinn, dem Laut- oder Wortsinn zugeordnet ist. Diesen unterstützt besonders gut eine sprachlautorientierte Körpertherapie wie die Heileurythmie. Nach solcher Vorarbeit oder wenn keine sensorische Schwäche besteht, unterstützt Therapeutische Sprachgestaltung direkt die mangelnde Formkraft des oberen Menschen durch verstärkte Widerstandserlebnisse bei der Lautbildung.

Lautbildung

- Wir beginnen mit der korrekten Artikulation der Konsonanten [l], [n], [d] und [t] am Alveolarrand oberhalb der Schneidezähne (am „Punkt"), weil deren addentale Bildung beim Sigmatismus häufig ist und das Bewusstsein des Kindes auf die Zunge lenkt. Zuerst arbeitet man die Laute isoliert, dann im Anlaut und später in weiteren Positionen im Wort.

- Sobald die Einzellaute gut artikuliert sind, folgt ein Spiel mit rhythmischer Artikulation der Einzellaute unter Einbezug der Arme und Beine: Zuerst jeden Laut im Rhythmus vv- mit beiden Füßen hüpfen und für die Länge immer den nächsten

Laut benützen. Nicht schneller werden, als eine präzise Artikulation möglich ist; sonst überwiegt der untere Pol. Keine [s]-Übung in dieser Phase.

- Verdoppeln oder verdreifachen der Laute [l], [n], [d] oder [t] am Wortanfang mit geeigneten Sätzen wie „*Tritt dort die Türe durch*" [→ Kapitel IV].

- Das Kind überlegt sich eigene Sätze mit [l], [n], [d] oder [t] am Wortanfang und übt diese wie im vorigen Schritt.

- Unterstützung der phonologischen Diskriminierung, indem das Kind mit einem Stab die eurythmische Bildung[62] der Laute [s] und [z] in die Luft „zaubert", ohne zu sprechen. Die Therapeutin spricht dazu die Laute korrekt. So führt das Kind die grobmotorische, eurythmische Lautbildung aus und hört gleichzeitig den Laut. Lustig wird es, wenn das Kind den Laut mit dem Stab zeigt, und die Therapeutin raten muss, ob [s] oder [z] gemeint ist. Das Kind versucht, die Therapeutin „hereinzulegen".

- Zur weiteren Stärkung der phonologischen Bewusstheit spricht die Therapeutin für das Kind nicht sichtbar den Laut korrekt und gelispelt. Man beginnt mit eindeutigen Realisierungen und schreitet zu geringen Abweichungen voran. Das Kind benennt die korrekte Darstellung.

- Gelingt dies, so beginnt die eigentliche Anbildung des Lautes. Zur apikalen Bildung mit der Zungenspitze an einem Lolli lecken, dann wiederholt ein [d] sprechen, wieder mit Zungenspitze am Lolli lecken usw. Anschließend lässt man das Kind mit einem Spatel auf der Zunge die Mittelrille mit leichtem Druck spüren.

- Zur dorsalen Bildung wird die Zunge sichtbar hinter die unteren Schneidezähne gelegt und die Empfindung der medianen Rille mit Spatelhilfe vor dem Sprechen gefördert.

- Jetzt spricht das Kind den Laut in Kombination mit [i] im Wechsel vor- und nach. Zur Unterstützung legt man den Zeigefinger mittig senkrecht auf die Lippen und „zieht" das [s] im Anschluss an ein [i] in saggitaler Richtung aus dem Mund. Gelingt dem Kind nicht innert weniger Minuten die korrekte Artikulation, so sollte man die vorangehenden Schritte wiederholen, weil der Reifeprozess im oberen Pol noch zu wenig fortgeschritten ist.

- Sobald der Laut [s] gelingt (> 80% der Versuche), übt man die benachbarten und oft vermischten Nachbarlaute [z] und [ʃ] im Wechsel mit dem [s] in allen Positionen in einzelnen Wörtern.

- Die aufgeführten Übungsschritte erfolgen bis auf das Hüpfen und die eurythmische Lautbildung am besten aufrecht sitzend.

- Besonders hilfreich für das Üben zu Hause ist Intervalltherapie mit einem 3+1-Schema.[63] Das Kind übt drei Wochen, dann folgt eine übungsfreie Woche usw., was am sinnvollsten bei wöchentlichen Therapiesitzungen einzuhalten ist. Diese lassen sich bei älteren Kindern gegebenenfalls auch online erteilen.

- Eine Sigmatismus-Therapie sollte nicht länger als ein Jahr am Stück dauern, wird in der Regel jedoch viel kürzer sein.

- Es ist sinnvoll, während der Therapiephase zur Diagnose und Dokumentation Tonaufnahmen des Vorlesens und des Spontansprechens zu erstellen.

- Eine laterale [s]-Bildung therapiert man ähnlich, während beim Sigmatismus stridens die Laute [l] und [r] zur Lockerung der Überspannung helfen.

Transfer

- Silbentrennen stärkt das Bewusstsein. Wir üben Sätze wie „*Wei – ße Ka – tzen fre – ssen na – sses Gras.*“ Dabei achtet man streng auf korrekte Phonation.

- Das Kind schreibt S-Sätze auf und übt diese zu Hause.

- Nun folgen Zungenbrecher wie: „*An strudelnden Stromes felsstrotzendem Strand ein struppiger strafbarer Strauchdieb sich streckte.*“[64] Oder: „*Ist strauchelnder Stern... / Hitzige strahlige...*“ [→ Kapitel IV]. Weiterhin spricht man langsam und achtet auf saubere Phonation.

- Vorlesen mit Kontrolle: Bei jeder falschen Artikulation klopft die Therapeutin auf den Tisch oder macht ein anderes vereinbartes Zeichen. Täglich sind 5-10 Minuten zu üben, auch zu Hause und außerhalb der Übungszeit ist das Kind nicht zu korrigieren.

- Freies Erzählen mit Kontrolle wie beim Vorlesen, Dauer ca. 10 Minuten. Außerhalb der Übungszeit sollte man weiterhin nicht korrigieren, sondern die verbesserte Aussprache loben.

- Manchmal übernehmen Kinder den Transfer selbst und die Therapie ist nach der zweiten Phase abgeschlossen.

Eine rationelle Behandlung des Sigmatismus sollte aus Sicht der Therapeutischen Sprachgestaltung, außer bei problematischem Störungsbewusstsein und übermäßigem gesellschaftlichem Druck, nicht vor dem neunten Lebensjahr erfolgen. Vor diesem Alter genügt die Pflege einer korrekten [l], [n], [d] oder [t]-Bildung mit Sprachspielen und Kinderversen sowie das Training korrekten Schluckens mit myofunktioneller Therapie, die dem Kind eine – durchaus häufige – Spontankorrektur erleichtert. Das ideale

Zeitfenster zur Behandlung persistierender phonetisch-phonologischer Prozesse liegt auf Grund des erworbenen Gleichgewichts der oberen und unteren Kräfte zwischen neun und zwölf Jahren, weil Kinder diesen Alters ein klares Störungsbewusstsein besitzen und kooperativ sind. Neuere Ergebnisse der Gehirnforschung stützen dieses Vorgehen.[65] Funktionell entwickelten sich die kognitiven Prozesse weiter und ermöglichen in diesem Alter eine flexiblere Anpassung an neue, komplexe Aufgaben und stärkere Selbstkorrektur, was der Sigmatismus-Behandlung entgegenkommt. Ergänzend sei bemerkt, dass dieses Zeitfenster nicht für andere Sprach- und Sprechauffälligkeiten wie Redeflussstörungen (siehe nächstes Kapitel) gilt, die früher zu behandeln sind.

6.2.6 Weitere Lautbildungen, Dysgrammatismus und Aphasie

Das gerollte [r] verhilft den angrenzenden Vokalen zu einer entspannten, vorderen Position und gutem Klang. Es ist artikulatorisch fast polar zum [s]: Hier muss die Zungenspitze locker flattern können, während sie, bildlich gesprochen, beim [s] in der korrekten Stellung „gefriert". Während der Gebrauch des gerollten oder des uvularen [r] im deutschen Sprachraum variiert, besitzt die gerollte Lautbildung große Vorteile für die Stimmhygiene und eine variationsreiche Prosodie. Aus unserer Sicht ist es für Therapierende notwendig, beide Phonationen zu beherrschen und situativ zu verwenden.

An der Bildung des [ʃ] sind Zunge und Lippen beteiligt. Fehler können sowohl die Zungenposition als auch die Lippenstellung betreffen und lassen sich meist über die „Schnutenbildung" korrigieren.

Eine Zwischenposition nehmen die Laute [f] und [v] ein, welche durch die Unterlippe und obere Zahnreihe gebildet werden. Sie verbinden die Regionen von Astralleib und Ich in gleichgewichtigem Zusammenwirken. Vor allem das [v] wirkt durch die Stimmbeteiligung regulierend auf die Ausatmung und wohltuend auf die Brustorgane. Leider wird dieser Laut in der Umgangssprache regelmäßig „unterschlagen" und muss geübt werden, um sein Potenzial in Übungen wie „*W-T*"[66] voll auszuschöpfen.

Dysgrammatismus äußert sich in grammatikalisch falschen oder unvollständigen Sätzen bei Muttersprachlern. Im Sinne der anthroposophischen Menschenkunde ist von einem mangelnden „Aufwachen" für die Grammatik der Muttersprache zu sprechen; es muss ein Anstoß- und Distanzerlebnis gegenüber jener stattfinden. Die reflektierende Denktätigkeit ordnet die Therapeutische Sprachgestaltung dem Zahn-Zungengebiet zu, eine Schwächung dieser Reflexionskraft lässt sich als Schwächung des Zahn-Zungengebietes betrachten. Aus der Erfahrung zeigt sich, dass die Ton-Heileurythmie als vorbereitende Therapie besonders geeignet ist, um den Körper als Instrument für die Gedankenwahrnehmung vorzubereiten.

Viele Fälle von Dyslalie und Dysgrammatismus erscheinen im Rahmen einer allgemeinen Sprachentwicklungsverzögerung oder -störung, bei deren Vorliegen folgende Fragen auftreten:

- Erlebt das Kind genügend Zuwendung und Sprachvorbilder in seiner Muttersprache?
- Wurde der Wortsinn (Phonologie-Erwerb) durch Anregung mit Kinderversen, Vorlesen, Spiel und Zuhören vollständig entwickelt?
- Ist das Kind grob- und feinmotorisch (Reflexabbau) in seinem Körper angekommen und besitzt dadurch die Grundlage erfolgreicher Gedankenwahrnehmung?
- Ging das Kind den notwendigen Weg vom Gehen über das Sprechen zum Denken? Jede dieser Fähigkeiten erlernt es über eine eigene Stufenfolge: Tätigkeit > Wahrnehmung der Tätigkeit > Sinnesreifung > Eigentätigkeit (z.B. Gehen oder Sprechen) [→ Kapitel VII Bewegungs- und Sprachentwicklung].

Auch die Aphasie als Resultat von Schädigungen oder degenerativen Prozessen gehört in diesen Funktionszusammenhang. Der Linguist Roman Jakobson[67] zeigte in seiner Forschung zu den Lautgesetzen, dass der graduelle Verlust der Lautsprache, v.a. bei Beeinträchtigungen des Zentralnervensystems, in umgekehrter Richtung den gleichen Regeln folgt wie deren Erwerb. Aus dieser Betrachtungsweise ergeben sich fruchtbare Ansätze für die Therapie und eine größtmögliche Unterstützung der pragmatischen Sprachfunktionen.

Bei der Aphasie ist das Werkzeug des Astralleibes, das Gehirn, geschädigt. Therapeutische Ansätze kommen, je nach Art der Aphasie (sensorische, motorische etc.), mehr von der Sprach- oder eher von der Gedankenseite. Ein wesentliches Therapieziel ist, den Betroffenen in ihrer Verwirrung und Verzweiflung über die plötzlich eingeschränkten Möglichkeiten zu helfen, Wege zu zeigen, mit den verbliebenen Fähigkeiten Kommunikation aufzubauen. Obwohl die Betroffenen in frühe Stufen der Sprachentwicklung zurückzufallen scheinen, ist es wichtig, sie in Ansprache und Wahl des Therapiematerials als Erwachsene zu behandeln. Der Grat zwischen notwendiger Forderung und Überforderung ist oft sehr schmal.

6.2.7 Tipps und Tricks zur Verbindung von Denken und Sprechen

Aus der Betrachtung dieser Region als Funktionszusammenhang folgen weitere, übergeordnete therapeutische Anregungen, bei denen die Wechselwirkungen aller Komponenten zu beachten ist.

Klare, wiederholte Artikulation der Laute dieses Gebietes kann die Reifung entsprechender sensomotorischer Gehirnareale fördern, was der therapeutischen Erfahrung bei Störungen dieses Funktionszusammenhanges entspricht. Schon das aktive Hören gut artikulierter Sprache im Sinne einer rezeptiven Therapie ordnet den Astralleib und unterstützt die Denkfähigkeit durch Aktivierung der Spiegelneuronen. Andererseits schult klares Denken den Astralleib, wirkt günstig auf die Gehirnleistung durch die regelmäßige kognitive Aktivität und fördert eine klare Artikulation. Solche Ressourcen erleichtern, gerade im Alter, die gesellschaftliche Partizipation und den Erhalt der Mitteilungsfähigkeit. Die Wirkung geht in beiden Fällen vom Ich aus, dessen Tätigkeit primär am leiblichen oder eher am geistigen Pol ansetzen kann.

Zur Verbesserung der Konzentrationsspanne und des Satzbaus eignen sich Satzbildungsübungen nach dem Prinzip von „Salatkopf oder Grashalm". Salatkopfsätze bilden sich um ein Substantiv mit vielen Attributen. Wir beginnen mit sichtbaren Gegenständen, die durch visuelle Anreize erweiterbar sind. Salatkopfsätze regen die Phantasie bei Kindern und Erwachsenen an.

Beispiel: Der Stuhl – der blaue Stuhl – der blaue Stuhl mit den Metallbeinen – der blaue Stuhl mit den Metallbeinen am Fenster – ...

Grashalmsätze entstehen nach dem Prinzip des Spieles „Ich packe in meinen Koffer" oder „Der Herr der schickt den Jockel aus" und fügen immer neue Substantiva hinzu. Sie bilden ein gutes Training für das Kurzzeitgedächtnis bei Kindern und Erwachsenen.

Ein weiterer Therapieansatz zur Verbesserung der Verbindung von Denken und Sprechen bei Kindern verwendet rückwärts vorgesprochene Sätze wie „Bild ein hängt Wand der an". Das Kind macht bei jedem Wort einen Schritt rückwärts und wiederholt den Satz, bis er perfekt beherrscht ist. Erst dann darf es den Satz vorwärts laufen und sprechen. Man beginnt mit drei Wörtern und steigert bis auf sechs oder sieben Wörter. Solche Sätze sind auch für Erwachsene schwierig und das Training ist nach oben hin offen.

6.3 Gaumenregion

Unter Gaumenregion verstehen wir hier nicht nur die Artikulationsstelle von [g], [k] und [ng], sondern den ganzen hinteren Mundraum bis zum Kehlkopf, der somit auch die [h]-Bildung einschließt. Von den Lauten [j], [g], [k] und [ŋ=ng], Velum-[R] und [h] werden [g] und [k] später erworben und häufig vorverlagert als [d] oder [t]. Der Willenscharakter dieser Laute kommt in Worten wie: „gut", „gerne", „Gewalt", „groß", „König", „Kerl", „Katastrophe" zum Ausdruck. Das [h], der Hauchlaut, bildet sprachlich gesehen eigentlich nur ein weicheres Sprungbrett für den Vokal. Auch der Glottisschlag [ʔ] vor anlautenden Vokalen gehört in die Region.

In dieser Zone liegt der Übergang von bewusst gesteuerter Tätigkeit zu reinem Reflexgeschehen. Viele vitale Funktionen, mit denen unser Wachbewusstsein völlig überfordert wäre, haben hier ihren Sitz: Angefangen beim Schlucken mit dem reflektorischen Verschluss der Luftröhre über die Velumfunktionen bis hin zum Husten- und Würgreflex liegt hier die letzte, unwillkürliche Prüfinstanz für aufgenommene Stoffe, die über Schlucken oder Ausspucken entscheidet. Keine Qualitätsprüfung im Sinne der vorigen Zonen findet mehr statt, und die halbbewussten Entscheidungen dieser Zone erfolgen reflexgesteuert. Sie können ihren Träger überraschen. Alle diese Vitalfunktionen tragen Handlungscharakter, was die Zuordnung dieser Zone zum Willen verständlich macht.

Redewendungen wie „Er hat es geschluckt" zeigen hier den Zusammenhang zwischen Psyche und Primärfunktionen deutlich. „Geschluckt haben" steht hier für akzeptieren, und wir können anmerken, dass man auch auf psychischem Gebiet nur schlucken sollte, was vorher „gekaut", d.h. überlegt wurde. Nach dem „Schlucken" müssen wir vergessen können und nicht mehr weiter überlegen, ob der Entschluss richtig war. Unverdauliches und Unvergessenes belastet psychisch und körperlich. So wie nur gut gekaute und geschmeckte Nahrung bekömmlich ist, so sind alle Erlebnisse vor dem Vergessen mit Bewusstsein zu verarbeiten. Eine entscheidende Hilfe in dieser Richtung ist der von Rudolf Steiner empfohlene Tagesrückblick am Abend, der auch Kindern das Einschlafen und Vergessen erleichtert, wenn sie belastende Erlebnisse den Eltern anvertrauen.

Wie der Lippenschluss beeinflusst auch die Verschlussfähigkeit des Kehlkopfes die Körperkraft. Die Artikulationskraft von [k], [g] und [h] ist vom Grad der Rückhaltefähigkeit der Schlundmuskulatur, Stimmlippen und der Zwerchfellstütze abhängig. Die Gaumenregion ist besonders mit dem ganzen restlichen Körper verbunden. Wie selbstverständlich begleiten wir eine [k]-Artikulation mit dem Aufstampfen der Ferse und äußern elementare Empfindungen als „Ha!", „He!" oder „Huh!", die ganz aus dem hinteren Artikulationsgebiet kommen. Die beschriebene Nähe zu verschiedenen Vitalfunktionen macht die Zuordnung dieser Region zum Ätherleib verständlich. Seine Funktionen sind schlafbewusst und der Träger nimmt sie in der Regel nicht wahr. Die Wirksamkeit des Ätherleibes zeigt sich im Flüssigkeitshaushalt und in der Nahrungsverarbeitung. So bewirkt der Ätherleib durch ständige Neuproduktion und anschließendes Schlucken den Speichelkreislauf und gibt Hinweise auf dessen Zusammenwirken mit den anderen Wesensgliedern (z.B. Mundtrockenheit bei Aufregung): Der erregte Astralleib (Luftleib) bringt die Ätherfunktionen zum Stocken, er trocknet aus.

6.3.1 Störungen der Gaumenregion

Neben Störungen der Kau-, Schluck- und Velumfunktion und der fehlerhaften Artikulation der Gaumenlaute versteht die Therapeutische Sprachgestaltung auch Näseln, Stottern und Poltern als Problematik der Gaumenregion. Der harte und der weiche Gaumen formen maßgeblich den Stimmklang. Geschlossenes Näseln (Hyporhinophonie) tritt pathologisch bei verminderter Nasendurchgängigkeit infolge von Entzündungen auf oder durch Vergrößerung der Rachenmandel (Polypen). Offenes Näseln (Hyperrhinophonie) entsteht vor allem durch Velum-Lähmungen verschiedener Herkunft oder Gaumenspalten.

Ungehemmt zeigt sich der Wille des Menschen im Schrei. Beim Sprechen wird der gestaltete Atemstrom nach außen geführt und auf allen sprachlichen Ebenen in ein Nacheinander gegliedert, die Artikulation ist im höchsten Maß koordinierte Bewegung. Alle Störungen dieser Tätigkeiten beeinflussen den Redefluss als Willensgeste, und es ist das Bewusstsein, das beim fließenden Sprechen durch Sprachentwurf und Artikulation die Willensaktivität hemmt und gliedert [→ Kapitel II.5 Sprechen als rhythmischer Vorgang].

6.3.2 Redefluss-Störungen

Besonders aufschlussreich ist die Betrachtung des Redeflusses als Resultat von Gedankenfluss und Willenskraft. Stottern entsteht infolge zu starker Hemmung der Rede durch das Nerven-Sinnes-System und einen inadäquaten Kampf gegen die Hemmung. Stotternde blockieren den Sprechimpuls durch übermäßiges Überlegen (negative Erwartung, Suche nach Ersatzwörtern) und automatisierte Fehlartikulationen (Kloni, Toni). Beim

Poltern dominiert die hastige Willensaktivität; der Sprechimpuls überwältigt die oberen Fähigkeiten Artikulation und Denken teilweise. Im Sinne der im Kapitel über Neurasthenie und Hysterie beschriebenen Einteilung in zwei Konstitutionen [→ Kapitel II.6 Oberer und unterer Mensch als physiologische Polarität] lässt sich die Poltersymptomatik tendenziell dem hysterischen und das Stottern dem neurasthenischen Bild zuordnen.
Im Folgenden sei besonders die Stotter-Problematik betrachtet.

Den Sprechimpuls als gestaltete Ausatmung beeinträchtigen alle Einflüsse, die den Strom der Mitteilungsfreude hemmen. Feindseligkeit oder Überkorrektheit der Umgebung und Angst führen zur Überbetonung der Einatmung bis zum Atemhalten bei Erschrecken. Bei Stotternden steigert sich dieser Atemtypus bis zu inspiratorischem oder gepresstem Sprechen auf die Restluft.

Im Gleichgewicht der Vokale und Konsonanten überwiegen bei Redefluss-Störungen die Konsonanten, besonders die Plosiva, die den Atem bremsen. Vokale und Atem geraten unter Druck. Insofern ist klar, dass die meisten Stotternden ohne Schwierigkeiten singen können, weil die Konsonanten zugunsten von Stimme und Atem zurücktreten.

Starke, überbeeindruckende und angstauslösende Erlebnisse sind ebenfalls ein häufiger Auslöser von Redeunflüssigkeiten, nicht nur bei Kindern, wenn der Eindruck über den Nerven-Sinnes-Pol nicht durch adäquaten Ausdruck über das Rhythmische System (Weinen, Schreien, Gespräch) und den Stoffwechsel-Gliedmaßen-Pol (Handlungen wie Rennen, Schlagen usw.) abbaubar ist.

Stottern gilt als untauglicher Versuch, über eine momentane Redeunflüssigkeit hinwegzukommen und ist häufig von krampfartigen Sekundärsymptomen begleitet (Mitbewegen von Kopf und Giedmaßen, Grimassen, Zuckungen etc.). Jeder Krampf stört die harmonische Interaktion von Ätherleib und Astralleib durch übermäßiges Eingreifen des Astralleibs. Infolgedessen dominiert in den betroffenen Muskeln kurzzeitig der physische Leib, was sich in krampfartigen Bewegungen und Verfestigung äußert. Ebenso ist die von der Ich-Organisation vermittelte Selbst-Wahrnehmung durch das Vorherrschen des Astralleibes in negativen Gefühlen gestört.

Diese Verhältnisse äußern sich als Ängstlichkeit, Sprech- und Erwartungsängste, Vermeiden schwieriger Wörter und Situationen, defizitorientiertes Selbstkonzept und geringe Selbstwahrnehmung. Da der emotionale Hintergrund bei Stotternden oft belastet ist und sich die Unflüssigkeit als Gewohnheit, als Persönlichkeitsmerkmal dem Ätherleib eingeprägt hat, treten auch nach längeren Besserungszeiten (Remissionen) leicht Rückfälle ein. Solche mit Gleichmut ertragen zu lernen, gehört zu den Grundbausteinen erfolgreicher Therapie.

6.3.3 Therapie der Redeunflüssigkeiten

Der Beitrag der Therapeutischen Sprachgestaltung zur Behandlung von Redeunflüssigkeiten liegt im Einbezug künstlerischer und menschenkundlicher Elemente gemäß dem dargestellten Störungsverständnis. Da sich das Stottern als Gewohnheit in den Ätherleib einschreibt und der Redefluss insgesamt sehr unbewusst abläuft, müssen alle therapeutischen Interventionen auf Langzeitveränderungen abzielen. Elemente aus dem Gesamtkonzept sind:

Fließendes Sprechen	Veränderung der Sprechweise	Stottermodifikation	Umgang mit Sprechangst

Abb. 9: Bausteine der Therapie von Redeunflüssigkeiten durch Therapeutische Sprachgestaltung

Fließendes Sprechen

Alle Stotternden können unter Anleitung fließend sprechen. Diese Erfahrung ist vor allem zu Anfang einer Therapie wesentlich. So sprechen die meisten Stotternden Gedichte oder andere rhythmische Texte problemlos nach und üben dabei das harmonische Gleichgewicht zwischen Ein- und Sprechatmung. Die passende Wahl von Zeilenlänge und Rhythmus ermöglicht bei entsprechender Übung einen tiefgreifenden Einfluss auf die Atmung. Zeilenlängen von mehr als drei Versfüßen sind vom Atem dominiert und besonders günstig. Als Metren eigenen sich besonders Anapäst und Daktylus, letzterer speziell im Versmass des Hexameters. Das Zusammenspiel von Atem, Stimme und Artikulation wirkt erfrischend anregend oder beruhigend harmonisierend. Auch der Trochäus oder speziellere Rhythmen wie der Choriambus sind geeignet. So geübte Fähigkeiten betten wir in Rollenspiele und kleine Theaterszenen ein und reichern sie an durch einfache Aufführungssituationen mit gezielter Stresserhöhung.

Veränderung der Sprechweise

Indem wir die Sprache des Stotternden als generell kopfbezogen von der Dynamik des Nerven-Sinnes-Systems beeinflusst erkannt haben, ergibt sich die Möglichkeit, den Sprachansatz in Richtung „Bauch“ (Stoffwechsel-Gliedmaßen-System) zu modifizieren. Schon tiefe Einatmung, in bequemer Stellung mit den Händen auf dem Bauch, führt, kombiniert mit Sprech-Atemübungen, in Richtung eines Sprechens „im Brustton der Überzeugung“. Dieser Ton ist Stotternden meist fremd. Jedes spielerische Verändern der Sprechweise wie spannungsarmes, verlangsamtes Sprechen, Vokalbetonung, lustvolles Sprechen, artikulationsarme Sprache usw. trägt zur Redeflüssigkeit bei und ermuntert zu freudigem Sprachgebrauch.

Stottermodifikation

Erst durch die Fähigkeit, ein Stotterereignis direkt zu verändern und ihm nicht mehr willenlos ausgeliefert zu sein, sind bei Erwachsenen längerfristige Erfolge möglich. Im Therapieansatz nach van Riper[68] wird die Blockierung bewusst reproduziert, sanft aufgelöst und anschließend ein weicher Sprecheinsatz geübt. Diese Technik kommt anschließend zum „Herausziehen“ (pullout) aus einer Sprechblockade zum Einsatz. Der regelmäßig geübte und bewusst erfolgende „weiche Einsatz“ vermindert die Wahrscheinlichkeit von

Stotterereignissen markant und ist durch sorgfältiges motorisches Training zu erlernen, wie dies beispielsweise im Therapiekonzept von Holger Prüss dargestellt ist.[69]

Umgang mit Sprechangst

Sprechangst betrifft nicht nur Stotternde, ist hier aber ein aggravierendes Begleitsymptom bei vielen Kindern und Erwachsenen, weil Vermeidungsstrategien zwar ein symptomärmeres Sprechen ermöglichen, aber zu ständiger Anspannung und kognitiven Ausweichstrategien führen. Deshalb geht der Weg zu spannungsarmem Sprechen immer über die Konfrontation mit den Symptomen (Stotteridentifikation) und kontrollierte Exposition.

Diesen Ansatz entwickelte zum Beispiel Wolfgang Wendlandt mit seinen praxisnahen Darstellungen der In-Vivo-Arbeit weiter.[70] In der Therapie erlebt der Stotternde mit entsprechender Begleitung eine Entmystifizierung des Stotterns. Er lernt damit umzugehen „wie mit einem alten Bekannten". Diese Sichtweise ist bei vielen Stotternden erschwert durch den Traum von einer „Heilung über Nacht".

In der Kommunikation mit Stotternden besteht sowohl neurofunktionell über die Spiegelneuronen als auch über die emotionale Beteiligung für Therapierende die Gefahr von Symptomübernahme und Vermeidungsverhalten. Wir gehen davon aus, dass diese starke Beteiligung mit dem gehemmten Redefluss als Willensausdruck zusammenhängt, da das Phänomen beim Stottern viel stärker auftritt als beispielsweise bei phonetisch-phonologischen Störungen und fast immer auch Eltern und Bezugspersonen betrifft. Nahestehende tendieren unbewusst zu überfürsorglichem Verhalten (Worte ergänzen, exponierende Sprechsituationen wie Telefonate abnehmen) oder mit unterschwelliger Aggressivität („Junge, denk nach bevor Du sprichst"). Beide Verhaltensweisen wirken symptomverstärkend und sind im Rahmen der Therapie zu thematisieren. Eine erfolgreiche Behandlung ist nur mit professioneller Distanz zu den Symptomen möglich, die über Supervision, Intervision und besonders durch Selbstexposition in der Rolle als stotternde Person zu erlangen ist. Die In-Vivo-Arbeit bietet reiche Gelegenheiten zum Rollentausch: Stotternde erleben sich als Profis im Stottern und möchten stotterarmes Sprechen lernen; die Therapierenden beherrschen flüssige Sprechtechniken und lernen, authentisch zu stottern.

6.3.4 Kindliches Stottern

Flüssiges Sprechen ist eine Errungenschaft der kindlichen Entwicklung, die zahlreichen Störfaktoren ausgesetzt ist.

Zwischen zweieinhalb und fünf Jahren gehen viele Kinder durch eine Phase von Redeunflüssigkeit, die aus einem Ungleichgewicht zwischen Mitteilungsbedürfnis und Sprachentwurf entsteht („Mama, Mama, Mama, der der der Hund hat ge-ge-geschnappt nach mir"). Diese Unflüssigkeit verschwindet oft auch ohne Behandlung bei gleichmäßiger, unbeeindruckter Zuwendung durch die Bezugspersonen und sollte nicht länger als ein halbes Jahr dauern.[71] Bei längerer Dauer, insbesondere mit folgenden Merkmalen

(Schweregrad in aufsteigender Reihenfolge) sollte man eine Fachperson beiziehen, weil die Möglichkeit der Chronifizierung besteht:

- rhythmische Wiederholungen („also also also") = leichtes Symptom
- arhythmische Wiederholung („a aa[a]aaber")
- Toni als Dehnung oder Block („K-h-ann")
- Tremor in Stimme oder Gliedern
- Erhöhung der Stimmlage
- Spannung, Kampf gegen die Widerstände, Mitbewegungen
- Angst vor Sprechsituationen
- Vermeidungsverhalten

Die entwicklungsbedingte Unflüssigkeit betrifft zunächst Jungen und Mädchen gleichermaßen, wogegen chronifiziertes Stottern bei Jungen und Mädchen etwa im Verhältnis von 4:1 auftritt.[72]

Die Therapeutische Sprachgestaltung legt bei kindlicher Redeunflüssigkeit bis zur Vorpubertät den Schwerpunkt auf den Sprechfluss und unterlässt bewusstmachende Maßnahmen wie Pseudostottern oder Symptomkontrolle so weit wie möglich, um dem Aufbau eines kontraproduktiven Problembewusstseins entgegenzuwirken. Alle Maßnahmen zielen darauf ab, den kindlichen Sprechimpuls nicht durch Reflexion zu schwächen, sondern jeder Äußerung mit Offenheit, Freude und Zuversicht zu begegnen. Zentral ist die Arbeit mit nahen Bezugspersonen, die Entlastung erfahren und dank der professionellen Unterstützung dem Kind optimistisch und wertschätzend begegnen können.

Während die Artikulationstherapie Klarheit und Konsequenz erfordert, benötigt die Therapie von Redeunflüssigkeit vor allem Freude am gegenseitigen Ausdruck unter Einbezug von Sprachspielen, Pseudoworten, Nonsens und Onomatopoesie. Liegen bei einem Kind sowohl Artikulationsstörungen als auch Redeunflüssigkeit vor, so ist es sinnvoll, sich zuerst dem Stottern zuzuwenden, dessen Chronifizierung möglichst zu verhindern ist, während Artikulationsfehler auch im Jugendalter problemlos zu behandeln sind. Eine sinnesoffene, vulnerable und unregelmäßige Atmung begünstigt die Entstehung kindlicher Redeunflüssigkeiten, und weist gleichzeitig auf einen rationalen Therapieansatz hin. Zu fördern ist das tiefe, ruhige Atmen durch Unterstützung der Ausatmung mit folgenden, bewährten Mitteln:

- Kinderlieder von Paul Baumann[73], bei denen jede Zeile auf einem ausgehaltenen gesungenen Vokal endet, um die Restluft loszuwerden

- Rhythmisches Sprechen von Kinderversen, die immer länger werden, wie „Der Herr, der schickt den Jockel aus"; „Ich packe in meinen Koffer"; solche Verse verlängern den gedanklichen Atem, was sich positiv auf den physiologischen Atem auswirkt.

- Erzählen von Märchen der Gebrüder Grimm in ruhigem Ton, die in weiten, schwingenden Sätze komponiert sind

- Jede Art fröhliche, rhythmische Kinderverse und Sprachspiele mit dem Kind üben

- Übungen zur sensomotorischen Integration mit Bildern und Texten in die Therapie einbauen[74]

- Als Vorbild eigene Handlungen ganz zu Ende durchführen. Dazu mit den Eltern anschauen, wie deren Handlungsabläufe sind; Kinder bilden die der Eltern nachahmend ab. Jeder flüssige Handlungsablauf (z.B. das Zubereiten des Frühstücks) besteht aus Beginn, Durchführung in Schritten und Ende. Während des Ablaufs sollten sich die Bezugspersonen nicht vom Kind unterbrechen lassen; das Durchziehen eigener Handlungsabläufe (im Gegensatz zu Multitasking) fördert Ruhe und Handlungsfluss (flow). Wir signalisieren dem Kind, dass wir für es da sind, wenn die Tätigkeit mit Selbstrespekt abgeschlossen ist.

- Schuldgefühle zwischen Kind und Eltern abbauen helfen und die Betroffenen entlasten

- Ungünstige Verhaltensmuster der Bezugspersonen nicht in Gegenwart des Kindes reflektieren

- Wichtige Rhythmen zur Anregung von Sprachfluss und Dynamik sind der Anapäst für Kinder bis zum Jugendalter und der Daktylus für Jugendliche und Erwachsene.

Die Diagnostik und Therapie des Stotterns im Kindesalter aus logopädischem und entwicklungspsychologischem Blickwinkel sind unter anderem bei Patricia Sandrieser[75] und Wolfgang Wendlandt[76] ausführlich dargestellt. Die dort besprochenen Gesichtspunkte gelten in vieler Hinsicht auch für die Therapie kindlichen Stotterns in der Therapeutischen Sprachgestaltung, allerdings lehnen wir vor dem mittleren Schulalter eine Fokussierung auf die Symptomatik ab. Aus anthroposophischer Sicht veröffentlichte Alfred Baur ein anregendes Buch zum Thema kindliches Stottern.[77]

Fallbeispiel 5-jähriger Junge

Dunkelhaariges und braunäugiges kleinköpfiges Kind einer alleinerziehenden Mutter; sie trennte sich vom Kindsvater, den sie eigentlich schätzt, da er sie wiederholt unter Alkoholeinfluss schlug.

Der Junge wirkt nervös und überfordert, blinzelt viel und ist blass. Er lispelt ad- und interdental. Hauptsymptom ist eine ausgeprägte Redeunflüssigkeit mit tonischen und klonischen Anteilen. Er stockt im Sprechen, setzt vergeblich wieder an und sagt mit hilflosem Blick zur Mutter: „Sag du's". Die tonischen Anteile überwiegen. Die behandelnde Logopädin überwies den Jungen, weil sie einen künstlerisch-therapeutischen Ansatz für den Jungen als weiterführend ansah.

Der Junge besuchte die Therapie etwa neun Monate. In dieser Zeit verschwand das Stottern, während der unbehandelte Sigmatismus weiterbestand. Bei Schuleintritt wurde eine ADHS-Symptomatik diagnostiziert und mit Methylphenidat (Ritalin) und Psychomotorik behandelt. Der Junge wies Symptome von Schlafmangel, Nervosität und mangelnder Reflexintegration auf.

Ausgewählte Therapieelemente:

- *Pu, das blast*[78] / *Eusi alti graui Chat isch so gschid und witzig: Wenn si d'Stäge uechi geit, so chert si ds Stiili nidzig, ei ei ei.* (traditionell) / *Sonne gibt Licht*[79] / *D' Frou Schnägg seid zur Mus: S' isch eifach e Gruus, I halts nümme us i mim änge Hus, morn zieh-ni us. Herrjeh, seid d'Frou Mus: Wo weit dir ou us? I chumme nümm drus, eleinzig es Hus möchte gwüss jedi Mus* (traditionell)
- *O Tag, mein Tag* [80] / *Bau ein Haus mir aus Stein*[81] / *Schneemann bauen*[82] / *Füür lüchtet häll*[83] / *Mit spitzen Mützen durch die Pfützen, munter purzeln über die Wurzeln, vom hohen Berg, Gnome und Zwerg. Schlüpfen hüpfen, hüpfen schlüpfen, purzeln munter den Weg herunter, gross und klein, lustig zur Höhle hinein* (C. Slezak-Schindler) / *Es isch so fiischer z' Bethlehem*[84]
- *Ha Ha – Ha Ha der Maa isch da. Ho Ho – Ho Ho, bi gross, druf los. Hu Hu – Hu Hu, en Gruess zum Schluss* (Dietrich von Bonin) / *Bärli*[85] / *Jahreszeiten, Frühling*[86] / *Joggeli wott go Birli schüttle* (traditionell)
- *Eidechse*[87] / *Pflänzli* [88] / *Jahreszeiten Herbst*[89]

6.3.5 Redeunflüssigkeit im mittleren Schulalter

Das Denken stottert nicht. Ab der „Atemreife" um das 12. Lebensjahr lässt sich die Verbindung des Gedankens mit dem Atem therapeutisch nutzbar machen:

„Mit dem Atem sprechen: Der Atem muss sich nicht verstecken, sondern ein fortlaufender Strom sein. Meistens versteckt sich der Atem; das gewöhnliche Sprechen zerhackt den Atemstrom. Das muss man überwinden, um jenes Niveau des Sprechens zu suchen, wo man den fortlaufenden Atemstrom vernimmt. Durch den ganzen Redefluss soll es durchgehen, wie ein Wind. Nicht wie einzelne Bäume sollten die Worte dastehen, sondern es sollte sich anhören wie ein Wind, der durch die Bäume geht."[90] Man übt dies, indem man einen Satz denkt, dann halblaut sagt und endlich normal ausspricht, wozu die folgenden Beispiele dienen. Auch die umgekehrte Arbeitsrichtung vom lauten Sprechen bis zum Denken ist möglich.

Immer ruhig geht das Denken,
Denken fließet ohne Absatz nur dahin.
Hin so fließet auch mein Sprechen wie ein Strom,
Strom der über keines Felsens scharfe Kante bricht.

Wenn ich spreche, kann ich fühlen,
wie ein Fluss aus meinen Worten
strömend zu den Menschen fließt.

Will ein Stein den Strom durchstoßen,
will ein Stock die Welle knicken,
denk ich stärker an den Strom.

Keine Zeit, so scheint es manchmal,
bleibt, um alles zu erzählen,
unbedingt so schnell es geht.

Hasten, Stocken ist die Folge,
denn der Wortstrom will nicht eilen
und braucht seine eigne Zeit.

Wenn ich spreche, kann ich fühlen,
wie ein Fluss aus meinen Worten
strömend zu den Menschen fließt.

Dietrich von Bonin

Wertvoll sind ab diesem Alter Tonaufnahmen zu Beginn, während und zum Abschluss der Therapie. Sie helfen, die eigene Symptomatik realistisch einzuschätzen und Veränderungen objektiv zu erfassen. Bei starken Begleitsymptomen (Parakinesen) sind auch Videoaufnahmen in Betracht zu ziehen. Die meisten Stotternden zeigen eine reduzierte Selbstwahrnehmung ihrer Symptome, weswegen solche Aufnahmen zunächst sehr konfrontierend sein können. Sie führen jedoch zur Einsicht in die Notwendigkeit einer Therapie und zur Freude über die Fortschritte.

Ab dem Jugendalter sind auch Stottermodifikations-Techniken hilfreich und geben Zuversicht in die eigene Fähigkeit zur Symptomkontrolle.

Zur Sprechmodifikation bei Jugendlichen eignen sich zudem Artikulationsübungen wie die Folgenden:

- „*Hätten Hottentotten Tüten täten sie mit Tuten töten.*"
- „*Würden Löwen tragen Brillen würden sie mit Würde brüllen.*"
- „*Kühne Kühe küssen kühler, Bühnenkünstler fühlen schwüler.*"
- „*Rangen fangen schlanke Schlangen bang mit langen Stangenzangen.*"[91]

Häufig leiden Jugendliche unter mangelnder Präsenz in der Lippenregion, was einer kehligen Stimme und auch dem Stottern Vorschub leistet. Hier eignen sich die Übungen „*O schäl und schmor / mühvoll mir mit Milch / Nüss zu Mus*", „*Itzt fühl ich / wie in mir / Lincklock-Hü und Lockläck-Hi / völlig mir witzig bläst*"[92], „*Sturmwort rumort um Tor und Turm*" [→ Kapitel IV], „*Uhu und Du / Rund ruft zur Fluh / Rund ruft zur Fluh / Uhu und Du*"[93], indem man sie zuerst auf Artikulation, dann auf Stimme und dann auf Atembetonung durchführt.

1. Lippen und Zunge intensiv spüren bei langsamer Artikulation
2. Die Stimme wie zu einer Rede heraustönen lassen
3. Die ganze Übung auf einen Atem sprechen, nicht stocken

Zur Förderung des Sprachflusses bei Jugendlichen und Erwachsenen kommen weiterhin die folgenden Übungen in Frage [sofern keine andere Referenz angegeben ist → Kapitel IV]:

- „*Abracadabra*"
- Atembasis stärken: „*Haha-Hoho*", „*Kung Fu*"
- „*Brause prächtig prunkend*"
- „*Erfüllung geht*"
- „*Hum-Ham-Häm-Him*"
- „*In den unermesslich*"
- „*KLSFM*" / „*OM*"
- „*Lämmer leisten*"[94]
- „*Leicht lief letztlich*"
- Metrisches Sprechen, insbesondere im Versmaß des Trochäus, Daktylus (Hexameter), Amphimacer, Choriambus und Anapäst
- „*Mo-Le-Le*" (Hexameter-Rhythmus)[95]
- „*Nimm mir nimmer*"

Weitere Hinweise zum Sprachfluss

Das fließende Sprechen bei Jugendlichen und Erwachsenen fördert weiter die Beachtung folgender Hinweise:

- Manche Übungen für den Gaumenansatz wie „*Grau Gries Granat*" / „*Komm kurzer*" / „*Ganz kurze krumme*" / „*Ketzer petzten*" [96] sind kontraindiziert bei Redeflussstörungen oder erst in späten Therapiephasen geeignet.
- Den Atem ganz ausströmen lassen und auf das Sprechen langer Zeilen wie im Hexameter oder in Märchen Wert legen
- Die Aufmerksamkeit beim Sprechen vom Nerven-Sinnes-Pol in den Stoffwechsel-Willenspol verschieben durch Sprechmodifikationen wie oben; beispielsweise ganz von der Atemwurzel her mit tiefer Stimme sprechen
- Die Ich-Aktivität bis in die (sonst unbewusste oder halbbewusste) Artikulation bringen und die Laute sorgfältig und achtsam bilden
- Den Willensstrom beim Sprechen nicht durch das Vermeiden schwieriger Wörter unterbrechen
- Sprechen mit ausdrucksvollen Armgesten, die Bezug haben zum Inhalt und zur Aussage [→ Kapitel IX 3-Polaritäten in Kommunikation und Therapie]

7. Stimme und Atem

An die Gaumenregion schließt sich nach unten der Kehlkopf an. Er bildet die letzte Verschlussebene vor den unteren Atemwegen und präsentiert sich damit als Mitte im spracheerzeugenden System.

Der Kehlkopf hat zwei Grundfunktionen: Die Epiglottis verschließt die Luftröhre beim Schlucken und die Stimmlippen erzeugen Schwingungen für das Sprechen oder Singen. Es lassen sich sowohl die Lautstärke (Stärke des Luftstromes) als auch die Tonhöhe (Schwingungsfrequenz der Stimmlippen) regulieren. Die Stimmlippen sind im Gegensatz zu den gewöhnlichen Lippen nach innen gewendet und nicht rot, sondern weißlich und geringer durchblutet. Sie bestehen aus schleimhautüberzogenen Muskelfasern. Ihr komplexer Aufbau ermöglicht es dem Atemstrom, die geschlossenen Stimmlippen in hochdifferenzierte Schwingungen zu versetzen. Durch Verschiebungen der oberflächlichen Schleimhaut entsteht die wellenförmige Bewegung der Stimmlippenoberfläche als sogenannte Randkantenverschiebung mit dreidimensionaler Ausdehnung bei der Phonation. Sie erzeugt den primären Ton. Die normale mittlere Sprechstimmlage liegt bei der männlichen Stimme bei etwa 100Hz, bei der weiblichen Stimme um 200Hz.[97] Das Ansatzrohr und die vorderen Sprechwerkzeuge bereiten den primären Ton dann zu Vokalen und Konsonanten auf und machen diesen hörbar. Eine solche Umwandlung des primären Tones zur Sprache ist anatomisch nur beim Menschen möglich, weil nur bei ihm der Mund-Rachen-Raum entsprechend geräumig ist. Bei allen Säugetieren (einschließlich der Primaten) steht der Kehlkopf hoch, wie beim menschlichen Säugling. Erst der Kehlkopftiefstand ermöglicht die Vokalformungen der Stimme durch eine entsprechende akustische Ankoppelung des Kehlkopfs an die Mundhöhle.[98]

Wie in den vorigen Abschnitten beschrieben, liegt in der Gaumenregion die Grenze zwischen bewusst gesteuerten Funktionen und unbewusstem Geschehen. Die Kehlkopffunktionen sollten beim gesunden Sprech- und Gesangsablauf unbewusst bleiben. Erst im Mundraum fängt die bewusste Gestaltungsmöglichkeit an, die sich durch Gaumen, Zunge und Lippen nach vorne differenziert.

7.1 Stimmstörungen

Man unterscheidet zwischen organischen und funktionellen Stimmstörungen. Die letzteren entstehen vor allem durch unphysiologische Beanspruchung und verstärktes Bewusstwerden des Kehlkopfes (hyperfunktionelle Dysphonie). Aufgrund verschiedener Ursachen wie Schwäche, Alter oder Angst schwächt sich die Artikulationstätigkeit von Lippen, Zunge und Gaumen ab, was die Widerstandsarbeit gegen den Atemstrom zur Klangerzeugung zum Kehlkopf hin verlagert und zu größerer Stimmbelastung führt. Weitere Ursachen sind: Ermüdung, generelle Erschöpfung oder ständige Überforderung durch nach außen gerichtete Aufmerksamkeit (z.B. bei Lehrpersonen). Die mangelnde Selbstwahrnehmung dezentriert und schwächt den oberen Pol im Menschen. Da dieser für den Tonus und die Form der anatomisch-physiologischen Strukturen des Körpers verantwortlich ist, resultiert solche Schwäche in einer Dystonie, u.a. der Sprechwerkzeuge (siehe Abb. 9). Die dysregulierte und körperferne Aufmerksamkeit begünstigt zusätzlich eine konstitutionelle Hochatmung, bei der die Verbindung zur Atemwurzel und somit zum Energiezentrum des Körpers geschwächt ist.

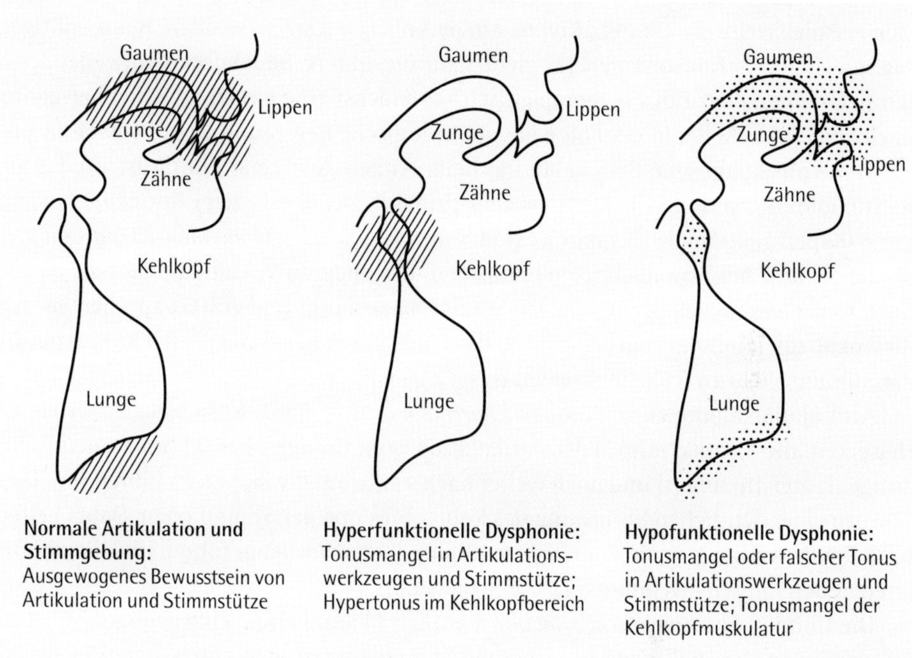

Abb. 9: Schematische Darstellung der Aktivitäts- und Bewusstseinsverteilung bei hypofunktioneller und hyperfunktioneller Stimmstörung[99]

Bei hypofunktioneller Symptomatik kippt der Zustand leicht in Hyperfunktionaliät. Ebenso kann bei Hyperfunktion eine hypofunktionelle Erschöpfung eintreten. Die „ziellose" Tätigkeit des Astralleibs, der keine gesunde Spannung zwischen den Polaritäten von Zwerchfell und vorderen Mundwerkzeugen mehr aufbauen kann und dadurch zwischen mangelndem und zu starkem Eingreifen hin- und herpendelt, ist charakteristisch für Erschöpfungszustände.

Auf organische Kehlkopferkrankungen können wir in diesem Rahmen nicht eingehen. Die Therapeutische Sprachgestaltung behandelt solche symptombezogen.

7.2 Stimmtherapie

Die Möglichkeit bewusster Atemsteuerung über das Großhirn gehört zu den fundamentalen physiologischen Voraussetzungen für Sprechen und Singen. Ein Hauptunterschied zur unbewussten Atemsteuerung über das Stammhirn liegt in der Möglichkeit, die Ausatmung beim Sprechen und Singen stark zu verlängern. Stimmtherapie beinhaltet fast immer eine Verlagerung der Aufmerksamkeit und Aktivität nach den vorderen Artikulationsstellen einerseits und nach unten zur Atemwurzel andererseits. In Brust- und Kehlkopfbereich sollte ein Freiraum ohne störendes Bewusstsein entstehen.

Stimmtherapie durch Therapeutische Sprachgestaltung etabliert und kontrolliert die korrekte Sprechatmung mit guter Anbindung an das körperliche Energiezentrum im Bereich der Blase über den gezielten Einsatz der Konsonanten [k], [h] und [f]. Dazu eignet sich beispielsweise die Übung *„Komm, kurzer kräftiger Kerl"* [→ Kapitel IV]. Beim kräftigen Aussprechen des Konsonanten [k] zieht man die untere Bauchdecke entweder spontan nach innen oder führt – therapeutisch – zunächst eine paradoxe Bauchbewegung nach außen durch, die in der Folge die physiologische Bewegung weiter verstärkt. Erst wenn die physiologische Bauchaktivität beim Atmen genügend kräftig ist, sind lautere Stimmübungen ohne Überanstrengung sinnvoll. Bei überlasteter Stimme mit Spannung (hyperfunktionelle Dysphonie) sind Silbenfolgen wie *„Mom-Mon-Mong"* mit gleitender Stimme bei Therapiebeginn entlastend. Die anderen Vokale fügt man nach und nach hinzu, wobei das [i] die höchste Spannung verlangt und zuletzt zu üben ist. Als Zielvokal zur Stimmkräftigung gilt [e], dass, vor allem bei stärkerer Beeinträchtigung der Stimme, nicht zu früh einzusetzen ist.

Artikulationsübungen wie *„Kurze knorrige knochige Knaben"* [→ Kapitel IV] helfen bei Heiserkeit, die Stimme mittels der Artikulation vom Gaumen her [k] hin zu den Zahn-Zungenlauten [n] und [r] und noch weiter nach vorne auf die Lippen zu führen [m]. Dies führt zu einer deutlichen Entlastung des Kehlkopfes und der Stimmlippen. Dabei helfen begleitende Armgesten, die vom hinteren Raum in den vorderen führen und die mit differenzierten Fingerbewegungen zu ergänzen sind.

Die Übung *„Ei ist weißlich – weißlich ist Ei"*[100] kann helfen, eine gequetschte Stimme zu öffnen. Der Diphtong [aɪ̯] öffnet die Stimme im Gaumen durch den offenen, [a]-artigen Beginn und führt sie nach vorn in die Mitte des Gaumens gegen die Artikulationsstelle des [i]. Auch hier bewähren sich öffnende Armgebärden, welche die Stimme mit einer vertieften Atmung verbinden und in den Raum führen. Bei der zweiten Zeile *„Blei ist neu im Streu"* die Arme nach außen führen und mit der nächsten Zeile *„Neu im Streu ist Blei"* wieder empfangend zurückholen (Atem zwischen außen und innen). Die letzte Zeile: *„Die Maid ist bläulich – bläulich maidlich"* lässt sich wie ein umhüllender feiner Mantel um sich herum sprechen.

Einseitige Stimmbandlähmung, beginnende -atrophie oder Stimmtherapie im Rahmen einer Parkinsonerkrankung benötigen von Anfang an, aber zunächst nur für kurze Zeit, eine kräftige, gut gestützte Stimmgebung. Dazu eignen sich Silbenfolgen wie Pam-Pa[101] kurz-lang gesprochen mit allen Vokalen. Durch die kräftige Stimmgebung erreicht man den verlorenen, vollständigen Stimmbandschluss kurzzeitig, der über die auditive Rückkoppelung der sprechenden Person das innere Modell des richtigen Stimmklanges zurückgibt. Die weiteren Übschritte knüpfen an dieses Modell an und erweitern die Sprechphasen mit Stimmbandschluss sukzessiv.

Therapeutische Sprachgestaltung beginnt die Stimmbehandlung über Artikulations- und Atemübungen, um zuletzt die Stimme, entsprechend der vorliegenden Störung, mit Vokalübungen zu behandeln. Dabei werden regelmäßig gute Erfolge erzielt, ist doch gerade bei der Stimmarbeit mit künstlerischem Gefühl viel zu erreichen. Mit der „Aale-Übung“[102] zur universellen Pflege und Optimierung der Stimmfunktionen liegt eine Übung vor, deren Wirkprinzipien im Einzelfall anzupassen sind und von der auch einzelne Teile gemäß dem Störungsbild zum Einsatz kommen.

7.3 Weitere Tipps und Tricks zur Stimmförderung

Wie stimme ich mich und meine Stimme ein? Wie stimme ich mein Instrument körperlich und seelisch? In der folgenden Stimmkern-Übung zum Finden der eigenen Bruststimme führt man die Silbe „Ma“ tönend von der Kopf- hinunter in die Bruststimme, bis sie gefühlt im Herzen ankommt. Mit dem Lippenlaut [m] stützt man den Vokal [a] vorne und führt ihn in seinen physiologischen Hauptresonanzraum, die Brust. Erst wenn die Stimme im [a] entspannt und offen zum Klingen kommt, ist der richtige Sitz gefunden. Die Übung führt zu einem vollen Stimmklang, gepaart mit einem zentrierten Gefühl in der Herz- oder Brustgegend.

Zur optimalen Anbindung der Stimme an den Umraum eignen sich zur Vorbereitung verschiedene eurythmische Gesten und Bewegungen. Als Einstimmung für die Übung „*Wirklich findig wird ich*“ [→ Kapitel IV] beginnen wir mit der eurythmischen Darstellung der gelben Farbe mit hellen Strahlen, vermittelt durch Armbewegungen und leichtfüßiges Laufen von Geraden durch den Raum. Nach dieser Farbstimmung folgt eine kreisende Bewegung mit dem rechten Arm oben, entsprechend der eurythmischen Bewegung für den Planeten Merkur, die in die Armgebärde für den Laut [i] mit gestrecktem rechten Arm nach oben und dem linkem Arm nach unten übergeht. Nach dem Loslassen der Gebärde sprechen wir den Vokal mehrmals hintereinander und anschließend erfolgt eine [i]-Übung wie oben. Es ist auffällig, dass diese Übung den Klang im hinteren Raum öffnet und anregt, das Stimmvolumen deutlich vergrößert, den Stimmklang vertieft und zugleich weitet. Beim Üben erklingt sowohl eine innere als auch eine übergeordnete, universale Dimension der Stimme. Die Übung kann auch zur Anbindung an den eigenen geistigen Stern führen und an die geistige Dimension des Lautes. Sie eignet sich, in entsprechender Abwandlung, für alle Vokale. Solche fortgeschrittene Stimmarbeit schafft Vertrauen in mich als Person, meine Stimme, die Welt der Sprache und der Laute. Sie vermittelt eine Ahnung höherer Geborgenheit und geistiger Unterstützung durch die konkrete Begegnung mit den Lautwesen.

Zur vollständigen Identifikation mit der eigenen Stimme und Sprache ist folgende Anregung von Marie Steiner (1867-1948) überliefert:

Zuerst stellt man die Übung wie einen Gedanken in den Raum vor sich hin, die Sprache bekommt einen sendenden Duktus und wirkt zunächst klar, kühl, distanziert und sachlich. Dann wiederholt man die Übung wie vorher, aber gleichzeitig mit dem Herzen lauschend und den Text im Sprechakt gleichsam empfangend. Hierdurch beginnen das gesprochene Wort und der Gedanke als Satz sich seelisch zu erwärmen. Im dritten Schritt verbindet man sich als ganzer Mensch mit dem Gesprochenen. Nach längerem Üben gelingt ein vollständiges Verschmelzen mit dem Laut, Wort oder Satz. Dies führt zu einer authentischen Sprache und Stimme sowie zu einer willentlichen Verkörperung dessen, was ich meine.

Auch die Kombination sprachlicher Stimmbildung mit Gesangsübungen eröffnet bei entsprechenden Fähigkeiten und unter fachkundiger Anleitung neue Dimensionen. Der Wechsel zwischen Gesangs- und Sprechstimme kann erlösend wirken und die Mehrdimensionalität der Stimme bewusst machen.

Literatur und Anmerkungen

1 https://en.wikipedia.org/wiki/International_Phonetic_Alphabet (Abruf Dezember 2022).

2 von Bonin, D., Glöckler, M., Kirst, J.: Menschenkundliche Grundlagen der Sprachgestaltung im künstlerischen, pädagogischen und medizinischen Werk Rudolf Steiners. Band 3. Verlag am Goetheanum Dornach 2018.

3 Grafik unter Verwendung einer Abbildung aus: Waugh, A., Grant, A.: Ross and Wilson. Anatomy and Physiology in Health and Illness. Churchill Livingstone Edinburgh 2001. S. 242.

4 Condon, W. S., Sander, L. W.: Neonate movement is synchronized with adult speech: interactional participation and language acquisition. Science 1974; 183 (4120). S. 99-101.

5 Kolzowa, M.: Untersuchungen zur Sprachentwicklung. Der Kinderarzt 1975; 6 (6). S. 643–648.

6 Baur, A.: Bli Bla Blu. Mellinger Verlag Stuttgart 2009.

7 www.chirophonetik.de (Abruf Dezember 2022).

8 www. Handgestenspiele.de (Abruf Dezember 2022).

9 Ebd.

10 Dreher, W.: Studien und Übungen zur Sprachtherapie. Verlag Freies Geistesleben Stuttgart 1983.

11 Mensebach, J.: Die lautunterstützenden Gebärden. Übungen zur Förderung der Artikulation. Selbstverlang. Erhältlich unter: info@sprache-gestalten.de.

12 https://sprechstoerung.ch (Abruf Dezember 2022).

13 Diese Korrespondenz entspricht einer alten Tradition in der Therapeutischen Sprachgestaltung und leitet sich ab aus der Selbstähnlichkeit morphologischer und dynamischer Strukturen im Körper und ihrer Verbindung mit Denken, Fühlen und Wollen [→ Kapitel: III.1.1, Gliedern, um zu verbinden – Wirkungen der Sprachlaute auf den Körper]. So entspricht jede Kieferspange einem der vier Glieder. Die Beziehung der Lippen einerseits und der Fingerspitzen andererseits zu achtsamem Empfinden entspricht ebenso der Alltagserfahrung, wie auch jene der Handkante und -wurzel und des Gaumens zu kraftvollen Willensleben.

14 Wurzer, I.: TOLGS Seminar. Logofin Quickborn 2017.

15 https://bothmer-movement.de (Abruf Juli 2023).

16 https://sound-informed-movement.ch (Abruf Juli 2023).

17 Dreher, W.: Studien und Übungen zur Sprachtherapie. Verlag Freies Geistesleben Stuttgart 1983.

18 Codoni, S., Spirgi-Gantert, I., von Jackowski, J.: Funktionsorientierte Logopädie. Der Einfluss von Haltung und Bewegung auf Schlucken, Sprechen und Sprache. Springer Verlag Berlin Heidelberg 2019. S. 137.

19 Thiele, E., Clausnitzer, R., Clausnitzer, V.: Myofunktionelle Therapie aus sprechwissenschaftlicher und kieferorthopädischer Sicht. Hüthig Buch Verlag Heidelberg 1992. S. 51 ff.

20 https://www.fksc-mft.ch/infantiles-schluckmuster/ (Abruf Oktober 2022).

21 Garliner, D.: Myofunktionelle Therapie in der Praxis. Verlag Medizinisches Schrifttum München 1982. S. 20-21. Rote Pfeile eingefügt durch die Verfasser.

22 Codoni, S., Spirgi-Gantert, I., von Jackowski, J.: Funktionsorientierte Logopädie. Der Einfluss von Haltung und Bewegung auf Schlucken, Sprechen und Sprache. Springer Verlag Berlin Heidelberg 2019. S. 141.

23 Niaki, E. A., Chalipa, J., Taghipoor, E.: Evaluation of oxygen saturation by pulse-oximetry in mouth breathing patients. Acta Medica Iranica 2010; 48 (1). S. 9-11.

24 Nagaiwa, M., Gunjigake, K., Yamaguchi, K.: The effect of mouth breathing on chewing efficiency. Angle Orthodontist 2016; 86 (2). S. 227-234.

25 Yamaguchi, H., Tada, S., Nakanishi, Y. et al.: Association between Mouth Breathing and Atopic Dermatitis in Japanese Children 2-6 years Old: a Population-Based Cross-Sectional Study. PLoS One 2015; 10 (4). e0125916.

26 https://www.who.int/multi-media/details/ten-steps-to-successful-breastfeeding (Abruf Dezember 2022).

27 Conde-Agudelo, A., Diaz-Rossello, J. L., Belizan, J. M.: Kangaroo mother care to reduce morbidity and mortality in low birthweight infants. Cochrane Database of Systematic Reviews 2011; 3. doi: CD002771.

28 Kittel, A.: Myofunktionelle Therapie. Schulz-Kirchner Verlag Idstein 2014.

29 Böhme, H., Kordass, B., Slominski, B.: Das Dentale: Faszination des oralen Systems in Wissenschaft und Kultur. Quintessenz Verlag Berlin 2015.

30 Beispielsweise in: Kittel, A.: Myofunktionelle Therapie. Schulz-Kirchner Verlag Idstein 2014.

31 Beispielsweise mit dem „Bionator“, der „Crozat-Apparatur“, oder dem „Aktivator Soulet-Besombes“.

32 Kittel, A.: Myofunktionelle Therapie. Schulz-Kirchner Verlag Idstein 2014.

33 https://padovan-gesellschaft.de (Abruf Dezember 2022).

34 Codoni, S., Spirgi-Gantert, I., von Jackowski, J.: Funktionsorientierte Logopädie. Der Einfluss von Haltung und Bewegung auf Schlucken, Sprechen und Sprache. Springer Berlin 2019. S. 137.

35 Montaud, M.: Dentosophie. Synergia-Verlag Basel 2021.

36 2A2608N, World History Archive / Alamy Stock Foto.

37 Savian, C. M., Bolsson, G. B., Botton, G. et al.: Do breastfed children have a lower chance of developing mouth breathing? A systematic review and meta-analysis. Clinical Oral Investigations 2021; 25 (4). S. 1641-1654.

38 Steiner, R.: Sprachgestaltung und dramatische Kunst (GA 282). Rudolf Steiner Verlag Dornach 1981. S. 356.

39 Abreu, R. R., Rocha, R. L., Lamounier, J. A. et al.: Prevalence of mouth breathing among children. Jornal de Pediatria 2008 ; 84 (5). S. 467-470.

40 Yamaguchi, H., Tada, S., Nakanishi, Y. et al.: Association between Mouth Breathing and Atopic Dermatitis in Japanese Children 2-6 years Old: a Population-Based Cross-Sectional Study. PLoS One 2015; 10 (4). e0125916.

41 https://movement-informed-speech.ch (Abruf Dezember 2022).

42 Wenger, E.: Grossvatter, weisch no nes Värsli? Licorne Verlag Murten 2004.

43 https://movement-informed-speech.ch (Abruf Dezember 2022).

44 Baur, A.: Fliessend sprechen. Oratio Verlag Trasadingen 2008. S. 29.

45 https://movement-informed-speech.ch (Abruf Dezember 2022).

46 Nagaiwa, M., Gunjigake, K., Yamaguchi, K.: The effect of mouth breathing on chewing efficiency. Angle Orthodontist 2016; 86 (2). S. 227-234.

47 Verhulst, J.: Der Erstgeborene. Verlag Freies Geistesleben Stuttgart 1999.

48 Husemann, A. J.: Der Zahnwechsel des Kindes. Verlag Freies Geistesleben Stuttgart 1996.

49 Ebd.

50 Ebd.

51 Ebd.

52 Abbildung nach: Schumacher, G., Schmidt, H.: Anatomie und Biochemie der Zähne. Fischer Verlag Stuttgart 1983.

53 Kares-Vrincianu, A., Rauber, N., Kares, H. Schlafbruxismus und schlafbezogene Atmungsstörungen. Wissen kompakt 2018; 12. S. 3-16.

54 Steiner, R.: Sprachgestaltung und dramatische Kunst (GA 282). Rudolf Steiner Verlag Dornach 1981. S. 358.

55 Ebd. S. 357.

56 Fox, A.: Kindliche Aussprachestörungen: Phonologische Entwicklung, Differentialdiagnostik, Therapie. Schulz-Kirchner Idstein 2003. S. 150.

57 Keul, R., Brudnicki, M., Osiecki, N.: Kindliche Aussprachstörungen im Deutschen – Ein Überblick. Listy klinické logopedie 2018; 2 (1). S. 21-29.

58 Kramer, J.: Der Sigmatismus. Ursachen und Behandlung. Antonius Verlag Solothurn 1988. S. 19.

59 Ebd.

60 Beispielsweise bei: Grosstück, K.: SIGMA PLUS. Gruppenkonzept zur Behandlung des Sigmatismus. Schulz-Kirchner Verlag Idstein 2010.

61 Weitere Prinzipien der Phonologischen Therapie besprechen wir aus Platzgründen hier nicht weiter. Aus dem Gesagten ergibt sich für den hier eingenommenen Standpunkt die Sinnhaftigkeit kombiniert rezeptiver und expressiver Anteile in der Therapie, wie sie Fox in einem eigenständigen Therapiekonzept (P.O.P.T) für die deutsche Sprache vorlegte. Siehe Fox, A. V.: Kindliche Aussprachestörungen: Phonologische Entwicklung, Differentialdiagnostik, Therapie. Schulz-Kirchner Verlag Idstein 2003. S. 247.

62 Steiner, R.: Eurythmie als sichtbare Sprache (GA 279). Rudolf Steiner Verlag Dornach 2019.

63 Intervalltherapie wird auch in der psycholinguistisch orientierten Phonologie-Therapie (die von anderen Grundannahmen für den Spracherwerb ausgeht) und von weiteren Autoren empfohlen. Siehe Fox, A. V.: Kindliche Aussprachestörungen: Phonologische Entwicklung, Differentialdiagnostik, Therapie. Schulz-Kirchner Verlag Idstein 2003. S. 247.

64 Schulze, H.: Anleitung zur Sprachverbesserung nach Mund-, Nasen- und Kieferkrankheiten. Springer Verlag Berlin 1930. S. 22.

65 Konrad, K.: Hirnentwicklung in der Adoleszenz. Deutsches Ärzteblatt 2013; 110 (25). S. 425-431.

66 https://sound-informed-movement.ch (Abruf Dezember 2022).

67 Jakobson, R.: Kindersprache, Aphasie und allgemeine Lautgesetze. Suhrkamp Berlin 2010.

68 van Riper, C.: Die Behandlung des Stotterns. Demosthenes Verlag Köln 2016.

69 Prüß, H.: Stottern kontrollieren lernen. DVD plus Begleitbroschüre. Demosthenes Verlag Köln 2013.

70 Wendlandt, W.: Abenteuer Stottern. Demosthenes Verlag Köln 2010.

71 Wendlandt, W.: Sprachstörungen im Kindesalter. Thieme Verlag Stuttgart 2017.

72 Sandrieser, P.: Stottern im Kindesalter. Thieme Verlag Stuttgart 2015.

73 Baumann, P.: Lieder der Waldorfschule. Download unter: https://srmk.goetheanum.org/fileadmin/srmk/Kompositionen/Baumann_Paul/Baumann__Paul_%E2%80%93_Lieder_der_Waldorfschule_Heft_1LOW.pdf (Abruf Dezember 2022).

74 Beispiele unter: https://movement-informed-speech.ch (Abruf Dezember 2022).

75 Sandrieser, P.: Stottern im Kindesalter. Thieme Verlag Stuttgart 2015.

76 Wendlandt, W.: Sprachstörungen im Kindesalter. Thieme Verlag Stuttgart 2017.

77 Baur, A.: Fliessend sprechen. Oratio Verlag Trasadingen 2008.

78 https://movement-informed-speech.ch (Abruf Dezember 2022).

79 Ebd.

80 Ebd.

81 Ebd.

82 Ebd.

83 Ebd.

84 Wenger, E.: Grossvatter, weisch no es Värsli. Licorne Verlag Murten 2004.

85 https://movement-informed-speech.ch (Abruf Dezember 2022).

86 Ebd.

87 Ebd.

88 Ebd.

89 Ebd.

90 Steiner, R.: Methodik und Wesen der Sprachgestaltung (GA 280). Rudolf Steiner Verlag Dornach 1983. S. 24.

91 Keller, W.: Luci musici Sprachspiele. Fidula Verlag Boppard/Rhein 1973.
92 Steiner, R.: Sprachgestaltung und dramatische Kunst (GA 282). Rudolf Steiner Verlag Dornach 1981. S. 338.
93 D. von Bonin.
94 Steiner, R.: Methodik und Wesen der Sprachgestaltung (GA 280). Rudolf Steiner Verlag Dornach 1983. S. 70.
95 https://atemstoerung.ch (Abruf Dezember 2022).
96 Alle Übungen aus: Steiner, R.: Methodik und Wesen der Sprachgestaltung (GA 280). Rudolf Steiner Verlag Dornach 1983.
97 Seifert, E.: Wie funktioniert die Stimme? Journal für Gynäkologische Endokrinologie 2020; 23. S. 121–124.
98 Verhulst, J.: Der Erstgeborene. Freies Geistesleben Stuttgart 1999.
99 Aus: Denjean, B., von Bonin, D.: Therapeutische Sprachgestaltung. Urachhaus Stuttgart 2003. S. 138.
100 Steiner, R., Methodik und Wesen der Sprachgestaltung (GA 280). Rudolf Steiner Verlag Dornach 1983. S. 44.
101 Ebd.
102 Steiner, R.: Sprachgestaltung und dramatische Kunst (GA 282). Rudolf Steiner Verlag Dornach 1981. S. 133.

KAPITEL IX
Sechs Kommunikationsgesten im 3-P-Modell

1. Einführung

Schon das Kleinkind bezeugt sein Interesse an Dingen der Außenwelt durch deutende Gesten, die sich im Laufe der Entwicklung, im Spannungsfeld zwischen extravertierter Wirksamkeit und introvertierter Distanz, immer weiter differenzieren [→ Kapitel VII Bewegungs- und Sprachentwicklung]. Ermöglicht wird dies durch die von Geburt an bestehende, unmittelbare Übereinstimmung zwischen Geste und Sprache, sowohl im Sprechenden selbst (Auto-Synchronizität) als auch mit dem Gegenüber (Interaktions-Synchronizität).[1]

Wie Körperhaltung und Bewegung unsere Gefühle und Emotionen beeinflussen und auf welche Weise sie andererseits Gefühlsausdruck sind, ist von jeher Gegenstand einer Schauspielausbildung. Durch unsere Resonanzbeziehung mit den Schauspielern verstehen wir das Drama innerlich mitbewegend und nehmen als Zuschauer gleichzeitig den Subtext als Stimmfärbung, Gestik und Bewegung, als Intention wahr. Den Subtext verstehen wir emotional durch unbewussten Mitvollzug der Bewegungsintention im Gehirn (Spiegelneuronen) und durch feine unbewusste Mitbewegungen des ganzen Körpers.

Wir erkennen eine „zirkuläre Kausalität“[2], die Psyche und Körper im dialogischen Wechsel sowohl aktiv bewirkend als auch rezeptiv erlebend zeigt.

Psyche kann unabhängig vom Körper genauso wenig existieren, wie ein Leib, dessen „Bewohner“ Gefühle nur als Körperzustände wahrnehmen könnte.

Solche Beziehungen zwischen Geist, Psyche und Körper brachte die Embodiment-Forschung der letzten Jahrzehnte auf ein neues Verständnisniveau mit entsprechender Theoriebildung. Deren aktueller Rahmen bildet unseres Erachtens einen gültigen, phänomenologisch und neuropsychologisch begründeten Zugang zum komplexen Zusammenwirken von Leib, Seele und Geist, wie ihn die Anthroposophie Rudolf Steiners bereits vor 100 Jahren beschrieb.[3]

Wir verwenden in diesem Kapitel die Begriffe Gefühle und Emotionen nicht trennscharf, da sie sowohl umgangssprachlich als auch in der Literatur häufig den gleichen Gegenstand bezeichnen. Das bekannte Modell von Viviane Dittmar[4] beispielsweise sieht Emotionen als unterdrückte Gefühle, während andere darunter Reaktionen mit körperlichen, psychischen und kognitiven Anteilen verstehen und Gefühle als deren rein psychischen Anteil.

Einig ist man sich in der Richtung: Emotionen und Gefühle sind intentional und beziehen sich auf Personen, Objekte, Ereignisse und Situationen.[5]

Lässt sich in der weiten Landschaft intentionaler Gefühlsbeziehungen zur menschlichen und außermenschlichen Umwelt ein Muster, eine Ordnung erkennen, die zum Verständnis gelingender oder scheiternder Kommunikation, zum Einordnen und zur Therapie emotionaler Störungen beitragen könnte?

Das hier vorgestellte Drei-Polaritäten-Modell (3-P-Modell) geht auf die kurze Erwähnung einer solchen Ordnung bei Rudolf Steiner in einem Vortrag für Schauspieler zurück[6], die sich seither auch andernorts weiterentwickelte.

Nach Beschreibung dieser „Erlebnislandschaften" als drei große Polaritäten beleuchten wir deren Einflüsse auf die Wahrnehmung, ihr Auftreten in der menschlichen Biografie und zeigen Anwendungsmöglichkeiten des Modells in Kommunikation und Therapie. In der großen Polarität stehen sich drei weltzugewandte, extravertierte Gesten (Bewirken, Suchen, Zuwenden) und drei selbstorientierte, introvertierte Gesten (Zentrieren, Wegwerfen, Distanzieren) gegenüber, wie wir im Folgenden genauer ausführen. Für sich genommen lässt sich in jeder Geste wiederum eine Polarität im Verhältnis zwischen innen und außen erkennen, die bei gründlichem Studium zum Verständnis psychischer Störungen beiträgt und zu rationellen Therapieansätzen führen kann. Uns ist bewusst, dass die Ausführungen dieses Kapitels den Gegenstand nur anfänglich beschreiben und eine spätere ausführlichere Darstellung nahelegen.

Wenden wir uns zunächst den ursprünglichen kurzen Ausführungen Rudolf Steiners zu. Er bezeichnete die Gesten als „Sprachoffenbarungen" oder „Nuancen" und beschrieb sie in drei Manifestationen (Qualität, Geste und Stimmqualität). Ihnen fügte man Kurzbezeichnungen hinzu, die sich als sinnvoll für die heutige Praxis erwiesen und im Folgenden verwendet werden (s. Tabelle 1).

	Qualität	Geste	Stimmqualität[7]	Kurzbezeichnung
1	Wirksam	Deuten	schneidend	Bewirken
2	Bedächtig	An sich halten	voll, langgezogen	Zentrieren
3	Tasten	Vorwärtsrollen der Arme und Hände	zitternd	Suchen
4	Antipathie, abfertigend	Wegschleudern der Glieder	hart	Wegwerfen
5	Sympathie, bekräftigend	Ausholen zum Berühren des Objekts	sanft	Zuwenden
6	Zurückziehen auf sich selbst	Abstoßen der Glieder vom Körper	kurz abgesetzt	Distanzieren

Tabelle 1: Sechs Varianten intentionaler emotionaler Beziehungen zur Umwelt mit der archetypischen Geste und ihrer Stimmqualität in der Originalreihenfolge

95

Diese sechs „Nuancen" erscheinen im täglichen Umgang selten in reiner Form, sondern in zahllosen Varianten gemischt, wie die Grundfarben Gelb, Blau, Rot in Mischverhältnissen die Farbigkeit der Welt hervorbringen. Gleichzeitig liegt in der Vermischung und einseitigen Dominanz eines Gebietes oder einer Polarität (s. u.) eine wichtige Ursache zwischenmenschlicher Konflikte und schlussendlich psycho-pathologischer Erscheinungen.

2. Herkunft

Die ursprüngliche Reihenfolge der Gesten ist nicht zufällig. Sie schildert einen Weg, der in drei welt- und selbstbezogenen Gegensätzen hin- und herschwingt, und von der willenshaften Polarität *Bewirken und Zentrieren* zum emotionalen *Suchen und Wegwerfen* führt und im reifen Weltbezug aus *Zuwenden und Distanzieren* endet.

Im ursprünglichen Vortragskontext schließt die Darstellung der sechs Gesten an jene der Disziplinen des griechischen Fünfkampfs (Laufen – Springen – Ringen – Diskuswurf – Speerwurf) an. In diesen Tätigkeiten setzt sich der Mensch souverän mit der Schwerkraft auseinander. Im rhythmischen Verbinden mit und Lösen von der Erdoberfläche mit dem Fuß entsteht beim Laufen eine erste Freiheit gegenüber statischem Sitzen oder Liegen. Der Sprung enthebt uns für kurze Zeit der Schwere, die wir beim Ringen in Gestalt des Gegners dynamisch handhaben; die Wirksamkeit erstreckt sich erstmals auf ein Äußeres oder ein Objekt. Der Diskuswurf entreißt das Objekt dann zeitweise der Schwere und übergibt es den Fliehkräften im Flug. Im Speerwurf verlängern wir unsere Intention bis zum Ziel und bleiben verbunden, bis der Speer trifft.

Ganz anders treten die sechs Gesten in Erscheinung. Sie sind Darstellungen innerer Zustände.

Beide Wege lassen sich nicht auseinander entwickeln, da sie unterschiedliche Seinsgebiete des Menschen betreffen. So ist die Welt der sechs Gesten nicht von der Schwerkraft abhängig, sondern von immateriellen Wirkungen, die in allen kulturellen und religiösen Traditionen der Menschheit als fördernde oder hemmende Einflüsse bekannt waren. Kommt der griechische Fünfkampf im Speerwurf bis zur ins Ziel verlängerten Intention, so beginnen nach diesem Punkt die Gesten aus der Innenwelt zu erscheinen.

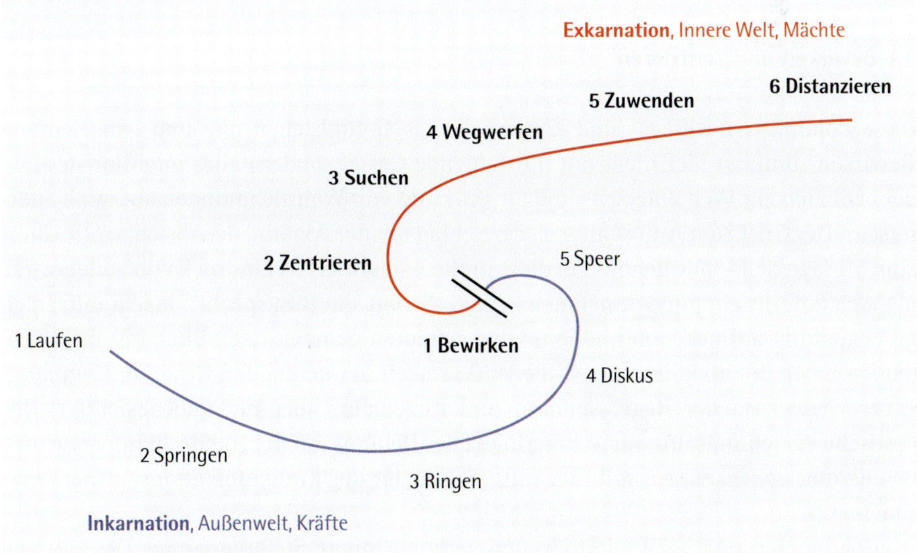

Abb. 1: Zusammenhang zwischen dem griechischen Fünfkampf und den sechs Gesten als Weg in die Inkarnation im Fünfkampf und als Entwicklungsweg seelischer Fähigkeiten

Interessant ist ferner die Bemerkung Rudolf Steiners, die Fähigkeit zur Gestenbildung sei begründet in einer Metamorphose des Gleichgewichtssinns: „*Was der Mensch in der Ausbildung des Gleichgewichtssinnes leistet, das finden wir im späteren Leben wieder, wenn er dieselbe Kraft für die Ausbildung seiner Gebärden anwendet.*"[8] Mit anderen Worten wirkt im Menschen eine Kraft, die in frühen Stadien der Embryonalentwicklung den Gleichgewichtssinn ausbildet und ihn später metamorphosiert zur Gestik befähigt. Da auch die Gymnastik den Gleichgewichtssinn voraussetzt, besteht zwar keine Fortentwicklung zwischen den Fünfkampf-Disziplinen und den sechs Gesten, wohl aber ein gemeinsamer Ursprung.

3. Große Polarität

Die sechs Gesten stehen sich in drei natürlichen Polaritäten gegenüber:

Bewirken – Zentrieren
Suchen – Wegwerfen
Zuwenden – Distanzieren

Wir erkennen diese Polaritäten leicht im täglichen Leben, wenn die starke Dominanz einer Geste die gegenüberliegende Qualität herausfordert. Will beispielsweise mein Gegenüber eine Beobachtung teilen oder mich zum Handeln auffordern, so überlege ich, ob ich dem entsprechen möchte, und zentriere mich zunächst. Anhaltende Suchbewegungen stecken an, reizen, und lösen wegwerfende Gesten aus. Echtes Zuwenden ist nur möglich in gesundem Wechsel mit Distanznahme.

3.1 Bewirken und Zentrieren

Diese Polarität ist willens- und körpernah, das Gefühlsleben tat- und leiborientiert. „Bewirken" umfasst hier nicht nur die deutende Geste, sondern alles intentionale Handeln vom Ich zur Welt einerseits und als Wirkung von Wahrnehmungen auf mich andererseits. Der Griff zum Autoschlüssel, der Schlag mit der Axt und der absichtsvolle Gang zum Mittagessen – alle gehören in diese große Kategorie. Als Eindruck von außen wirkt die Welt auf uns ein und wir nehmen Bezug. „Schau, ein Buntspecht", macht mich meine Begleitung aufmerksam und lenkt den erfreuten gemeinsamen Blick mit ihrer deutenden Geste. Kleinkinder nutzen die Wirksamkeit der deutenden Geste im Kommunikationsdreieck in der Regel spontan und ungeplant, aber nie unbeabsichtigt. Die gestische Beziehungsaufnahme zum Objekt des Deutens mit der Hand soll Interesse und Beteiligung erwecken, sie soll die Aufmerksamkeit der Kommunikationspartner wirksam lenken.

Aber auch die Umwelt wirkt ein und verlangt innere Stellungnahme. Der Lärm eines Baggers oder blendendes Licht bewirken „zu viel". Um resilient zu sein, muss die Situation handhabbar bleiben; ich muss ausweichen können oder die Störquelle beseitigen. Übermächtige Wirkungen von außen erzeugen Unbehagen und Angst bis hin zur Phobie [→ Kapitel IX.7.1].

Im „Zentrieren" nehme ich die selbstbezogene Position ein und beurteile nach einer Handlung das Ergebnis. Bauvorhaben gelingen nur auftragsgemäß, wenn die Arbeiter zwischen ihren Aktionen die Pläne betrachten oder die Senkrechte einer Mauer zurücktretend beurteilen. In solchen Fällen gehen fast alle Menschen zu differenzierten Berührungen des eigenen Körpers über: Die Hand legt sich ans Kinn, die Arme verschränken sich, die Beine werden gekreuzt. Der Berührungsort lässt bei dieser Geste mein Gegenüber an inneren Vorgängen teilnehmen und wird bei intensiver Synchronisation unbewusst übernommen. Die Aufmerksamkeit ist auf das innere Milieu gerichtet, was auch die Wahrnehmung eigener Bedürfnisse umfasst. Wir spüren: „Es ist Zeit zum Mittagessen" und unterbrechen die Arbeit im Interesse der Gesundheit.

Verharrt jemand im Zentrieren, so liegt im Hintergrund oft seelische Lähmung und Depressivität vor. Menschen, die in gesundem Gleichgewicht von Bewirken und Zentrieren leben, sind gesund, aber nicht unbedingt kommunikativ; sie wirken in Beruf und Alltag produktiv und eher skeptisch gegenüber Beratung und Therapie. Erst wenn das Gleichgewicht längerfristig gestört ist, wie durch Überforderung am Arbeitsplatz, wacht am körperlichen Leiden der Drang zur Änderung auf und die Bereitschaft, Hilfe in Anspruch zu nehmen. So liegt eine Gefahr dieser Polarität in seelischer Verarmung und Routine, während sie günstig und notwendig ist, um Projekte zu verwirklichen und Erfolg zu haben.

3.2 Suchen und Wegwerfen

Im großen Feld von Suchen und Wegwerfen drücken sich unsere Emotionen wie Wünschen, Suchen, Begehren, Wut, Hass, Ekel oder Ekstase aus. Solche Gefühle nehmen ihren Träger stark ein. Hier spielen sich auch die meisten Konflikte ab. Provokation als Spielart des Suchens erzeugt wegwerfende Aggression, die zu seelischen und körperlichen Verletzungen führt. Diese rufen wiederum das Suchen in Form von Verzweiflung und Anteilnahme der Umgebung hervor, bis sich das Spiel wiederholt.

Sind Menschen oder Menschgruppen im Ping-Pong dieser Gegensätze gefangen, so kann eine Lösung nur durch Einsatz einer der anderen Polaritäten erfolgen. Bei Konflikten zwischen Kindern schreiten Erziehungsberechtigte mit „wirksamen" Interventionen ein, im günstigen Fall gefolgt von gemeinsamem „Zentrieren" und schlussendlich gegenseitiger „Zuwendung" oder auch „Distanznahme". Die häufigsten Konflikte dieser Art spielen sich zwischen Paaren ab.

Das Vorherrschen von Suchen und Wegwerfen in Beziehungen hat zwei Seiten: Suchen erzeugt die größte Offenheit, führt aber auch leicht in tiefste Hilflosigkeit. Der Wechsel zwischen suchendem Begehren und Wegwerfen gibt einer Beziehung grelle Farbigkeit und Dramatik – wie sie vielen Serien, Filmen und Theaterstücken zu Grunde liegt – führt aber gleichzeitig zur Ambivalenz; die Betroffenen wissen nicht, was sie wirklich wollen. So ist diese Polarität die Grundlage stärkster Bindung zwischen Menschen und blockiert andererseits – negativ gefärbt – jede weitere Entwicklung. Durch die gegenseitige Bindung bringen wir uns in immer größere Abhängigkeit.

Die Polarität von Suchen und Wegwerfen überträgt sich sofort auf andere und ruft große Beteiligung im Umfeld hervor, sie steckt an. Parteinahme und Massenhysterie mit allen schrecklichen Folgen resultieren daraus und reißen das Ich aus dem Zentrum der sechs Möglichkeiten in ein Gebiet, aus dem nur durch die vier anderen Gesten ein Ausweg zu finden ist. Diese tragisch reduzierte Dynamik spielt sich ab zwischen Völkern und Nationen und führt zum Krieg bis zur Erschöpfung. Auch im Großen ist innerhalb der Polarität keine Lösung möglich.

Eine bewusste Möglichkeit auszubrechen, liegt im Verzicht auf die Suche. Freiwilliger Verzicht als Form des Zentrierens und Distanzierens kann ein Heilmittel sein für Verletzung und Gefangenschaft im Konflikt.

Was aber wären Menschen ohne Suchen und Wegwerfen? Effizienz und unreife Achtsamkeit nähmen überhand, tauchten wir nicht immer wieder in das Bad heftiger Gefühle, die herausfordern, einnehmen und uns erst zum Mensch unter Menschen machen.

Ein Suchen ganz anderer Färbung erscheint im der Liebe verwandten Flehen zu Gott, als aus tiefsten emotionalen Tiefen sich lösende Gebärde. Friedrich Schelling (1775-1854) berichtete in seinem berühmten Vortrag über die Gottheiten von Samothrake (Kabiren), die damals als die „großen Götter" im Gegensatz zum Himmel der Olympier bekannt waren, über die Ursehnsucht, Eros genannt. Er erkannte „eros" als unterscheidenden Bestandteil im Namen des ersten der drei Kabiren, „Axieros": „*Nach wörtlicher Übertragung aber kann der erste Name, Axieros, in phönizischer Mundart nicht wohl etwas anderes bedeuten als den Hunger, die Armut, und was daraus folgt, das Schmachten, die Sucht.*"[9] Inwiefern sich das Suchen zur Sucht steigern kann, betrachten wir weiter hinten im Abschnitt zu den kleinen Polaritäten.

3.3 Zuwenden und Distanzieren

Diese Polarität findet sich vor allem bei ausgeglichenen Menschen; man muss sie im Leben erringen und sie bildet die Grundhaltung der Lebensreife, als Frucht genügenden Auslebens und Umwandelns der beiden anderen Polaritäten. Solche Menschen stehen im Gleichgewicht mit sich und anderen. Sie strahlen aus in ihren Umkreis, denn sie haben mehr für sich geschaffen, als sie benötigen und geben es weiter. In der Partnerschaft braucht eines das andere nicht, um sich am Widerstand zu erleben, gibt ihm gerne, was es braucht und kann sich zurückziehen, ohne zu verletzen. Ein anderes Wort für die hier gemeinte umfassende Geste des Zuwendens ist Empathie; eine Haltung, die im Zuwenden den Andren und sein Bedürfnis nach Nähe vollständig wahrnimmt. In reiner Form kommt Empathie nie zu nahe; allerdings tritt sie oft gemischt mit Suchen auf und tendiert dann als Sympathie zu Grenzverletzungen.[10]

Im Distanzieren gelingt die Abgrenzung von der Umwelt, ohne verletzend auf die Mitmenschen zu wirken.

Beide Gebärden setzen ein hohes Maß an Selbstkontakt voraus: der empathisch agierende Mensch verliert sich nicht im anderen; Distanzieren wird möglich, wenn man rechtzeitig die Grenze der eigenen Belastbarkeit erlebt. Liegt dieser Selbstkontakt (noch) nicht vor, kann Zuwenden in Kontrollzwang und Distanzieren in permanenter Reflexion enden.

Unwillkommene Zuwendung erzeugt im Gegenüber das Bedürfnis nach Distanz. Andererseits entsteht nur aus einem gewissen Gefühl des Getrennt-Seins, einer Distanz, das Bedürfnis, Zuwendung zu schenken oder zu empfangen.

Ein ausbalanciertes Maß an Zuwenden und Distanzieren zu finden, ist die Kunst in jeder Therapie. Die Fähigkeit, der Klientel zu geben, was sie braucht und sich zurückzuziehen, wo sie es allein schafft, reift mit der Erfahrung, setzt wache Ich-Kompetenz und Reflexionsfähigkeit für die eigenen Bedürfnisse voraus, die sich als Suchen leicht in jede Beziehung mischen [→ Kapitel XI Ethik].

Ab und zu tritt diese Polarität wie eine „Frühgeburt", vor allem bei kognitiv veranlagten Menschen auf. Solche Personen neigen zu ständiger Reflexion und gegenseitiger Kontrolle und verkennen die ins Unbewusste verdrängten anderen Gesten.

Wer alle Gesten körperlich und seelisch vom Ich aus zu leben und handzuhaben versteht, kann als selbstkompetent gelten.

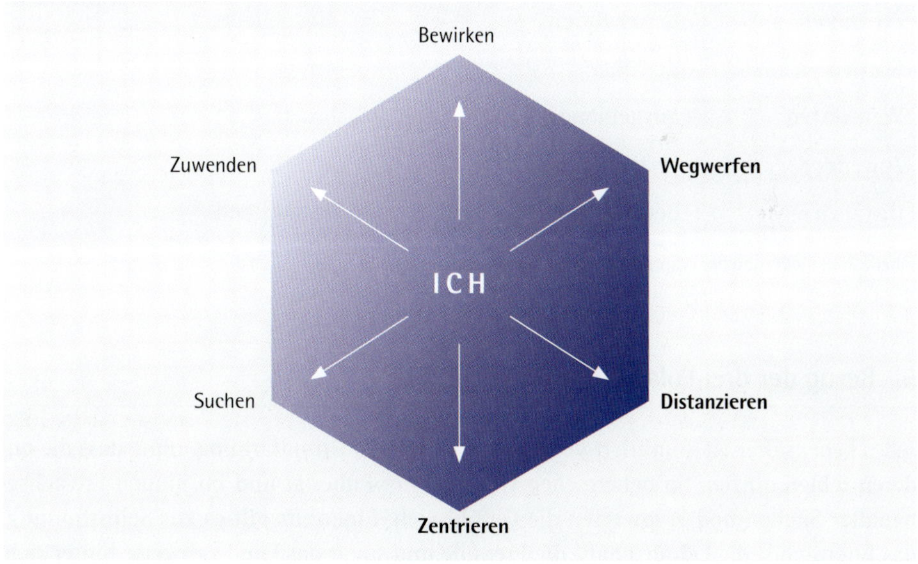

Abb. 2: 3-P-Modell der sechs Kommunikationsgesten (weltzugewandte, extravertierte Gesten heller schattiert, innenweltorientierte, introvertierte Gesten dunkler schattiert)

4. Einfluss der Gesten auf die Wahrnehmung

Jede Geste verändert auf charakteristische Art die Möglichkeit, unsere Umwelt und uns selbst wahrzunehmen. Im Bewirken ist die ganze Aufmerksamkeit auf das Ziel fokussiert und unwichtige Wahrnehmungen bleiben ausgeschlossen. Ganz anders beim Zentrieren. In diesem Modus erlebt man die Umwelt ganzheitlich, eine 360°-Aufmerksamkeit entsteht und zurückgenommene Wachheit, die der Umwelt und anderen Menschen nichts aufdrängt.

Im Suchen sind wir von uns und unseren Themen eingenommen, dadurch trübt sich die Wahrnehmungsfähigkeit für die Umwelt. Der wegwerfenden Geste ist die Umwelt egal, die Folgen der Handlungen werden ausgeblendet oder in Kauf genommen. Die achtsame Haltung der zuwendenden Geste vertieft die Aufmerksamkeit für das Gegenüber: Schicht um Schicht lassen sich im Zuwenden tiefere Dimensionen eines Dinges, Lebewesens oder eines Menschen erforschen. Die distanzierte Geste vermittelt einen scharfen, beurteilenden, aber verengten Blick auf das Gegenüber. Auch die Selbstwahrnehmung verändert sich bei jeder Geste, wie die nachstehende Tabelle 2 zeigt.

Geste	Fremdwahrnehmung	Selbstwahrnehmung
Bewirken	fokussiert	gerichtet
Zentrieren	ganzheitlich	einschließend
Suchen	getrübt	erregt
Wegwerfen	ausgeblendet	besetzt
Zuwenden	vertieft	achtsam
Distanzieren	beurteilend	bestätigend

Tabelle 2: Veränderung der Wahrnehmungsfähigkeit nach Innen und Außen durch die sechs Gesten

5. Bezug der drei Polaritäten zur Biografie

Jedes Lebensalter ist dominiert von einer Polarität als Grundfärbung, ohne dass die anderen fehlen dürfen. So beherrschen während der Pubertät und im jungen Erwachsenenalter Suchen und Wegwerfen die Gefühlswelt. Einerseits gilt es zur Selbstfindung, das Elternhaus, die Lehrerschaft, die Freunde und sogar das Land zeitweise hinter sich zu lassen und in diesem Sinne „wegzuwerfen"; andererseits ist das Neue noch unbekannt und löst großes, ständiges Suchen aus: „Wer gehört wirklich zu mir?" „Welcher Beruf befriedigt mich und passt in meine Lebensumstände?" „Wo werde ich wohnen?" Fragen erzeugen neue Fragen; das Zusammenleben wird erprobt und geübt; langsam bildet sich die berufliche Identität. Das Pendeln in dieser Polarität ist anstrengend, aber notwendig zur inneren Entwicklung. Es nimmt über den Astralleib das Nervensystem besonders in Anspruch, was nur in der Jugend gesund auszuhalten ist, und hilft, die eigenen körperlichen und psychischen Grenzen auszuloten und einschätzen zu lernen.

Der darauf folgende, meist längste Lebensabschnitt erscheint vom Erwerbsleben, von Familie und Notwendigkeiten geprägt. Er ist nur durch einen klaren inneren Schwerpunkt auf der Willenspolarität von Bewirken und Zentrieren erfolgreich zu meistern. Typisch verlagert sich bei vielen Menschen in dieser Zeit das Suchen und Wegwerfen aus der persönlichen Biografie ins Miterleben von Kultur und Kunst. Im Theater, in Filmen und Serien folgt man aus dem Sessel gern dem Ringen anderer Menschen, schwingt mit, ist aber froh, diesen Lebensabschnitt hinter sich zu haben. Jede Krise wirft zurück ins Suchen und Wegwerfen, erneuert die Jugendlichkeit, muss aber für ein gelingendes Leben am Ende zu bewältigen sein (Bewirken) und auf neue Weise ins Zentrum, in die eigene Mitte führen.

Ist das Ich in der Seele durch viele Lebenserfahrungen ganz angekommen und freier von eigenen Bedürfnissen und äußeren Notwendigkeiten, so öffnet sich die Möglichkeit, das Errungene zu verschenken, sei es materiell oder vor allem als seelische Zuwendung. Gleichzeitig lehrte das Leben solche Menschen, die eigenen Grenzen zu kennen und sich angemessen zu distanzieren. Zufriedenheit als Errungenschaft prägt im günstigen Fall den ersten Altersabschnitt, was in Begriffen wie „Altersweisheit" zum Ausdruck kommt. Erst gegen das Lebensende hin erhöht sich die Bedürftigkeit erneut und gibt den Mitmenschen Gelegenheit, Zuwendung und Distanz zu üben. Oft sind es die Begleiter der Jugend, Suchen und Wegwerfen, die in neuer Form auftauchen und nach Verständnis und Unterstützung rufen. Von diesem Gesichtspunkt aus lässt sich das Phänomen der Alterssuizidalität als finale Wegwerfgeste verstehen, die als Steigerung eines berechtigten Distanzbedürfnisses erscheint und im Umfeld oft zu großen Fragen an das Leben und die eigene Rolle, bis hin zu Verzweiflung bei den Angehörigen (Suchen) führt.

Eine Biografie lässt sich als harmonisch bezeichnen, wenn der Mensch alle Polaritäten durchlebt hat, ohne dass die Lebensdauer ausschlaggebend ist. Eindrucksvolle Beispiele sind die Dichter Christian Morgenstern (1871-1914) oder Friedrich von Hardenberg – Novalis (1772-1801). In der fiktionalen Literatur gelingt z.B. dem französischen Autor Éric-Emmanuel Schmitt in seinem Buch „Oskar und die Dame in Rosa"[11] die Darstellung eines solchen, vollständig sich abrundenden Lebens aus der Perspektive eines sterbenden Kindes.

Folgen sich die sechs Kontraste wie dargestellt im großen Lebenszusammenhang, so führen sie zu gesunder, reifer Lebensfülle. Die Fähigkeit zur Gebärde fußt, wie oben erwähnt, auf dem körperlichen Gleichgewichtssinn, der uns seit der Geburt zur Verfügung steht. Durch einseitige Erziehung oder ungünstige Einflüsse im Umfeld ist nicht allen Menschen die Möglichkeit einer ausbalancierten Entwicklung gegeben. Solche Menschen sind häufig schon als Kinder vor der Pubertät ins Suchen und Wegwerfen gerissen und benötigen viel Zeit und Verständnis zum Erwerb der anderen Grundgesten.

Sind die Seelenkräfte der großen Polarität zu stark sich selbst überlassen und ohne Führung durch das Ich, so driften sie in Eigendynamik ab, was schnell zu Verwerfungen im sozialen Leben führt und nach Veränderungen in der Erziehung und im Zusammenleben ruft.

Gleichzeitig pendelt jede der sechs Kräfte ihrerseits um eine Mitte, die ebenfalls vom Ich zu halten ist. Gelingt dies zeitweise oder länger nicht, so können psychische Störungen und Krankheiten auftreten. Im Abschnitt 9.7 geben wir einen ersten Überblick, den wir als wichtigen Schlüssel betrachten und mit kurzen Anregungen zu therapeutischen Konsequenzen ergänzen. Die vollständige Ausführung des Themas bleibt einer weiteren Schrift vorbehalten.

6. Allgemeines zur Anwendung

Zum Erwerb „verkörperter" Kompetenz im Umgang mit dem Modell empfiehlt sich, die Körperbewegungen technisch nach Anleitung und Video 95 auszuführen und die seelische Resonanz zu beobachten. Der Weg beginnt mit der Gebärde, führt zur Gefühlsqualität und aus dieser wie selbstverständlich zur Stimmnuance. Der Ausgangspunkt im Erlernen einer zunächst unpersönlichen, angeleiteten Bewegung ist ein zentrales Element, dessen erstes Ziel ist, die dahinterliegende Ordnung zu erleben und zu begreifen. In weiteren Übungsschritten nutzen wir das Modell zu einer Rundum-Orientierung im Gefühlsraum, die uns hilft, eigene Muster zu erkennen und unsere Lebensrolle freier zu spielen.

Bei klaren Botschaften stimmen Qualität, Geste und Stimmführung überein, strahlen Selbstkongruenz aus und vermitteln dem Gegenüber Vertrauen und Sicherheit. Nicht übereinstimmende Botschaften sind entweder komisch oder verwirrend bzw. doppeldeutig und lassen sich auch bewusst einsetzen („eine schöne Bescherung", mit harter Stimme gesprochen). Lernen wir uns als bewegende und bewegte Kommunikationspartner in diesen Gesten erleben und ihre Projektion in die Stimme zu hören und anzuwenden, so ergeben sich reiche Spielmöglichkeiten. Jede Geste entspricht einer ganzen Erlebnislandschaft mit vielen Eigenschaften im Zusammenspiel zwischen der eigenen Person und der Umgebung, die im Folgenden beschrieben sind.

Im täglichen Umgang setzen alle Menschen diese gestischen und stimmlichen Modi unbewusst ein. Wir erleben uns in gelungeneren oder schwierigeren Kommunikationssituationen. Gelingt es uns, über die spontane, unbewusste, primäre Reaktion hinaus weitere stimmliche oder gestische Handlungsoptionen einzusetzen, so gestalten wir unsere Lebensrolle mit größerer Freude und Selbstkompetenz.

6.1 Übungsschritte in Kommunikation und Therapie

Es lohnt sich, zum Erlernen des Modells alle sechs Gesten als ein Ganzes über die nachstehend beschriebenen Stufen zu erlernen und erst anschließend einzelne Bereiche weiter zu explorieren und zu vertiefen.

95

Zum Einstieg üben wir jede Geste stumm in den drei Zonen oben-mitte-unten.

Diese erste Stufe ermöglicht ein reines Erlebnis der Gesten über den Körper und wir kehren immer wieder zurück, um unser „Gestenalphabet" eindeutig zu definieren. Schon ein hinzugefügter Satz legt, durch den Eintritt ins Feld der Sprache, den Inhalt auf eine bestimmte Situation fest und bindet ihn an die Realisierung auf Kosten von Reinheit und Allgemeingültigkeit. Bei vorschnellem Eintritt in die farbige, konkrete Welt der Äußerungen entsteht ein unbefriedigendes, alltagsähnliches, vermischtes Ergebnis. Deshalb fügen wir erst im nächsten Schritt spontan auftauchende Äußerungen zur Geste hinzu, möglicherweise ergänzt mit dialogischer Improvisation, aber immer klar getrennt nach den drei Polaritäten. Danach folgen vorgegebene „Miniszenen", die pro Geste nur aus einem Satz bestehen. In den folgenden Beispielen ist zum Üben jedem Satz eine Geste zugeordnet, obwohl Mischungen oder andere Interpretationen möglich sind.

Beispiele

A	Sie sind der Dieb!	Bewirken
B	Nun halten Sie mal die Luft an.	Zentrieren
A	Aber ich hab's doch gesehen.	Suchen
B	Unsinn, verschwinden Sie!	Wegwerfen
A	Entschuldigung, ich könnte mich geirrt haben. Lassen Sie uns Frieden schließen.	Zuwenden
B	Nicht mit Ihnen!	Distanzieren

A	Das war ein erlebnisreicher Tag!	Zentrieren
B	Für Sie!	Bewirken
A	Was wollen Sie damit sagen?	Suchen
B	Für mich war er total langweilig!	Wegwerfen
A	Das tut mir aufrichtig leid.	Zuwenden
B	Bitte, behalten Sie das für sich.	Distanzieren

A	Was für ein schöner Sommerabend.	Zentrieren
B	Schau, eine Maus!	Bewirken
A	Könnte auch eine Ratte sein.	Suchen
B	Verschwinde! Pfui!	Wegwerfen
A	Wie niedliche Öhrchen.	Zuwenden
B	Aber nur auf Distanz!	Distanzieren

Anschließend probieren wir, wie sich eine Szene entwickelt, wenn auf die immer gleiche Äußerung von Person A die Replik von Person B nacheinander durch alle Gesten hindurchgeht. Diese Methode eignet sich zum Anti-Aggressions-Training, auch in Gruppen, und allgemein zum Üben von Verhaltensalternativen. Im folgenden Beispiel aus dem Anti-Aggressions-Training bestehen ab der Replik natürlich viele Möglichkeiten.

Es geht darum, fühlbar zu machen, dass ich über eine andere als die wegwerfende bzw. suchende Geste den Konflikt verhindern oder abmildern kann, ohne mich schlecht oder unterlegen zu fühlen. Entscheidend ist, vor der verbalen Replik die 3-P-Geste zu beginnen. Das Beispiel verwendet alle sechs Gesten, was real selten vorkommt und nicht unbedingt nötig ist. Ein vollständiges Set hilft, das Modell zu lernen und handhabbar zu machen.

Konflikt

A	War Dein Alter besoffen, als er Dich gemacht hat?	Suchen
B	Du Drecksfresse.	Wegwerfen
A	*Der Dialog bleibt in Tasten und Wegwerfen gefangen.*	

Konflikt

A	War Dein Alter besoffen, als er Dich gemacht hat?	Suchen
B	Willst du Probleme?	Suchen
A	*Der Dialog bleibt in Tasten und Wegwerfen gefangen.*	

Lösung 1

A	War Dein Alter besoffen, als er Dich gemacht hat?	Suchen
B	Du suchst Streit.	Bewirken
A	Hm, gute Frage.	Zentrieren
B	Egal, vergiss es.	Wegwerfen
A	Ich bin aber sicher nicht der Einzige!	Distanzieren
B	Das stimmt, ist schon ok.	Zuwenden

Lösung 2

A	War Dein Alter besoffen, als er Dich gemacht hat?	Suchen
B	Gute Frage, ich habe echt keine Ahnung ...	Zentrieren
A	Na egal, Du spielst wieder auf cool!	Wegwerfen
B	Schau, da kommt der Schulleiter!	Bewirken
A	Also ich habe nichts gesagt, Herr Walter.	Distanzieren
C	Schön, dass Ihr beiden heute nicht streitet.	Zuwenden

Lösung 3

A	War Dein Alter besoffen, als er Dich gemacht hat?	Suchen
B	Wie aufmerksam von Dir!	Zuwenden
A	Das war echt unehrlich!	Bewirken
B	Nein, ich muss wirklich mal nachfragen.	Zentrieren

A	Hab's doch nicht so gemeint.	Distanzieren
B	Komm, gehen wir zum Mittagessen.	Zuwenden

Lösung 4

A	War Dein Alter besoffen, als er Dich gemacht hat?	Suchen
B	Bitte, lass mich in Ruhe.	Distanzieren
A	Pah, du Feigling!	Wegwerfen
B	Du weißt, wie die Regeln sind!	Bewirken
A	Das stimmt, danke.	Zentrieren
B	Schon gut – so geht's mir auch besser.	Zuwenden

Je nach Klientel und Lebensalter folgen Gedichte mit besonderer Dominanz einer Geste und / oder dramatische Rollenausschnitte unter dem gleichen Gesichtspunkt. Die künstlerischen Beispiele erweitern und bereichern das Fühlen, und helfen weiter, das neue Instrument zu spielen und anzuwenden. Aus Platzgründen beschränken wir uns auf wenige Beispiele, die beliebig zu ergänzen sind.

Gedichte

Bewirken

Das ästhetische Wiesel

Ein Wiesel
saß auf einem Kiesel
inmitten Bachgeriesel.

Wisst ihr
weshalb?

Das Mondkalb
verriet es mir
im Stillen:

Das raffinier-
te Tier
tat's um des Reimes willen.

Christian Morgenstern (1871-1914)

Zentrieren

Ein Gleiches

Über allen Gipfeln
Ist Ruh.
In allen Wipfeln
Spürest du
Kaum einen Hauch;
Die Vöglein schweigen im Walde!
Warte nur, balde
Ruhest du auch.

Johann Wolfgang von Goethe (1749-1832)

Suchen

B e h e r z i g u n g

Ach, was soll der Mensch verlangen?
Ist es besser, ruhig bleiben?
Klammernd fest sich anzuhangen?
Ist es besser, sich zu treiben?
Soll er sich ein Häuschen bauen?
Soll er unter Zelten leben?
Soll er auf die Felsen trauen?
Selbst die festen Felsen beben. ...

Johann Wolfgang von Goethe

Wegwerfen

Y o r i c k   a l s   Z i g e u n e r

Dort der Galgen, hier die Stricke
und des Henkers roter Bart,
Volk herum und gift'ge Blicke –
Nichts ist neu dran meiner Art!

Kenne dies aus hundert Gängen,
Schrei's euch lachend in's Gesicht:
Unnütz, unnütz, mich zu hängen!
Sterben? Sterben kann ich nicht!

Bettler ihr! Denn euch zum Neide,
ward mir, was ihr – nie erwerbt:
Zwar ich leide, zwar ich leide –
Aber ihr – ihr sterbt, ihr sterbt!

Auch nach hundert Todesgängen
Bin ich Atem, Dunst und Licht –
Unnütz, unnütz, mich zu hängen!
Sterben? Sterben kann ich nicht!

Friedrich Nietzsche (1844-1900)

Zuwenden

Auf ein schlummerndes Kind

Wenn ich, o Kindlein, vor dir stehe,
Wenn ich im Traum dich lächeln sehe,
Wenn du erglühst so wunderbar,
Da ahne ich mit süßem Grauen:
Dürft' ich in deine Träume schauen,
So wär' mir alles, alles klar!
Dir ist die Erde noch verschlossen,
Du hast noch keine Lust genossen,
Noch ist kein Glück, was du empfingst;
Wie könntest du so süß denn träumen,
Wenn du nicht noch in jenen Räumen,
Woher du kamest, dich ergingst?

Friedrich Hebbel (1813-1863)

Distanzieren

Nacht-Gesang I

Mild und trüb
Ist mir fern
Saum und fahrt
Mein geschick.

Sturm und herbst
Mit dem tod
Glanz und mai
Mit dem glück.

Was ich tat
Was ich litt
Was ich sann
Was ich bin:

Wie ein brand
Der verraucht
Wie ein sang
Der verklingt.

Stefan George (1868-1933)

Texte aus Faust I von Johann Wolfgang von Goethe

Bewirken

FAUST: VOR DEM TOR

Vom Eise befreit sind Strom und Bäche
Durch des Frühlings holden, belebenden Blick;
Im Tale grünet Hoffnungsglück;
Der alte Winter, in seiner Schwäche,
Zog sich in rauhe Berge zurück.
Von dorther sendet er, fliehend, nur
Ohnmächtige Schauer körnigen Eises
In Streifen über die grünende Flur;
Aber die Sonne duldet kein Weißes,
Überall regt sich Bildung und Streben,
Alles will sie mit Farben beleben; ...
Kehre dich um, von diesen Höhen
Nach der Stadt zurückzusehen.
Aus dem hohlen finstern Tor
Dringt ein buntes Gewimmel hervor.

Zentrieren

BÜRGER: OSTERSPAZIERGANG

Nichts bessres weiß ich mir an Sonn- und Feiertagen
Als ein Gespräch von Krieg und Kriegsgeschrei,
wenn hinten, weit in der Türkei,
die Völker aufeinander schlagen.
Man steht am Fenster, trinkt sein Gläschen aus
Und sieht den Fluß hinab die bunten Schiffe gleiten;
Dann kehrt man abends froh nach Haus
Und segnet Fried und Friedenszeiten.

Tasten

FAUST: NACHT

O sähst du, voller Mondenschein,
Zum letztenmal auf meine Pein,
Den ich so manche Mitternacht
An diesem Pult herangewacht:
Dann über Büchern und Papier,
Trübsel'ger Freund, erschienst du mir!
Ach! könnt ich doch auf Bergeshöhn
In deinem lieben Lichte gehn,
Um Bergeshöhle mit Geistern schweben,
Auf Wiesen in deinem Dämmer weben,
Von allem Wissensqualm entladen,
In deinem Tau gesund mich baden!

Wegwerfen

FAUST: NACHT

Weh! steck ich in dem Kerker noch?
Verfluchtes dumpfes Mauerloch,
Wo selbst das liebe Himmelslicht
Trüb durch gemalte Scheiben bricht!
Beschränkt mit diesem Bücherhauf,
den Würme nagen, Staub bedeckt,
Den bis ans hohe Gewölb hinauf
Ein angeraucht Papier umsteckt;
Mit Gläsern, Büchsen rings umstellt,
Mit Instrumenten vollgepfropft,
Urväter Hausrat drein gestopft –
Das ist deine Welt! das heißt eine Welt!

Zuwenden

FAUST: NACHT

Nun komm herab, kristallne reine Schale!
Hervor aus deinem alten Futterale,
An die ich viele Jahre nicht gedacht!

Du glänzest bei der Väter Freudenfeste,
Erheitertest die ernsten Gäste,
Wenn einer dich dem andern zugebracht. ...
Hier ist ein Saft, der eilig trunken macht;
Mit brauner Flut erfüllt er deine Höhle.
Den ich bereit, den ich wähle,
Der letzte Trunk sei nun, mit ganzer Seele,
Als festlich hoher Gruß, dem Morgen zugebracht!

Distanzieren

WAGNER: VOR DEM TOR

Mit Euch, Herr Doktor, zu spazieren
Ist ehrenvoll und ist Gewinn;
Doch würd ich nicht allein mich her verlieren,
Weil ich ein Feind von allem Rohen bin.
Das Fiedeln, Schreien, Kegelschieben
Ist mir ein gar verhasster Klang;
Sie toben wie vom bösen Geist getrieben
Und nennen's Freude, nennen's Gesang.

Bereichert durch die künstlerischen Beispiele folgt im Prozess das spielerische Erproben echter, problematischer Situationen der Klientel. In der Als-Ob-Situation entstehen neue Handlungsoptionen; typische Reaktionsmuster auf Gesteneindrücke lassen sich erkennen, bekräftigen oder in Frage stellen.

Zusammenfassung der Arbeitsschritte

- Nonverbales Verkörpern der Gesten durch Nachahmen und Vertiefen mit dem Ziel, diese möglichst klar und archetypisch in allen Körperzonen zu erfassen
- Spontanes Hinzufügen einer Äußerung zu jeder Geste zum Konkretisieren und Spielen
- Vorgegebene „Miniszenen" aus den sechs Gesten im Dialog und in der Gruppe spielen
- Eigene „Miniszenen" erfinden, aufschreiben und spielen
- Verhaltensalternativen durch Transformation der Antwort auf den gleichen Triggersatz durch alle sechs Möglichkeiten erproben, aufschreiben und spielen
- Das Modell an Literaturbeispielen vertiefen
- Mit dem Modell im Hintergrund Situationen aus dem Leben der Klientel im sicheren Als-Ob-Rahmen spielen, dabei eigene Muster erkennen und modifizieren lernen

Zielpublikum

Die sechs Gesten in Textbeispielen eignen sich zur spielerischen Anwendung in kleineren Gruppen von Erwachsenen, auch mit leichter Behinderung.

Bedingungen für Erfolg

Mit einer oder mehreren Vorgaben, wie in den Textbeispielen, einsteigen. Diese unbedingt gut beherrschen. Die Beispiele sollten einen Zusammenhang mit der Lebensrealität der Klientel haben. Am einfachsten gelingt der Einstieg über eine Demonstration zu zweit mit anschließendem Einbezug der Gruppe.

Rahmen geben und halten

Festlegen, ob die Gesten nur zum „Anwärmen" der Gruppe dienen (5-10 Minuten). In diesem Fall die Dialoge demonstrieren und die Gruppe macht mit. Wenn diese eigene Miniszenen entwickeln soll, muss man genügend Zeit einplanen. Immer kommunizieren wir den Beginn und das Ende einer Übung klar.

Umgang mit Widerstand und Kritik

Verschiedene Gestensequenzen bereithalten. Dranbleiben, die eigene Rolle und Absicht klar vertreten. Nicht überrumpelt zeigen, wenn die Zielgruppe weniger Spaß hat als ich selbst. Aber – Begeisterung überträgt sich. Wenn der Widerstand generell auftritt, sind Setting und Angebot grundsätzlich zu klären (Liegt das Bedürfnis der Person/Gruppe wo anders, richtet sich der Widerstand effektiv gegen mein Angebot oder ist er ein Ventil für allgemeine Unzufriedenheit?).

Rolle als Anbieterin oder Anbieter einer Methode

Ich bin als Moderatorin, Moderator einer Maßnahme für deren Vorbereitung, Durchführung und Auswertung verantwortlich. Wichtig ist, sich bewusst zu sein, wann und wo die Rolle und die Verantwortung beginnt und endet.

7. Kleine Polaritäten

Jede der sechs Gesten entfaltet sich agierend oder reagierend im Spannungsverhältnis zwischen innen und außen und unterliegt in beiden Fällen Einflüssen von außerhalb des Ichs. Wir sprechen von „Erlebnislandschaften", weil jede archetypische Geste ein großes Gebiet aus zahlreichen Gefühlen und inneren Bildern umfasst.

An den Rändern jeder Landschaft liegen Bereiche, die dem Zentrum der Person weniger nahestehen, aber sehr wirksame und dramatische Repräsentationen umfassen können. Das Ich versucht in der Regel, vereinseitigte Gebärdenbereiche zu integrieren und zum gesunden Gleichgewicht zurückzuführen.

Ist durch verschiedene Umstände das Zentrum im Verhältnis zu den wirksamen Kräften zu schwach, so besteht in jeder Gestenlandschaft die Gefahr, sich einseitig entweder nach außen oder nach innen zu entwickeln.

Im innerseelischen Raum ist das Ich nicht die einzige Wirksamkeit, die auf die Seele Einfluss nimmt. Körperliche Zustände und Empfindungen und vor allem Gedanken und Vorstellungen triggern sie laufend und erzeugen ein Kaleidoskop halbbewusster Gefühle, Antriebe und Hemmungen.

Zahlreiche Kulturen und Traditionen bezeichneten und bezeichnen innenweltliche Einflüsse auf die Psyche als Wesen, als Götter und Dämonen, als negative Einflüsterungen oder positive Inspirationen. Für uns ist in diesem Zusammenhang das Kräfteverhältnis solcher Einflüsse oder Einseitigkeiten zur eigenen Ich-Kompetenz relevant. Sobald Vorstellungen, Gefühle und Handlungsimpulse unabhängig und schwer beeinflussbar durch das Wachbewusstsein auftreten, sind sie zu verstehen, sinnvoll einzuordnen und handhabbar zu machen, um die Selbstkompetenz und Resilienz nicht zu gefährden. Solange dies möglich ist, bleibt das Spielfeld offen. Misslingt der Ausgleich über längere Zeit, so entsteht eine psychische Störung oder Krankheit. Entscheidend bleibt die Fähigkeit zur Selbststeuerung. Innere Zustände, welche die eine Person in psychiatrische Behandlung brächten, gelten Menschen mit großer Ich-Kompetenz und psychischer Resilienz als künstlerische Inspirationsquelle, wie zahlreiche Beispiele aus der bildenden und darstellenden Kunst belegen.[12] Möglicherweise geht die Neigung zur Entwicklung einer Psychose und die Fähigkeit, einen kreativen Beruf auszuüben, sogar auf die gleichen genetischen Wurzeln zurück, wie eine große nordische Forschungsarbeit nahelegt.[13]

Das vorliegende Konzept eignet sich zur Anwendung bei vorhandener Einsichtsfähigkeit und Selbststeuerung. Gelingt es durch klare, körperlich ausgeführte Gesten eindeutige Gefühle zu erzeugen und in ihrer Bandbreite zu erleben, so wirken diese orientierend und helfen, vereinseitigte Zustände körperlich darzustellen und zu modifizieren. Die Behandlung eigentlicher psychischer Störungen und Erkrankungen durch Therapeutische Sprachgestaltung erfolgt unter psychiatrischer Aufsicht, häufig im stationären Rahmen.

Im Folgenden beginnen wir jeweils mit den Vereinseitigungstendenzen einer Geste in Richtung Innen- und Außenwelt und setzen die Betrachtung fort bis in Gebiete, wo die verselbständigte Dominanz Krankheitswert erhält.

Die Einordnung psychischer Störungen und Krankheiten in das Modell ist exemplarisch zu verstehen. Zu deren genauerem Verständnis verweisen wir auf das aktuelle Diagnostische und Statistische Manual Psychischer Störungen (DSM-5-TR)[14], den ICD-10[15] (11) und die umfangreiche Fachliteratur. Ergänzend zur vorherrschenden, neurozentrischen Betrachtungsweise bietet beispielsweise Boris Krause eine spirituelle Sicht auf die Psychiatrie vom Gesichtspunkt des menschlichen Ichs an.[16]

In dieses Gebiet gehören die meisten absichtsvollen Berufshandlungen. Der Griff zu einem Werkzeug und dessen Bedienung, die Autofahrt oder der Gang zum Bäcker zielen auf Wirkung ab, sowohl auf mich als auch auf die Umgebung. Bewirkende Handlungen zeichnen sich oft durch Erlernbarkeit und größere oder geringere Effektivität aus. Sie bestimmen das mittlere Lebensalter, das oft von wirtschaftlichen Notwendigkeiten, handlungsfordernden eingespielten Abläufen des Alltags und des Berufs dominiert ist. Im hier gemeinten Sinne davon abzugrenzen sind suchende, wegwerfende, zuwendende oder distanzierende Handlungen (siehe dort).

Wie oben dargestellt, gehört zum Bewirken untrennbar sein polares Gegenstück, das Zentrieren. Solange es gelingt, aus dem Bewirken zurückzutreten, zu zentrieren, zu betrachten und zu beurteilen, ist das gesunde Gleichgewicht gewahrt und der Mensch leistungsfähig.

Störungen und Krankheiten im Sinne von Vereinseitigungen in diesem Gebiet betreffen Wollen und Handeln und besitzen oft großen Krankheitswert. Bewirkende Gesten können sowohl außen- wie auch innenmotiviert sein: einmal zeigen sie sich z.B. als Deuten auf Objekte, um geteilte Aufmerksamkeit mit anderen Personen zu erzeugen; andererseits sind Befehle oder Anweisungen innenmotiviert, wie der Befehl „Platz" an einen Hund oder die Gesten von Verkehrspolizisten, die eine Handlung auslösen sollen. In all diesen Fällen ist der Mensch mit sich und seiner Absicht kongruent.

Bezug zur Außenwelt (Phobie, PTBS)

Sobald die Stimulation von außen den inneren Raum der Person zu bedrängen beginnt, entsteht ein fließender Übergang zu phobischen Störungen (F40.-),[17] die eine dauernde und übermäßige Angst vor definierbaren Objekten (z.B. Arachnophobie) oder Situationen (z.B. Agoraphobie) bedeuten. Sie erlangt Krankheitswert, wenn die Furcht unrealistisch ist und im Missverhältnis zur tatsächlichen Gefahr steht und die Person von beabsichtigten Tätigkeiten abhält. Während Angstgefühle als Alarmsignal viele psychische Störungen begleiten, geht es hier um die Dominanz des Objektes oder der Situation in der Umwelt, die eine übermächtige Wirkung ausübt, die mich „bewirkt" statt umgekehrt. Der Rückgewinn eigener Wirksamkeit, vor allem durch übendes Nicht-Vermeiden, kann die Störung lindern oder beheben und die Person in die Mitte der Gestenlandschaft zurückbringen.

Therapeutische Sprachgestaltung behandelt phobische Störungen zunächst mit der polaren Geste des Zentrierens im weitesten Sinne. Beginnend mit Einsicht in die Krankheitsdynamik vom Gesichtspunkt des 3-P-Modells aus arbeitet sie mit Atem-Körper-Übungen[18] und der Polarität von Stoß- und Blaselauten (Plosiva und Frikative). Dramatische Texte und Gedichte helfen Betroffenen einerseits, ihr Ich-Gefühl im Körper zu verankern, wie durch die Übung „Mein Ich trägt mich" [→ Kapitel IV] und andererseits das Erlebnis von Selbstwirksamkeit bis hin zur Dominanz zu fördern, wozu sich Texte wie der „Prometheus" von Johann Wolfgang von Goethe eignen.

Steigert sich die Außenwirkung zur echten Bedrohung der Integrität oder Existenz der Person, so gräbt sie sich als traumatische Erfahrung ins Erleben ein. Obwohl die Mehrzahl aller Menschen im Leben eine traumatische Erfahrung durchmacht, gewinnen Betroffene die Selbstwirksamkeit in den meisten Fällen aus eigenen Ressourcen in Interaktion mit dem sozialen Umfeld zurück. Erlangen Menschen die Selbstwirksamkeit nicht zurück, so entstehen Reaktionen und Anpassungsstörungen (F43.-), die vorübergehend (Akute Belastungsreaktion) oder dauerhaft sein können (PTBS, Anpassungsstörungen).

Während die normale Reaktion auf Bedrohung als Flucht- oder Kampfverhalten die eigene Wirksamkeit aktiviert, erlischt diese, wenn man die Situation als übermächtig oder lebensbedrohend einschätzt. Die vollständige Handlungsunfähigkeit und Lähmung in diesem Stadium lässt sich im Sinne des 3-P-Modells als unfreiwilliges „Überzentrieren" deuten. Ein Mensch ist in diesem Zustand handlungs- und damit wirkungsunfähig, wie auch unfähig zu bewusstem Zentrieren. Die Gliedmaßentätigkeit erscheint ausgeschaltet, während Wahrnehmungen weiterhin erfolgen. Als Selbstschutz dissoziieren Betroffene häufig; sie spalten sich ab von der Gefahr, was in diesem Kontext als verlagerte Fluchtreaktion interpretierbar wäre.

Abhängig vom Grad der Traumatisierung und vorausgehenden Therapien nutzen wir die Möglichkeit, über Gesten Gefühle zu erzeugen, auch bei Personen mit traumatischen Erfahrungen. Oft eignen sich lautgeführte Atemübungen als Beginn einer Therapie, die, mit einfachen Gestenübungen ergänzt, den Bezug zum Körper erleichtern. Sobald aggressive Gefühle verfügbar sind, öffnet sich ein größeres Feld für laut- und textgestütztes Erleben. Im aggressiven Ausdruck liegt unmittelbare Wirksamkeit, die solcherart verletzter Klientel beispielsweise auch im Rollenspiel stufenweise die Integration der Erlebnisse erleichtert und das Vertrauen in die eigene Ich-Kompetenz zurückzugewinnen hilft [→ z. B. der Text „Mein Ich trägt mich" Kapitel IV]. Zum Wiedererlangen von Selbstwirksamkeit und -schutz tragen stabile Lebensumstände entscheidend bei.

Bezug zur Innenwelt (Schizophrene Psychose, Manie, Panikstörung, Zwang)

Während die bisher genannten Störungen sich auf eine Ich-fremde, übermächtige Wirkung der Außenwelt bezogen, treten Ich-ferne Wirksamkeiten auch von der Innenwelt her auf.

Besonders schwerwiegend sind Schizophrenie und andere schizotype und wahnhafte Störungen (F20 – F29), die wahrnehmungs-, gefühls- und handlungsverändernd, häufig schubweise auftreten und in der Regel eine dauerhafte Medikation erfordern. Die anthroposophische Medizin versteht die Symptome der Schizophrenie als irregulär im Bewusstsein auftauchende Wirksamkeiten des – normalerweise – vollständig unbewussten Ätherleibes, dessen Kräfte regulär in den inneren Organen und deren Funktionieren gebunden sind. Ist die gesunde, vollständige Trennung der Lebensprozesse des Körpers vom Bewusstsein beeinträchtigt, so taucht der Mensch unfreiwillig in die unlenkbare, machtvolle Welt dieser Lebenskräfte ein, die als Halluzinationen, Gedankenrasen, schwere Angst und Realitätsverlust das Bewusstsein invadiert.

Akute psychotische Zustände sind einer Behandlung durch Therapeutische Sprachgestaltung in der Regel nicht zugänglich und stellen eine Kontraindikation dar. In symptomarmen Phasen steht bei der Behandlung die bewusste Anbindung der Psyche an den Körper im Vordergrund. Besonders geeignet sind klingende Plosiva wie [m], [n], [d], begleitet durch Bewegungen, die sich mit der Schwerkraft auseinandersetzen und den Tastsinn aktivieren, wie auch einfache, Ich-orientierende Texte mit immer gleichen Gesten, oft unterstützt durch Hanteln, Gymnastikbänder oder Fußmanschetten.

Viel näher dem Ich, aber charakterisiert durch Beeinträchtigung der Zentrier- und Reflexionsfähigkeit, sind manische Zustände (F30.-). Die Selbstwirksamkeit erscheint bei Betroffenen übermäßig gesteigert. Sie benötigen wenig Schlaf und entfalten übermäßige Aktivität, der die Besonnenheit mangelt oder fehlt. So enden manische Phasen leicht in Erschöpfung oder Depression, wie bei der bipolaren Störung (F31.-). Personen in manischen Phasen beenden häufig die Therapie und zeigen wenig Störungsbewusstsein. In hypomanen Phasen sind Betroffene einer künstlerischen Therapie oft zugänglich und dankbar für die Gestaltung des Selbsterlebens im künstlerischen Ausdruck. Sie benötigen genügend Gestaltungsfreiraum und erschaffen oft in kurzer Zeit erstaunliche Werke, an denen sich die Intensität der Manie in zunehmender Flüchtigkeit bei gesteigerter Produktivität zeigt. Geformtes Sprechen ist therapeutisch günstig, wenn es nicht abgelehnt wird, wie auch die Ausarbeitung eines Textes oder Dialogs. Hier spielen Reflexion und Feedback eine zentrale Rolle. Verstärkendes Eingehen auf Ideen und Bedürfnisse der Klientel ist ebenso wichtig wie begleitende Distanz, die vor allem in gefestigten therapeutischen Beziehungen akzeptiert wird.

Ebenfalls aus dem Inneren, aber teilweise auch von außen getriggert, treten Panikstörungen (F41.0) auf, die ihre Träger unvorhergesehen überraschen, massiv das Leben und das Bewusstsein besetzen und nicht auf spezifische Situationen beschränkt sind. Betroffene geraten in einen Teufelskreis aus angstauslösenden körperlichen Symptomen ohne medizinische Ursache wie Herzrasen, Hyperventilation, Schweißausbrüche, die als bedrohliche Störung erscheinen und bereits Angstgefühle erzeugen. Solche Gefühle verstärken die genannten Symptome, was schlussendlich in Panik und Todesangst endet. Das schreckliche Erlebnis gräbt sich der Erinnerung ein und verstärkt die Wahrscheinlichkeit wiederholten Auftretens in ähnlichen Situationen. In gravierenden Fällen lösen sich die Panikattacken vollständig von äußeren Triggern und treten jederzeit unerwartet auf.

Therapeutische Sprachgestaltung verstärkt gesundes Re-Zentrieren durch Einsicht in den psychosomatischen Anteil der Störung; durch Atemvertiefung und -beherrschung mit kraftvoller Stimmentfaltung wie in der Übung „*Erfüllung geht*“ [→ Kapitel IV] sowie durch die gestenverstärkte Anwendung von Silben und Texten mit Stoßlauten (Plosiva) und intensive Selbstberührung. Ergänzend eignen sich Übungen aus dem Fünfkampf, die das Ich stärker an den Körper in Beziehung zur Außenwelt anbinden.

Eine weitere Gruppe verselbständigter Wirksamkeiten aus dem Inneren, oft quälend und kaum zu unterdrücken, sind wiederkehrende Zwangsgedanken und/oder -handlungen (F42.-). Sie besitzen große Macht, allerdings sind Problembewusstsein und Ich-Distanz zur Störung meistens vorhanden.

Wichtig für Betroffene ist, die Problematik zu verstehen und so weit wie möglich handhabbar zu machen, was eine kognitive Verhaltenstherapie unterstützt. Die Behandlung durch Therapeutische Sprachgestaltung beginnt mit dem Verständnis der Störung gemäß dem 3-P-Modell. Weitere Behandlungsmodalitäten mit verstärktem Erleben der Selbstwirksamkeit stehen – ähnlich wie bei der Panikstörung – im Zentrum.

7.2 Zentrieren

Beim gesunden Menschen folgt auf längere bewirkende Aktivität immer das Bedürfnis nach Zentrierung auf körperlicher, psychischer und geistiger Ebene. Selbstberührende Gesten in ihrer großen Vielfalt unterstützen den Prozess auf allen Ebenen. Auch im Feld des Zentrierens befindet sich der Mensch im Spannungsfeld zwischen Ich-fremden Kräften von außen und innen. Am einfachsten lässt sich der Weg solcher Einflüsse durch das Praktizieren extremer zentrierender Gesten verfolgen. Sobald das „An-Sich-Halten" eine bestimmte Spannung überschreitet, wird es unbehaglich: Befürchtungen steigen auf und unbestimmte Ängste. Solcher bewusste Nachvollzug öffnet das Tor zum inneren Verständnis der verselbständigten Dynamik. Manche Krankheitsbilder, wie beispielsweise die bipolare Störung, betreffen, je nach Phase, beide Pole zwischen Bewirken und Zentrieren. Die 3-P-Therapie bezweckt zunächst den Rückgewinn von Gleichgewicht und Ich-Präsenz in der Gestenlandschaft des Zentrierens und als nächsten Schritt den Erwerb neuer Wirksamkeiten im Gegenpol.

Bezug zur Außenwelt (Angststörung, Depression)

Im Unterschied zur Phobie, die sich auf bestimmte Gegenstände oder Situationen bezieht, erleben Menschen mit generalisierter Angststörung (F41.1) die Umwelt, ihre Mitmenschen oder beides ganz allgemein als bedrohlich. Die eigene Person erscheint unterlegen, obwohl viele Betroffene von außen gesehen in guten Umständen leben und sich in der Regel darüber auch im Klaren sind. Zentrales Symptom sind wiederkehrende Befürchtungen und angsterzeugende Vorstellungen, die zu ersetzen zunächst unmöglich ist, und deren Inhalt und Ausmaß in keinem realen Verhältnis zum auslösenden Gegenstand steht.

Aus Sicht der anthroposophischen Medizin ist das zentrale Problem ein „Denken ohne Willen", insofern sich das Vorstellungsleben verselbständigt und der Herrschaft des Ichs entglitten ist. Daraus ergibt sich die Notwendigkeit, willentlich und regelmäßig die automatisierten Gedankengänge durch konstruktive Vorstellungen zu ersetzen und über körperbezogene, emotionale Interventionen das Ich-Erleben zu festigen.

In einem Vortrag vor Arbeitern am 18. Juli 1923 ordnete Rudolf Steiner die Angst bildhaft als dislozierte, an sich positive Wirksamkeit ein.[19] Im Körper, am meisten in den Knochen, sei die Angst vollständig unbewusst gebunden und gebe dort Struktur und Festigkeit. Wenn diese Kraft als Angst im Bewusstsein auftauche, habe sie sich teilweise aus den körperlichen Strukturen gelöst, mit negativen Folgen für deren Festigkeit. Darauf weisen auch die psychosomatischen Symptome wie Harndrang, Durchfall und Schwitzen mit unfreiwilligem, vermehrtem Ausscheiden von Körperflüssigkeiten hin.

Tabelle 3 zeigt Repräsentationen des Phänomens „Angst" auf den Ebenen der vier Wesensglieder. Angst ist immer als Reaktion auf eine Ursache auf der Ich-Ebene aufzufassen und ursächlich nur dort zu therapieren. Maßnahmen auf Symptomebene (Medikamente usw.) sind im Akutfall hilfreich, lösen aber das Problem nicht. Nur die vollständige Erkenntnis der fremden Absicht oder des bedrohlichen Ereignisses, die meinen Absichten und meinem Lebenswillen entgegenstehen, nimmt den Bedrohungscharakter des Unbekannten und aktiviert selbstwirksame Handlungen. Angst bezieht sich immer auf Erlebnisse oder Ereignisse in der Zukunft und lähmt die Gegenwart. Je intensiver wir präsent sind, desto wahrscheinlicher fassen wir die Angst als wichtigen Hinweis und Aufforderung zum Handeln auf.

Aus diesem Grunde ist beispielsweise Angst vor Schmerzen selbstverständlich und verbreitet, tritt aber im bewusstseinsbesetzenden Schmerzerlebnis selbst stark zurück. „*Wenn wir aufwachen, verschwindet die Angst.*“[20] Diese Aussage des Philosophen Wolf-Ulrich Klünker verweist auf den Appell in der Angst, aufzuwachen, ihren verdeckenden Charakter zu erkennen und von der Erscheinungs- und Symtomebene zur Ursache auf Ich-Ebene voranzuschreiten.

In der Anthroposophie sind seit über 100 Jahren Techniken beschrieben, die auf willensgeleitetes Denken und Willensbeherrschung durch Handlungsentschlüsse in die Zukunft zielen[21] und ent-ängstigend wirken.

Therapeutische Sprachgestaltung behandelt Angststörungen, nach einem initialen Bewusstmachen der Ursachen, mit Zentrierungsübungen wie „*Ich bin Ich in mir*“ [→ Kapitel IV] mit der Zunge am LNDT-Punkt; am Rückgewinn gesunder Wirksamkeit über Geste und Stimme, die hier eine zentrale Ressource darstellt und mit atemweitenden, -vertiefenden und -rhythmisierenden Übungen. Solche Interventionen helfen, die Atmung erneut im Energiezentrum des Körpers im kleinen Becken zu verankern, verbinden sie mit dem Umraum als Kraftquelle und helfen, das gesunde Verhältnis zwischen Atem- und Pulsrhythmus wiederherzustellen.

Weitere, hier nicht zu besprechenden Therapieansätze betreffen die medikamentöse Behandlung und die kognitive Verhaltenstherapie. In neuerer Zeit entstanden Methoden, die mit aktivem, wiederholtem Bilden neuer Vorstellungen über sich selbst arbeiten, und ebenfalls selbstwirksames Denken nutzen. Für Betroffene mit genügend Selbstkompetenz zum konsequenten Durchführen der Übungen bieten solche Techniken[22] eine Alternative, auch wenn deren wissenschaftlicher Evidenznachweis noch aussteht.

Ebene	Ursache, Erscheinung, Dynamik und Symptome	Mittel der Therapeutischen Sprachgestaltung
Ich *Ursache*	Absichten der Wesen Menschen ↔ Ich Außenwelt ↔ Ich	Verständnis und Wissen der Absichten im Umfeld fokussieren auf die eigenen Intentionen und nehmen der Angst ihre Ursache. **Resultat:** Erkenntnis der Funktion der Angst und der Stärkeverhältnisse erzeugt Mut zum Handeln
Astralleib *Erscheinung*	Angst, Furcht, Panik, Phobie Teufelskreis	Erfahrung eigener Stärke an Stelle der Aggression und Re-Zentierung des Ichs in der Seele mit 3-P-Therapie und weiteren Wirkprinzipien **Resultat:** gut polarisierter, belastungsfähiger, entängstiger Astralleib
Ätherleib *Dynamik*	Beschleunigung oder Verlangsamung, Arrythmie	Rhythmisierung des Atems mit Hexametern, kleinen Atemübungen und durch bewusste Artikulation **Resultat:** Verstärkte kardiorespiratorische Interaktion, koordiniert mit weiteren Körperrhythmen
Physischer Leib *Symptom*	Formverlust, Schwäche	Verstärkte Artikulation, insbesondere der Zungen-Stoßlaute, Begleitung mit intensiver Fuß- und Beinarbeit mit Gewichten als Hilfsmittel **Resultat:** Formkraft und lautgeführtes Muskelbewusstsein bilden die Grundlage des Mutes

Tabelle 3: Vier Ebenen der Entstehung und Behandlung von Angstsymptomen

Wenn die Seele auf ihrem Weg in den Körper (besonders am Morgen) durch Hindernisse im feineren Funktionieren der Organe im Leib gefangen bleibt, entstehen gemäß dem anthroposophischen Menschenbild unter Umständen depressive Episoden (F32.-). Sie zeigen sich in gedrückter Stimmung, in Interessenverlust und Verminderung des Antriebs, in erhöhter Ermüdbarkeit und Aktivitätseinschränkungen.[23] Bei unipolaren depressiven Störungen finden sich keine Phasen gehobener, euphorischer oder gereizter Stimmung, die für bipolaren Störungen mit Manie, Hypomanie oder Zyklothymie typisch sind.[24] Die beschriebene menschenkundliche Signatur dieser Störung passt in der aktuellen Klassifizierung besonders zur Depression mit somatischem Syndrom einschließlich Appetit-, Gewichts- und Libidoverlust.

Depressive Störungen sind häufig mit Angst verbunden und treten sowohl zyklisch rezidivierend als auch als isolierte Episoden auf [zur manischen Phase bei einer bipolaren Störung → auch den vorangehenden Abschnitt 7.1].[25]

In depressiven Episoden zeigt die Klientel fast immer einen Mangel an Selbstwahrnehmung durch die unteren Sinne, Tast-, Lebens- und Bewegungssinn und muskulär in den Extremitäten. Oft sind für Betroffene bedeutungstragende Armgesten viel schwieriger durchzuführen als Bewegungen mit den Beinen, wie rhythmisches Schreiten oder andere Bein- und Fußbewegungen in Begleitung des Sprechens.

Die Therapie nach dem 3-P-Modell beginnt mit ausgleichenden Maßnahmen innerhalb der kleinen Polarität. Fußbegleitete Silbenübungen ohne Sinngehalt unter Betonung der Stoßlaute (Plosive), je nachdem auch im Sitzen, leiten die Therapie ein, die mit rhythmischem Schreiten, z.B. der Übung „*Mo-Le-Le*“ [→ Kapitel IV] und Atemübungen weitergeführt wird. Zu Beginn einer Therapie ist auch rezeptive Therapeutische Sprachgestaltung mit Hexametern oder der Evolutionsreihe [→ Kapitel IV] möglich. Bei steigendem Interesse und größerer Schwingungsfähigkeit erweitert sich die Auswahl auf angepasste künstlerische Texte, immer begleitet mit Geste und Bewegung. Ziel der Therapie ist der Rückgewinn selbstbestimmter Bewirkfähigkeit in der großen Polarität. Eine in dieser Phase auftauchende Aggressivität zeigt die Rückkehr selbstbestimmter Impulse an und lässt sich mit großem Gewinn als künstlerischer Ausdruck in das sprachliche und gestische Gestaltungsrepertoire integrieren.

Die Begleitung einer bipolaren Störung richtet sich nach der Phase und zielt, gemeinsam mit therapeutischen Maßnahmen wie der Metallfarblichttherapie,[26] auf zunehmende Selbstwirksamkeit und damit die Handhabbarkeit der psychischen Dynamik durch das Ich ab. Suizidalität und stärkere Medikation sind erschwerende Faktoren in der Behandlung depressiver Störungen durch Therapeutische Sprachgestaltung.

Bezug zur Innenwelt (Persönlichkeitsstörung)

Dieses Randgebiet des Zentrierens ist gekennzeichnet durch eine Tendenz zur unangepassten „Überzentrierung“, mit anderen Worten zur Selbstbezogenheit, aber ohne eigentliche Zuwendung zu sich selbst als Ich-Wesen und den eigenen psychisch-geistigen Bedürfnissen. Den Betroffenen fehlt häufig jedes Problembewusstsein, weshalb sie selten therapeutische Angebote aufsuchen. Der starke Bezug zum Körper verstärkt das Isolationsgefühl, das nur durch Weltorientierung zu mildern wäre.

In dieses Gebiet gehört die paranoide (F60.0), die schizoide (F60.1) und die dissoziale Persönlichkeitsstörung (F60.2). In der Sprache vermitteln die Konsonanten unseren Weltbezug, was sich zur Behandlung solcher „Gefangenschaft im eigenen Inneren“ durch Therapeutische Sprachgestaltung nutzen lässt. Konkrete Erlebnisse an lautmalenden, gestenbegleiteten Onomatopoetika sind möglich, wenn die Person sich auf eine Therapie einlässt.

7.3 Suchen

Das Grundbedürfnis nach Veränderung eines Zustands führt ins Suchen. Erreichtes und Erfüllung beenden es für eine gewisse Zeit. Bezogen auf Schlaf, Nahrung, Schutz und Fortpflanzung teilen Menschen diese Bedürfnisse mit der Tierwelt und geraten in Konflikt bei identischen Zielressourcen oder wenn das Begehren des einen die Existenz des anderen aufhebt. Der Anlass einer Suchbewegung kann außen oder innen liegen. In beiden Fällen treten in den Randbereichen Phänomene mit Störungs- oder Krankheitswert auf.

Bezug zur Außenwelt (Abhängigkeit)

Solange die Befriedigung eines Grundbedürfnisses das Suchen stillt, verläuft die Dynamik gemäß dem anthroposophischen Menschenbild im Grenzgebiet zwischen dem Lebensleib (Ätherleib) und den körpernahen Seelenbereichen (Empfindungsleib-Empfindungsseele). Ihre Schwingung ist lebensnotwendig, -fördernd und -erhaltend. Nur beim Menschen steigert sich die Befriedigung zum Genuss, dessen Wiederholung das Ich durch Begierde anstrebt. Genuss führt zu einer temporären Steigerung des Selbsterlebens, das möglicherweise als grundlegende Selbstachtung (noch) nicht vorliegt. Vor dem Hintergrund eines solchen Mangels entwickelt sich die Sucht als Schaukel zwischen Begierde und Befriedigung, die in immer größere Extreme führt, die Selbstachtung schädigt und den Körper schlussendlich zerstört. Schon Johann Wolfgang von Goethe ließ seinen „Faust“ verzweifelt äußern: *„So tauml' ich von Begierde zu Genuß, / Und im Genuß verschmacht' ich nach Begierde.“*[27]

Hier ist eine nicht-stoffgebundene Sucht auf den Punkt gebracht. Der innere Zwang zum Aufsuchen der reizvollen Nähe der Geliebten (Gretchen) verlangt nach immer mehr Befriedigung, die nur über immer größeres Begehren zu erreichen ist – ein Teufelskreis. In der Tat personifizierte Goethe diesen Seelenteil des Faust in der Gestalt des unentbehrlichen Widersachers Mephistopheles: *„Er facht in meiner Brust ein wildes Feuer / nach jenem schönen Bild geschäftig an.“*[28] Bekanntlich lässt das Drama die Handlung später im schuldhaft verursachten Tod der Geliebten kulminieren, die unweigerlich auch zum Ende des Protagonisten geführt hätte – wenn nicht eine menschenkundlich tiefsinnige Wandlung die Handlung in den zweiten Teil der Tragödie führen würde. Die Wende gelingt im Laufe der Nacht. Goethe lässt die Welt des Lebens in Gestalt von Elfen auftreten, denen Schuld und Sühne unbekannt sind, die jeden Schläfer heilen. Vier bildhaft geschilderte Stufen der nächtlichen Erholung wecken Vertrauen in die Selbstheilungskräfte als Urbilder einer Genesung durch die Natur. Ihre Elemente: Ruhe – Vergessen – Vertrauen – Verstehen – Ergreifen bilden auch heute noch Grundbausteine und -ziele der Therapie.

Im Sinne der anthroposophischen Medizin führt jede Sucht zu einer Übersteigerung der Polaritäten von Leere und Chaos (Überfülle) im Empfindungsleib. Die Begierde nimmt Triebcharakter an und steht in Verbindung zur Außenwelt in Form von Substanzen oder nicht-stofflichen Reizen, die Rausch und nachfolgend Leere erzeugen. Bei starker Sucht lockert sich der Ätherleib in Organen wie Niere und Leber. Deren Bildekräfte führen im Bewusstsein zu gesteigerter Lebendigkeit und Intensität der Wahrnehmungen. Die Seele tritt, wie bei der Psychose, zeitweilig aus dem Leib heraus.

Aus fachlicher Sicht ist Sucht eine mit Begriffen wie Missbrauch oder Abhängigkeit zu beschreibende Krankheit. Alle psychischen und Verhaltensstörungen durch psychotrope Substanzen (F10-F19)[29] gehören in dieses Gebiet wie auch, von der Dynamik her, die stoffungebundenen Abhängigkeiten, die der ICD-10[30] unter F63 als „Abnorme Gewohnheit und Störung der Impulskontrolle" erfasst.

Die von Suchen und Wegwerfen dominierte Dynamik des Jugendalters führt ihrer Natur nach später zum Bewirken und Zentrieren, die ein stabiles Ich-Erleben begünstigen. Daraus ergeben sich die großen Linien der Therapie im 3-P-Konzept. Die dramatische Gestaltung von Krisen und Lösungen ermöglicht eine Als-Ob-Erfahrung des Suchens und Wegwerfens ohne Körperschädigung im Rahmen einer Gruppe mit Ich-stärkenden Herausforderungen und erfüllenden Erfahrungen des Gelingens in der Aufführung vor Publikum.

Regelmäßig wiederholte Atem- und Stimmübungen unterstützen das Erlebnis von Selbstwirksamkeit, während die Arbeit an selbstverfassten oder vorhandenen künstlerischen Texten über längere Zeit weiter am untergrabenen Selbstwert baut. Oft ist die gezielte, aktive, nach außen gerichtete Therapiearbeit zunächst geeigneter als Reflexion und Zentrieren, weil sie die von sich wegführende Dynamik der Abhängigkeit aufgreifen und in bewirkendes Gestalten umwandeln kann.

Bei Substanzen wie Nikotin gehört zum Langzeiteffekt erschwerend die feste Überzeugung Betroffener, das Suchtverhalten selbst zu wollen: „Ich möchte rauchen und könnte jederzeit aufhören." Erst wenn dieser Gedanke als Illusion erkannt ist, sind Verhaltensänderungen erfolgversprechend, falls nicht die Angst vor schweren Folgeerkrankungen die Motivation unterstützt.

Bezug zur Innenwelt (Persönlichkeitsstörung)

In dieses Gebiet ordnen wir manche Persönlichkeitsstörungen aus dem Cluster B[31] ein, die sich in einem dramatischen, emotionalen und launischen Charakter äußern. Je nach Ausprägung überwiegt im Hintergrund die Such- oder die Wegwerfbewegung, beziehungsweise kippt das Verhalten zwischen beiden Extremen hin und her wie bei der emotional instabilen Persönlichkeitsstörung vom Borderline-Typus (F60.31).

Persönlichkeitsstörungen sind zwar häufig (>12% der Bevölkerung)[32], bleiben aber oft unerkannt und die Betroffenen suchen, je nach Eigenart des zugehörigen Clusters, auch selten therapeutische Angebote auf.

Verschiedene Suchbewegungen zeigt die histrionische Persönlichkeitsstörung (F60.4). Sie äußert sich, gemäß ICD-10, in oberflächlicher und labiler Affektivität, Dramatisierung, einem theatralischen, übertriebenen Ausdruck von Gefühlen, Suggestibilität, Egozentrik, Genusssucht, Mangel an Rücksichtnahme, erhöhter Kränkbarkeit und einem dauernden Verlangen nach Anerkennung, äußeren Reizen und Aufmerksamkeit.[33]

Vom Gesichtspunkt der 3-P-Methode ähnelt die emotional instabile Persönlichkeitsstörung vom impulsiven Typus (F60.30) der histrionischen Störung mit der Tendenz, Impulse ohne Berücksichtigung von Konsequenzen auszuagieren sowie launenhaften Stimmungen. Sie zeigt eine Neigung zu emotionalen Ausbrüchen bei Unfähigkeit, ihr Impulsverhalten zu kontrollieren, was zu Streitsucht und häufigen Konflikten mit anderen führt, insbesondere wenn impulsive Handlungen durchkreuzt oder behindert werden.[34]

Auch diese Merkmale verweisen auf eine unreife, im Selbstfindungsprozess noch in der Suchphase befindliche Persönlichkeit, die den Schritt zum Selbsterleben durch Bewirken und Zentrieren nicht vollziehen konnte. Menschen mit solchen Störungsbildern sind oft künstlerisch begabt und schätzen die Möglichkeit zum Selbstausdruck, weshalb dramatherapeutische Interventionen und Textarbeit gut geeignet sind. Ein strukturiertes Modell wie 3-P, das auf spielerische Art Einsicht in die psychische Dynamik vermittelt, kommt der häufig auf kognitive Zugänge schlecht ansprechende Klientel entgegen. In den Texten sind Inhalte mit polaren, heftigen Emotionen geeignet, wenn sie durch regelmäßige Bearbeitung in einen Übungsprozess münden, der Kontinuität und Ich-Präsenz fördert und fordert. Erschwerend ist der oft vorhandene Widerstand gegen Wiederholung und Konfrontation, der leicht zu Therapieabbrüchen führt. In der Stimm- und Artikulationsarbeit ist es günstig, verbale Korrekturen an Stelle des Modells zu verwenden und genügend Freiraum für eigene Interpretationen zu lassen, ohne den Betroffenen die Führung des Prozesses und die Wahl der Mittel ganz zu überlassen. Nur aus verständnisvoller, klarer Kommunikation und befundgeleiteten Interventionen baut sich eine tragende therapeutische Beziehung auf, in deren Rahmen die orientierungssuchende Persönlichkeit reifen kann.

Verdeckter und anfänglich oft nicht offensichtlich sind narzisstische Persönlichkeitsstörungen (F60.8). Betroffene erscheinen übermäßig von sich selbst überzeugt, überhöhen eigene Leistungen, verlangen nach Bewunderung und Anerkennung und stellen hohe Ansprüche an andere. Sie können neidisch und arrogant sein, haben Schwierigkeiten, sich einzufühlen und nutzen Beziehungen zum Erreichen eigener Ziele. Auch hier kippt vermeintliche Zuwendung ungefiltert und ohne jede Rücksicht in wegwerfende Ablehnung. Komorbiditäten wie Depression, Essstörungen und Suchtverhalten sind häufig. Auch bei dieser Reifestörung liegt die eigentliche Ursache in einem defizitären Selbstbild, an dessen schrittweisem Aufbau zu arbeiten ist, falls die Betroffenen überhaupt in eine Therapie einwilligen. Zu den Schwierigkeiten in der Therapeutischen Sprachgestaltung gehört neben Therapieabbrüchen die Zögerlichkeit solcher Menschen, sich in Frage zu stellen und in einen erkenntnisgeleiteten Lernprozess mit dem 3-P-Modell einzusteigen. Bricht das überhöhte Selbstbild zusammen, so dominieren wegwerfende Gesten und Haltungen das Geschehen.

Sobald das Suchen über längere Zeit anhält oder stark ausgeprägt ist, fordert es durch seine innere Natur die polare Geste des Wegwerfens. Im Extrem führt diese Seelenlandschaft den Menschen in Bereiche, die den eigenen Tod oder jenen von Menschen im Umfeld zur Folge haben. Tritt die Geste rein für sich, ohne bewirkenden Anteil auf, so bezeichnet die Rechtsprechung einen solchen Fall als Totschlag, der im Rahmen einer seelischen Belastung oder einer heftigen Gemütsbewegung als „nach den Umständen entschuldbar" gilt.[35] Wird der Tod einer anderen Person durch bewusste Planung herbeigeführt (Mord), so tritt gemäß dem 3-P-Modell die bewirkende Geste hinzu.

Beim Einordnen von Störungen in diesen Bereich zeigen sich breite Überschneidungen mit der suchenden Geste. Viele der dort aufgeführten Störungen führen, neben dem dominierenden Suchen, phasenweise zu heftigen Äußerungen des Wegwerfens bei Aggressionen und Ausbrüchen. Insbesondere Persönlichkeitsstörungen vom Borderline-Typus (F60.31) führen zu einem ständigen, heftigen Wechselbad zwischen Zuständen intensiven Suchens und verzweifelten Wegschleuderns.

Bezug zur Außenwelt (Dissoziation, Abwehr, Essstörungen)

Dissoziative Störungen (F44.-) treten meist in Folge traumatisierender Einwirkungen der Umgebung auf, die hier als Wegwerfbewegungen von außen gegen das Opfer verstanden werden. Durch die Übermacht der körperlichen und/oder seelischen antipathischen Einwirkung flüchtet das Ich temporär aus der Situation und lebt die Wegwerfgeste in Bezug auf die eigene, erlebende Person aus. Sie verlässt sich selbst, dissoziiert, wirft einen Teil von sich weg. Die resultierende Spaltung der Persönlichkeit äußert sich in Bewegungsstörungen (im Erscheinungsbild neurologischen Störungen ähnlich, aber ohne organische Ursache), in Gedächtnisverlust, Amnesie, Trance, Krampfanfällen, Sensibilitätsstörungen und weiteren Symptomen. Dissoziation tritt häufig vorübergehend im Rahmen einer Traumabehandlung auf, wenn die therapeutische Konfrontation zu stark erscheint.

Die Behandlung im Rahmen des 3-P-Konzeptes arbeitet mit verstärktem Zentrieren durch Selbstberührung während der Artikulation, möglicherweise unter Einbezug von Gewichtsmanschetten usw., und ähnelt dem Behandlungskonzept bei der posttraumatischen Belastungsstörung durch Einbezug rhythmischer und inhaltlicher Elemente.

Im gleichen Feld liegen alle nach außen gerichteten Abwehrmechanismen mit Angst als Hintergrund, insbesondere die Verleugnung unbequemer und störender Beobachtungen, Erfahrungen, Tatsachen und Probleme. Indem ich diese aus meinem Bewusstsein „wegwerfe", meine ich, sie ungeschehen oder inexistent zu machen. Weitere Möglichkeiten sind die Verschiebung problematischer Gefühle auf weniger bedrohliche Personen und die Projektion eigener Emotionen auf Andere.

Weitere, hier nur beispielhaft zu erwähnende neurotische Wegwerfgesten sind Entwertung der Leistungen anderer und innere Spaltung, bei der die Welt in Schwarz und Weiß, Gut und Böse unterteilt wird. Betroffene empfinden Situationen und Personen verzerrt entweder als zu positiv oder zu negativ, können keine Kompromisse schließen und kaum lebensfähige Beziehungen aufbauen. Häufig ist zudem die gegen innere Impulse gerichtete Abwehr (siehe unten).

Aber auch die Umgebung kann Ansichten, Verhaltensweisen und mehr ins Vorstellungsleben eines Menschen von außen „hineinwerfen" (vor allem in der Kindheit), welche die Psychoanalyse als „Introjekte" bezeichnet. Hier ist die Einordung zwischen Wegwerfen oder Bewirken teilweise nicht einfach, aber unter Umständen an der primären Reaktion abzulesen. Löst das Introjekt innere Suchbewegungen aus, so empfanden es die Betroffenen eher als „Hineinwurf"; regt es an zu zentrierter Betrachtung, so steht oft eine bewirkende Absicht dahinter.

Introjekte als übernommene, unreflektierte Vorschriften, Normen und Bräuche bestimmen das Leben vieler Menschen und sind nur störend, wenn das autonomiesuchende Ich dagegen zu kämpfen beginnt.
Glaubenssätze hindern zwar viele Menschen an vollständiger Selbstentfaltung; ein Urteil darüber steht Außenstehenden unseres Erachtens aber nicht zu. Gemäß dieser Betrachtungsweise wäre auch die Muttersprache ein Introjekt, dessen Qualitäten, Besonderheiten und Einschränkungen sich der Mensch im Laufe seiner Bildungs- und Selbstreflexionsarbeit „zu eigen" machen muss, um nicht ihren bestimmenden Gesetzmäßigkeiten zu unterliegen. Sprach-Gestaltung ist ein fruchtbarer Weg der Neuaneignung dieses Introjekts und geeignet, die Ich-Autonomie gegenüber muttersprachlichen Gewohnheiten zu stärken; Muttersprache wandelt sich in Ich-Sprache [→ Abschnitt 2.2.1 Ausdruck der Wesensglieder in Sprache und Sprechen].

Abwehr gehört zum normalen Verhalten. Störungswert erhält sie, wenn das erfolgreiche Bewirken und Zentrieren im beruflichen und privaten Handeln und das soziale Leben beeinträchtigt werden. Zur Therapie und Selbstbehandlung besonders geeignet ist die Gestenpolarität des Zuwendens und Distanzierens gegenüber der eigenen Person, die innere Stabilität und mutige Hinwendung zur Realität fördert. Abwehr kann auch im Gebiet des Distanzierens (siehe dort) auftreten, allerdings ist der innere Vorgang anders. Im Unterschied zur hier gemeinten Abwehr im klassischen Sinne als Bemühung, Unerwünschtes aus dem Bewusstsein zu entfernen, versucht eine übermäßig distanzierende Person nur, die Intensität des Einflusses, der anerkannt wird, auf ein erträgliches Maß zu reduzieren.

Eine andere Form gestörten Kontaktes nach außen sind die Essstörungen Anorexia nervosa (F50.0-) und Bulimia nervosa (F50.2). Selbstentwertende Gedanken und Befürchtungen, den eigenen Körper betreffend, lösen eine „wegwerfende" Dynamik sowohl der Nahrung gegenüber im Erbrechen als auch dem eigenen Körper gegenüber durch Selbstschädigung aus. Im Gegensatz zur Suche in der Sucht dominiert Ablehnung das Seelenleben, die aber nur die eine Seite der großen Polarität darstellt und insofern durch ihre eigene Natur immer zu Suchbewegungen führen muss. Oft sind Verzweiflung und hilflose Überzeugungsversuche als polare Gesten in das Umfeld der Betroffenen verlagert.

Beide Störungen betreffen massiv den Körper und die Therapeutische Sprachgestaltung behandelt sie unter intensivem Einbezug desselben. Atem- und Artikulationsübungen mit Sprache generieren ein differenziertes Widerstandserlebnis in verschiedenen Regionen des Körpers und unterstützen Betroffene, wieder einen realen Bezug zum Leib zu gewinnen. Dramatische Texte und Rollenspiele helfen, ihr Verhältnis zu anderen Menschen neu zu erleben, in Resonanz zu gehen und deren – realistischeres – Bild von der eigenen Person korrigierend ins Selbstbild zu integrieren. Häufig sind „bewirkende" Maßnahmen im medizinisch-psychiatrischen Behandlungskonzept notwendig, um die Betroffenen aus der Gefangenschaft in Wegwerfen und Suchen herauszulösen und den Weg in das notwendige Zentrieren zu unterstützen.

Bezug zur Innenwelt (Abwehr)

Während uns die wegwerfende Geste als gesunde und notwendige Ressource Freiheit ermöglicht, die Trennung von unerwünschten Verstrickungen, Prägungen, Situationen und Personen, so wird sie, dem Ich entglitten, zur Gefahr für die eigene Person und für andere. In Bezug auf die Innenwelt ausgeübt, führt sie zu den in der Tiefenpsychologie erforschten Abwehrmechanismen gegen Impulse von innen. Dazu gehört die Verdrängung unliebsamer oder als ungehörig empfundener Impulse, deren Existenz man nicht anerkennen möchte und versucht, diese „wegzuwerfen", ohne dabei den Konflikt zu lösen. Mit den Werkzeugen des Suchens und Wegwerfens ist keine Integration ins Selbstbild möglich. Erst die große Polarität von Zuwenden und Distanzieren vermag solche Impulse annehmend zu verwandeln (Zuwenden) oder erkennend einzuordnen (Distanzieren).

Zu den Abwehrmechanismen zählt auch die Wendung gegen sich selbst, bei der entwertende Gefühle – wie Wut, Hass oder Vernichtungswünsche – gegenüber anderen an der eigenen Person ausgelebt werden. Attacken auf den eigenen Körper und die Seele führen zu Schmerzen, die im günstigen Fall das zentrierende Ich auf den Plan rufen, aber auch zur Zerstörung bis zum Suizid führen können.

Schon Pestalozzi (1746-1827) erkannte als wichtigstes Erziehungsziel die Selbstachtung.[36] Sie allein befähigt, im Zentrum zu stehen und die verschiedenen Gesten zu integrieren und zu nutzen. Ein Mangel spielt bei den hier genannten Störungen und Mechanismen eine große Rolle. Ihr oft nur zeitweiliges Fehlen kann den Blick eines Menschen so verengen, dass er im Suizid als finaler Wegwerfgeste gegenüber dem eigenen Leben den einzig erstrebenswerten Ausweg sieht, um äußerem Druck, selbstentwertenden Gedanken, innerer Leere und Depressivität zu entgehen. Ebenfalls unter Zuhilfenahme der wegwerfenden Geste erfolgt der selbstgewählte Tod gegen das Lebensende im Kontext von Krankheit und körperlichem Leiden, der anderen Gesetzen unterliegt, aber ebenfalls im Umfeld Suchbewegungen, ein Ringen um Verständnis, auslöst.

Eine besonders reiche Quelle der Selbstachtung ist künstlerische Betätigung, die ein singuläres Produkt in Raum oder Zeit hervorbringt, an dem die persönliche Einzigartigkeit erscheint. Diesen Aspekt nutzen alle Fachrichtungen der Kunsttherapie so, dass durch geeignetes Setting und Instruktionen die häufige Hemmschwelle gegenüber künstlerischer Tätigkeit bei den meisten Menschen verschwindet.

Therapeutisch geeignet sind alle Formen der Selbstgestaltung von Texten, Szenen oder selbst einfachste Lautkombinationen, die an die frühe Kindheit anknüpfen und das Wunder des eigenen Leibes und seiner Ressourcen erleben lassen. Möglich ist auch, einen Weg vom Ich-Erleben anhand von Texten wie *„Mein Ich trägt mich"*, *„Hier bin Ich"*, *„Ich bin Ich in mir"* [→ Kapitel IV] hin zum eigenen Zentrum einzuschlagen. Er führt zur in Kapitel X und XI besprochenen Verinnerlichung des Spracherlebens und zum Verständnis seiner selbst als unzerstörbares Wesen im Verkehr mit anderen, sichtbaren oder unsichtbaren Wesen. In unserem Kontext sind daher immer die spirituellen Bedürfnisse einer Person mit einzubeziehen. Es überschneiden sich die Fachgebiete von Medizin, Therapie und Seelsorge und erfordern einen am Bedürfnis und am Einverständnis der Klientel orientierten, interprofessionellen Dialog.

7.5 Zuwenden

Bei dieser Gestenlandschaft, in deren reifer Ausprägung die empathische Zuwendung zu sich selbst und anderen im Zentrum steht, sind die Randgebiete mit weniger einschneidenden oder pathologischen Zuständen besetzt als bei den vier anderen Gesten. Im Zuwenden liegt eine innere Tendenz zur Konsolidierung und Befriedung, die allen anderen Gesten, auch dem Zentrieren, mangelt.

Allerdings erscheint reines Zuwenden nur selten. In den meisten Fällen mischen sich suchende Anteile hinein und ergeben das landläufige Bild von „Liebe", mit allen sehnsüchtigen Aspekten. Auch hier lohnt es sich, die Geste rein körperlich, zunächst an Lebewesen oder Gegenständen auszuprobieren und aufmerksam die evozierten Gefühle zu erleben. Sie führen zur Achtsamkeit als Haltung.

Bezug zur Außenwelt (Burnout, Müdigkeit, Erschöpfung)

Verliert sich eine Person, ohne den notwendigen Wechsel zum Distanznehmen, in empathischen Empfindungen zur Mitwelt, so befriedigt sie dabei häufig ein eigenes Bedürfnis und knüpft Erwartungen bezüglich Wertschätzung und Anerkennung an ihr Handeln – mit anderen Worten: Es mischen sich suchende Gesten ein. Erfolgt keine oder zu wenig Anerkennung, so verdoppeln Menschen in dieser Lage oft ihre Anstrengungen mit Hintergrunderwartungen und verausgaben sich bis zum Burnout (Z73), oft mit depressiver Verstimmung.

Im Grunde genommen liegt der Ausweg aus solchen Mustern vor allem in der Geste selbst mit der Frage: „Führe ich die hilfreichen Handlungen wirklich um ihrer selbst willen aus, oder um Wertschätzung oder andere Belohnungen zu erhalten?" Im ersten Fall liegt die Belohnung vollständig in der Handlung selbst und befriedigt durch sich selbst. Solche Handlungen bezeichnet man häufig als „selbstlos", was nicht zutrifft, weil sie weder ohne „Selbst" auszuführen sind noch dieses ausblenden. Im Gegenteil erlebt sich das Ich vollständiger und gesättigter darin als in Handlungen mit suchendem Anteil, die nie zufrieden machen.

In der Therapeutischen Sprachgestaltung liegt der Schwerpunkt in Fällen, wo nicht zuerst die Depression oder eine andere Folgestörung zu behandeln sind, in bewusster Arbeit mit dem 3-P-Modell, mit großem Anteil an nonverbaler Gestenarbeit. In gespielten Als-Ob-Situationen lassen sich Muster und Motivationen erkennen und transformieren. Lohnend ist auch, solche Szenen aufzuschreiben und wiederholt zu spielen. Wenn eine zuwendende Haltung nach außen ohne genügendes Distanzieren und die anderen vier Gesten das Leben bestimmt, führt sie häufig in Müdigkeit und Erschöpfung, wie tendenziell alle drei extravertierten Gesten ohne entsprechenden Ausgleich. In der dichterischen und dramatischen Literatur finden sich nur wenige Texte oder Szenen mit reiner Zuwendung, weil diese Geste zwar zur Betrachtung und Bewunderung anregt, aber kaum Ansteckungspotenzial besitzt, wie insbesondere Suchen und Wegwerfen. Goethes Naturbetrachtungen atmen den intensiv verstehenden Geist dieser Region, wie auch die Figur des Pater Profundus in der Szene „Bergschluchten" in Faust II.

Bezug zur Innenwelt (Narzissmus)

Echte Selbstzuwendung, besonders gegenüber dem Körper, pflegt die Gesundheit und fördert ein positives Selbstbild. Solche sinnvolle und achtsame Selbstpflege kann durch unbewusste Beteiligung suchender Anteile problematische, narzisstische Züge annehmen, die Übergänge sind fließend

Ein Leben möglichst ohne Leid und Schmerzen strebten schon griechische Philosophen wie Epikur (um 341 – ca. 270 v. Chr.) an, der zur Einsicht gelangt war, die kleinen Freuden als schätzens- und pflegenswert zu betrachten und größere Lust zu vermeiden, da diese in der Regel mit nachfolgender Unlust verbunden ist. Damit strebte er ein Leben vor allem in der dritten Polarität von Zuwenden und Distanzieren an. Letzteres bezog sich für ihn vor allem auf möglicherweise leiderzeugendes soziales Engagement wie Heiraten, Kinder oder politische Ämter – gesellschaftlich gesehen reiner Egoismus.[37]

7.6 Distanzieren

Diese Geste führt aus der Umgebung wieder auf sich selbst zurück, ohne – in ihrer besten Form – beurteilen oder beeinflussen zu wollen. Sie ist getragen von einer Haltung der Selbst- und Fremdakzeptanz und neigt, wie die zuwendende Geste, zur Selbsteinmittung. Dennoch finden sich in ihren Randbezirken ebenfalls problematische Ausprägungen und Einseitigkeiten, die Einsamkeit begünstigen. In der Wissenschaft ist diese Geste als Haltung gesunden Zweifels unerlässlich und erkenntnisfördernd, allerdings nicht ohne ihr Pendant, der Zuwendung zum Erkenntnisgegenstand.

Bezug zur Außenwelt (Skepsis, Hypersensitivität, Allergie)

Im Extrem äußert sich Distanzieren als Skepsis gegenüber allem, was einem entgegentritt. Nichts kann genügen, da man sich im besseren Wissen glaubt und überlegen fühlt. Das Gefühl der Unzuträglichkeit zahlreicher Einflüsse aus der Umwelt verleitet dazu, diesen aus dem Weg zu gehen, sie zu vermeiden. Der Mangel an Konfrontation macht aber häufig nicht zufrieden, sondern lässt die fremden Einflüsse immer feindseliger erscheinen. Infolgedessen nimmt die Empfindlichkeit zu und die Robustheit ab, was in einem Teufelskreis endet. Viele Allergien und Hypersensitivitäten haben ihren Ursprung im Vermeiden dosierter Herausforderungen, oft schon in der Kindheit, ohne die Körper und Seele nicht lebensfähig sind. So wichtig es ist, Unverträgliches von sich fernzuhalten, so unerlässlich ist andererseits ein sinnvolles Training im Ertragen sowohl auf körperlicher wie auch auf seelischer Ebene.

In der 3-P-Therapie erforscht die Klientel die wirkliche Natur vermiedener Einflüsse durch gestische und gedankliche Zuwendung sowie Textgestaltung und übt, solchen Einwirkungen den richtigen Platz im Verhältnis von Innen- und Außenwelt zuzuweisen. Auch die körperliche Erfahrung von Wirksamkeit und Zentrieren, wie durch Gartenarbeit, Sport oder Training (Fünfkampf) kann diesen Prozess unterstützen.

Bezug zur Innenwelt (Narzissmus, Besserwissen, Querulanz)

Äußert sich das Selbsterleben dieser Geste von innen her übermäßig, begegnen wir Zeitgenossen mit großer Selbstüberzeugung. Stets verstehen sie einen Sachverhalt besser oder wissen, wie etwas zu tun wäre, ohne selbst gerne anzupacken. Notorisch die eigene Meinung über andere zu stellen, gehört in dieses Gebiet, wie auch die Lust zu korrigieren. Steigert sich dieser Drang, müssen Partner, Bezugspersonen und Nachbarinnen sich den ganzen Tag entsprechende Kommentare anhören, die ohne Rücksichtnahme allein der Selbstvergewisserung der Person dienen. Gelingt es nicht, die Umgebung von der eigenen Meinung zu überzeugen, muss die Rechtsprechung herhalten, um die Fehlbaren zu bestrafen. Eine solche Haltung belastet in Verbindung mit finanziellen Mitteln die soziale Gemeinschaft vieler entwickelter Länder, ohne dass die Verursacher einen Handlungsbedarf erkennen. Im Verlauf solchen Verhaltens beginnt allerdings oft ein Leidensweg durch das Abbröckeln von Beziehungen und zunehmende Einsamkeit, die in Verbitterung enden kann. Manchmal gelingt es durch reine Zuwendung, solche, oft älteren Menschen aus ihrer Gefangenschaft zu erlösen.

Literatur und Anmerkungen

1 Condon, W. S., Sander, L. W.: Neonate movement is synchronized with adult speech: interactional participation and language acquisition. Science 1974; 183 (4120). S. 99-101.

2 Fuchs, T., Koch, S. C.: Embodied affectivity: on moving and being moved. Frontiers in Psychology 2014; 5. doi: 10.3389/fpsyg.2014.00508.

3 Ebd.

4 Dittmar, V.: Gefühle und Emotionen. Verlag VCS Dittmar München 2014.

5 Ebd.

6 Steiner, R.: Sprachgestaltung und dramatische Kunst (GA 282). Rudolf Steiner Verlag Dornach 1981. S. 80 f.

7 Für diese Stimmqualitäten fand Serge Maintier eine Quelle aus der Goethezeit (von Schubert, G. H.: Die Geschichte der Seele. Cotta Stuttgart 1833), die genau diese Bezeichnungen verwendet und auf die sich Rudolf Steiner höchstwahrscheinlich bezog. In dieser Aufstellung fehlen die Gesten und seelischen Qualitäten und der Autor nennt eine siebte Stimmqualität (langgezogen), die Rudolf Steiner der zweiten Qualität zuordnete, da es in früherer Zeit immer nur sechs Qualitäten gewesen seien. Von Schubert verwies in seinem Werk „Die Geschichte der Seele" für die sieben Simmqualitäten auf Philo Judäus (ca. 20 v.–40 n. Chr.), der eine ähnliche Beschreibung der „Verschiedenheiten" der Stimme gab und sich seinerseits auf noch ältere Quellen („die Alten") ohne weitere Angaben stützte.

8 Steiner, R.: Antworten der Geisteswissenschaft auf die großen Fragen des Daseins (GA 60). Rudolf Steiner Verlag Dornach 1983. S. 103.

9 Schelling, F.: Über die Gottheiten von Samothrace. Cotta Stuttgart 1815. S.17.

10 Thomas Fuchs unterscheidet in seiner Darstellung der Empathie im Kontext von Virtualität drei Modalitäten: Erstens primäre, verkörperte Empathie, zweitens ausgedehnte (extended) Empathie, die sich auf ein bekanntes, vorgestelltes Gegenüber bezieht und drittens fiktionale Empathie, bezogen auf fiktive Personen. Für ein vollständiges Erleben der Geste nach dem 3-P-Modell ist primäre Empathie notwendig. Vgl. Fuchs, T.: In Defense of the Human Being. Foundational Questions of an Embodied Anthropology. Oxford University Press Oxford 2021.

11 Schmitt, E.: Oskar und die Dame in Rosa. Ammann Verlag Zürich 2003.

12 Denken wir nur an die Biografien von Conrad Ferdinand Meyer (1825-1898) oder Vincent van Gogh (1853-1890).

13 Power, R., Steinberg, S., Bjornsdottir, G. et al.: Polygenic risk scores for schizophrenia and bipolar disorder predict creativity. Nature Neuroscience 2015; 18 (7). S. 953–955.

14 American Psychiatric Association: Diagnostic and statistical manual of mental disorders. 5. Auflage 2022. https://doi.org/10.1176/appi.books.9780890425787.

15 World Health Organization: International statistical classification of diseases and related health problems. 10. Auflage 2016. https://icd.who.int/browse10/2016/en. World Health Organization: International statistical classification of diseases and related health problems. 11. Auflage 2019. https://icd.who.int/ (Abruf Februar 2023).

16 Krause, B.: Das Ich und sein Spiegel. Verlag am Goetheanum Dornach 2021.

17 Diese und alle folgenden Klassifizierungsziffern beziehen sich auf den ICD-10-GM, Version 2023. https://icd.who.int/. (Abruf Februar 2023).

18 https://movement-informed-breathing.ch (Abruf Februar 2023).

19 Steiner, R.: Rhythmen im Kosmos und im Menschenwesen (GA 350). Rudolf Steiner Verlag Dornach 1991. 11. Vortrag.

20 Siehe: https://www.erziehungskunst.de/fileadmin/downloads/ausgaben/ez-2017/ez_2017_11_online.pdf (Abruf Februar 2023).

21 Steiner, R.: Die Geheimwissenschaft im Umriss (GA 13). Rudolf Steiner Verlag Dornach 1972. Kapitel: Die Erkenntnis der höheren Welten.

22 Beispielsweise die „Bernhard-Methode" unter https://www.panikattacken-loswerden.de (Abruf Februar 2023).

23 https://www.leitlinien.de/themen/depression/2-auflage/kapitel-2 (Abruf Februar 2023).

24 Ebd.

25 Ebd.

26 Hallqvist, B.: Metallfarblichttherapie mit Purpur-Gold-Glas bei mittelschwerer bipolarer Störung und Anorexia nervosa anhand einer Patientendarstellung. Der Merkurstab 2015; 68 (5). S. 349-355.

27 Goethe, J. W.: Faust. Eine Tragödie. J. C. Cotta Tübingen 1808. S. 216.

28 Ebd. S. 215.

29 ICD-10-GM, Version 2023. https://icd.who.int/ (Abruf Februar 2023).

30 Ebd.

31 Sowohl der ICD-10 als auch der DSM teilen die Persönlichkeitsstörungen in drei Cluster ein. Cluster A umfasst solche mit „sonderbaren und exzentrischen Verhaltensweisen", Cluster B mit „dramatischem, emotionalem und launenhaften Verhalten" und Cluster C mit „ängstlichem und vermeidendem Verhalten".

32 Wiegand, H. F.: Häufiger als sogenannte Volkskrankheiten. InFo Neurologie 2019; 21 (5). doi:10.1007/s15005-019-0062-x.

33 ICD-10-GM, Version 2023. https://icd.who.int/ (Abruf Februar 2023).

34 Ebd.

35 Vergleiche Schweizerisches Strafgesetzbuch Art. 113 StGB. https://www.fedlex.admin.ch/eli/cc/54/757_781_799/de (Abruf Februar 2023).

36 „Kinder, das erste Wort, das ich euch erkläre, ist: Selbstachtung. Um ihretwillen errötet ihr, wenn ihr fehlet, um ihretwillen ehret ihr die Tugend, um ihretwillen betet ihr zu Gott und glaubet ein ewiges Leben, um ihretwillen überwindet ihr die Sünde, um ihretwillen ehret ihr Alter und Weisheit, um ihretwillen wendet ihr euer Auge nie von der Armut und euer Herz nie von dem Elend, um ihretwillen verachtet ihr Irrtum und Lügen und liebet Wahrheit. Kinder, um ihretwillen wird der Furchtsame ein Held, der Träge geschickt, der Unbekannte verehrt, der Niedrige erhöht, der Verlassene errettet. Um ihretwillen wird das schwache Alter gesegnet, werden die abnehmenden Kräfte erquickt. Kinder, um ihretwillen wird das menschliche Leben zum Leben und das Totenbett zur letzten menschlich froh und ruhig gelebten Stunde. Kinder! Ich habe für euch dies einzige Wort; alle andern sind nur Zugabe zu diesem einzigen." Pestalozzi, J. H.: Sämtliche Werke, 16. Band. Adolph Müller Verlag Brandenburg 1876. S. 43.

37 https://de.wikipedia.org/wiki/Epikur (Abruf Februar 2023).

KAPITEL X

Meditative Sprachtherapie

Ein Welten-Ton bin ich
Tönend im Weltenraum.
Lebend im Ton als Weltgefühl
Kraftet aus mir das Wort hervor.[1]

Rudolf Steiner

1. Meditative Wege und Ansätze der Therapeutischen Sprachgestaltung

In der Therapeutischen Sprachgestaltung kommen Wort- und Spruchmeditationen, Mantren und Gebete, aber auch Geist-Lyrik oder religiöse Texte als therapeutische Mittel zum Einsatz. Hierbei ist die äußere Aktivität in Form von gesprochener Sprache, bewusster Atemführung und Bewegung hin zu innerer Aktivität in der Qualität der gesteigerten Hingabe von Bedeutung. Das Ziel ist eine lebendige Verbindung respektive Beziehung zum Laut, zur Silbe, zum Wort, bis hin zum Satz und zur geistigen Wesensbegegnung.

2. Stufen der Meditation und Herangehensweisen der Therapeutischen Sprachgestaltung

So wie es in vielen Meditationslehren und -traditionen der Fall ist, erübt man auch hier die Regeln bzw. Schritte der Konzentration, der Kontemplation und der Meditation mit Mitteln der Therapeutischen Sprachgestaltung. Zunächst gehen wir vom Vergegenwärtigen der gewohnten Gedankengänge aus, die unser Alltags- bzw. Gegenstandsdenken konstituieren und führen diese in Ich-gelenkte Gedankengänge über: in die Konzentration oder Fokussierung eines bewusst gewählten Inhalts. In der Konzentration stellt sich die Ruhe des Geistes ein. Die Steigerung dieser Aktivität mündet in einem Gefühl, in dem sich die Geistesruhe dehnt, sich ein Raum öffnet und die Weite des peripheren, leibfreien Ichs, das Leben und Erfühlen der Seele im Gedanken, beginnt. Es folgt als weiterer Schritt die Meditation. Diese Schritte ermöglichen, dass eine Wesensbegegnung zwischen dem Begriff und dem Menschen, dem Engel und dem Menschen oder dem eigenen Höheren mit dem des Du auftritt. Hierbei ist die regelmäßige Wiederholung, nicht der Grad des entwickelten Bewusstseins von Bedeutung.

Das dann wirkende Ur-Wort entwickelt über den Gedanken oder über die darin lebenden Ur-Bilder kontinuierliche, heilende Wirkung.

Der Mensch, der sich auf diese Weise geistig-seelisch vertrauensvoll der Wirkkraft der Worte hingibt, erfährt am Tag und in der Nacht, d. h. sowohl im Wach- wie auch im schlafenden Zustand über die leibfreie ätherisch-astralische und die Ich-Organisation beruhigende, ordnende und Richtung gebende Kräfte und Schicksal ordnende Impulse.

Die Therapeutische Sprachgestaltung zeigt Wege auf, wie der Mensch sich diesen Stufen über Mittel der Sprache nähern kann. Diese sind:
[→ Kapitel IV für die jeweiligen Übungen]

- der Einsatz von Bewegungen, siehe z.B. „*Wärme weset um mich*" [Nr. 91]
- das Erleben der Raumesdimensionen, siehe z.B. „*In den unermesslich weiten Räumen*" [Nr. 45]
- die gelenkte Atemführung, siehe z.B. „*Ich atme Kraft des Lebens*" [Nr. 36]
- das Erlebnis von Rhythmen, siehe z.B. „*Mein Ich trägt mich*" [Nr. 62]
- die Stimmführung, siehe z.B. „*Ich trage Ruhe in mir*" [Nr. 42]
- das Erlebnis von Lautqualitäten in Konsonanten- und Vokalwirkungen, siehe z.B. „*Ich atme Mut – Mut durchströmt mich*" [Nr. 37]
- die Konzentration und die Gedankenführung, siehe z.B. „*Ich bin Ich in mir*" [Nr. 38]
- die Ruhe, der Nachklang und das Ins-Lauschen-Führen, in die Seelenruhe, siehe z.B. „*Ich trage Ruhe in mir*" [Nr. 42]

3. Wege zur Meditations-, Mantren-, Spruch- und Gebetswahl

Damit ein Text auf diesem Gebiet eine fruchtbare Wirkung entfaltet, ist es unabdingbar, dass der Patient oder die Patientin sich selbst auf diesen Weg begibt und sich eigenverantwortlich dem Text nähern möchte. Die Erfahrung zeigt, dass der Mensch instinktiv weiß, ob diese Form der Intervention Beruhigung, fruchtbare Lernimpulse und richtungsweisende Lebensschritte beinhaltet oder „nichts für ihn oder sie ist".

Da gerade Meditationen und Mantren dazu führen, in eine bewusste Auseinandersetzung mit sich selbst und der Welt einzutreten und damit zum „Erkenne dich selbst", sind therapeutisches Fingerspitzengefühl und Achtsamkeit gefragt. Denn die Selbsterkenntnis und das Finden des eigenen, gesunden Höheren gründet sich auf den freien Willen des Menschen, und dieser ist von der therapeutischen Persönlichkeit zu respektieren. Die Beziehung des Menschen zum Geist gründet auf Freiheit.

4. Ansätze, Methoden und Mittel der Therapeutischen Sprachgestaltung

Eine Auswahl der zahlreichen Möglichkeiten ist im Folgenden dargestellt:

- Bewegungs- und Körpermeditationen von Rudolf Steiner wie „*Standhaft stelle ich mich ins Dasein*"[2] oder „*Mein Ich trägt mich*" [→ Kapitel IV] verbinden als seelisch durchlichtete, erlebte Gebärden den Atem mit dem Wort und führen am Faden des Textes ins eigene Innere und in eine gesundende Beziehung zu den konstituierenden leiblich-ätherischen Gesetzmäßigkeiten.

- Atemmeditationen erfolgen mit Ein- oder Ausatmungsbetonung und wirken auf das Verhältnis von Individuum und Umwelt:
  Atemübungen mit gedanklicher Führung und Betonung der Einatmung wie „*Die höchste Kraft der Natur*“ (lunare Variante) führen in eine erneuerte, vertrauensvolle Beziehung zu sich und zur Umwelt durch ein peripheres Bewusstsein. Übungen mit Fokus auf der Atemführung und Betonung der Ausatmung wie „*Ich atme Kraft des Lebens*“ oder „*Ich trage Ruhe in mir*“ kräftigen die Beziehung zu den konsolidierenden, zentrierenden Herz-Kräften und fördern die Ich-Autonomie gegenüber der Umwelt. [→ Kapitel IV]

- Wort- und Spruchmeditationen wie „*In den unermesslich weiten Räumen*“ [→ Kapitel IV] stellen den Menschen in die Gesetzmäßigkeit der geistigen und physischen Welt.

- Lyrik mit geistvollen Inhalten wie z.B. von Christian Morgenstern (1871-1914) oder Novalis (1772-1801) eröffnet neue Perspektiven des Daseins und spricht das Höhere und Gesunde im Menschen an. Hierzu gehören auch biblische Texte wie der 23. Psalm „*Der Herr ist mein Hirte*“, der „*Prolog des Johannesevangeliums*“ und andere religiöse Texte oder Hymnen.

- Krankenmeditationen (Heilmeditationen) aktivieren die Selbstheilungskräfte, die gesundende Auseinandersetzung mit den ätherischen und astralischen Prinzipien und dienen dem Umgang mit dem eigenen Schicksal.
  Oft verordnen Ärzte und Ärztinnen diese Meditationen bzw. geben sie an Patienten und Patientinnen weiter. Die Erfahrung zeigt, dass Sprachgestaltung hilft, die Inhalte dieser Meditationen von der Verstandes- in die Erlebnisebene zu bringen.

- Gebete wie das „*Vater unser*“ und Schutzmeditationen fördern und pflegen die Verbindung zu den lichtvollen, von Liebe getragenen, geistigen Wesen, wie dem Schutzengel oder die Beziehung zu Gott, respektive etwas „Höherem“. Sie stärken das Vertrauen in die göttliche Führung und vermitteln die Begleitung durch die lichtvolle, göttliche Welt auf dem Lebensweg oder durch ein Krankheitsgeschehen. Hier ist die Ansprache einer geistigen Wesenheit tragend.

- Gebete und Sprüche für Kinder und Schwangere fördern eine gesunde Beziehung zu sich selbst, die Ich-Autonomie und das Vertrauen in das Höhere Selbst und in das Schicksal.

- Sprüche für Menschen an der Todesschwelle oder für Verstorbene (von Hinterbliebenen gesprochen) fördern eine gesunde Beziehung zur geistigen Welt, zum Nachtodlichen und zu der verstorbenen Person. Sie unterstützen die Seele im Jenseits ebenso wie die Hinterbliebenen im Diesseits und helfen, Trauer, Angst und Sorge in Liebesfähigkeit zu wandeln und Schicksalsaspekte zu lösen.

Literatur

1 Steiner, R.: Mantrische Sprüche. Seelenübungen II (GA 268). Rudolf Steiner Verlag Dornach 1999. S. 39.

2 Steiner, R.: Übungen mit Wort- und Sinnbild-Meditationen zur methodischen Entwicklung höherer Erkenntniskräfte, 1904-1924. Seelenübungen I (GA 267). Rudolf Steiner Verlag Dornach 2018. S. 218.

KAPITEL XI

Ethik und Schulungsweg

Das folgende Kapitel beschreibt die Elemente eines mit der Sprache als Brücke zwischen Außen- und Innenwelt zusammenhängenden, inneren Weges. Diese Elemente stützen sich auf Darstellungen Rudolf Steiners, die er aus eigener Anschauung gewann und welche die Autorinnen und Autoren sowohl in eigener Erfahrung als auch in langjähriger Unterrichtstätigkeit erprobten. Naturgemäß gehören solche Anregungen zum persönlichen Erlebnisfeld. Sie besitzen deshalb für diejenigen Wert und Gültigkeit, die ein Interesse daran gewinnen. Durch den individuellen Charakter solcher innerer Wege sind besonders die Übungsbeispiele als Möglichkeiten und Anregungen gedacht. Die Darstellungen dieses Kapitels sind in Ergänzung zu den verbindlichen Ethikrichtlinien der Berufsverbände in den einzelnen Ländern zu verstehen.

Das Kapitel beginnt mit der historischen Herkunft des Begriffes „Therapie“ und der daraus abgeleiteten Berufsbezeichnung. Welche inneren Wege gingen die Menschen, von deren Selbstverständnis das Wort ursprünglich stammt, und welche Schlüsse lassen sich daraus für den heutigen Beruf ableiten?

Im Weiteren folgt eine Reflexion zur therapeutischen Wirksamkeit. Welche Haltungen und Vorgehensweisen erwiesen sich, neben den professionellen Mitteln und Methoden, als erfolgreich? Im Anschluss an jene Darstellung stellen wir sieben modellhafte Prozessschritte einer Behandlung mit Therapeutischer Sprachgestaltung dar, die zur Selbstreflexion im Alltag anregen.

Den zweiten Teil des Kapitels bilden die aus persönlicher Erfahrung gewonnenen Hinweise zu einem bewussten Umgang mit den inneren Erkenntnisorganen und ihrer Kräftestruktur an Hand der Befunddimensionen: Haltung, Atmung, Stimme, Artikulation, Denken und Sprachwahrnehmung.

1. Geschichtlicher Überblick zur Herkunft der Therapeuten

Die Wurzeln des Begriffs „Therapeut“ liegen im altgriechischen Substantiv θεραπευτής – therapeftís im Sinne von: „der Diener, der Aufwartende, der Wärter, der Pfleger“.[1] Ebenso wurde ein Orden „Therapeuten“ (gr. therapeutae oder therapeutrides) genannt, dessen Mitglieder um die Zeit von Christi Geburt in der Gegend von Alexandria in Ägypten lebten. Sie gehörten zu den Essäern, einer vorchristlichen Asketengruppierung. Nach Rudolf Steiner war es deren Bestreben, einen inneren Weg der Reinigung zu gehen, um wieder zu dem ursprünglichen Zustand des Menschen vor dem „Sündenfall“ zu gelangen: *„Alle Exerzitien des Essäers waren darauf berechnet, die Seele frei zu bekommen von den durch die Generationen herunter vererbten Einflüssen und vererbten Merkmalen, welche den Blick auf das den Abraham inspirierende geistige Wesen trüben konnten; denn der*

Mensch hat ja nicht bloß sein innerstes geistig-seelisches Wesen in sich, sondern er hat es getrübt und verunreinigt in sich durch die vererbten Merkmale.“[2]

So erlangten sie Heilkräfte und ein Verständnis für die Christus-Inkarnation, vor allem in Bezug auf die Aspekte des physischen Leibes und des Lebensleibes.

Philo Judaeus (20 v.–40 n. Chr.)[3] berichtete über das Wirken der Therapeuten. Er lehrte u. a. griechische Weisheit und lebte als Geschichtsschreiber in Alexandria. Durch ihn existiert ein zeitgenössisches Zeugnis vom Leben und Wirken jenes Ordens. Philo beschrieb, dass die Therapeuten eine Heilkunst praktizierten, die herausragend war gegenüber der Medizin der städtischen Ärzte, da sie nicht nur die Körper heilte, sondern auch die Seelen der Menschen, und dies selbst bei sonst unheilbaren, schwersten Erkrankungen. Wir folgen seiner Darstellung:

Die Therapeuten lebten in der Wüste in kleinen Gemeinschaften und pflegten einen strengen Wochenrhythmus. Der Eintritt in den Orden war freiwillig. Er stand offen für Männer und Frauen, die getrennt wohnten. Ziel der Therapeuten war es, innerlich bis „hinter“ die physische Sonne zu gelangen, um ein Verständnis für das Wesen zu erlangen. Sie übten ihre Art der Anbetung nicht aus Gewohnheit oder Empfehlungen von außen aus, sondern taten dies freiwillig aus einem Empfinden von Liebe, Hingabe und Begeisterung für diesen Weg.

Sie bevorzugten einsame Orte, da sie größere Menschengruppen mit anderen Gewohnheiten und Dispositionen zu sehr abgelenkt hätten und das städtische Leben nicht zu ihnen passte. Hilfesuchende waren immer willkommen. Die Häuser waren so gebaut, dass sie nur gegen zu starke Hitze und Kälte schützten. Eine Besonderheit war die Anordnung der Häuser, die es erlaubte, dass jeder für sich leben konnte, aber zugleich nicht zu weit weg von den anderen war.

So entstand ein Leben in Gruppen, in denen ein ausgewogenes Verhältnis zwischen Gemeinschaft und Individuum herrschte. Jeder bewohnte seine eigene Hütte und es gab einen Gemeinschaftsraum, in dem man sich nach sechs Tagen alleinigen Betens zusammenfand (Männer und Frauen auf verschiedenen Seiten getrennt und streng hierarchisch nach Alter und Würde angeordnet, die rechte Hand auf dem Herz in dem Obergewand, die linke Hand senkrecht nach unten hängend). Hier sangen sie und hörten Reden ihrer weisen Führer. Außerhalb der gemeinsamen Andacht betete jeder für sich allein morgens und abends; tagsüber meditierte man und übte bestimmte Tugenden. Neben der Meditation und Kontemplation dichteten die Therapeuten, Psalmen und Hymnen an Gott in vielen Rhythmen und Melodien, die sie auch in ihrer therapeutischen Tätigkeit verwendeten.

Zusammengefasst waren wichtige Charakteristika des Ordens: Das Leben in Gemeinschaften in ausgeglichenem Verhältnis von Gemeinsamkeit und Individualität, durch Meditation einen Weg zum inneren Ursprung des Menschen suchen und besondere Heilkräfte und therapeutische Fähigkeiten entwickeln und damit nach außen wirken.

2. Drei Haltungen der Essäergemeinschaften

Ein wichtiges Ziel der Essäer- und Therapeutengemeinschaften war es gemäß Rudolf Steiner, ein Verständnis für das kommende Christus-Ereignis zu erlangen. Hierzu übten und lehrten sie besonders drei zu entwickelnde innere Qualitäten[4]:

1. Ergebenheit in den Schicksalslauf und das vollständige Annehmen dessen, was einem vom Schicksal entgegenkommt, als Willensschulung
2. Interesse an anderen Menschen pflegen, so dass das eigene Gefühl immer weicher und feiner wird
3. Hingabe an die höhere Weisheit als Schulung des Denkens

3. Motive für heutige therapeutische Berufe

Als ein Motiv sei die Zusammenarbeit in Gemeinschaftspraxen, in der anthroposophischen Medizin auch „Therapeutika" genannt, angeführt, also von ärztlich und therapeutisch Tätigen, die in moderner Weise ein Gemeinschaftsideal leben wollen. Die Ärztin Ita Wegman (1876-1943), Mitbegründerin der Anthroposophischen Medizin, verstand darunter die Idee, das Karma zum gemeinsamen Ideal zu machen und sich im Wissen um dessen Bedeutung zu begegnen.

Vergleichen wir die drei genannten Ziele des damaligen Therapeutenordens mit heute anzutreffenden Leitideen anthroposophisch orientierter Gemeinschaftspraxen, so tauchen ähnliche Motive auf:

1. Die Pflege des Zusammen-Seins im richtigen Verhältnis zwischen Individualität und Gemeinsamkeit: Die Mitarbeitenden verbindet das Streben nach gemeinsamen Idealen und der Austausch zur praktizierten Medizin. Häufig teilt man tägliche Bedürfnisse, z.B. in Form von gemeinsamen Mittagessen, Renovierungsarbeiten, Betriebsausflügen mit den Angehörigen und Festen für Patienten und Patientinnen. Relevant für das Gelingen der Zusammenarbeit ist die individuelle Freiheit und der persönliche Entschluss, im jeweiligen Menschenkreis zu wirken.

2. Ein weiteres Motiv sind die Schulung und der innere Weg der therapeutischen Persönlichkeit. Paracelsus (1493-1541) verwendete als Motto für seine innere Haltung gerne die einer Fabel von Äsop (6. Jh. v. Chr.) entnommenen Worte: „Alterius non sit, qui suus esse potest"[5] (Wer in sich selber bestehen kann, der gehöre keinem anderen an). Zu dieser inneren Unabhängigkeit tragen bei:
   - mit seinen persönlichen Themen konstruktiv umzugehen
   - sich selbst helfen zu wollen
   - bei sich bleiben zu können
   - Supervision in Anspruch zu nehmen, wenn die obigen Möglichkeiten ausgeschöpft sind

Neben der Auseinandersetzung mit dem eigenen Seelenleben, müssen wir uns den Schmerzen der Patienten und Patientinnen aussetzen, anstatt sie zu meiden. Wir können uns nicht von den Schattenseiten der Seele „freihalten". Vielmehr ist die Frage, wie wir mit ihnen umgehen. Die Reife der Persönlichkeit und das Verständnis für die seelischen Nöte und Erkrankungen anderer Menschen hängt mit dem Erkenntnisweg und dem bewussten Umgang mit diesen Schattenseiten in der eigenen Seele zusammen, mit gesunder Selbstreflexion und Selbsterkenntnis: Wo erlebe ich Angst, Zweifel, Widerstand, Ablehnung bis hin zu Hass, wo Lieblosigkeit in der eigenen Seele? So gehören gesundheitsfördernde Übungen, auch der Therapeutischen Sprachgestaltung, Meditation und die Wahrnehmung und Akzeptanz seelischer und physischer Grenzen zur Professionalität.
Zur inneren Entwicklung zählt auch die Hingabe an den Schicksalslauf als Willensschulung. Was zunächst ambivalent klingen mag, lässt sich so auffassen: Was das Leben bringt, ohne inneren Widerspruch, mit Ergebenheit (nicht zu verwechseln mit Passivität und Opferrolle) anzunehmen. Die Frage ist, wie man damit umgeht, welche Wege zu suchen sind und welche Weisheit der Mensch bereit ist, daraus zu lernen.
Der Dichter Novalis (1772-1801) erinnerte sich in einem Tagebucheintrag an die Sätze des Paulus im Römerbrief (Römer 8.28)[6], deren Inhalt kurz zusammengefasst besagen: Alles was geschieht, geschieht zu deinem Besten. Auch wenn man den Gang des Lebens oft nicht versteht, kann man sich immer wieder an diesen Satz erinnern, nicht im Sinne von „am angenehmsten", sondern von „zu meinem Besten", um Kräfte und Fähigkeiten zu entwickeln, das Leben in Würde zu meistern und nicht daran zu verzweifeln.
Humor ist in diesem Zusammenhang eine zentrale Fähigkeit, die es ermöglicht, aus einer gesunden Beobachter- oder Vogelperspektive auf sich und andere zu schauen und Gelassenheit und Loslassenkönnen zu kultivieren.
Solche gesunde Selbstdistanz zu Situationen und zur Vergangenheit nach dem Motto „so wie ich jetzt gerade bin, ist es richtig" ermöglicht eine in sich ruhende Geistesgegenwart.

3. Als dritte Verwandtschaft aktueller Bestrebungen mit jenen des alten Ordens tritt die Professionalität und die Entwicklung einer therapeutischen Haltung ins Blickfeld. Als Leitmotive sind zwei Meditationsformeln hilfreich, deren erste aus der Schrift von Mabel Collins (1851-1927) „Licht auf den Weg" stammt, gefolgt von einem Kommentar Rudolf Steiners. Die zweite Formel gab Rudolf Steiner während des Ersten Weltkriegs an Menschen im Sanitätsdienst an der Front.

„*Bevor das Ohr vermag zu hören, muss die Empfindlichkeit ihm schwinden.*"[7]
Diese Worte führte Rudolf Steiner mit dem Gedanken ein:
„*Du empfindest umso zarter, je weniger du empfindlich bist. Der Klang wird dem Ohr klar, wenn diese Klarheit nicht gestört wird durch das Entzücken, durch das Sympathisieren, die ihm beim Eingang in das Ohr begegnen...*" und weiter:
„*In anderer Art gesprochen heißt das: Lasse die Herzschläge des anderen in dir wi-*

derklingen und störe sie nicht durch die Schläge deines eigenen Herzens. Du sollst dein Ohr öffnen und nicht deine Nervenendigungen. Denn deine Nervenendigungen werden dir sagen, ob dir ein Ton behaglich ist oder nicht; aber dein offenes Ohr wird dir sagen, wie der Ton selbst ist. Wenn du zu dem Kranken gehst, so lasse jede Fiber seines Leibes zu dir sprechen und ertöte den Eindruck, den er dir macht. Und zusammengefasst die ersten zwei Sätze: Kehre deinen Willen um, lass ihn so kraftvoll wie möglich werden, aber lass ihn nicht als den deinen in die Dinge einströmen, sondern erkundige dich nach der Dinge Wesen und gib ihnen dann deinen Willen; lass dich und deinen Willen aus den Dingen strömen. Lass die Leuchtkraft deiner Augen aus jeder Blume, aus jedem Sterne fliessen, aber behalte Dich und deine Tränen zurück. Schenke Deine Worte den Dingen, die stumm sind, damit sie durch dich sprechen. Denn sie sind nicht eine Aufforderung an deine Lust, diese stummen Dinge, sondern sie sind eine Aufforderung an deine Tätigkeit. Nicht, was sie geworden ohne dich, ist für dich da, sondern was sie werden sollen, muss durch dich da sein."[8]

Ein weiterer Spruch stammt aus dem sog. „Samariterkurs"[9]:
Solange du den Schmerz erfühlest,
Der mich meidet,
Ist Christus unerkannt
Im Weltenwesen wirkend;
Denn schwach nur bleibet der Geist,
Wenn er allein im eigenen Leibe
Des Leidesfühlens mächtig ist.

In der Therapie erleben wir durch das Mitempfinden ansatzweise Anteile vom Schmerz des anderen. Darin liegt zugleich Herausforderung und Chance. Üben wir Mitempfinden mit aktiver Empathie, leidet die eigene Seele „kreativ" mit und wir gewinnen die richtigen Ideen um zu helfen, ohne selbst zu erkranken. Wir lernen unterscheiden zwischen blockierendem Mitleid und schöpferischem Mitgefühl.

4. Zusammenfassung der drei Motive therapeutischen Wirkens

1. Gemeinschaft

Ziel:	Spirituelle Gemeinschaft, Aufmerksamkeit, Interesse
Mittel:	Teilen der täglichen Bedürfnisse
Frucht:	Hilfe für Andere und das Gute tun
Gefahr:	Hass

2. Schulung

Ziel:	Persönliche Schulung und Hingabe an die Weisheit
Mittel:	Humor
Frucht:	Geistesgegenwart
Gefahr:	Zweifel

3. Haltung

Ziel:	Therapeutische Haltung der Ergebenheit in das Karma
Mittel:	„Ganz normal sein"
Frucht:	Mitgefühl, Heilermut und Demut
Gefahr:	Angst

5. Wie lässt sich therapeutische Wirksamkeit entwickeln?

Es gibt verschiedene Möglichkeiten, die therapeutische Wirksamkeit zu reflektieren und zu verbessern. Als Anhaltspunkt erweisen sich acht Felder der Aufmerksamkeit, die in einer überraschenden Beziehung zum achtgliedrigen Pfad Buddhas stehen, durch den die sechzehnblättrige Lotosblume des Kehlkopfchakras zu entwickeln sei. Rudolf Steiner beschrieb in einem Grundlagenwerk die Stufen dieses Weges als acht „Vorgänge".[10] Wir stellen seinen Beschreibungen die acht Felder der Aufmerksamkeit in Stichworten gegenüber.

5.1 Therapeutische Wirksamkeit mit Bezug zum achtgliedrigen Pfad

Feld der Aufmerksamkeit	Der achtgliedrige Pfad
	„Die Entwickelung geht in folgender Art vor sich. Der Mensch muß auf gewisse Seelenvorgänge Aufmerksamkeit und Sorgfalt verwenden, die er gewöhnlich sorglos und unaufmerksam ausführt. Es gibt acht solche Vorgänge.
1. Reflexion und Dokumentation Man beobachte, wie man zu seinen Vorstellungen über einen Patienten oder eine Patientin gekommen ist und strebe nach einem möglichst umfassenden Bild (z.B. HASADS-Anamnese / Befund). Anhand einer	*Der erste ist die Art und Weise, wie man sich Vorstellungen aneignet. Gewöhnlich überlässt sich in dieser Beziehung der Mensch ganz dem Zufall. Er hört dies und das, sieht das eine und das andere und bildet sich danach seine Begriffe. Solange er so verfährt, bleibt seine sechzehnblätterige Lotusblume ganz unwirksam. Erst wenn er seine Selbsterziehung nach dieser Richtung in*

Falldokumentation lässt sich überprüfen, ob die gewonnenen Vorstellungen schon genügend genau und darstellbar sind.	*die Hand nimmt, beginnt sie wirksam zu werden. Er muß zu diesem Zwecke auf seine Vorstellungen achten. Eine jede Vorstellung soll für ihn Bedeutung gewinnen. Er soll in ihr eine bestimmte Botschaft, eine Kunde über Dinge der Außenwelt sehen. Und er soll nicht befriedigt sein von Vorstellungen, die nicht eine solche Bedeutung haben. Er soll sein ganzes Begriffsleben so lenken, daß es ein treuer Spiegel der Außenwelt wird. Sein Streben soll dahin gehen, unrichtige Vorstellungen aus seiner Seele zu entfernen.*
2. Konsequenz im therapeutischen Handeln Man versuche, die als sinnvoll erkannte Übungsreihenfolge wirklich durchzuführen, auch wenn dabei Widerstände auftreten. Eine Abweichung davon erfolge nur, wenn es notwendig und sinnvoll scheint. Diese liebevolle Konsequenz im Handeln ist vor allem bei Kindern oft entscheidend für den Therapieerfolg.	*Der zweite Seelenvorgang betrifft in einer ähnlichen Richtung die Entschlüsse des Menschen. Er soll nur aus gegründeter, voller Überlegung selbst zu dem Unbedeutendsten sich entschließen. Alles gedankenlose Handeln, alles bedeutungslose Tun soll er von seiner Seele fernhalten. Zu allem soll er wohlerwogene Gründe haben. Und er soll unterlassen, wozu kein bedeutsamer Grund drängt.*
3. Nicht zu viel sprechen Behandlung findet in der Therapeutischen Sprachgestaltung vor allem anhand der Wirkungen von Übungen und Texten im Sinne des kunsttherapeutischen Werkes als eines Dritten statt. Man versuche, das richtige Maß an Erklärungen für jeden einzelnen Menschen zu finden. Müssen Gespräche stattfinden, so grenzt man sie deutlich von der Therapie ab.	*Der dritte Vorgang bezieht sich auf das Reden. Nur was Sinn und Bedeutung hat, soll von den Lippen des Geheimschülers kommen. Alles Reden um des Redens willen bringt ihn von seinem Wege ab. Die gewöhnliche Art der Unterhaltung, wo wahllos und bunt alles durcheinandergeredet wird, soll der Geheimschüler meiden. Dabei aber soll er sich nicht etwa ausschließen von dem Verkehr mit seinen Mitmenschen. Gerade im Verkehr soll sein Reden sich zur Bedeutsamkeit entwickeln. Er steht jedem Rede und Antwort, aber er tut es gedankenvoll, nach jeder Richtung überlegt. Niemals redet er unbegründet. Er versucht nicht zu viel und nicht zu wenig Worte zu machen.*
4. Therapeutisches Handeln auf Grundlage fachspezifischer Befunde Nur die immer wieder ergänzte	*Der vierte Seelenvorgang ist die Regelung des äußeren Handelns. Der Geheimschüler versucht sein Handeln so einzurichten, dass es zu den Handlungen seiner Mitmenschen und zu den*

und befragte Befunderhebung und Anamnese erlauben spezifisches therapeutisches Handeln nach dem Prinzip maximalen Nutzens für den Patienten bei geringstem Aufwand. Die der Befunderhebung folgenden therapeutischen Handlungen entspringen aus Intuition, Wissen und Erfahrung.	*Vorgängen seiner Umgebung stimmt. Er unterlässt Handlungen, welche für andere störend sind oder die im Widerspruche stehen mit dem, was um ihn herum vorgeht.* *Er sucht sein Tun so einzurichten, dass es sich harmonisch eingliedert in seine Umgebung, in seine Lebenslage usw. Wo er durch etwas Anderes veranlasst wird zu handeln, da beobachtet er sorgfältig, wie er der Veranlassung am besten entsprechen könne. Wo er aus sich heraus handelt, da erwägt er die Wirkungen seiner Handlungsweise das deutlichste.*
5. Rhythmische Wiederholung weniger Elemente Therapeutische Wirksamkeit entsteht durch wiederholtes Anwenden gleicher Übungen und Texte. Während im Künstlerischen eine Übung, wenn man sie beherrscht, an Interesse verliert, so beginnt in der Therapie gerade dann ihre Hauptwirkung. Auch der rhythmische Wechsel gegensätzlicher Elemente oder der Einbezug von Pausen gehören hierher.	*Das fünfte, was hier in Betracht kommt, liegt in der Einrichtung des ganzen Lebens. Der Geheimschüler versucht natur- und geistgemäß zu leben. Er überhastet nichts und ist nicht träge. Übergeschäftigkeit und Lässigkeit liegen ihm gleich ferne. Er sieht das Leben als ein Mittel der Arbeit an und richtet sich dementsprechend ein.* *Gesundheitspflege, Gewohnheiten usw. richtet er für sich so ein, dass ein harmonisches Leben die Folge ist.*
6. Vertrauen in die eigene Methode und Selbsteinschätzung Man hat in der Ausbildung und der folgenden Berufserfahrung die eigene Methode als zielführend erlebt. Dieses Vertrauen strahlt auf die Klientel aus und trägt entscheidend zum Erfolg bei. Es bildet auch den Hintergrund für die Entscheidung, eine Therapie ggf. abzulehnen oder die Klientel an eine andere Fachperson zu überweisen.	*Das sechste betrifft das menschliche Streben. Der Geheimschüler prüft seine Fähigkeiten, sein Können und verhält sich im Sinne solcher Selbstkenntnis. Er versucht nichts zu tun, was außerhalb seiner Kräfte liegt; aber auch nichts zu unterlassen, was innerhalb derselben sich befindet. Anderseits stellt er sich Ziele, die mit den Idealen, mit den großen Pflichten eines Menschen zusammenhängen. Er fügt sich nicht bloß gedankenlos als ein Rad ein in das Menschentriebwerk, sondern er sucht seine Aufgaben zu begreifen, über das Alltägliche hinauszublicken. Er strebt danach, seine Obliegenheiten immer besser und vollkommener zu machen.*
7. Therapeutische Beziehung Ich verstehe mich als lernendes Individuum. Daraus erwächst ein stän-	*Das siebente in seinem Seelenleben betrifft das Streben, möglichst viel vom Leben zu lernen. Nichts geht an dem Geheimschüler vorbei, was ihm nicht Anlass gibt, Erfahrung zu sammeln,*

dig neues Interesse am anderen Menschen. Dieses schafft die Grundlage für eine vertrauensvolle Beziehung zwischen den Beteiligten. Die Führung der Klientel durch den Therapeuten / die Therapeutin ist nur eine zeitweilige und betrifft lediglich einen bestimmten Lebensbereich.	*die ihm nützlich ist für das Leben. Hat er etwas unrichtig und unvollkommen verrichtet, so wird das ein Anlass, ähnliches später richtig oder vollkommen zu machen. Sieht er andere handeln, so beobachtet er sie zu einem ähnlichen Ziele. Er versucht, sich einen reichen Schatz von Erfahrungen zu sammeln und ihn stets sorgfältig zu Rate zu ziehen. Und er tut nichts, ohne auf Erlebnisse zurückzublicken, die ihm eine Hilfe sein können bei seinen Entschlüssen und Verrichtungen.*
8. Selbstreflexion und Supervision Auf der anderen Seite der Waage liegt die eigene Gesundheit. Man beobachte in jeder Pause, ob das innere Gleichgewicht wieder hergestellt ist. Falls nicht, schaffe man Raum, ein Problem innerlich zu durchleben und gebe es abends an die geistige Welt ab. Kraft und Energie wachsen mit der Zuversicht und der Fähigkeit zu schätzen und zu genießen, was das Leben an entsprechenden Möglichkeiten heranträgt. Auch Therapeuten und Therapeutinnen können sich begleiten lassen.	*Das achte endlich ist: der Geheimschüler muss von Zeit zu Zeit Blicke in sein Inneres tun; er muss sich in sich selbst versenken, sorgsam mit sich zu Rate gehen, seine Lebensgrundsätze bilden und prüfen, seine Kenntnisse in Gedanken durchlaufen, seine Pflichten erwägen, über den Inhalt und Zweck des Lebens nachdenken usw. Alle diese Dinge sind ja in den vorhergehenden Abschnitten schon besprochen worden. Hier werden sie nur aufgezählt im Hinblick auf die Entwickelung der sechzehnblätterigen Lotusblume. Durch ihre Übung wird diese immer vollkommener und vollkommener.*“[11]

6. Stufen therapeutischer Prozesse

Zum Verständnis therapeutischer Prozesse und zu ihrer Veranschaulichung und Gliederung im eigenen Studium erwiesen sich die formelartigen „Säulenworte“ aus den Entwürfen für den Johannes-Bau in München 1911 als hilfreich. Sie sind zunächst als übergeordnete Urbilder kosmischer und menschlicher Entwicklung zu verstehen und finden hier auf den therapeutischen Prozess Anwendung.

Jede Entwicklung macht drei Stufen immer größerer Differenzierung durch, gelangt zu einem mittleren Zustand, der als Entscheidung oder Krise zu bezeichnen ist, und trägt vereinfacht ausgedrückt in den weiteren Stufen das Entwickelte zunehmend in den Umkreis.

Die Säulenworte lauten:

Das Es - An Es - In Es - Ich - Vom Ich - Aus mir - Ich ins Es

Sprachtherapeutische Prozesse lassen sich sowohl im größten Rahmen über Jahre durch diese Stufen beschreiben, als auch im kleinsten durch sie erfahren. Im ersten Fall schildern sie einen lebenslänglichen Prozess, in dem auch der Therapeut bzw. die Therapeutin selbst darin steht; betrachtet man Wochen und Monate, so ergeben sich bedeutende Hinweise zur Durchführung einer Behandlung.

Das Es

Die erstmalige Begegnung mit der Methode erfolgt oft in der ersten Therapiestunde. Wahrnehmung und Erfahrung der neuen Behandlung gelingen zunächst am besten durch einfaches Hören des Vorgesprochenen. Wenig ist hier zu erklären, eher vorzuschlagen, die Therapie dreimal zu besuchen und dann zu entscheiden, ob man weiterarbeiten soll. Es erfolgt ein gegenseitiges Wahrnehmen. Kommt jemand eher abwartend („Nützt nix, schads nix"), mit realistischen oder unrealistischen Erwartungen? Größere Kinder und Jugendliche sperren sich auf dieser Stufe oft noch („Muss es sein? Mal sehen, was der da macht."). Wir versuchen wahrzunehmen, was den vor uns stehenden Menschen interessiert und einen Zugang ermöglicht. Dabei ist vor allem die Sprache als Phänomen erlebbar, z.B. durch einfache Lautverwandlungen wie Haufen – Raufen – Saufen – Laufen – Taufen – Kaufen. In diesem Stadium bedarf die Klientel eindeutiger Führung.

An Es

Auch auf dieser Stufe ist das Nachsprechen von Texten und Übungen notwendig und hilfreich. Die Klientel möchte sich in die „gute" Sprachform einschmiegen. Es ist ratsam, noch wenig mit Korrekturen zu arbeiten, da die Aufmerksamkeit für das eigene Sprechen bereits konfrontiert. Bewusste Konfrontation ist meist einer späteren Stufe vorbehalten. Man erkennt, ob man an einer mehr abholenden oder schon eher formenden Übung arbeitet. Beides muss vorhanden sein, darf doch der Wille nicht erlahmen, weiter in die Sprache einzudringen. Wesentlich ist in diesem Stadium die Überschaubarkeit von Sequenzen und Texten. Klare Vorgaben sind erforderlich. Auf dieser Stufe erleben die Menschen oft schon klar: „Das ist es!" Andere tasten sich zögernd in den Prozess hinein. Reichhaltigem Erleben steht oft noch wenig Beherrschung der Mittel gegenüber. Auch hier ist die therapeutische Persönlichkeit klar führend.

In Es

Innenraum bildet sich und langsam sind Übungen und Abläufe bekannt. Im Wiederholen eignet sich die Klientel Texte an und entdeckt daran eigene Möglichkeiten.

Jetzt ist die Befunderhebung nach den Kriterien Haltung – Atmung – Stimme – Artikulation – Denken und Sprachwahrnehmung sinnvoll, die vorher nur summarisch erfolgt. Diese Merkmale reflektiert die Klientel erst teilweise, da sich die Selbstwahrnehmung stufenweise entwickelt. Jetzt sind therapeutische Phantasie und Entdeckerfreude gefordert, aus der Spannung zwischen dem Gehörten und einem innerlich damit abzugleichenden Ideal den Therapieweg weiterzuentwickeln.

Entweder bestätigt sich hier die Richtung der ersten Übungsauswahl, oder man empfindet Korrekturbedarf. Es ist wichtig, sich durch regelmäßige Therapienotizen und Reflexion zu prüfen, ob der eingeschlagene Weg stimmt. Oft sind Zweifel oder Widersprüche (besonders bei Kindern) auszuhalten, weil die Thematik schwieriger wird oder als große Mauer erscheint. Es ist oft wichtig, im Gespräch das Ziel herauszuarbeiten oder Teilziele zu formulieren. Bei Kindern im Schulalter ist es wesentlich, die Überweisungsgründe klar zu benennen. Erwachsene muss man manchmal wieder auf die zweite Stufe zurückführen, was bedeutet, neue Methoden zu überlegen, wenn die vierte Stufe noch nicht erreichbar ist. Auch auf dieser Stufe bleibt die therapeutische Persönlichkeit noch führend.

Ich

Die Klientel kennt Texte auswendig und beherrscht Übungsabläufe unter Einbezug der vorangehenden Stufen. Damit verbunden erscheint die eigene Problematik oft noch deutlicher als vorher und im Idealfall sind Wille und Zuversicht genug gereift, um sich damit auseinanderzusetzen. Viele Menschen bekunden Mühe, den Schritt von der dritten zur vierten Stufen zu machen („Ach, sprechen Sie doch lieber vor..."). Andere versuchen, diesen Schritt schon in der ersten Stunde gewaltsam zu erreichen, ohne sich aufs Hören einlassen zu wollen.

Die vierte Stufe wird im therapeutischen Prozess zunächst bei einzelnen Übungen oder Texten erreicht und ist oft ein kleiner Sieg über die erlebten Widerstände. Andererseits erfolgen hier oft Therapieabbrüche, wenn die Konsequenzen aufscheinen und Angst vor einer wirklichen Veränderung eintritt. Manche Stotternde erleben die vierte Stufe als starke Verunsicherung, indem sich plötzlich die Möglichkeit zeigt, weniger zu stottern und stellen fest: „Da ist in mir jemand, der gerne stottert." Verarbeiten wir das Erlebnis geistesgegenwärtig im Gespräch, schafft das die Basis für einen heiter-konsequenten Umgang mit diesem „Jemand". Auch in Bezug auf Texte und Interventionen zeigen viele Menschen jetzt ihre Eigenständigkeit: „Sie haben diesen Text vorgeschlagen, ich habe jenen gewählt." Manche erleben die vierte Stufe rasch, andere gehen zur fünften Stufe, ohne die Vorhergehende richtig wahrgenommen zu haben. Manchmal wird diese Stufe sehr innerlich durchlebt. Solche Menschen erwarten unbewusst, dass man ihr Erlebnis wahrnimmt. Bei anderen ist es sinnvoll, die Konfrontation mit sich selbst zu provozieren. Bei Kindern im Schulalter tragen die Erwachsenen das Erlebnis dieser Stufe mit. Kinder erleben die Auseinandersetzung manchmal nicht am „wie", sondern mit dem „was". Es gilt fein abzuspüren, ob eine zunächst ungeliebte Intervention während der Arbeit näher kommt, oder ob das Kind innerlich auf Distanz geht. Viele Langzeitpatienten und -patientinnen müssen von dieser Stufe wiederholt zurücktreten und die früheren Stufen neu erleben. Für chronisch Kranke oder bei langjährigen Depressionen liegt hierin ein Teil der Therapie. Die Betroffenen dürfen das Erreichen der Ich-Stufe im beschriebenen Prozess bei jeder neuen Übungssequenz erfahren. Typische Erlebnisse der vierten Stufen sind: „Ich weiß nach der Stunde, wie es mir *wirklich* geht." Oder: „Das sagt mir nichts." Die therapeutische Persönlichkeit erreicht diese Stufe am Ende einer Ausbildung.

Vom Ich

Man beherrscht das Gelernte so, wie man es gelernt hat. Bei Interventionen und Texten werden wirkliche Fortschritte hör- und sichtbar. Die Gestaltung schält sich aus den Unfähigkeiten heraus. Hier lernen Interessierte, die Interventionen situationsgerecht aus eigener Phantasie heraus z. B. prophylaktisch einzusetzen. Man steht authentisch hinter dem, was man spricht. Hinweise wirken sich direkt aus und lassen sich verbal beschreiben. Aus dem Verständnis der gelernten Interventionen kreiert die Klientel selbständig neue Zusammenstellungen. Auf therapeutischem Gebiet lässt sich von einem „Erfolg" in Bezug auf bestimmte Symptome sprechen. Diese Stufe erreicht man immer zuerst mit definierten Interventionen, lange bevor sie für die ganze Methode gilt, und beruht auf eigenständiger Arbeit.

Aus mir

Der Schritt zu dieser Stufe ist groß. Sie bedeutet freien Umgang mit den Interventionen, so dass sich deren innerer Charakter erforschen lässt. Emergente Aspekte entstehen, die auch den Therapierenden unbekannt waren. Die Sprache wird immer mehr erlebt als das, was sie *ist*, und eine Übung ist unabhängig vom eigenen Befinden zu bearbeiten. Ein partnerschaftliches Verhältnis entsteht, bei dem beide Seiten eigene Bedürfnisse frei formulieren. Fähigkeiten und Mängel der therapierenden Person sind deutlich erkennbar. Manchmal ist ein Wechsel angezeigt, den der künstlerische Prozess oft geradezu fordert. Man muss die Gestaltungen anderer Menschen erleben, um dem „Es" der Sprache immer näher zu kommen.

Diese Stufe ist gesamthaft nur innerhalb einer Ausbildung erreichbar. Im Einzelnen nähern sich ihr viele Menschen im Laufe einer Therapie. Die in solcher Art erforschte und gestaltete Sprache bildet dann einen unvergesslichen Erinnerungsschatz, der in schwierigen Lebenslagen zur Verfügung steht. So sprach eine Patientin vor schweren Operationen immer wieder die früher bearbeiteten Texte.

Der Anteil eigener Unfähigkeit am „Endprodukt" wird klar erkannt, tritt aber mehr in den Hintergrund als auf der fünften Stufe, da man jetzt ganz *aus sich heraus* gestaltet. Viele Menschen wollen auf diese Stufe springen, ohne die vorhergehenden durchlaufen zu haben.

Ich ins Es

Das Ich vermag einen neuen Anfang zu schaffen. Für Interventionen bedeutet dies: Einssein mit der Absicht aus sich selbst heraus. Sprechend dringen wir vor zum geistigen Entstehungsort eines Textes und schöpfen selbst aus der gleichen Quelle. Das Wesen der Sache ist in der Wiedergabe enthalten, kann aber immer anders erscheinen. Die Darstellung ist ganz vom Ich durchdrungen und hat durch sich selbst Gültigkeit. Manchmal könnte man meinen, dies sei oft der Fall und scheut ein Urteil. Dabei gilt es, scharf zwischen der anderen Person als Ich-Wesen, das für mich immer auf dieser Stufe steht, und deren Ausdruck im Schaffen und Lernen zu unterscheiden. Letzteres unterliegt immer dem siebenstufigen Werdeprozess. Auch die Stufe der Meisterschaft erreicht man zuerst in Bezug auf einzelne Leistungen. Der Lehrer wandelt sich zum Lernenden, die Lehrerin zur Lernenden.

7. Die Sprache als Ausdruck und Spiegel der Persönlichkeit und als Weg innerer Schulung

Aus den vorangehenden Betrachtungen lässt sich ablesen, dass die therapeutische Arbeit an und mit der Sprache Raum und Chance gibt zur Persönlichkeitsreifung. In der Sprachgestaltung wie in der Entwicklung der therapeutischen Fähigkeit liegt die Möglichkeit zur Entwicklung von Selbsterkenntnis, innerer Autonomie und Wirksamkeit des Ichs. Die Sprache selbst ist ein qualitativer Ausdruck und Spiegel der Ich-Reife und -Wirksamkeit im Astral-, Äther- und Physischen Leib. Der Mensch webt und formt durch das Wort. Er manifestiert seine irdische Realität. Dies bedarf der erinnernden und selbsterkennenden Arbeit: Erinnere dich deines Ursprungs und deiner Verantwortung als Mensch.

Die aus diesem erinnernden und gegenwärtigen Erkenntnisprozess resultierende Haltung offenbart sich *vor* dem hörbaren Sprechen im Menschen in der inneren Stille und Ruhe: Aus welchem Geist heraus spreche ich? Welche Werte und Ideale tragen mich? Welche ethische Grundhaltung, welches Selbst- und Weltverständnis wirkt dabei maß- und richtungsgebend?

Führt diese Erkenntnis zu Worten und Taten, ermöglicht sie die Entwicklung einer weisheitsvollen Moral. Die Tugend wird so ein wahrhaftiges und lebendiges Wesen, welches das Sein des Menschen durchdringt und als Seelenton durchklingt. Der Weg zu diesem lebendigen Wesen erfolgt über Seelenruhe und Selbsterkenntnis. Das Sprichwort „Reden ist Silber, Schweigen ist Gold" ist für den mit der Sprache arbeitenden Menschen paradoxerweise ein ernst zu nehmendes, inneres Mantram, anders ausgedrückt: Lerne Lauschen in Seelenruhe.

Die Mittel der Sprache, gerade die Gesetzmäßigkeiten der Laute und des Atems, sind Lehrmeister auf diesem Schulungsweg. Hier erarbeitet sich der Mensch über das gute Sprechen, insbesondere der Laute, und das gute Atmen von außen eine formende, inkarnierende und ausgleichende Grundlage. Kommt eine geistig-seelische Dimension in Form einer Empfindungsfähigkeit und der Wirksamkeit von lebendig erlebten Tugenden hinzu, so macht dieser innere Aspekt der Sprache als Haltung dem Menschen und der Welt gegenüber die astralische Schwingung vor bzw. hinter den Worten aus – den wirkenden Geist *hinter* den hörbaren Worten. Diese Schwingung entscheidet über die Wirkung der Worte bis hin zu heilsamen oder schädigenden Effekten. Kurz gesagt: der Ton macht die Musik. So kann etwas gut Gemeintes und Gesagtes Druck, Überheblichkeit, Zwang, Angst und Sorge oder auch Lieblosigkeit im Ton vermitteln. Anders formuliert: Ausgesprochenes entwickelt seine Wirkung durch den hineingelegten Charakter.

In der Sprache liegt unter anderem aufgrund dessen ein großes Potenzial für Konflikte und Missverständnisse. Der Mensch erschafft mittels seiner Gedanken und Worte sowie der zugrundeliegenden Charakterhaltung seine Beziehungen und die Gegebenheiten der von Menschen gestalteten irdischen Welt (so beruht z. B. die gesamte Technik auf menschlichen Gedanken).

Der Kehlkopf des Menschen wird durch die jeweilige Muttersprache mitgeformt. Er trägt in sich die Chance und Herausforderung, die eigene Muttersprache im Nachhinein aktiv zu ergreifen.

Wer die eigene Sprache neu ergreift, in sie eintaucht im Sinne von Dichtung oder Sprachgestaltung, oder wer fremde Sprachen lernt, schafft ichbewusste Verständigungsimpulse, die über den unbewussten Neigungen stehen. Er hat damit die Freiheit und Möglichkeit, an einem friedvollen Miteinander mitzuwirken.

Blicken wir vertiefend auf die ätherisch-astralische Geistsubstanz *hinter* bzw. *vor* den gesprochenen Worten, lohnt sich ein Blick auf die sogenannte Chakren-Lehre, auf die Entwicklung der übersinnlichen Sinnesorgane des Astralleibes. Chakren dienen als Organe für den astralisch-ätherischen Strom, der in das Wort als Geistsubstanz einströmt.

Das Kehlkopf-Chakra bildet das energetische und geistig-spirituelle Zentrum der Wahrheit, der geistigen Offenheit, der Ausdrucksklarheit und der (Selbst-)Wirksamkeit im irdischen Leben. Im Alltag steht es für die Kommunikation in der irdischen Welt.

Das Kehlkopf-Chakra öffnet sich ätherisch-astralisch einerseits nach hinten in Form des inneren Dialogs oder des meditativen Gesprächs mit dem höheren Selbst und der geistigen Welt. Hier hat es einen nährenden, empfangenden Charakter. Andererseits öffnet es sich nach vorne hin zur Außenwelt in Form des gesprochenen Wortes oder ins Gespräch, zum Du. Hier zeigt es einen irdisch wirksamen Charakter und steht nahe der Tat. Schauen wir aus spiritueller Sicht auf die Bewegung des Kehlkopfes, haben wir es mit zwei öffnenden und wirkenden Richtungen des Astralleibes zu tun, die jeweils, im besten Fall ausgeglichen, beim Üben Beachtung finden.

Wie man die Wirksamkeit der Laute „nach außen" schult, so braucht es „nach innen" eine ausgleichschaffende, nährende und empfangende, geistig-seelische Bewegung. Hilfreich hierfür sind u. a. folgende Fragen: In welcher Wirklichkeit stehe ich? Kann ich mich der geistigen Dimension öffnen? Erlebe ich darin weisheitsvolle Klarheit und Wirkkraft? Wie ist das Verhältnis von Ideal und Realität? Bin ich gewillt, mich darin zu schulen und zu entwickeln, da heraus zu handeln und zu sprechen?

8. Schulungsmittel

Wir führen hier das in der künstlerischen Sprachgestaltung und in der Therapeutischen Sprachgestaltung bisher kaum berücksichtigte Element ein, das sich in der Eurythmie in Form der I-Gebärde wiederfindet und für sensitiv-künstlerisch veranlagte Menschen ein unmittelbares Erlebnis und geeignetes Hilfsmittel darstellt. Rudolf Steiner nannte es das „elementarische Rückgrat"[12], das sich durch die Entwicklung der Lotusblumen bzw. Chakren als Sinnesorgane des Astralleibs zwischen dem physischen Brustbein und der Wirbelsäule als ätherisches Rückgrat heranbildet und seine Stabilität durch die moralische Entwicklung erhält. Es bildet den Inbegriff der Festigkeit im Ich. In Rudolf Steiners Worten:

„Das gibt ein ungemein schönes, großartiges, gewaltiges ätherisches Organ, das aber insbesondere in einer glitzernden, leuchtenden, tönenden, in allerlei Wärmewirkungen sich entladenden, aber auch innerlich sprechenden Wesenheit besteht und sich insbesondere so enthüllt während des Schlafzustandes des Menschen. Und man bekommt, wenn man genauer zusieht, durchaus eine Anschauung davon, wie dann dieses Organ dasjenige durchsetzt, was ich als Lotusblumen charakterisiert habe. So dass Sie erkennen können, wie durch dieses Organ, das aus dem Ätherleibe zusammenströmend sich selber erwirkt und dann mit den Strömungen des astralischen Leibes die Lotusblumen formt, wie durch dieses Organ der Mensch eben weiter seinen Anschluss findet an die äußerliche astralische, kosmische Welt.“[13]

Dieses ätherische Organ wird unterstützt durch die Hinwendung zur ruhenden Innenwelt im Tagesgeschehen. Blockierende Wirkungen im Bereich des ätherischen, elementarischen Rückgrats entstehen, wenn die moralische Entwicklung bei gleichzeitiger geistiger Schulung, wie sie auch durch Sprachgestaltung geschieht, ungenügend bleibt. Dann werden das elementarische Rückgrat und das System der Chakren sehr leicht zu Angriffspunkten unbewusster egoistischer Tendenzen.[14]

Entfaltet sich die Lotusblume des Kehlkopf-Chakras durch vieles Üben und Sprechen mit dem Anspruch einer Wirksamkeit *nach außen* einseitig, besteht die Gefahr von Lieblosigkeit, Angst, Hass, Furcht, Zwang und Druck.

Hingegen schwingt sich das Kehlkopf-Chakra in das große ätherische Rückgrat harmonisch ein und bildet die Brücke zwischen dem Herz-Chakra und den oberen Chakren, wenn die wache, innere Schulung der Ruhe, der Sicherheit, des Mutes und die Stabilität im Charakter mindestens ein gleichbedeutendes Übfeld, parallel zum hörbaren Sprechen und Üben werden.

Wer wirksam mit der Sprache arbeiten möchte, strebt so die Arbeit am eigenen Astralleib – dem Impulsgeber für das Sprechen – hin zu einem vom Ich geführten und gut polarisierten Astralleib an.

8.1 Innere Schulung durch sprachgestalterische Übungen anhand von HASADS

Die hier aufgeführten Wege greifen sowohl das innere und meditative Üben wie auch Sprach- und Atemübungen anhand der Aspekte von HASADS auf [→ Kapitel V Anamnese und Befunderhebung]. Entscheidend ist ihre Wiederholung, das stimmige Abspüren und der Entschluss, immer wieder die eigene Mitte aufsuchen zu wollen.

Ziel eines inneren Schulungsweges der Sprachgestaltung ist, sich einerseits Gesetzmäßigkeiten der Sprache durch das Üben anzueignen und andererseits Schritt für Schritt im Sinne des Johannes-Evangeliums („Im Urbeginne war das Wort“) die wirkende geistig-göttliche Gesetzmäßigkeit des Logos empfinden zu lernen.

Die beschriebenen und bewährten Übungen sind als begleitender Schulungsweg möglich. Sie stellen Anregungen für die persönliche Vertiefung und Forschung dar und erheben keinen Anspruch auf Alleingültigkeit oder Vollständigkeit.

Alle Übungen und Ansätze haben sich auch für Klientel der Therapeutischen Sprachgestaltung, und darüber hinaus für lehrende, erziehende, heilende und sprechende Berufe als hilfreich zur Persönlichkeitsentwicklung erwiesen.

Haltung

Hier lohnt es sich, einen wachen, jedoch weichen Blick zu erarbeiten, so dass die Dimension des Raumes, insbesondere der hintere Raum, sich im Blick spiegelt und in die Wahrnehmungsebene mit eingeht. Die Folge ist geistig-seelische Offenheit, eine Steigerung der eigenen Körperenergie, ein freier, fließender Atem, wie auch über den tiefsten Punkt im Becken eine stärkere Verbindung mit dem Leib und der Erde.

Es ist empfehlenswert, auf die Verankerung in der inneren Aufrichte zwischen Brustbein und Wirbelsäule zu achten. Diese vertikale Licht-Säule, von Rudolf Steiner als elementarisches, ätherisches Rückgrat dargestellt, ließe sich auch als „Ich-Linie" beschreiben. Im Herzraum bzw. im Herz-Chakra zeigt sich diese Licht-Säule als beweglicher, intimer Freiraum. Wahrnehmen lässt sich dieses ätherische Rückgrat durch folgende Übung:

Mit sicherem, festem Stand pendeln wir zwischen vorne und hinten, rechts und links, ggf. kreisend, bis das Gefühl auftaucht, dass sich eine innere Mitte bzw. Säule zwischen Brustbein und Wirbelsäule auftut, den ganzen Körper von oben bis unten durchströmend und durchklingend. In diese Mitte stelle man sich empfindend hinein und erlebe die Ruhe, weder angespannt noch zu locker, als innere Präsenz. Diese Aufrichte, vergleichbar mit der nach innen genommenen eurythmischen I-Gebärde, dient der Rückbesinnung auf die eigene Ich-Ausrichtung im Alltag und als Ausgangspunkt für das Sprechen, z.B. der Übung „*Sieg gewinnt sich*" oder „*Wirklich findig*" [→ Kapitel IV].

Vergleichbare und unterstützende Übungen für die Eurythmie finden sich in dem Buch „Herzkräfte stärken" von Sivan Karnieli.[15]

Atmung

Im Sinne einer spirituellen Schulung kommt hier die Atmung in Form der Licht-Seelen- bzw. Sinnes-Seelen-Atmung zum Tragen [→ Abschnitt 6.4.4 Atmung als spiritueller Prozess]. Der Begriff beschreibt eine Vergeistigung, Beseelung und Ätherisierung der physiologischen Atmung in ihren unterschiedlichen Stufen von Einatmen – Atempause oder Innehalten – Ausatmung – Atempause oder Nachklang.

„*Der Atem macht den Menschen zu einer lebendigen Seele und bringt ihn zum Bewusstsein seines Zusammenhanges mit dem Kosmos*"[16] – und mit der Luft lebt und durchdringt das innere Licht den ganzen Menschen.

„*Mit der Luft lebt das Licht in ihm.*"[17] In einer esoterischen Stunde von 1908 beschrieb Rudolf Steiner: „*Wenn der Mensch seinen Atem einzieht, so treten damit die Kräfte des Ich in Tätigkeit, die ihn in Zusammenhang bringen mit den Kräften des Kosmos, diejenigen Kräfte, die vom Herzen nach außen strahlen. Und wenn der Mensch den Atem ausgibt und wenn er sich des Atems enthält, so treten diejenigen Kräfte des ich in Tätigkeit, die nach dem Mittelpunkte, nach dem Herzen drängen und dort ihm ein festes Zentrum schaffen.*"[18]

Hier beschrieb Steiner die ätherische Gegenbewegung zur physischen Luftbewegung. Da heraus lässt sich ablesen, dass es bei Atemmeditationen nicht um eine Versenkung in das Organ bzw. in die physiologische Atmung geht, sondern vielmehr um die Wahrnehmung der ätherischen Atembewegung, d. h. um eine leiborientierte und -assozierte, ichhaft gelenkte, gedankliche Konzentrationsübung.[19] Den Spuren dieser Aussagen folgend ist es verständlich, dass sich für die meditative Vertiefung Licht- bzw. Wärme-Qualitäten eignen. So lohnt es sich auch, Bewegungs-, Klang- oder Substanzqualitäten in der empfindenden Atmung zu erforschen und zu schulen – entsprechend den vier Ätherarten. Die Erfahrung zeigt, dass der Zugang zu dieser Erlebnisebene individuell zu erarbeiten ist. Wegweisend für die Wahrnehmung der ätherischen Atembewegung ist die Frage: Wie ließe sich der qualitative Abdruck beschreiben, den dieser Eindruck, dieses Wort, diese Silbe oder diese Atembewegung hinterlässt?

Ebenso eignen sich für die meditative Vertiefung und Erforschung die folgenden, im Oktober 1923 von Rudolf Steiner für Ita Wegman gegebenen Worte:

Was ich spreche von meinem physischen Leib aus ist Schein –
Ich muss sprechen von meinem Ätherleib aus,
zu dringen in die wahre Wirklichkeit:

1. *Ihr Geister unter der Erde drücket auf meine Fußsohlen.*
   Ich schreite über euch hinweg.

2. *Ihr Geister der Feuchtigkeit streichelt meine Haut.*
   Ich drücke euch nach allen Seiten.

3. *Ihr Geister der Luft füllet mein Inneres an.*
   Ich verbinde mich mit euch.

4. *Ihr Geister der Wärme beseelt mein Inneres.*
   Ich lebe in euch.

5. *Ihr Geister des Lichtes durchgeistet mein Inneres.*
   Ich denke mit euch.

6. *Ihr Geister der (chemischen) Kräfte lähmet meine Kräfte.*
   Ich will euch überwinden.

7. *Ihr Geister des Lebens tötet mein Leben.*
   Ich erwarte euch im Tode.

So bin ich, dies sagend, im Ätherleibe.
Und ihr könnt kommen: Farben, Töne, Worte der ätherischen Welt.[20]

Ein geeignetes Urbild für die zu entwickelnden Atemqualitäten findet sich in der Apokalypse des Johannes:

„Und ein großes Zeichen erschien am Himmel: eine Frau, bekleidet mit der Sonne (im Herzen) und der Mond war unter ihren Füßen und auf ihrem Haupt ein Kranz von zwölf Sternen.“[21]

Die Bedingung, die der Schreiber Johannes aufsuchen musste, um rein Geistiges und Zukünftiges empfangen zu können, wie dieses auftauchende Bild am westlichen Abendhimmel, schilderte Rudolf Steiner: *„Wie auf einen Fels mußte er sich stellen, der ihm als feste Grundlage diente, auf dem er nicht wankte, auf dem er von nichts beeinflußt werden konnte, was um ihn und in ihm wogte und lebte.“*[22]

Vertiefen wir unter diesen Gesichtspunkten meditativ das vorangestellte Bild am Himmel, finden sich Ansätze und Beispiele für den Schulungsweg der *ätherischen, inneren* Atmung:

Einerseits in Hinblick auf die zu entwickelnden, therapeutischen Tugenden in Form der radial wirkenden Sonnenkraft im Herzen – der Verbindung zu den Mitte- und Umkreiskräften, andererseits in Bezug auf das Atmen und Sprechen im Urbild des Mondes unter den Füßen – der gesunden Verbindung zur Leiblichkeit und zur Erde. Ein weiterer Gesichtspunkt ist die Inspirationskraft durch die höheren Gesetzmäßigkeiten der Sternenwelt über dem Haupt – die Verbindung zum Himmel.

Rudolf Steiner beschrieb in verschiedenen mantrischen oder meditativen Kontexten die Geistselbst-Qualität des Menschen, den Genius[23], als Stern oder Sterne, als Seelen-Stern, Gnaden-Stern bzw. Christus-Stern über dem Haupt aufleuchtend. Es lohnt sich für den sprechenden Menschen, auf seinem Schulungsweg von der Ebene der Alltagssprache hin zu einer weisheitsvollen und heilenden Sprache die Qualität des Geistselbst zu empfinden und zu pflegen. Sozusagen meditativ unterzutauchen mit der Ahnung von seinem Stern, von seinem Geistselbst in sein Ich.[24]

Neben dem oben angeführten Urbild aus der Johannesapokalypse als zu betrachtendem Meditationsinhalt eignen sich die folgenden Spruch-Meditationen. Sie fördern über die geführte und erlebte Atembehandlung die Entwicklung der Beziehung zur Geistselbst-Qualität und in der Folge eine höhere, weisheitsvolle Imaginations-, Inspirations- und Intuitionsgabe.

Meditationsbeispiele von Rudolf Steiner sind:

Meditation	Umsetzung	Meditation	Umsetzung
Morgens sich vorstellen sieben Sterne über dem Haupte – die Sterne sprechen:	Versenkung in die Sterne über dem Haupt. Sternenlicht einatmen, mit der Ausatmung die	*Stern über dem Haupte Christus spricht aus diesem Stern:*	Versenkung in den Stern über dem Haupt. Sternenlicht einatmen, mit der Ausatmung
Du lebest im Licht Erfühle das Licht Ergreife es in Klarheit.[25]	erste Zeile mehr im Nerven-Sinnes-Pol erlebend nachspüren. Neu einatmen, die zweite Zeile im Rhythmischen System erlebend; die dritte Zeile im Stoffwechsel-Gliedmaßen-Pol erleben. Seelenruhe und Nachklang. Die Übung kann man sowohl im inneren, wie auch im hörbaren Sprechen praktizieren. Umsetzung von Esther Böttcher	*Lasse tragen deine Seele Von meiner starken Kraft Ich bin bei dir Ich bin in dir Ich bin für dich Ich bin dein Ich.*[26]	die erste Aussage bis „Kraft" in der Beckenschale mit einem Mondsichel-Bild verbunden erleben, „Ich bin bei dir" am tiefsten Punkt des Beckens, „Ich bin in dir" unterhalb des Bauchnabels, „Ich bin für dich" im Solarplexus-Bereich, „Ich bin dein Ich" im Herz-Chakra erleben. Seelenruhe und Nachklang. Umsetzung von Esther Böttcher

Über die Einatmung empfangen wir dieses klare, weiße Licht in der erlebten Vorstellung der Sterne und atmen es in der Licht-Säule stehend und den Atem darauf hinunterführend wieder aus. Auch die *L-Atmung* [→ siehe L-Programm in Kapitel IV] findet durch solche Atem-Führung eine Vertiefung.

Die Licht-Sternen-Atmung beeinflusst unmittelbar die Präsenz, die Wahrnehmungsfähigkeit und fördert Ruhe, Geistesgegenwart und das Erlebnis von Gnade. Im christlichen Sinne bedeutet Gnade, so führte Rudolf Steiner im Zyklus zum Johannes-Evangelium aus, die Fähigkeit der Seele, aus dem Innersten heraus das Gute zu tun.[27]

Diese besondere Form der Atembehandlung fördert einen klaren, zugleich gütigen, milden Blick. Ebenso stärkt die Sprache die therapeutische Wirksamkeit, oben benannt als „das Gute tun oder Hilfe für Andere". Darüber hinaus fördert der so erweiterte Atem die Souveränität bzw. die Ich-Autonomie gegenüber der Umwelt.

Schauen wir nun auf eine Meditation, welche die stärkende und Ausgleich schaffende Herztätigkeit unterstützt im Kontext des oben erwähnten Bildes aus der Johannes-Apokalypse. Diese Meditation hat sich im Kontext der Gesprächsführung, für Führungs-

kräfte und Lehrpersonen sowie in der Therapeutischen Sprachgestaltung als geeignet erwiesen und ist zudem leicht in den Alltag zu integrieren. Wir nennen sie die Lichtkreuz-Atmung.[28] Das gleichschenklige Kreuz, umschlossen von einem Kreis, gilt als Heilsymbol und findet sich oft in Engelabbildungen. Die Lichtkreuz-Atmung wirkt Harmonie schaffend, stabilisierend und schützend; sie fördert körperliches, seelisches und geistiges Gleichgewicht und zentriert im Herzen. Sie lässt sich gut im therapeutischen Alltag als begleitende Übung zur seelischen Hygiene einsetzen.
Die Übung ist im Stehen oder Sitzen auszuführen und eignet sich zum stummen, innerlichen Atmen. Die Schritte sind:

1. Verbindung zum Körper: Mit einer mehr impulshaften, deklamatorischen Einatmung strömt der Atem auf der Licht-Säule nach oben in die himmlischen, weisheitsvollen Lichtsphären; mit einer mehr strömenden, rezitativen Ausatmung nach unten, in der Vorstellung verbindend mit dem Zentrum der Erde.

2. Verbindung zur Seele: Mit einer mehr impulshaften, deklamatorischen und aktiven Einatmung strömt der Atem auf Herzhöhe nach rechts und mit einer mehr strömenden, rezitativen Ausatmung nach links in den Horizont.

3. Verbindung zum Geist: Im Brustraum das Mittelpunkt-Erlebnis des gleichschenkeligen Lichtkreuzes spürend, zwischen oben und unten, rechts und links: Aus dem Umkreis impulshaft-aktiv einatmen, dann strömend-rezitativ ausatmen und den inneren Fokus zum Herzen lenken; dabei wahrnehmen, wie sich durch die Ich-Zentrierung im Herzen ein Lichtkreis um die Aura legt.

4. Abschließend das Herzzentrum vertiefen und bekräftigen mit dem Satz *„Ich bin“*, *„Ich bin ich in mir“* oder durch den Satz *„Christus in mir“*.

Die Lichtkreuz-Atmung vertieft sich weiter durch den folgenden Meditationsinhalt:
„Die Sonne wird jetzt zu unserem Auge, auch zu unserem Ohr, auch zu unserem Wärmeorgan. Wir haben nun nicht mehr das Gefühl, daß wir außerhalb des Sonnenhaften sind, sondern wir haben das Gefühl: Wir sind in das Sonnenhafte hineingerückt, wir stehen innerhalb des Lichtes. Wir sind sonst immer außerhalb des Lichtes. Jetzt, wenn wir mit unserem eigenen Wesen in unser Herz eingetaucht sind, haben wir der Welt gegenüber das Gefühl: Wir stehen innerhalb des Lichtes, und unser eigenes Wesen ist Licht. Wir berühren mit unseren Lichtorganen, die wir jetzt in dem wallenden, webenden Lichte haben, die geistigen Wesenheiten.“[29]

Durch die Übung *„Ich atme Mut, Mut durchströmt mich“* [→ Kapitel IV] entsteht eine Durchwärmung und Durchmutigung der Atmung, was sich mit Rudolf Steiners Aussage deckt, dass Luft letztlich Mut sei.[30]

Ob stumm oder hörbar gesprochen, fördert diese Übung den ätherisch-astralischen Strom vom Herz-Chakra durch die zugrundeliegende, empfundene Sonnenkraft und die Tugend des Mutes, so auch den Heilermut. Im innerlichen wie im hörbaren Sprechen ist der Umschwung vom ersten zum zweiten Satz, die willenshafte Verstärkung durch das [m] zu beachten. Sie führt zum Lösen und Lenken der astralischen Kräfte.

Beim *innerlichen,* durchatmeten Sprechen entsteht ein Nachbild oder ein Nachklang, bei dem das zuvor *laut geübte* und *ausgesprochene* Lauterleben einen reinen Abdruck im astralisch-ätherischen Leib hinterlässt und zu einer moralischen Empfindung gegenüber der Außenwelt führt. Auf diese Weise üben wir beim Anblick der Himmelsbläue, in welcher der Äther sich ausdrückt, einen ähnlich gearteten Satz: *„Ich atme Blau, Blau durchströmt mich"* (Übung von Esther Böttcher). Im stummen, durchatmeten Sprechen und im empfundenen Lautererleben kommen wir zu jenem *„frommen"* Gefühl, das Rudolf Steiner in Bezug auf den Himmelsanblick beschrieb.[31] Diese fromme Stimmung entsteht im stillen Ewigkeitsmoment des inneren Seelenhimmels, in dem das Wort *Blau* aufhört, gesprochen zu sein. Die Übung ist geeignet, den Menschen über den Empfindungsleib zur Wahrnehmung des Wesens hinter den sinnlichen bzw. akustischen Eindruck zu führen und bleibt als ätherischer Abdruck.

Zur Entwicklung der Wärmequalität eignet sich sowohl die Übung „*Wärme weset um mich*" [→ Kapitel IV] als auch folgende Meditation:

Meditation	Umsetzung
Denken an das Innere des Kopfes – als wenn dort Wärme ausstrahlte, dazu die Worte: *Kraftvoll ströme* *Von meinem Kopfe* *Wärme* *Durch meine Brust* *Durch meine Arme* *Durch meine Beine* *Und stärke mich.*[32]	Nach der inneren Vorbereitung atmet man bei jeder Zeile in der inneren Licht-Säule stehend zunächst „nach oben" in die göttlichen Sphären ein und lenkt die Sätze im stillen oder lauten Sprechen mit der Vorstellung in die entsprechenden Körperregionen. Mit der letzten Zeile lohnt sich die Umkehrung der Einatmung, also nun von unten kommend, verknüpft mit der Vorstellung eines Kraftstroms, der aus der Erde gegen die Fußsohle drückt. Aufbauend oder ausgehend von dem Wort „Wärme" lassen sich auch die Wörter „Licht" oder „Liebe" einfügen und die Wirkung unterstützen und verstärken. Umsetzung von Esther Böttcher

Das Erlebnis der nährenden, satten Erdung verstärkt sich, wenn man die mehr deklamatorische Einatmung mit dem Bild des „Erd-Sterns" unterhalb der Füße (rötlich-erdiges Licht) verbindet und in der Vorstellung bis auf Zwerchfellhöhe führt.

An dieser Stelle sei erwähnt, dass die bewusst geführte Ausatmung als Selbstregulation nur dann inkarnierend bzw. erdend wirkt, wenn die Anbindung und Verankerung der Atmung in der Atemwurzel (über entsprechende Vorübungen mit [h], [f] oder [k]) gewährleistet ist.

Verfolgen wir nun das oben erwähnte Urbild der Frau mit dem Mond unter ihren Füßen mit folgender Atem-Meditation weiter, die zugleich eine Möglichkeit bietet, sich

Substanzqualitäten wie dem Silber und der Mond-Qualität mittels der Atmung anzunähern:

Blicke zum Nachthimmel:
Lasse dich auf den Abendhimmel ein, lasse dich auf das wärmende Gefühl der Farben ein, lasse dich in die feinste Schale des Mondes sinken.
Atme die silberne Sichel des Mondes ein: gebe ihr recht.
Atme aus und fühle aufmerksam hin. Meditation von Esther Böttcher

Welches Seins-Erleben, welches Nachbild stellt sich ein?

Zumeist entsteht im (Nach-)Erleben der Mondsichel-Qualität – entsprechend der Silber-Wirksamkeit – eine Innenraum-, eine gesunde Grenzbildung und eine Förderung der Lebenskräfte und damit die Möglichkeit, Urvertrauen und Demut gegenüber dem Lauf des Lebens und den Schicksalswegen zu entwickeln. Kreisende, lemniskatische Bewegung im Becken, z.B. mit dem Laut [m] oder den Silben-Übungen „*Ma Mo Mu*“ oder „*Hum Ham Häm Him*“ [→ Kapitel IV], unterstützen diese Meditation. Wie tönen diese Laute, diese Silben, im erlebten Nachbild der Silber-Mond-Substanz?

Eine weitere Meditation zur bewussten Pflege des Empfindens lenkender und gestaltender Schicksalskräfte, mit der Möglichkeit, Vertrauen in das Leben zu entwickeln und sich im Kontext eines großen Ganzen zu erleben, stammt aus dem Wahrspruchwort „*Welt und Mensch, Friedenstanz*“:

Ich fühle mein Schicksal,
Mein Schicksal findet mich.
Ich fühle meinen Stern,
Mein Stern findet mich,
Ich fühle meine Ziele,
Meine Ziele finden mich.
Meine Seele und die Welt sind Eines nur.[33]

Der jeweils erste Teil des innerlich gesprochenen Satzes wird aktiv-verbindend eingeatmet und der zweite Teil strömend-empfangend ausgeatmet. Auch hier arbeiten wir mit dem ätherischen Gegenstrom der physiologischen Atmung und beachten in der Atempause den ätherisch-astralischen Abdruck, das Seins-Erleben.

Mit dem ersten Satz schwingt die Einatmung hinauf in den Himmel, sich ausbreitend in den weisheitsvollen Lichtsphären, und senkt sich mit dem zweiten Teil zurück Richtung Körper, den lichten Schicksalsstrom im Stern über dem Haupt konsolidierend. Atempause.

Mit dem zweiten Motiv schwingt die Einatmung hinauf zum Stern über dem Haupt. Mit der Ausatmung senkt sich der zweite Satzteil, das Sternenlicht, zum Herzen. Atempause.

Mit dem dritten Motiv schwingt der erste Satzteil mittels der Einatmung vom Herzen über die Gliedmaßen in die Welt, sich verbindend mit dem Zukunftsstrom, mit den Menschen und der Erde. Der zweite Satzteil strömt ausatmend über die Gliedmaßen zurück und konsolidierend zum Herzen – die Impulse empfangend. Atempause. Im Nachklang den letzten Satz innerlich empfinden. (Umsetzung von Esther Böttcher)

Ist bei der Meditation „*Ich trage Ruhe in mir*" [→ Kapitel IV] der methodische Weg vom lauten zum stillen Sprechen – von „außen nach innen" – angeleitet und dadurch eine Verinnerlichung der Sprache angeregt, so ist hier der Weg aus der Stille in die gesprochene Sprache aufzusuchen: „von innen nach außen". Die Erfahrung zeigt, dass die Licht-Seelen-Atmung über die durchatmete Empfindung zu wesensdurchdrungenen Begriffen führt und dies in der gesprochenen Sprache hörbar ist. Landläufig sprechen wir hier von Authentizität.

Die geschilderten ätherisch-astralischen Atemräume und -bewegungen spannen den Menschen zwischen Himmel und Erde auf, kräftigen das Herzzentrum und zeigen einen bewährten Weg, aus den Herzkräften heraus, zu sprechen und zu handeln.

Stimme

Die Stimme spiegelt die innere Gestimmtheit wider und ist ein direkter Ausdruck der geistig-seelischen Haltung und der Empfindungsfähigkeit eines Menschen. Deshalb bietet sich die im Raum klingende eigene Stimme für den inneren Schulungsweg als (Selbst-)Erkenntnisorgan an. Dabei kommt es nicht in erster Linie auf die Beschaffenheit der Stimmorgane an, sondern auf den ätherisch-astralischen Strom, der auf den Schwingen des Atems (altgriechisch *πνεῦμα pneúma* = Geist, Hauch, Luft) erklingt. So kann eine geschulte, kräftige, und modulationsreiche Stimme dennoch Dogmatismus, Manipulation und Unfreiheit beinhalten und eine brüchige, zarte Stimme ein von Weisheit und Liebe getragenes, heilendes Wort überbringen. Die Stimme als Ausdrucksorgan vermittelt ihre Heilkraft durch innere Entwicklung und Reinigung des Astralleibes.

Zur Vokalreihe [a] [e] [i] [o] [u] [→ auch Kapitel III.1.1]:
Eine Stimm-Schulung an den Gesetzmäßigkeiten der Vokale trägt entsprechend die klaren und in sich ruhenden Gesetzmäßigkeit der Planetenwirkungen in sich. Eine Annäherung an diese lässt sich wie folgt üben:

Wie das ätherische Rückgrat für die innere und physische Aufrichte Bedeutung hat, so wies Rudolf Steiner auf der Vokal-Ebene hin auf ein für die innere Schulung äquivalent wichtiges Element. Er nannte es das „*ätherische oder eurythmische Gespenst*".[34] Dieser Begriff erscheint zunächst eigenartig, der praktische Gebrauch macht ihn jedoch verständlich.

Wir führen zunächst einen Vokal mehrmals als eurythmische Geste aus, lassen dann die äußere Geste weg, um sie nur innerlich erneut zu bilden und sprechen dann den Vokal in die innere Bildung hinein. Nach mehrfacher Wiederholung klärt und verstärkt sich der Vokalklang und es fällt immer leichter, ihn präzise zu treffen. Die große Gebärde wird in die Sprechbewegung des kleinen Menschen übergeführt.

Die Wirkung der Vokale wird für das hellsichtige Auge und für den hellfühligen, sensitiven Menschen im Umkreis eines Vokale tönenden Menschen als ätherisches Gebilde erlebbar. Es erscheint fünffach, wie spektrisch, ein ganzer Mensch beim Tönen der fünf Vokale.[35] Während bei der eurythmischen Gebärde der ganze Leib „zum Kehlkopf wird", ist beim Sprechen einerseits der akustische Laut hörbar, andererseits taucht ein eurythmisierender Mensch in bestimmter Bewegungsform in der Aura des Sprechenden auf.

Die Vokale entfalten in ihrer Gesetzmäßigkeit eine klärende und regulierende Wirkung. Rudolf Steiner sprach in der Abfolge der fünf Vokale von einem frischen, ursprünglichen und in seiner Würde geborenen Menschen.[36]

Aale-Übung [→ Kapitel III.1.1.1 Wirkungen der Vokale]:
Rudolf Steiner schrieb dieser Übung eine regulierende, organgestaltende Wirkung auf den gesamten Sprachorganismus zu.
Wie die Erfahrung zeigt, wirkt die Vokalreihe [a] [i] [a] [a] [i] [u] der dritten Teilübung
„Harte starke - a a a - Finger sind - i i i -
bei wackren - a a a - Leuten schon - a a a -
leicht - i i i - zu finden - u u u -"[37]
einerseits öffnend und regulierend auf den astralisch-ätherischen Strom im Kehlkopf und andererseits im Zusammenhang mit den Konsonanten physiologisch, formgebend im Rachenraum. Zugleich entfalten die langsam gesprochenen Vokale eine beruhigende, vertiefende und Gehör schulende Wirkung. Um insbesondere den ätherisch-astralischen Strom im Kehlkopf-Chakra zu beobachten und zu stärken, lohnt es sich, die Vokalreihe [a] [i] [a] - [a] [i] [u] auch als eigenständige Übung unter Zuhilfenahme der eurythmischen Lautbildung zu sprechen, wobei man [a] [i] [a] mehr empfangend hörend von hinten in den Kehlkopf einströmend und [a] [i] [u] aktiv-impulsiert nach vorne gerichtet spricht. Das [i] bildet hierbei das Zentrum des Kehlkopf-Chakras, das [a] einen klaren Winkel erst nach hinten, später dann nach vorne und das [u] strömt in der Vertikalen auf dem ätherischen Rückgrat.

Artikulation

„*Der Himmel spricht*"[38] – In dieser Dimension tut sich ein Schulungsweg im Bereich einer von Empfindung begleiteten Artikulation der Vokale und der Konsonanten auf. Die Mannigfaltigkeit des Zusammenklangs von Vokalen und Konsonanten in ihrem Zusammenhang und ihrer Zuordnung zu Planeten- und Tierkreiswirkungen bietet ein großes Forschungs- und ein meditatives Übfeld, folgt man dem Hinweis Steiners, dass das Real-Geistige beim Sprechen nicht im Laut selbst, sondern im Übergang, also im kompositorischen Zwischenraum von Laut zu Laut, zu finden ist. Eine Schulung auf diesem Gebiet, liegt darin, sich selbst beim Sprechen im Raum, d.h. von außen, zu hören.

Zuordnung der Konsonanten und Vokale zu Tierkreis- und Planetenwirkungen:[39]

Widder:	W
Stier:	R
Zwillinge:	H

Krebs: v, es kann auch F sein
Löwe: T bzw. Tao
Jungfrau: B
Waage: C
Skorpion: Z
Schütze: G
Steinbock: L
Wassermann: M
Fische: N
Sonne: AU
Venus: A
Merkur: I
Mond: EI
Mars: E
Jupiter: O
Saturn: U

Tritt man auf diese Art an die Sprache heran, erscheint sie einem wie eine Art eigenständiger Organismus. Rudolf Steiner gab den vertiefenden Hinweis, dass der Mensch ein Nachklang des Weltenvokalismus und des Weltenkonsonantismus ist und durch diese geprägt wird. Er führt aus, dass sich

- der Physische Leib als Echo des Tierkreises
- der Ätherleib als Echo der Planetenbewegungen
- der astralische Leib im Erleben dieser Planetenbewegungen
- das Ich im Wahrnehmen des Echos des Tierkreises[40] konstituiert.

Diesen Gesichtspunkten nähert man sich wie folgt: Beim Sprechen von Vokalen und Konsonanten handelt es sich um zwei zu beachtende Seiten einer Medaille. Beide sind konstituierende Charakteristika der Sprachgestaltung und der Eurythmie: Praktizieren wir vor dem Sprechen zunächst eine Versenkung in den Ätherleib durch Übung des „ätherischen Gespenstes" (s. o.), dann erklingt durch das „Nadelöhr" des Kehlkopfes die hörbare Sprache – die Spiegelung des ätherisch-astralischen Abglanzes in reiner Form. Der tönende Laut, das hörbare Wort hinterlässt wiederum ein ätherisches Abbild in der Luft. Für die empfindende Wahrnehmung füllen unsichtbare eurythmische Gebärden den Umraum, die in der Eurythmie wiederum durch den gesamten Bewegungsmenschen erscheinen. Es ist ein zirkulärer Prozess.

Beim Aussprechen des gesamten Alphabetes erschiene ein vollständiger ätherischer Mensch.[41] In der Therapeutischen Sprachgestaltung lohnt es sich, diesem aus der Peripherie konstituierten, ätherischen Menschen bei sich selbst und bei den Patienten und Patientinnen Aufmerksamkeit zu schenken und ihn bewusst kennen zu lernen.

Für einen spirituellen Schulungsweg mit den Konsonanten ist es hilfreich, einen Blick auf die Wirkung des LNDT-Punktes [→ Kapitel VIII Sprach-, Sprech- und Stimmtherapie] und die Zungenstellung zu werfen: Wenn die Zunge „locker schwebt" und nur an dem LNDT-Punkt am Gaumen hinter den Schneidezähnen anliegt, „öffnet" sich im Erleben der Rachen, der Kuppelraum des Hauptes. Jetzt ziehen wir aktiv den Zungengrund und den Rachen in der Vorstellung nach hinten. Damit einhergehend ist für das hellsichtige Auge und für die sensitive Wahrnehmung eine Ausdehnung der Aura zu beobachten. Der Körper entspannt sich und der innere Dialog tritt in einen Raum der Stille und der Unbefangenheit; er bewertet weniger. Die Geistesgegenwart und das Gefühl der inneren Souveränität wachsen. Der Strom des ätherischen Rückgrates intensiviert sich.

Auch an dieser Stelle sei die Aale-Übung genannt. Entfaltet der erste Teil *„Aber ich will nicht dir Aale geben"* eine regulierende, gestaltende Wirkung auf die unteren Luftwege und seine Organe wie Kehlkopf, Lunge und Zwerchfell, so hat der zweite Teil *„O schäl und schmor mühvoll mir mit Milch Nüss zu Mus"* [zu den Übungen → Kapitel IV] durch die Betonung der Lippenlaute einen durchvibrierenden, durchklingenden Effekt auf die oberen Resonanzräume wie Nase, Stirn- und Nebenhöhlen. Beide Übungen teilen das [i] im Zusammenspiel mit den Lauten [l] [n] [d] [t] als Zentrum zur Bildung der inneren Mitte und zur Stärkung des ätherischen Rückgrates. Dies steigert die Geistesgegenwart. Gleichzeitig dient die Übung auch als Schulung der drei Seelenqualitäten Denken, Fühlen und Wollen auf Grundlage der drei Hauptansatzorte Zahn-Zunge, Lippen und Gaumen in Verbindung mit dem Nerven-Sinnes-System, dem Rhythmischen System und dem Stoffwechsel-Gliedmaßen-System [→ Abschnitt 8.2 Einteilung der Vokale und Konsonanten].

Denken

In diesem Bereich dient die Arbeit mit den sechs *Kommunikationsgesten* der Klärung und Reinigung des Astralleibes und verhilft zur Vergegenwärtigung innerer Dialoge in Form von Selbstgesprächen und Denkmustern. Herangehensweisen, Übungswege und seelische Ursachen und Wirkungen finden sich im Kapitel IX zu den sechs Kommunikationsgesten im 3-P-Modell.

Als Beispiel sei der in sozialen Berufen häufige, innere Dialog, bestehend aus den Kommunikationsgesten „Suchen" und „Distanzieren" bis hin zu „Wegwerfen", genannt. Der verständliche Wunsch und das Ideal, helfen zu wollen und Lösungswege aufzuzeigen, kippen z.B. bei hoher Arbeitsbelastung und seelischer Disposition leicht in innere Dialoge, die geprägt sind von Erschöpfung, Selbstvorwürfen und distanzierenden Äußerungen:

„Ich muss besser werden" führt z.B. zu „Ich kann nicht mehr" bis hin zu „Ich bin nichts wert und ich kann nichts" oder: „Ich muss noch dies und jenes erledigen" führt zu „Ich schmeiß alles hin" usw. Der Wunsch, anderen zu helfen oder perfekt zu sein, gerät in Schieflage und mündet in Erschöpfung und depressive Verstimmung. Macht sich der Mensch den inneren Dialog bewusst, dann hat er die Möglichkeit, den Sprung in die ausgleichschaffende Gebärde zu vollziehen und sich auf Ruhe und Geistesgegenwart im Hier und Jetzt zu besinnen. Dazu eignen sich die Polaritäten Bewirken-Zentrieren und Zuwenden-Distanzieren, die aus dem unfruchtbaren Wechselspiel der Grundgesten *Suchen* und *Wegwerfen* befreien [→ Kapitel IX]. Die Übungen *„Ich trage Ruhe in mir"* oder *„Ich bin ich in mir"* [→ jeweils Kapitel IV] unterstützen diese Wirkung und erzeugen ein ruhiges Zentrumsempfinden im Kopf und Brustraum. Der Mensch besinnt sich seiner Ideale und

Möglichkeiten und bringt diese mit guter Selbstfürsorge und -einschätzung ins Gleichgewicht.

Es gilt, dem bewertenden, inneren Dialog von: „das ist richtig“ und „das ist falsch“, der oft in Einseitigkeit und rechthaberische Verfestigung bis hin zu diktatorischem oder dogmatischem Verhalten und damit zu fremd- und selbstschädigender Sprache führt, aufmerksam zu lauschen. Ähnlich schief liegt eine Überzeugung wie: „Nur ich und meine Sicht auf die Dinge kann Abhilfe schaffen“. Solche und ähnliche Dialoge ergänzen und lösen sich oft durch den innerlich durchlebten Satz des Christus: „Nicht mein Wille, sondern dein Wille geschehe“ (Lukas 22.42). In solch demutsvoller Haltung dem Menschen und dem Leben gegenüber spiegelt sich bewusst gelenkte Absichtslosigkeit und damit eine Anbindung an das Höhere und an die schicksalslenkenden, übergeordneten Kräfte des oben erwähnten Sterns, der zukünftigen Geistselbst-Qualität. Gerade das Sternenuniversum als unveränderliche Entität steht in enger Beziehung zur Gedankenwelt. Das Sternenlicht vermittelt Klarheit und Ordnung und erzählt von der Ewigkeit.[42] Gedanken sind empfundenes Licht.

Sprachwahrnehmung

Die in unserer Kulturepoche notwendige Schulung der bewussten Ich-Tätigkeit als Bewusstseinsseele ermöglicht es, Inhalte und Zusammenhänge zu verstehen, gelernte therapeutische Mittel einzusetzen, evidenzbasierte Wege zu gehen sowie Überschau und Verständnis für Krankheitsprozesse zu entwickeln. Diese Ich-Tätigkeit erlaubt es zudem, sich selbst zur (therapeutischen) Persönlichkeit weiter zu entwickeln und sich eine gesunde Urteilsfähigkeit anzueignen.[43] Denkerische Klarheit und zielgerichtetes Handeln fördern und erhalten die Gesundheit aller am Prozess Beteiligten.

Die Erfahrung zeigt, dass die vielschichtigen Nöte und Erkrankungen der heutigen Zeit zunehmend eine besondere Entwicklung der Bewusstseinsseele von therapeutischen, lehrenden oder Führungspersonen fordern.

Frieden und Harmonie entstehen in dem Moment, in dem das Individuum sich nicht nur eine einzelne Meinung, einen eigenen Standpunkt gebildet und emotionale Freiheit erlangt hat, sondern diese auch im innersten, in sich ruhenden Seelenkern empfinden lernt. Es ist ein Lauschen lernen auf Wesenhaftes und höhere, objektive Gesetzmäßigkeiten.

Verfolgen wir zur Vertiefung der Sprachwahrnehmung eine Anregung Rudolf Steiners im Kontext der Übung „*In den unermesslich weiten Räumen*“: „*Nehmen Sie die eigenen Töne zunächst mit, so dass alles mitklingt und mitschwingt; erleben Sie dann die außerhalb Ihrer tönende Luft, in die Sie sich mit ihrem Atemstrom hineinlegen; lernen Sie sie hören; lernen Sie sie erkennen als eine Wesenheit, in die Sie ihren schwachen Ton hineineinlegen, der an ihr erstarkt und sich allmählich objektiviert.*“[44] Und weiter: „*Sie müssen Bewusstsein davon erlangen, wie Sie den Ton von innen hören, nicht von außen. Lassen sie frei, los vom Intellekt, dann fällt er in den Atemstrom und wird mitgenommen. Mitgenommen wird das erfühlte wesenhafte Bewusstsein des Lautes; in dem man selbst drinsteckt, hört man von innen; dadurch ergründet man die Lautqualitäten des Wortes. Bleibt man an der Oberfläche, streift man nur mit dem Intellekt darüber hin, so hört man nur Geräusche, ergreift nicht das innere Erklingen des Lebens.*"[45] Auf ähnliche Weise lassen sich die Übung „*A E I I O U*" [→ Kapitel IV] und weitere Artikulationsübungen innerlich verfolgen.

Die beschriebene Weiterentwicklung der wachen Ich-Tätigkeit hin zu einem innerlich präsenten Lauschen fördert folgende Qualitäten und Fähigkeiten:

- Ein höheres und in sich ruhendes Empfinden für die Quellen der Wahrheit, einer Wahrheit, die von Mensch zu Mensch übereinstimmt und wo nicht Meinung gegen Meinung steht. Lebt dieser Wahrheitskern im Innern der Einzelseele auf, sind unbewusste Wirkungen des Astralleibes im Sinne von Sympathie und Antipathie überwunden.[46]

- Eine innere Haltung mit dem Ausgangspunkt vom „Nicht-Wissen" oder von „so ist es", d.h. von geistiger Offenheit und Ruhe; eine innere Haltung, die sich mit den Qualitäten von Gnade, Demut, Unbefangenheit, Gelassenheit, Gleichmut und Zuversicht beschreiben lässt

- Ein neues, inneres Hören und ein Erwachen für die Wahrnehmung des *inneren Wortes*, im Gegensatz zum äußeren, physischen Hören[47]

- Die überbewusste heilsame und die unbewusst krankmachende Wirksamkeit des Wortes und der Sprache zu erfassen

- Übergeordnete Schicksalsaspekte einer Erkrankung und der Biografie zu verstehen

- Das übergeordnete Gesunde und das Potential eines Menschen wahrzunehmen

- Übergeordnete, komplexe Zusammenhänge von Weltgeschehen und Ich-Erleben zu erfassen

- Intuitionsfähigkeit in Form von Geistesgegenwart und Entscheidungskraft zu entwickeln. Hierbei ist nicht das in der Alltagssprache verwendete Handeln aus dem „Bauchgefühl" gemeint, sondern das Wissen und Tun aus höherer Weisheit, das eine hohe Kongruenz zwischen dem rechten Zeitpunkt und dem Evidenzgefühl bei den Beteiligten aufweist. Entscheidungen aus Intuition formen sich in innerer Ruhe, aus der Klarheit des Geistes und aus dem tiefen Atem. Manchmal erfordern solche Entscheidungen und die daraus resultierenden Taten Mut, weil sie ungewöhnlich für die gängige Meinung sind

- Die Fähigkeit, das Richtige im richtigen Moment zu tun

- Integrierende Kompetenz in der Gesprächsführung, das Vermitteln von wesensberührenden, heilenden Inhalten

- Ein Sprechen aus den höheren, objektiven Gesetzmäßigkeiten der Sprache in meist reduzierter und vereinfachter Form

- Dichterische Fähigkeiten

Das „offene", leibfreie Bewusstsein ermöglicht, dass sich das Geisteslicht auf der vertikalen Licht-Säule des ätherischen Rückgrates frei fließend in das Wort des sprechenden Menschen ergießt. Anders ausgedrückt: Die gestaute obere Astralität, die verfestigend wirkt im Gedankenleben, bricht in dem Moment auf, in dem eine höher liegende Schwingung wie Weisheit, Licht oder Liebe den Bewusstseinszustand einnimmt. Dies begünstigt ein Hineinleben, ein Hinhören auf das Wesen, ein Wahrnehmen des *inneren Wortes* im eigenen Sprechen wie auch in der Sprachwahrnehmung im Patientenkontakt. Es nimmt sowohl auf den sprechenden, wie auch auf den hörenden bzw. unbewusst nachahmenden, bewusst nacherlebenden und nachvollziehenden Menschen heilsamen Einfluss.

8.2 Weitere Schulungswege höherer Wahrnehmung

Der Schulungsweg der Ersten Klasse der Freien Hochschule für Geisteswissenschaft[48] ist für Menschen mit innerem Zugang zu seiner Wirklichkeit eine bedeutende Quelle von Inspirationen, wie auch Steiners „Grundsteinmeditation zur Neubegründung der Anthroposophischen Gesellschaft"[49] als Kraftquelle, ordnende und richtungsgebende Stütze zu erleben ist. Bei dieser Meditation bewährt es sich besonders, die Strophen im folgenden Ablauf zu üben: den ersten Teil abends, den zweiten Teil am Morgen und den dritten und vierten Teil am Mittag. Eine weitere Vertiefung des Inhalts bildet sich durch die Pflege der von Rudolf Steiner dargestellten Rhythmen in dieser Meditation.

8.3 Ergebnisse innerer Schulung und Bildung von Entscheidungskompetenz

Die geschilderten Wege und Gesichtspunkte einer inneren Schulung führen
- zur Klarheit des Geistes, d.h. klar, frei und von Hoffnung geprägt denken zu können (Schulung des Denkens)
- zum Gefühl der Liebe oder einem äquivalenten Empfinden von Wärme, Weite, Güte, Frieden und Ruhe (Schulung des Gefühls)
- zu einem in der Atemwurzel gegründeten, tiefen Atem (Schulung des Willens)

Diese Aspekte dienen zugleich der Selbstkontrolle beim Hinterfragen einer therapeutischen Intervention oder Haltung. Kann ich bei dieser Entscheidung / Übung / Gedichtwahl usw. klar denken? Kann ich dabei Wärme, Liebe, Ruhe, Weite oder Helligkeit im Brustraum fühlen? Kann ich dabei tief, in der Atemwurzel verankert, atmen?

Bejahe ich diese drei Aspekte, eröffnet sich die Chance, der Situation, dem Lebensweg und der Gesundheit zu dienen. Zeigt sich ein Druckgefühl, eine Schwere oder eine Aufgeregtheit, sollte man die Entscheidung überprüfen oder den Zeitpunkt überdenken.

Diese Form des Übens führt zudem zur möglichen Begegnung mit dem höheren Wesen und somit zum gesunden Anteil des Anderen.

Literatur und Anmerkungen

1 https://de.wikipedia.org/wiki/Therapeut (Abruf Oktober 2022).

2 Steiner, R.: Das Matthäus-Evangelium (GA 123). Rudolf Steiner Verlag Dornach 1988. S. 97.

3 https://web.archive.org/web/20090220063615/http://cornerstonepublications.org/Philo/Philo_On_The_Contemplative_Life_or_Suppliants.html (Abruf November 2022).

4 Steiner, R.: Das Matthäus-Evangelium (GA 123). Rudolf Steiner Verlag Dornach 1988. S. 94.

5 Fables of Aesop vulgarized for one from Siena. Felice Le Monnier Florence 1864. S. 62-65.

6 Die Bibel nach der Übersetzung Martin Luthers, Römer 8.28. Deutsche Bibelgesellschaft Stuttgart 2017: „Wir wissen aber, dass denen, die Gott lieben, alle Dinge zum Besten dienen, denen, die nach seinem Ratschluss berufen sind."

7 Zitiert nach Steiner, R.: Zur Geschichte und aus den Inhalten der ersten Abteilung der Esoterischen Schule 1904 – 1914 (GA 264). Rudolf Steiner Verlag Dornach 1996. S. 443.

8 Ebd.

9 Steiner, R.: Das Geheimnis der Wunde. Beiträge zur Rudolf Steiner Gesamtausgabe. Heft 108. Rudolf Steiner Verlag Dornach 2012. S. 14.

10 Steiner, R.: Wie erlangt man Erkenntnisse der höheren Welten? (GA 10). Rudolf Steiner Verlag Dornach 2010. S. 88 f.

11 Ebd. S. 88 ff.

12 Steiner, R.: Die Geheimnisse der Schwelle (GA 147). Rudolf Steiner Verlag Dornach 1997. S. 64 f.

13 Steiner, R.: Die menschliche Seele in ihrem Zusammenhang mit göttlich-geistigen Individualitäten. Die Verinnerlichung der Jahresfeste (GA 224). Rudolf Steiner Verlag Dornach 1992. S. 40 f.

14 Steiner, R.: Die Geheimnisse der Schwelle (GA 147). Rudolf Steiner Verlag Dornach 1997. S. 65 f.

15 Karnieli, S.: Herzkräfte stärken. Verlag Urachhaus Stuttgart 2020 .

16 Steiner, R., Steiner-von Sivers, M.: Methodik und Wesen der Sprachgestaltung (GA 280). Rudolf Steiner Verlag Dornach 1983. S. 129.

17 Steiner, R.: Meditative Betrachtungen und Anleitungen zur Vertiefung der Heilkunst (GA 316). Rudolf Steiner Verlag Dornach 2003. S. 99.

18 Steiner, R.: Anweisungen für eine esoterische Schulung. Aus den Inhalten der „Esoterischen Schule" (GA 245). Rudolf Steiner Verlag Dornach 1987. S. 118.
19 Selg, P.: Patientenmeditationen von Rudolf Steiner. Verlag des Ita Wegman Instituts Arlesheim 2019. S. 72.
20 Steiner, R.: Mantrische Sprüche Seelenübungen II (GA 268). Rudolf Steiner Verlag Dornach 1999. S. 97.
21 Die Bibel nach der Übersetzung Martin Luthers, Offenbarung 12,1. Deutsche Bibelgesellschaft, Stuttgart 2017.
22 Steiner, R.: Aus den Inhalten der esoterischen Stunden, Band II (GA 266b). Rudolf Steiner Verlag Dornach 1996, S. 153.
23 Steiner, R.: Bausteine zu einer Erkenntnis des Mysteriums von Golgatha, Kosmische und menschliche Metamorphose (GA 175). Rudolf Steiner Verlag Dornach 1996. S. 54.
24 Steiner, R.: Kunst im Lichte der Mysterienweisheit (GA 275). Rudolf Steiner Verlag Dornach 1990. S. 46.
25 Steiner, R.: Seelenübungen I (GA 267). Rudolf Steiner Verlag Dornach 2001. S. 390.
26 Ebd. S. 412.
27 Steiner, R.: Das Johannes-Evangelium (GA 103). Rudolf Steiner Verlag Dornach 1995. S. 80.
28 In Anlehnung an die Übung „Lichtkreuz" siehe: Haas, J.: Schutzengel. Wie uns die himmlischen Begleiter zur Seite stehen. Knaur Verlag München 2010. S. 87.
29 Steiner, R.: Menschliches Seelenleben und Geistesstreben im Zusammenhange mit Welt- und Erdentwickelung (GA 212). Rudolf Steiner Verlag Dornach 1998. S. 77.
30 Steiner, R.: Meditative Betrachtungen und Anleitungen zur Vertiefung der Heilkunst (GA 316). Rudolf Steiner Verlag Dornach 2003. S. 116.
31 Steiner, R.: Andacht und Achtsamkeit, Stufen des Wahrnehmens. Rudolf Steiner Verlag Dornach 2014. S. 42 f.
32 Steiner, R.: Mantrische Sprüche Seelenübungen II (GA 268). Rudolf Steiner Verlag Dornach 1999. S. 165.
33 Steiner, R.: Wahrspruchworte (GA 40). Rudolf Steiner Verlag Dornach 2005. S. 161.
34 Steiner, R.: Sprachgestaltung und Dramatische Kunst (GA 282). Rudolf Steiner Verlag Dornach 1981. S. 249-250.
35 Steiner, R.: Wege der geistigen Erkenntnis und der Erneuerung künstlerischer Weltanschauung (GA 161). Rudolf Steiner Verlag Dornach 1999. S. 16 f.
36 Steiner, R.: Eurythmie als sichtbare Sprache. Laut-Eurythmie-Kurs (GA 279). Rudolf Steiner Verlag Dornach 1990. S. 53.
37 Steiner, R.: Sprachgestaltung und Dramatische Kunst (GA 282). Rudolf Steiner Verlag Dornach 2010. S. 116.
38 Ebd. S. 189.
39 Steiner, R.: Eurythmie als sichtbare Sprache. Laut-Eurythmie-Kurs (GA 276). Rudolf Steiner Verlag Dornach 1990. S. 192.
40 Steiner, R.: Nordische und mitteleuropäische Geistimpulse. Das Fest der Erscheinung Christi (GA 209). Rudolf Steiner Verlag Dornach 1982. S. 111 f.
41 Steiner, R.: Eurythmie als sichtbare Sprache Laut-Eurythmie-Kurs (GA 279). Rudolf Steiner Verlag Dornach 1990. S. 54 f.
42 Medizinische Sektion am Goetheanum (Hrsg.): Licht – in Meditationen von Rudolf Steiner mit einer Einführung von Matthias Girke. Medizinische Sektion am Goetheanum Dornach 2018. S. 4.
43 Steiner, R.: Das Johannes-Evangelium (GA 103). Rudolf Steiner Verlag Dornach 1995. S. 173 f.
44 Steiner, R., Steiner-von Sivers, M.: Methodik und Wesen der Sprachgestaltung (GA 280). Rudolf Steiner Verlag Dornach 1983. S. 18.
45 Ebd. S. 20.
46 Steiner, R.: Das Johannes-Evangelium (GA 103). Rudolf Steiner Verlag Dornach 1995. S. 174.
47 Ebd. S. 34 f.
48 Steiner, R.: Esoterische Unterweisungen für die Erste Klasse der Freien Hochschule für Geisteswissenschaft (GA 270). Rudolf Steiner Verlag Dornach 2022.
49 Prokofieff, S. O.: Die Grundsteinmeditation als Schulungsweg. Verlag am Goetheanum Dornach 2017.

KAPITEL XII

Fallbeispiele nach Fachgebieten

Die in diesem Kapitel dargestellten Fallbeispiele stammen aus langjähriger Erfahrung in verschiedenen Ländern. Therapeutische Sprachgestaltung kann in jeder Sprache erfolgen, hierfür ist eine Anpassung der Übungen an die jeweiligen Laut- und Sprachgesetzmäßigkeiten notwendig. Die Gliederung der Fallbeispiele erfolgt von jung nach alt und anatomisch-funktionell von Kopf bis Fuß.

Wir behandeln in jedem Fachgebiet exemplarisch Diagnosen, bei denen sich Therapeutische Sprachgestaltung bewährt hat.

Da der Aspekt der Sprachwahrnehmung erst im Laufe der letzten Jahre in den sprachtherapeutischen Befund HASADS [→ Kapitel V Anamnese und Befunderhebung] integriert wurde, beinhalten nicht alle Falldarstellungen eine Beschreibung der Sprachwahrnehmung.

Die beschriebenen Übsequenzen und spezifischen Ausführungen sind individuell angepasst und deshalb nur bedingt generalisierbar.

Die beschriebenen Übungen sind im Kapitel IV mit Video hinterlegt oder anderweitig referenziert. Übungen, Texte und Gedichte sind nur vollständig wiedergegeben, wenn dies für die Verdeutlichung der Intervention und des Therapieverlaufes notwendig ist. Andernfalls verweisen wir auf gängige Nachschlagewerke, bzw. bei bekannten Gedichten auf den Autor und den Titel.

Stammen die Fallbeispiele von Kollegen und Kolleginnen der Therapeutischen Sprachgestaltung, so ist ihre Autorenschaft bei der jeweiligen Kasuistik hinterlegt. Fallbeispiele aus dem Buch „Therapeutische Sprachgestaltung“[1] sowie von den Herausgebern sind nicht weiter gekennzeichnet.

Für die Verwendung der anonymisierten Fakten und der Bilder liegt die Zustimmung der betreffenden Personen vor.

1. Pädiatrie

Neben vielen somatischen Erkrankungen der Pädiatrie hat sich Therapeutische Sprachgestaltung bei Entwicklungsstörungen bewährt, insbesondere im Bereich der Sprachentwicklungsverzögerung und -störung sowie weiterer Sprach- und Sprechstörungen, denen wir die Kapitel VII und VIII widmen. Bei Entwicklungsverzögerung und -störung sowie Problemen altersentsprechender Inkarnation hat sich therapeutische Sprachgestaltung bewährt.

Behandlungsdauer

23 Einzeltherapieeinheiten à 30 Minuten über 1,5 Monate, stationär

Ersteindruck

Schüchterner, fast ängstlich in Kontakt tretender, wacher Junge ohne oppositionelles Verhalten; Sprache, Atem, Stimme, Artikulation und Bewegung zeugten von innerer Anspannung und Betonung des Nerven-Sinnes-Systems und einer geringen Inkarnationsqualität. Als Ressource bestand die seelische Offenheit, in Beziehung treten und entdecken zu wollen sowie Bewegungsfreude.

Biographische und medizinische Aspekte

Acht Jahre alter Junge, unauffällig in der frühen Kindheit; anfänglich Sprachentwicklungsverzögerung mit altersentsprechender Entwicklung nach Einsetzen eines Paukenröhrchens im Alter von drei Jahren; Auffälligkeiten in der feinmotorischen Entwicklung mit nachfolgender Ergotherapie; in der Schule zunehmendes Konfliktverhalten, Ängste, auf die Schultoilette zu gehen, motorische und kognitive Unruhe sowie in Stresssituationen Einkoten und Einnässen. Parallel bestanden belastende Familienereignisse. In diesem Kontext erfolgte die kinder- und jugendpsychiatrische Aufnahme mit ADHS-Diagnose. Dort kamen Musiktherapie und Therapeutische Sprachgestaltung zum Einsatz und eine medikamentöse Behandlung u. a. mit Ritalin.

Befund nach HASADS

Haltung: Großer, schlanker Junge, mit hellen braunen Haaren, zusammengepressten Lippen und kühler Peripherie, Betonung der linken Seite in Blick und Haltung. Er bewältigte die Raumdimensionen des Vorne-oben, wenig die des Unten-hinten. Die Gliedmaßen wirkten wenig ergriffen.

Atmung: Nasenatmung; Hochatmung mit reduzierter Atembeweglichkeit und Betonung der Einatmung, ohne die Ausatmung zu ergreifen; starke Reaktion der Atmung auf seelische Belastung

Stimme: Altersentsprechender Stimmumfang; eher feste, monotone Stimme; suchend, zitternd im Stimmansatz; Stimmfärbung auf [e] und [i]

Artikulation: Überformung der Stoßlaute, Betonung des Zahn-Zungen-Ansatzes, stockende, überformte, stark gegliederte Sprache

Denken: Verfestigte Denkmuster mit kurzer Konzentrationsspanne und hoher Ablenkbarkeit

Sprachwahrnehmung: Erschwert durch die bestehende Unruhe, fehlende Emanzipation des Gedanken- vom Lebenssinn

Therapieziele

Die Überweisung erfolgte mit folgenden Fragestellungen: Konzentration, Motivation, Selbstvertrauen, Ausdauer und Ablenkbarkeit. Mittelfristiges Therapieziel: Steigerung des Selbstwertes und Lösung der inneren Anspannung; Unterstützung des Sprach- und Bewegungsflusses und der Ausatmung; Förderung der Mutkräfte und der Inkarnation, d. h. Stärkung des Rhythmischen Systems und Ergreifen des Stoffwechsel-Gliedmaßen-Systems

Therapieverlauf

Langsamer, vorsichtiger Beziehungsaufbau in der Haltung einer „liebevollen Autorität". Die diagnostische Beobachtung entsprechend HASADS erfolgte spielerisch zur nachfolgenden Übungs- und Textauswahl mit den Kriterien: Nachahmungsfähigkeit in Sprache und Bewegung, Bewegungsqualität (Grob- und Feinmotorik, Geschicklichkeit, Haltung im Körper und im Raum), Takt- und Rhythmus-Empfinden in Zusammenhang mit Bewegung und Sprache sowie das seelische Mitschwingen

Mittel und Methoden

Verwendete Texte/Übungen: „*Licht im Himmel*" (Erika Dühnfort (1917-2002))[2]: Ankommen, Begrüßung des Tages, seelische Einstimmung; „*O Tag, mein Tag*"[3] für Rhythmus bzw. Takt-Empfinden, Beine/Füße; artikulatorisch wird auf den Laut A geachtet; Arm-, Hand-, Fuß-Koordination mit dem Satz: „*Der sichere Stand, der ruhige Gang, der schnelle Lauf, der hurtige Sprung*" (Autor unbekannt) mit Modifizierung der Dynamik in Gang und Bewegung.

Initial legten wir den Fokus auf das gemeinsame Tun in Sprachübungen und Sprüchen mit Nachahmung und Modifikationen durch Hinhören.

Der Junge hatte zunächst Schwierigkeiten, sich einzulassen und die Inhalte zu verinnerlichen, er benötigte Hilfe, seine Selbstzweifel zu überwinden. Auf die insgesamt gute Artikulation ließ sich hierbei als Ressource zurückgreifen, so dass ein „Sprachspaziergang"[4] mit regelmäßiger Erweiterung um einen Spruch unter dem Aspekt eines bildhaften Aufbaus mit rhythmischer Wiederholung und unterschiedlichen Bewegungsqualitäten sinnvoll war. Hierüber entwickelte der Junge zunehmendes Interesse und gerichtete Eigeninitiative, die sich an größeren Bewegungen und verbessertem Rhythmusgefühl zeigten. Über die Bewegung arbeiteten wir nachfolgend an der Sprache.

Im weiteren Verlauf lag der therapeutische Fokus auf dem Verinnerlichen der Texte und kleinen Aufführungen auf Station mit folgenden Texten.

Beim Gedicht „*Das Lied der Vögel*"[5] zeigte er die Tendenz, hastig einzuatmen und Sprache und Bewegung „atemlos" folgen zu lassen. Wir übten flüssige, ruhige Bewegung bzw. Sprache.

Der Spruch „*Ging gang grommel / die Katze schlug die Trommel*" (Volksgut) war eine Mutprobe, bei der er sich nach hinten in die Arme der Therapeutin fallen lassen musste, sich wieder hinstellte und erst dann im Stehen sprechen durfte. Er zeigte sich zunächst unsicher, wurde aber von Mal zu Mal mutiger und schaffte es, die Bewegungsabläufe und Sprechkraft zu ergreifen, zu präzisieren und zu steigern. Die Übung wollte er mehrmals wiederholen und sie erfüllte ihn mit Stolz. Den daran anknüpfenden Zeugnisspruch „*Wer wirklich strebt und stetig will*"[6] (Walter Rinke (1895-1983)), sprach er mit mutiger und sicherer Sprache.

Im Märchen-Gedicht „*Hänsel und Gretel*"[7] (Caroline von Heydebrand (1886-1938)) konnte er einerseits Sprache als Fluss erleben, indem der Ball hin und her rollte, andererseits Sprache als Kommunikationsmedium nutzen. Er tendierte dazu, die Stimme zu hoch anzusetzen, die Satzführung abbrechen zu lassen oder zu beschleunigen und es machte ihm Mühe, sich auf das Miteinander einzulassen.

Am Ende der Behandlung war das Sprachbild weicher in den Stoßlauten mit Betonung des Lippenansatzes und O-Färbung der Stimme. Die Aufführung auf der Station gelang ihm trotz großer Aufregung.

Befund und Behandlungsergebnis im Verhältnis zu den Therapiezielen

In Sprache und Bewegung zeigte sich der Junge gelöster, mit Wärme und Begeisterungsfähigkeit als Grundstimmung. Im therapeutischen Setting war die Konzentrationsfähigkeit verbessert. Er setzte Aufgaben gezielt um und kommunizierte dialogorientiert und gelassener. Er erlangte Freude und Sicherheit und konnte Emotionen besser verbalisieren, was mit einer Erhöhung des Selbstwertgefühls einherging. Sprache und Vorstellung (oberer Pol) im Verhältnis zu Körper und Bewegung (unterer Pol) wirkten jetzt altersadäquat verbunden. Einnässen und Einkoten traten nicht mehr auf und die Eltern-Kind-Interaktion stabilisierte sich.

Diskussion

Die Verhaltensauffälligkeit und das Zusammenspiel des oberen und des unteren Pols des Kindes reiften im Verlauf der multimodalen Therapie altersgerecht nach und stabilisierten sich. Durch die Therapien entwickelte sich das Selbstwertgefühl. Insbesondere trug unseres Erachtens die Förderung des Rhythmischen Systems und des Gefühls wesentlich zum Therapieerfolg bei.

2. Heil- und Sozialpädagogik

KATJA COOPER-RETTICH

Die anthroposophisch orientierte Heil- und Sozialpädagogik ist in ihren Grundimpulsen geprägt vom Ineinanderwirken von Medizin, Kunst und Pädagogik. Sprachkünstlerische Elemente durchziehen den pädagogischen Unterricht und bilden in Form von Klassenspielen und Theaterprojekten einen wesentlichen Teil der Schulkultur.

Therapeutische Sprachgestaltung als Teil des Behandlungsangebotes ist umfassend anwendbar bei Sprach- und Sprechentwicklungsverzögerungen wie auch zur ausgleichenden Behandlung konstitutionstypischer Auffälligkeiten.[8]

Therapeutische Sprachgestaltung bei Hyperaktivität

Dieses häufige Störungsbild erscheint im heilpädagogischen Kontext in leichter bis stark ausgeprägter Form aufgrund verschiedenster Ursachen, die cerebrale Schädigungen wie auch konstitutionelle Einseitigkeiten einschließen. Ein grundlegendes Charakteristikum ist die mangelnde Steuerung des Handlungs- durch den Bewusstseinspol [→ Kapitel VII Bewegungsentwicklung]. Es liegt eine verselbständigte Dynamik der Stoffwechsel-Gliedmaßen-Tätigkeit vor, die sich neben motorischer auch in verbaler Hyperaktivität zeigt.[9] Die vermittelnde Funktion des Rhythmischen Systems ist stark eingeschränkt. Im Sinne der beschriebenen Dynamik sprechen wir von einer zu starken Umkreisbezogenheit und mangelnder Zentrierung von Ich und Astralleib im eigenen Leib.

2.1 Hyperaktivität

Gregor[10] ist ein neunjähriger Junge mit ausgeprägt hypermotorischem Störungsbild ungeklärter Ätiologie, der zum Zeitpunkt der Therapie die dritte Klasse einer heilpädagogischen Schule besucht.

Behandlungsdauer

25 Einheiten à 45 Minuten Einzeltherapie (1× wöchentlich) parallel zu künstlerischer Sprachgestaltung in der Kleingruppe über die Dauer eines Schuljahres

Ersteindruck

Er ist blond mit braunen Augen. Trotz altersgemäßer Größe wirkt der Junge klein, augenscheinlich ist er ein kleinköpfiges Kind, seine Gliedmaßen erscheinen lang und ausgreifend. Auf Menschen geht er mit Blickkontakt offen und gesprächig zu.

Biographische und medizinische Aspekte

Nach unauffälliger Schwangerschaft und Geburt auffallender Hypotonus, faciale Dysmorphiezeichen und eine im Alter von zwei Jahren operativ versorgte Gaumenspalte. Er erhielt bereits im Säuglingsalter intensive Physiotherapie, später Frühförderung und Logopädie. In den ersten beiden Schuljahren war es ihm kaum möglich, im Klassenzimmer zu bleiben. Er lief im Haus umher, öffnete Schränke, räumte Schubladen aus und redete dabei zum Teil pausenlos. Er betätigte sich mit Gegenständen, die er gerade fand, sprach und spielte nach, was er aus den Medien aufgenommen hatte. In der Schule zeigte er sich empfänglich für Sprüche, Geschichten sowie für jegliche theatralische Darbietung.

Befund

Pragmatisch-kommunikativ: Gregor wächst mehrsprachig (Polnisch, Schweizerdeutsch, Englisch) auf. Nach Angaben seiner Eltern zeige er in den jeweiligen Sprachen keine Kommunikationseinschränkungen und adaptierte die Sprache der Bezugspersonen situativ, aber mit wenig Empfinden für die Intentionen des Gegenübers.

Sprechimpuls: Sehr spontan, allgemein sind seine sprachlichen Äußerungen vom Willenspol bestimmt, tendenziell überstürzte Sprechweise

Atem und Sprachfluss: Kurzatmig und gestoßen

Stimme: Impulsiver, oft übersteigerter Stimmeinsatz

Artikulation: Durch das gehetzte Sprechen teilweise unverständlich und nasal mit wenig Formkraft in der Konsonantenbildung

Lexikalisch-semantisch: Gut entwickelter passiver und aktiver Wortschatz, vollständige Grammatik

Lesen und Schreiben: Gregor erkennt bisher nur einzelne Buchstaben, die er noch nicht zu Silben verbunden liest. Außer seinem Namen kann er keine Wörter selbstständig schreiben. Formerfassung und feinmotorische Koordination sind deutlich eingeschränkt.

Heilpädagogisch-diagnostische Einschätzung: Die Außenwelt überwältigt Gregor, die Sinneseindrücke werden nicht im Sinne des gesunden Prozesses von Vergessen und Erinnern verarbeitet, sondern reflektieren unverdaut ins Bewusstsein zurück. Dies mag auch die scheinbare Leichtigkeit im Umgang mit Fremdsprachen erklären. Es bestehen eine geringe Eigenwahrnehmung und wenig Identifikation mit dem eigenen Leib. Da Gregor starkes Interesse an sprachkünstlerischen Inhalten zeigt, liegt es nahe, dieses Medium therapeutisch einzusetzen.

Therapieziele

Selbstwahrnehmung und -steuerung sind zu fördern, der ordnende Zugriff der Individualität über den unkontrollierten Handlungspol ist durch Sprachmittel zu stärken.

Therapieverlauf (Gruppen- und Einzel-Setting)

Gregor nimmt zunächst am Gruppenunterricht in Sprachgestaltung in der Klasse teil. In Form eines Rollen-Spieles in vorwiegend rhythmischer Versform wird das Märchen vom Wolf und den sieben jungen Geißlein (Märchenspiel von Heidi Gerber und Katja Cooper-Rettich) behandelt. Er spricht den Text mit sämtlichen Rollen nach kurzer Zeit auswendig bzw. repetiert, was er wohl innerlich hörend nicht vergessen kann. Wie die meisten Kinder in der Gruppe möchte er den Wolf spielen. Es fällt ihm schwer sich zurückzuhalten; bekommt ein anderes Kind die Rolle, verfällt er in eine tiefe Frustration, beginnt zu schreien und sich gegen den Kopf zu schlagen.

Einen Schwerpunkt bildeten folgende Aspekte:

- Gliederung der Sprache, Raum- und Körpergeografie
- Zentrierung durch basale Anregung (Laute und Sprüche mit Körperberührung)
- Hören und geführtes Bewegen
- Synthetisieren der Inhalte durch gestaltetes Nachschaffen

Übungen und Texte

- Raumempfinden: „Da ist mein Haus“ (Katja Cooper-Rettich); Körperschema: „Da ist mein Kopf“ (Katja Cooper-Rettich)
- Basale Stimulation mit Sprachlauten und Sprüchen am Körper [b] [m] [d] [n]][r]] [l] [Teil der Evolutionsreihe → Kapitel IV]
- Texte aus „Der Wolf und die sieben Geißlein“ (Märchenspiel von Heidi Gerber und Katja Cooper-Rettich) in sprachtherapeutischer Anwendung

Prozessbeschreibung: Gregor betritt den Raum mit dem Kommentar: „Jetzt spielen wir den Wolf und die sieben Geißlein.“ Er wiederholt dieses Anliegen penetrant mit Fixation auf den Wolf, schließlich kann er sich auf den Kompromiss einlassen, das Spiel jeweils am Ende der Stunde aufzugreifen.

Um einen ersten Eindruck der Raum- und Körpererfassung des Kindes zu erhalten, wird Gregor aufgefordert, ein Mensch-Haus-Baum-Bild zu erstellen. Er zeichnet mit hastigen Strichen die Menschenfigur, die aus einem Kringel als Kopf mit weit auslaufenden Strichen als Gliedmaßen besteht. Das Haus-Bild zeigt eine Art Dreieck, das in der rechten oberen Hälfte des Blattes schwebt, der Baum besteht aus einem gekritzelten Kringel als Krone und einem dünnen Strich als Stamm.

Die Therapeutin zeichnet ein großes Viereck an die Tafel und fordert Gregor auf, mit vier ca. ein Meter langen Holzstäben diese Form auf den Boden auszulegen. Er legt die

Stäbe ungeordnet aus, versucht sie zu verbinden, was ihm nur mit Hilfe der Therapeutin gelingt.

Er soll sich nun in das Viereck stellen und folgende Sätze sprechen:

„Da ist mein Haus" (den Satz mit herunterführender Gebärde beim [d] sprechen). *„Jetzt lauf ich raus"* (mit [j] gezieltem Impuls aus dem Viereck in den Raum treten, dabei bei jedem Wort einen Schritt nehmen), *„Schau den hellen Sonnenschein"* (mit den Armen einen großen Kreis von oben nach unten führen), *„Geh dann wieder heim"* ([g] mit Hinweis auf die Fersen intoniert sprechen, rückwärts in das Viereck zurück gehen, den Stab als Grenze zwischen Innen- und Außenraum unter dem Fuß spüren), *„Im Haus hüllt mich die Wärme ein"* (Arme vor der Brust kreuzen und mit den Händen umfassen, während die Therapeutin den Satz mitspricht und mit gut intoniertem [m] (bei *mich* und *Wärme*) an den Armen entlang bis zu den Beinen herunterstreicht. Er geht dabei langsam in die Hocke und wird so einige Sekunden von hinten festgehalten.

Folgende Übung schließt daran an: *„Da ist mein Kopf"* (Hände aus dem Umkreis zum Kopf führen, den Kopf mit beiden Händen fest umfassen, leicht drücken), *„Darunter der Hals"* (am Hals herunter streichen), *„Schultern daran"* (mit überkreuzten Armen die jeweilige Schulter fest umfassen), *„Arme! sooo lang"* (Arme ausbreiten und bis in die Finger strecken), *„Hände! zum Packen, zum Greifen, zum Tun"* (Hände zu den entsprechenden Verben bewegen), *„Die können auch ruhn"* (rechte Hand umschließt die linke und wird ruhig an den Unterbauch gehalten), *„Und einen Bauch habe ich auch"* (Bauch mit kreisender Bewegung umfassen), *„Dahinter der Rücken, der kann mich bücken"* (Rücken umfassen, abstreichen und bücken), *„Beine zum Stehen"* (mit den Händen an den Beinen herunter streichen), *„Füße! zum Gehen, zum Laufen, zum Springen"* (die Verben (Anfangslaute) entsprechend ihrer Qualität mit den Füßen bewegen), *„Wollen zum Ziele mich bringen"* (je Silbe ein Schritt).

Die folgende Übung (Katja Cooper-Rettich) erfolgt in passiver, liegender Haltung: Die Lautreihe *[b][m][d]* wird mit entsprechenden Druck- und Streichbewegungen an den Beinen intoniert. Gregor assoziiert dabei sofort einen „Bäckerspruch", den er aus der Gruppenstunde kennt. Die Therapeutin greift dies auf und Gregor äußert dabei den Wunsch, selbst als „Brot" geknetet und gebacken zu werden:

„Ba, Be, Bi, Bo, Bu, Bäcker backe braunes Brot" (Unterschenkel mit B-Gebärde drücken und lösen),

„Ma, Me, Mi, Mo, Mu, Müller mahle mir das Mehl", ([m] an den Beinen herunter streichen),

„Da, De, Di, Do, Du, Da und dort drücken dicke Daumen den Teig" ([d] an den Fußballen drücken und lösen),

„Na, Ne, Ni, No, Nu, Nein, nein, nein, nimm mir meine Nüsslein nicht" ([n] an den Oberschenkeln mit entsprechender Lautgebärde intonieren),

„Ra, Re, Ri, Ro, Ru, Ragel, rigel, rugel, roll die runde Kugel" (die Hände der Therapeutin greifen ober- und unterhalb des Kniegelenkes und bewegen seine Beine einzeln mit Rollbewegung),

„La, Le, Li, Lo, Lu, lecker, locker, luftig ist der Teig" (die Hände der Therapeutin fassen beide Knie und kreisen die angewinkelten Beinen in Lemniskatenform).

Gregor fordert immer wieder Berührung mit gezieltem Druck. Schließlich wird er mit zwei großen, sandgefüllten Kissen zugedeckt. Er weist die Therapeutin an, ihn als „Brot" in den „Ofen" zu schieben; dabei legt sie eine blaue Decke über ihn, nun sind auch die visuellen Reize abgedunkelt. Nach einigen Sekunden simuliert er das Klingeln der Uhr, das Ende der Backzeit. Die Therapeutin regt ihn an, länger zu warten, da ein Brot nicht in Sekundenzeit gebacken wird. Die Zeit lässt sich immer mehr steigern, obwohl Gregor jeweils in Spannung auf den Klingeleinsatz wartet. Mit der wiederholenden Lautfolge *„drrrrr"* wird die Uhr simuliert und der Sprechatem in luftige Bewegung gebracht.

Gregor kommt nach diesen Interventionen jeweils in eine gute Ruhehaltung und zeigt eine bessere Tonusbalance in den unteren Extremitäten. Er kann nun ausgeglichener in seine gewünschte Wolfsrolle einsteigen.

Beispiele einzelner Sequenzen aus dem Märchenspiel, das er jeweils vollständig spielen will:
Vorgehen: zunächst spricht die Therapeutin die Texte und unterstützt den fallenden Rhythmus mit gleichmäßigen Schlägen auf einem Tambourin, während sich Gregor dazu bewegt, z. B. *„schleicht der Wolf auf leisen Sohlen, will sich wohl ein Geißlein holen."* Es fällt ihm anfänglich schwer, das gemäßigte Tempo einzuhalten, da er getrieben schnell geht. Er kann sich bei Aufforderung jedoch selbst korrigieren und allmählich gelingt es ihm, die Schritte im Rhythmus zu setzen. Er trägt dabei auf eigenen Wunsch auch eine Wolfs-Kopfmaske. Über die Hände, die als „Vorderpfoten" im Passgang geführt werden, sind zu „Wolfspfoten" umfunktionierte Socken mit Fellauflage gestülpt. In der Folge spricht er den Text selbst, während er sich im Wolfsgang bewegt, Bewegungssteuerung von Kopf und Händen führt er mit hoher Ausdauer und Konzentration aus, die Koordination von Sprache und Bewegung steuert er entsprechend des Rollencharakters. Er möchte jedes Detail spielen und freut sich besonders auf den Teil mit den Steinen im Bauch. Nachdem der Wolf alle Geißlein gefressen hat, legt er sich schnarchend hinter das Haus unter einen Baum. Er bekommt den „Bauch aufgeschnitten", während er als „Wolf" auf dem Rücken liegt, auf dem Bauch ein Beutel mit Reißverschluss, in den die Therapeutin sieben faustgroße Steine füllt. Gregor genießt das Gewicht der Steine sichtlich, er hält sich dabei völlig ruhig. Als der „Wolf" dann aufwacht, hält er sich den Beutel mit den Steinen fest an den Bauch gedrückt und geht langsam mit schweren Schritten zum „Brunnen" (im Kreis aufgestellte Stühle mit einem blauen Sandsack in der Mitte). Mit Beachtung des plastisch-konsonantischen Aspekts spricht die Therapeutin den Text zu seiner Bewegung: *„Was rumpelt und pumpelt in meinem Bauch herum? Hab gefressen zarte Geißelein, drücken mich wie Wackerstein."* Anschließend spricht er den Text selbst und bewegt dazu.

Mit Betonung des fallenden Rhythmus, zu dem er die Schritte entsprechend setzt, sagt die Therapeutin: *„Hin zum Brunnen will er hinken, beugt hinab sich um zu trinken"*, es folgen Anhalten und dynamische Wechsel: *„Holter di polter, da fällt er hinunter, holter die polter, kopfüber kopfunter!"* Gregor lässt sich auf den Sandsack fallen und spielt den ertrinkenden Wolf, der dann regungslos am Grund des Brunnens liegen bleibt.

Die wechselnde Dynamik (schwerer Gang mit vollem Bauch, am Brunnen anhalten und dann hineinstürzen) fordert eine bewusste Bewegungssteuerung. Es gelingt ihm dabei, innezuhalten und aus innerem Impuls erneut anzusetzen.

Befund nach sechs Monaten

Gregor kann sich besser auf sein Gegenüber im Klassenverband einlassen, seine Frustrationsgrenze ist gestiegen. Seine Impulssteuerung hat sich deutlich verbessert, er ist weniger getrieben, kann besser zuhören und die Intentionen anderer Menschen vermehrt aufnehmen.

Therapieergebnis und Stellenwert der Verfahren aus Sicht der Behandler

Betrachtet man die synthetisierende, zentrierende Qualität der Sprache ausgehend vom Bewusstseinspol gegenüber der analytisch aufgesplitterten Dynamik des Bewegungspols, zeigt sich die Behandlung mit Therapeutischer Sprachgestaltung bei Kindern mit hyperaktiven Syndromen immer wieder als äußerst wirksam. Erfahrungsgemäß sind viele dieser Kinder interessiert an sprachspielerischen Elementen. Sie besitzen meist eine gute Fähigkeit, Form und Komposition des sprachkünstlerischen Mittels umzusetzen, was die Wirkung des eindrucksbezogenen Therapieansatzes fördert. Die Lebenswelt der Kinder und Jugendlichen ist oft geprägt von Videospielen und einer starken Identifikation mit Medienfiguren. Das Nachbilden der in der Therapie angewendeten dramatischen Inhalte bietet dazu einen Ausgleich und schafft die Erfahrung der Selbstwirksamkeit durch Steuerung und Organisation von Bewegung sowie sprachlichem Ausdruck über einen Rollencharakter aus der eigenen Individualität.

3. Allgemeinmedizin

Da die Allgemeinmedizin große Schnittmengen mit jedem Fachgebiet aufweist, sind viele Indikationen dort nachzuschauen. Grundsätzlich bewährt sich die Therapeutische Sprachgestaltung in der Akutintervention, der Rekonvaleszenzphase und auch bei chronischen Leiden. Hierbei reicht das Spektrum der Indikationen von häufigen Erkrankungen wie Infekten der oberen Luftwege und Zystitiden über Adipositas bis hin zu Gelenkschmerzen, Partnerschaftsproblemen und Traumafolgestörungen.

BARBARA ZIEGLER-DENJEAN

Behandlungsdauer

Mit Unterbrechungen über 18 Monate im wöchentlichen Rhythmus

Ersteindruck

Wenig geformte Gesichtszüge; rundliche, schwere Gestalt; lastender Gang mit auffälliger O-förmiger Beinstellung; Muttersprache US-Englisch; trotz längerem Aufenthalt in Deutschland wenig Beziehung zur deutschen Sprache

Biographische und medizinische Aspekte

33-jährige Patientin, drei Kinder; seit der Pubertät Eisenmangelzustände, die in Amerika ohne dauerhaften Erfolg mit massiven Eisengaben behandelt wurden; Konzentrationsmangel, periphere Durchblutungsstörungen; sehr frühes Psychologiestudium – während dieser Zeit mehrjährige depressive Phase

Befund nach HASADS

Haltung: Lastende Bewegungen, Absacken in die Schwere

Atmung: Flacher, wenig impulsierter Atemrhythmus, kraftlose Ausatmung, flache Einatmung

Stimme: Dumpfe Vokale, bei Kraftanforderung Verfestigung der Stimme im Kopf

Artikulation: Unkonturiert, Sprache wenig gegliedert mit Ineinanderziehen der Konsonanten

Denken: Eisenmangel-bedingte Konzentrationsschwäche, Beurteilung durch mangelnde Sprachkenntnisse in Deutsch erschwert, gestörte Schwere-Leichte- und Licht-Dunkel-Prozesse

Therapieziele

Dunkel durchlichten, Schwere erleichtern, Ungeformtes gestalten, Kälte durchwärmen; von oben nach unten den Leib ergreifen und durchplastizieren, die Atmung impulsieren und beseelen

Therapieverlauf

Die willenshafte Deklamation lässt erleben, wie die Atemluft an den Stoffwechsel anschlägt und in den Blutorganismus eingreift. Als Vorbereitung der deklamatorischen Sprechweise waren die Gestaltungskräfte in der Lautbildung zu üben, wofür sich besonders die fünf Artikulationsübungen (*Das er dir log, Nimm nicht Nonnen, Rate mir, Protzig preist, Redlich ratsam*), von oben nach unten im Atemstrom plastiziert, eigneten. Um die aufsteigenden und von oben wirkenden Kräfte seelisch zu differenzieren und zu gestalten, wurden mit den Kommunikationsgesten [→ Kapitel IV] Fragen und Antworten geübt; tastend, *suchend,* aufsteigend mit dem Zitterlaut [v] die Frage (Was? Warum? Wer? Wo? etc.), bekräftigend von oben deutend, *bewirkend,* die Antwort (Das! Darum! usw.).

Rudolf Steiner teilte die Selbstlaute in zwei Gruppen ein, in die Blut- und Nervenvokale. In dem Übungsdialog *„Sahst du das Blass an Wang' und Mund?"*[11] ließ er den Blutmenschen im [a], [o] und [u] leben und sich den Nervenmenschen mit [i] und [e] zur Wehr setzen: *„Nichts im Gesicht bemerkte ich."* Dies war eine sehr hilfreiche Übung für die Anämiepatientin. Wichtig ist hier, dass das „Licht" der Nervenvokale sich nicht im Nervensystem erschöpft, sondern gestaltend in die „Dunkelheit" des Blutes dringt. Das ist durch die Gestaltung der Sprache in der Ausatmung möglich.

Diese Prozesse lassen sich besonders gut durch die Arbeit mit einem Ball intensivieren: Der Ball wird hinaufgeworfen (Einatmung/Erhebung), und wir sprechen in seinen Fall hinein (Ausatmung/Vertiefung): *„Goldkugel fliege / dass ich dich kriege..."*[12] (Heinz Ritter (1912-1958)). Das ist eine gute Vorbereitung für die deklamatorische Atemübung *„Erfüllung geht"* [→ Kapitel IV], die eine regelrechte Konstitutionsübung für den Anämiepatienten darstellt. Hier plastiziert man nun kräftig den fallenden Atemstrom, wobei sich die Patienten die Ausatmung bewusst machen sollen. Bewusstsein im ätherischen Ausatmungsvorgang bedeutet, dass sich die oberen und unteren Wesensglieder verbinden, wir es also mit einem Inkarnationsvorgang zu tun haben.

Die Übung *„Ich atme Kraft des Lebens"* [→ Kapitel IV], bei welcher der Sprechende eine Zeitlang in ausgeatmetem Zustand verharrt, zieht die oberen Wesensglieder wie in ein Vakuum herein und zeigt eine tief inkarnierende Wirkung, die bis in die Rötung der Hautfarbe sichtbar wird [→ Kapitel IV].

Die Übung bewirkte bei der Patientin eine entscheidende Wende, die sowohl sprachlich hörbar als auch in Aufrichtekraft, Gang und Mimik sichtbar war. Immer wieder trat das Erlebnis auf, dass sich die Patientin selber gestaltete und schmiedete, indem sie an ihrer Ausatmung arbeitete.

In diesem Sinne hatten auch bestimmte Dichtungen eine wichtige therapeutische Funktion. Das Bild des von oben nach unten geführten Hammerschlages durchwärmte und beseelte den Heilvorgang (z. B. *Kalewala*: *„Eisenrune"*, *„Schmiedelied"* von M. Tittmann, *Edda*: *„Thrymlied"*, *„Pandora"*, *„Schmiedechöre"* von J. W. von Goethe (1749-1832)).

Befund und Ergebnis im Verhältnis zu den Behandlungszielen

Die Patientin reagierte von Anfang an sehr gut auf die Sprachtherapie. Im Verlauf kam es zu einem Anstieg der Eisenwerte und nachfolgend des Hb.

Konzentrationsmangel und Durchblutungsstörungen ließen nach, ebenso die Müdigkeit. Infolge einer Distorsion des Sprunggelenkes mit Bänderriss und postoperativem Gips erfolgte zwischenzeitlich keine Sprachtherapie. Es war ein Rückgang der Eisenwerte im Blut im selben Zeitraum zu verzeichnen (siehe die Werte vom 4.3.93). Nach Wiederaufnahme der Sprachgestaltung ließ sich zum Abschluss der Therapie wieder ein deutlicher Anstieg der Eisenwerte beobachten. Als Nebeneffekt besserte sich die Kurzsichtigkeit der Patientin. Beides spricht für eine Stärkung der Inkarnationskräfte.

Verlauf ausgewählter Laborparameter des Eisenstoffwechsels während der Sprachtherapie

	7.5.91	11.10.91	14.2.92	18.8.92	4.3.93	29.3.93	Norm
Hb	11,2	11,2	12,9	13,4	11,1	12,2	12-16 g/dl
Eisen	40	55	120	121	55	194	60-140 µg/dl
Ferritin	4	3	32	19	5	12	25-180 µg/l

Durch den Wegzug der Patientin ins Ausland fand die Therapie ihren Abschluss.

3.2 Kyphoskoliose

Behandlungsdauer

79 Einheiten á 30 Minuten über 36 Monate

Ersteindruck

Der Patient hat einen auffällig gedrungenen Körperbau mit rundem Rücken. Ebenso fiel die große Atemlosigkeit auf: Nach jedem kurzen Treppensteigen musste er erst stehen bleiben und verschnaufen, bevor er etwas sagen konnte.

Biographische und medizinische Aspekte

52-jähriger Patient, der seit der Geburt eine Kyphoskoliose mit restriktiver Ventilationsstörung hat. Mit 38 Jahren erfolgte eine operative Wirbelsäulenaufrichtung mit vielmonatiger stationärer Behandlung. Trotz einer relativen Verbesserung leidet er nach wie vor an einer ausgeprägten Belastungsdyspnoe. Er ist zu Therapiebeginn seit zwei Jahren für circa 16 Stunden täglich auf zusätzlichen Sauerstoff angewiesen. Im Kontext zunehmender Tagesmüdigkeit wurde ein Schlaf-Apnoe-Syndrom diagnostiziert mit Verordnung einer nächtlichen Atemhilfe. Die Vitalkapazität ist auf 49 % reduziert.

Zudem leidet der Patient an einer agitierten Depression und gelegentlichen Angstzuständen.

Mehrere Berufe wurden abgebrochen, seit sechs Jahren bezieht der Patient Erwerbsunfähigkeitsrente.

Er lebt zurückgezogen ohne Schicksalsverdrossenheit, reist in seinem Wohnmobil, schwimmt und kegelt gerne.

Befund nach HASADS

Haltung: Rundrücken, gebeugt, Steifigkeit des Nackens

Atmung: Die Atmung zeigte sich gestaut und zurückgehalten. Der Patient hat stetig das Gefühl, nicht ausreichend Luft zu bekommen und daraus resultierend Angst.

Stimme: Die Stimme klingt sehr gepresst und im Rachenraum verfestigt.

Artikulation: Die Lautbildung ist verwaschen mit Verschlucken einzelner Silben.

Therapieziele

Verbesserung der Atmung mit dem Ziel der Reduktion des zusätzlichen Sauerstoffbedarfs, Überwinden der mit der Atemnot verbundenen Lebensangst und Stärkung des Selbstwertgefühls, Verringerung der rezidivierenden Nackensteifigkeit

Therapieverlauf

Übungen, die von der Rhythmen- und Lautwahl her die Ausatmung anregen, z. B.: Amphimaker (-v-), [u], [v], [l], wobei die Lunge soweit entleert wird, wie es für eine neue, erfrischende Einatmung nötig ist, aktivierten die gesamte Atmung, so dass im Patienten die Lebenswillenskräfte wuchsen und die Atemnot schwand. Diese Übungen begleiteten entsprechende Arm- und Handbewegungen, mit Lösen der Längen nach unten.

Das Üben am stimmlosen Blaselaut [ç] machte in besonderer Weise die Atembewegung und -wärme im Mundraum spürbar und ließ den Patienten Hilfe finden für Situationen, die ihn außer Atem brachten (z. B. beim Treppensteigen).

Indem die Stimme an verschiedenen Vokalübungen eine Schulung erfuhr, entstanden neues Vertrauen in die eigenen Kräfte und ein neues Selbstwertgefühl. Dafür wurde, mit entsprechenden Handbewegungen, besonders häufig die Vokalreihe „*A E I O U*" mit verschiedenen Konsonanten (*DA DE DI DO DU, TA TE TI TO TU, NA NE NI NO NU* usw.) erarbeitet und von oben nach unten in die Ausatmung gelöst.

Zuletzt waren die den Atem und Willen stark fordernden Gaumenlaute [k] und [g] und die bei der Lautbildung entstehende Enge überwindende Kraft des [ŋ] zur Entängstigung förderlich. [n] und [r] halfen in der Übung *„Nur renn"* zur Lockerung des Hals- und Schulterbereichs [→ Kapitel IV].

Befund nach zwei Jahren Therapeutischer Sprachgestaltung

Nach zwei Jahren sprachtherapeutischer Arbeit hatte sich die Vitalkapazität auf 70 % erhöht. Tagsüber bestand kein zusätzlicher Sauerstoffbedarf mehr, der Medikamentenverbrauch war reduziert, ein verbessertes Allgemeinbefinden und Selbsterleben entstand. Die Artikulation besserte sich deutlich in der Spontansprache. Die initiale Stoßigkeit und Gepresstheit der Atmung verschwand. Empfundene Atemnot bestand nicht mehr. Der Patient hat in der Sprachgestaltung ein neues Lebensinteresse gefunden.

Bemerkungen

Mit selbständig durchgeführten Übungen kann sich der Patient in Belastungssituationen helfen. Er kommt intermittierend wöchentlich weiter zur Therapeutischen Sprachgestaltung, um sowohl den körperlichen als auch den seelischen Zustand auf dem erreichten Niveau zu stabilisieren bzw. weiter zu verbessern.

4. Psychosomatik

Therapeutische Sprachgestaltung bewährt sich in der Psychosomatik bei einem Großteil der Erkrankungen, da sie aktiv am Zusammenspiel von Leib, Seele und Geist arbeitet. Häufig erfolgt die Verordnung zur Stärkung der Selbstwirksamkeit, zur Förderung der Ich-Präsenz und zur Verankerung im eigenen Körper.

4.1 PTBS mit Sozialphobie und Depression

KIRSTIN KAISER

Behandlungsdauer

Über drei Monate 24 Einheiten á 30 Minuten, zweimal wöchentlich stationär in der psychosomatischen Abteilung der Klinik Arlesheim

Ersteindruck

Die schlanke, größere Frau mit schwarzen Haaren ging rasch und zugleich vorsichtig an mir vorbei in den Therapieraum. Ich merkte, dass es sie Mut kostete, sich jetzt in eine unbekannte Situation und Begegnung zu begeben. Sie erweiterte ihre Grenzen, wurde schutzlos und stark verunsichert.

Biographische und medizinische Aspekte

39 Jahre alte Patientin; trug als Trennungskind schon mit elf Jahren Verantwortung für die weiteren Geschwister. Sie studierte Ethnologie, arbeitete im Marketing und drehte Filme mit sozialpolitischen Themen. Als Ressourcen gab sie an: „mit den Händen arbeiten“ und nannte Gärtnern, Töpfern und Malen.

Medizinische Aspekte

Familiär lag eine posttraumatische Belastungsstörung aufgrund von Missbrauch vor. Mit 25 Jahren entwickelte die Patientin eine soziale Phobie [→ Kapitel IX 3-Polaritäten-Modell] und kam auf eigenen Wunsch für eine stationäre Behandlung in die Klinik. Neben der Gesprächstherapie und pflegerischen Anwendungen erhielt sie Heileurythmie, Musik-, Mal-, Kraniofaziale Therapie und Therapeutische Sprachgestaltung.

Diagnose: Posttraumatische Belastungsstörung, mittelgradige Depression. Die Patientin zeigte eine hohe Grundanspannung, die sich bei Auslösern schnell in einen Angstanfall steigerte. Die Anfälle traten seit Jahren unerwartet und mehrmals in der Woche über ca. zehn Minuten auf. Sie gingen mit Herzklopfen, Druckgefühl in der Brust, Schwitzen, Magenbeschwerden, Schwindel und Zittern einher. Auf einer Skala von 1-10 bewertet die Patientin die Schwere der Anfälle durchschnittlich mit 5.

Medikamentöse Therapie: Die Patientin erhielt auf eigenen Wunsch ausschließlich anthroposophische Medikamente.

Befund nach HASADS

Haltung: Große, schlanke und in sich harmonische Frau mit schwarz-gewellten, schulterlangen Haaren, die häufig das Gesicht so einrahmten, dass man den Eindruck erhielt, sie möchte sich dahinter verbergen. Die Schultern fielen leicht nach vorne. Der Blick vermied die Begegnung. Seelische Äußerungen hielt sie in der Gestik zurück, drückte sie jedoch mimisch aus. Die wenigen Gesten waren zögerlich, aber dennoch geschmeidig und geschickt. Die Gestalt wirkte im Raum punktuell und zusammengezogen. Sie gab an, sich kaum in den Füßen zu spüren. Der Schritt war flüchtig, mit wenig Bodenkontakt und die Kiefermuskulatur sehr verspannt. Sie konnte sich kaum auf die Schwerekräfte einlassen.

Atmung: Flache Atmung mit Tendenz zur Hyperventilation. Sie nahm die Welt überwach auf und litt an der sinnlichen Überflutung, die nicht vertieft, verarbeitet und veratmet wurde. Der gesteigerte Sinnesprozess wirkte zu stark auf die Atmung ein. Die Wahrnehmung der Hyperventilation führte zu Angst vor der Angst und vor Kontrollverlust mit Steigerung bis zu Panikattacken. In seelischer Ruhe hatte sie ein adäquates Atemvolumen und eine gesunde Spontanatmung.

Stimme: Sie sprach mit leiser, weicher, tastender Stimme im vorderen Ansatz mit wenig Stimmkern und kaum Bewusstsein für ihre eigene Stimme. Fühlte sie sich angegriffen, wurde der Stimmklang fest und scharf. Die Patientin sprach Schweizer Dialekt, im Hochdeutschen war dieser kaum hörbar.

Artikulation: Hastige Lautbildung mit reduzierter plastischer Artikulation. Besonders die Stoß- und Gaumenlaute waren weich. Wegen erhöhter Kieferanspannung bereitete die Bildung des Vokales [a] Schwierigkeiten. Korrekte Artikulation der vorderen Vokale.

Denken: Gute Auffassungsgabe mit umfassendem Wortschatz, vielseitigen Gedanken, strukturierten Äußerungen und Selbstreflexion mit forschendem Interesse an eigenen Problemen. In Stresssituation trat leicht ein Gedankenkreisen mit Denkblockaden auf. Die Angstgefühle steigerten ein auf sich selbst und auf Vorsicht ausgerichtetes Denken und engten die Phantasie sowie das bildhafte Erinnerungsvermögen ein.

Sprachwahrnehmung: Die Selbstwahrnehmung der eigenen Stimme erschien deutlich eingeschränkt und sie bemerkte ihr schnelles Sprechtempo nicht.

Therapieziele

Nahziel: Selbstständige Regulation der Atmung während der Panikattacken und Reduktion dissoziativer Zustände durch Förderung des Mutes zur Exposition. Als Fernziel formulierten wir besseres Wahrnehmen der eigenen Persönlichkeitskräfte und Mut zur Zukunft mit folgenden Schritten gemäß HASADS.

Haltung: Gestalt im Raum erleben

Atmung: Costoabdominale Atmung anregen

Stimme: Sich hören lernen, Stimmklang im Raum entwickeln

Artikulation: Sich im Leib spüren

Denken: Texte zu selbstgewählten Themen suchen

Therapiemittel:

- Die Raumesrichtungen beinhaltende Übung der Bothmer-Gymnastik „Großer Rhythmus", schnelles Atemlösen durch Lippenflattern, [m] seufzen oder mit Blaselauten ausatmen, Kieferlösen durch kleine Kieferbewegungen recht/links/kreisend und den Vokal [a]

- Bewusstwerden des LNDT-Punktes [→ Kapitel VIII Sprachstörungen] durch kräftige Artikulation von [d]-Silben, begleitet von drückenden Gebärden mit dem Fussballen und Laufen der Silben im Anapäst. Vereinfachte LNDT-Punktübung: Zungenspitze drückt bei der Ausatmung kräftig an den LNDT-Artikulationspunkt und die Ausatmung wird durch Zählen auf vier begleitet, danach abspannen und neu beginnen.

- Impulshaftes, der Kontrolle entzogenes Sprechen üben mit dem Blaselaut [h] in den Übungen „*Hum, Ham, Häm, Him*" und „*Halt hebe hurtig*" [alle nachfolgenden Übungen → Kapitel IV]

- Atemregulation durch das Sprechen von drei Daktylen auf die Silben: „*Mo-Le-Le*" auf eine Ausatmung und einer Pause für die Einatmung, bevor der Prozess von vorne beginnt.

- Darauf aufbauendes Sprechen von halben Hexameterzeilen, nach jeder Halbzeile Kieferlösen, das Zwerchfell abspannen und eine reflektorisch vertiefte Einatmung zulassen.

- Zum Lösen des Zwerchfells nahmen wir eine kleine Ausatemübung im Wippen mit Ausatmung auf [f] in das Programm auf.

- Artikulation an den drei Ansätzen: von hinten nach vorne wippen auf die Silben „*kna, kne, kni, kno, knu*" und „*Mut machen mir mutige Menschen*" für den Lippenansatzt; „*Tritt dort die Türe durch*" für den Zungenansatz, „*Ganz kurze krumme Christbäume kann man kaufen*" für den Gaumenansatz.

- Als Stoßlaut-Übung für Stimmfestigkeit und die abstoßende Gebärde eignete sich „*Drück die Dinge*" und darauf aufbauend die Gebärde des „*Zurückziehen auf sich selbst / Distanzierens*" [→ Kapitel IX 3-Polaritäten-Modell]

- Spruch von Rudolf Steiner: „*In meinem Herzen / Strahlt die Kraft der Sonne. / In meiner Seele / Wirket die Wärme der Welt. / Ich will atmen / Die Kraft der Sonne. / Ich will fühlen / Die Wärme der Welt. / Sonnenkraft erfüllt mich. / Wärme der Welt durchdringt mich.*"[13]

- Im Gehen die Silben *Mo-Mo-Mo-Mo* tönen, darauf aufbauend in den Muskeltonus der Beine das „*OM*" tönen und den Hörraum öffnen [→ Kapitel IV]

- Gedichte: „*Septembermorgen*“ von Eduard Mörike (1804-1875); „*Erfahrung II*“ von Rose Ausländer (1901-1988)

Therapeutischer Prozess

Grundsätzlich ist es bei diesem Krankheitsbild von Vorteil, sehr strukturierte, auf Selbstwirksamkeit angelegte, einfache und physiologisch wirkende Übungen schon in den ersten Therapieeinheiten anzuleiten und üben zu lassen. So erfahren die Patienten rasch eine Wirksamkeit und bauen Vertrauen in die Methode auf.

In der ersten Stunde legten wir nach der Übung aus der Bothmer-Gymnastik (s.o.) und kurzem Atemlösen kieferlösende Methoden an. Über die Kieferentspannung spannte das Zwerchfell ab und es folgte reflektorisch eine vertiefte entspannte Einatmung. Die Patientin zeigte schon an diesen ersten Einstiegsübungen, dass sie rasch in ein gutes Körperbewusstsein finden und angemessen selbstständig üben konnte. Nach Seufzen auf [a] begann sie wiederholt zu gähnen.

In der zweiten Stunde begann die LNDT-Punktübung (s.o.). Die Patientin kontrollierte den Sprachprozess stark und konnte deshalb kaum in eine durchatmete Artikulation von D-Silben finden. Einfache Ausatmung mit stummem [d], wobei die Zunge bei der Ausatmung an den Artikulationspunkt des [d] drückt, gelang besser und ermöglichte eine vertiefte Einatmung. Um den Mut zum impulshaften Sprechen zu fördern, übten wir die Silben „*Hum Ham Häm Him*“ mit Abspannen. Sobald sie dem Impuls vertraute, war die Sprache plastisch und die Stimme klingend. In Übungen mit dem Vokal [a] gelang dieser Schritt lange nicht. Der Selbstlaut klang gepresst und eng. Erst als sie sich im Verlauf der Therapie als Gestalt im Raum wahrnehmen konnte, begann auch dieser Vokal zu klingen.

Die Patientin dissoziierte im stationären Alltag schnell. Um dem entgegenzuwirken, vertieften wir die LNDT-Punktübung in einer vereinfachten Version, welche die Patientin im Alltag unbemerkt anzuwenden lernte.

In der vierten Stunde legten wir die Schreitübung „*Mo-Le-Le*“ an (s.o.). Die Patientin mochte das Laufen der Daktylen und übte gerne. Bewusstes Nachgeben in die Schwerkraft in der betonten Länge war wichtig.

Nach diesem gezielten Therapieeinstieg, der ihr ermöglichte, überschaubar und selbstständig zu üben, begannen wir, vertiefender auf die Themen Dissoziation und Mut zu schauen. In Bezug auf das Dissoziieren gelang es ihr immer sicherer, die Übungen bei Bedarf anzuwenden. Sie übte durchschnittlich viermal in der Woche und konnte sich rascher regulieren und zu sich kommen. Auch im Hinblick auf die Panikattacken gelang es ihr schon nach wenigen Therapieeinheiten, selbstwirksam die Anfallsdauer zu verringern und abzuschwächen.

In der sechsten Stunde äußerte die Patientin, dass sie wieder leichter unter Menschen gehen könne, aber noch sehr angespannt sei, zu weit „von sich weg“ komme und hinterher übermäßig erschöpft sei. Sie zeigte noch wenig Mut zu Gebärden und trat auch mit der Gestalt kaum in den Raum. Wir praktizierten das Raumerleben mit Artikulationsübungen an den drei Sprachansätzen und verbanden die Übungen mit Gehen im Raum zwischen vorne und hinten. Im nächsten Schritt artikulierte die Patientin nur im Stehen.

Sie entwickelte eine kräftige, sich zwischen den Ansätzen bewegende Artikulationspräsenz und begann, sich gut und engagiert im Körper zu spüren.

Im nächsten Schritt ging es darum, sich abgrenzen zu lernen und dabei die Körperpräsenz aufrecht zu erhalten. Sie fand Gefallen daran, eine imaginäre Mauer mit Stoßlauten in der Übung *„Drück die Dinge"* (s.o.) zu bauen. Sie klatschte die Worte wie Lehmklumpen mit einer spontanen und kräftigen sprachunterstützenden Gebärde an die Mauer oder befestigte mit dieser einen imaginären „eigenen Raum" um sich herum. Die Ich-Präsenz fordernde Gebärde des *„Distanzierens"* (s.o.) schloss sich mühelos an und wurde in improvisierten Dialogen alltagstauglich vertieft. Sie benötigte bei aller Arbeit mit den Gebärden immer wieder die Erinnerung, diese auch einzusetzen und sich in den Raum zu wagen. Lange empfand sie die Gebärden als unnatürlich, übte sie aber gewissenhaft. Auf Station wurde sie mutiger in der Kommunikation und Auseinandersetzung mit Personen, die ihr ungewollt zu nahe kamen. Allerdings schlug ihre Emotion in herausfordernden Gesprächen jetzt schnell in starke Wut um, unter der sie die Kommunikation abbrach. Unterstützt durch die Bezugspflegenden übte sie, solche Situationen zu reflektieren und fand den Mut, über ihre Verletzungen zu sprechen. Die Gebärde *„Distanzieren"* und die LNDT-Punktübung wandte sie wirksam auf einem Hochzeitsfest an, was sie stolz machte.

Allerdings benötigten Expositionen noch immer intensive Vorbereitung. So war ein weiteres Ziel, sich den erfolgreichen Umgang mit angstauslösenden Situationen bewusst zu machen, auf ihre Selbstwirksamkeit zu vertrauen und das Kontrollbedürfnis aufzugeben.

Nach der neunten Sitzung hatte die Patientin das Gefühl, nicht mehr gegen die Angst anzukämpfen, sondern die Angstprozesse bei Bedarf bewusst zu regulieren. Sie hatte jetzt eine gute Präsenz mit ihrer Gestalt im Raum und die Stimme nahm mehr Volumen ein. Durch das Tönen der Silben *„MO"* und *„OM"* drang der Stimmsitz bis in den Muskeltonus hinein.

Durch weitere Kunsttherapien angeregt spürte sie eine Beziehung zum künstlerischen Gestalten. Sie suchte für die Sprachtherapie zwei lyrische Gedichte mit schönem Inhalt heraus. Fortan übten wir die Themen: Atemlösen, Stimmführung und Klangentwicklung, inkarnierende Artikulation und rhythmische Silbenführung an den Gedichten. Eine Herausforderung war die Umsetzung der Inhalte ins Raumerleben. Auch stellte sie fest, dass sie vor bestimmten Begriffen und Phrasen, wie z. B. „Erfahrung sammeln", noch zurückschreckte und sie nicht aussprechen mochte. Wir reflektierten diese und suchten nach positiven Beispielsituationen aus der eigenen Biografie, so dass die Patientin die Begriffe in sich „erlösen" und neu gestalten konnte. Die Gedichte verhalfen ihr zur emotionalen Kontrolle und Beweglichkeit. Eine wichtige Erkenntnis war, dass das Sprechen von Gedichten im gleichen Raum stattfindet wie menschliche Begegnungen auch und von ihr denselben Mut forderte. Sie merkte, dass sie im Sprechen diesen, zuvor nur mit Angst besetzten Raum, selbst gestalten konnte.

Parallel dazu arbeiteten wir mit dem Wechsel von *Zuwenden* (Sympathie) und *Wegwerfen* (Antipathie) in Gebärde und Stimme und in improvisierten Dialogen.

Gegen Ende des stationären Aufenthaltes besuchte die Patientin ein Familienfest. Sie ging selbstbewusst mit sich und den Verwandten um und konnte Empathie für die familiäre Situation aufbringen. Die weiteren Expositionen verliefen zumeist positiv, oft entspannt und waren von freudigen Gefühlen begleitet. Sie sprach spontan und mit belebten Gebärden. Sie traute sich, Gedanken in die Zukunft zu richten, und erwog eine künstlerische Weiterbildung.

Rückblickend schilderte sie, dass sie mehr Sicherheit im „Werden“ gewonnen habe. Die Therapie gab ihr ein Gefühl für ihr „Ich-Sein“. Besonders das Hören der eigenen Stimme habe daran mitgewirkt. Sie „habe eine Stimme!“ Ihr Ich-Erleben in Beziehung zur Umgebung sei konturierter geworden. Sie habe gelernt, Mut zu entwickeln und nicht alles „herunterzuschlucken“.

Befund und Behandlungsergebnis im Verhältnis zu den Therapiezielen

Verbesserte Selbstwirksamkeit und Fähigkeit, die Angstanfälle zu regulieren. Das Vertrauen in ihre Kommunikationsfähigkeit verringerte angstauslösende Situationen. Sie traut sich Expositionen zu und bewältigt diese gekonnt und mit zunehmender Positivität. Sie entdeckte ihre Persönlichkeitskraft über die eigene Stimme (per-sonare) und formulierte, nach einer Hospitation, Wünsche für die Zukunft.

Diskussion

Der Fall zeigt, dass es bei Patienten und Patientinnen mit Angststörung und Panikattacken möglich ist, mit wenigen gezielten Übungen den Atem so zu regulieren, dass sich auch die Angst in einem ersten Schritt reduzieren lässt. So wächst das Vertrauen, am sozialen Leben teilzunehmen und der Mut, Lebensimpulse aufzunehmen und umzusetzen. Die Angst verhindert nicht mehr die persönliche Weiterentwicklung. Die physiologischen Wirkungen des *Hexametersprechen*s und der Silbe „*OM*“ sind im Kapitel XIII Forschung dargestellt.

Die Patientin äußerte, dass es neben Atmung und Rhythmus wichtig sei, durch die Therapeutische Sprachgestaltung das Ich unmittelbar zu erleben. Sich selbst konkret zu hören, körperlich zu spüren und zu erkennen, wirkte ihrer chronischen Dissoziation entgegen. Diese spezifische Wirksamkeit erlebte die Patientin im Vergleich mit anderen Kunsttherapien nur in der Sprachgestaltung. Sprechen ist für sie unmittelbar: *„Ich bin in Echtzeit exponiert, das heißt, greifbar, auch für mich selbst. Das ist ein super Gegenmittel zur Dissoziation und holt mich in den Körper zurück. Ich werde in der Therapie geführt, mich im Körper aufzuhalten und mit ihm zu verweilen. Das ist die größte Herausforderung beim selbst üben. Die Therapeutin gab mir den Rahmen zu experimentieren und zu erfahren, dass das: ‚Im-Körper-Sein‘ sicher ist.“*

Dieses Wissen gehöre unbedingt in die Diskussion und sei zu erforschen.

5. Psychiatrie

Im psychiatrischen Setting gibt es sowohl hilfreiche Akutinterventionen der Therapeutischen Sprachgestaltung als auch zahlreiche Möglichkeiten zur längerfristigen Begleitung.

5.1 Borderline-Persönlichkeitsstörung und Angstneurose

BARBARA ZIEGLER-DENJEAN

Behandlungsdauer

14 Therapieeinheiten á 30 Minuten wöchentlich

Ersteindruck

Es fällt eine gewisse Haltungsschwäche auf sowie die skeptische Ausstrahlung.

Biographische und medizinische Aspekte

47-jährige Patientin mit einer belasteten Familiengeschichte: Der Vater war ein Pflegefall. Mit fünf Jahren Gelbsucht, als die Mutter nach dessen Tod wieder heiratete. Der neue Vater habe alle geschlagen, fünf Stiefgeschwister, darunter ein Alkoholiker.

Mit 19 Jahren Magenulcus, Ängste, Wutanfälle. Mit 22 Jahren erster Aufenthalt in der Psychiatrie. Weitere stationäre Behandlungen folgten.

Sie ist alleinerziehende Mutter (berufsunfähig) und leidet an einem chronifizierten Erschöpfungszustand, braucht viel Schlaf; keine organischen Befunde, zwanghaftes Essverhalten.

Befund nach HASADS

Haltung: Asthenischer Körperbau, Haltungsschwäche

Atmung: Der Atem hat weder im Leib noch in den Artikulationszonen eine Stütze, er ist dadurch zu wenig tief gegründet.

Stimme: Die Stimme sitzt tief hinten und hat eine dunkle Färbung und Kraft, die beim spontanen Sprechen allerdings wenig in Erscheinung tritt.

Artikulation: Sehr schwache Konsonantenbildungen

Denken: Eine skeptische, zögernde Grundhaltung fällt auf.

Therapieziele

Stärkung der Persönlichkeit bzw. des Willens, um die vorhandene Eigenkraft zur Wirkung zu bringen

Im Konsonantischen die Lautstützen erarbeiten und Sicherheit durch klare Artikulation erzeugen, im Seelischen Halt geben durch Lippenvokale, die das Ich stärken [→ Kapitel II Sprachauffassung und Kapitel VIII Sprachtherapie] und abgrenzen helfen

Therapieverlauf

Anfangs benötigte die Klientin Übungen für die Orientierung im Raum: Für oben und unten mit dem Spruch: *„Auf und ab / auf und ab / wallt die Welle / schwipp und schwapp"*[14], für hinten und vorne: *„Hin und her / hin und her / fährt das Schiff / übers Meer"*.[15]

Dann folgte dynamisches Sprechen zur Befreiung der Seele von den verschiedenen Ängsten. Im Erüben des Gaumen-Blaselautes [ç] erfuhr die Patientin durch das Erleben der eigenen Atemkraft eine stärkere Identifikation mit sich selbst. Der stimmhafte Konsonant [v] regte die eigene Innenkraft an (Durchvibrieren der Unterlippe) und führte diese schrittweise nach außen, ergänzt mit der Vokalreihe: [aç] [eɕ] [iɕ] [oç] [uç]. So entstanden Halt und Ordnung für die Seele.

Das beim Sprechen auftretende starke Gähnen, das von Lufthunger zeugte, dämmten die Stoßlaute [m], [k] und [b] mit entsprechenden Übungen ein. Gebärden oder Schritte unterstützten die Haltekraft, die dann das fließende [l] erweiterte und in Bewegung brachte.

Der Laut [u], der in besonderer Weise die periphere Durchblutung anregt und die Ich-Anwesenheit in der Lippenregion unterstützt, brachte der Patientin Mut und – durch entsprechendes Fußgefühl und Gesten – Erdverbindung. Mit U-Übungen lernte sie bei besonders anstrengenden Situationen, sich selber Halt und Kraft zu geben (z. B. nach langen Autofahrten). Ebenso half dieser Laut, die Einschlafstörungen zu verbessern.

Durch die Arbeit an dem Text *„Im Urbeginne war das Wort"*[16], den sie zeilenweise vorwärts und rückwärts sprach und schließlich bis zum nur innerlichen Sprechen brachte, entstand eine neue Qualität des vermittelnden Ausgleichs, den die Patientin nicht mehr missen möchte.

An einem deklamatorischen, alliterierenden Text (Stabreim) aus dem Nibelungenlied mit den Lauten [m] und [l] gewann die Patientin neues Vertrauen in die Tragekraft der Sprache.

Mit dem Laut [ŋ] erlebte sie an Wörtern, die sie selbst suchte (z. B. Angst, eng, Engel usw.), eine entängstigende Wirkung.

Befund nach Abschluss der Therapie

Die Patientin kann sich selbst gezielte Hilfe geben durch bestimmte Laute und Übungen, die sie in ihren Tagesablauf integriert, so dass die durch die Therapie erarbeiteten Möglichkeiten erhalten bleiben. Hinzu kommt ein neu gewonnenes Bewusstsein von der Notwendigkeit, die Kräfte einzuteilen.

Bemerkungen

Eine epochenweise Aufnahme der Therapeutischen Sprachgestaltung zur Stabilisierung des Erreichten und zur weiteren Persönlichkeitsentwicklung ist empfehlenswert.

5.2 Agitierte Depression

Behandlungsdauer

46 Therapieeinheiten á 45 Minuten über 18 Monate, im Akutfall auch tägliches gemeinsames Üben etwa eine Woche lang je 20 Minuten

Ersteindruck

Der Patient wirkt gedrückt und der Schwere überlassen, Bewegungen und Sprechen sind stark verlangsamt. Im Rahmen der Einnahme von Antidepressiva wirkt er überangepasst und „unbeseelter" bei großer Gutwilligkeit.

Biographische und medizinische Aspekte

40-jähriger Pädagoge. Seit dem 21. Lebensjahr schwere agitierte Depression mit manischen Phasen. Muskuläre Verspannungen im Schultergürtel, reduzierter Tonus des Gewebes. Schlafstörungen, Verstopfung. Arbeitsunfähigkeit durch Antriebsschwäche. Drei Suizidversuche, darauf Einweisung in psychiatrische Klinik. Großmutter, Mutter und Bruder leiden an schweren Depressionen. Auffallend ist ein starker Wille, das eigene Schicksal zu meistern.

Befund nach HASADS

Haltung: Schwerfällige Gestalt mit hängenden Schultern, die den Brustraum verengen. Die Schritte versacken, als ob der Boden nicht trüge. Vergebliche Haltsuche

Atmung: Die Einatmung zeigte sich verkrampft und hatte keinerlei belebende, anregende Wirkung, verringerte seelische Schwingungsfähigkeit. Die Ausatmung war ruhig, aber energielos. Zwischen Aus- und Einatmung ein leerer Augenblick, als ob sich der

Patient zur neuerlichen Einatmung erst durchringen müsse. Es bestand kein Bezug zwischen Atmung, Lautbildung und Stimme.

Stimme: Die Stimme war dunkel, leicht heiser, die Blutvokale [a][o][u] überwogen.

Artikulation: Alle Konsonanten hatten Stoßlautcharakter und wurden starr und mechanisch gebildet. Die Zunge (Tastorgan der Seele) war durch die Einnahme der Psychopharmaka träge, der Mund trocken. Die Oberlippe spannte bei den Lippenverschlusslauten [m] und [b]. [m] – der Laut der Mitte und Harmonie – war der schwächste Laut.

Denken: Die Denkprozesse liefen verselbstständigt ab, drehten sich im Kreis in Selbstvorwürfen oder Illusionen. Dabei zeigte der Patient sprachliche Gewandtheit und große Überzeugungskraft, aber stereotyp.

Therapieziele

Schwere erleichtern, Starre bewegen, Dunkles auflichten, Patienten in die Leichte inkarnieren

Therapieverlauf

Wir begannen in kleinen Schritten, Füße und Hände aus der Schwere zu lösen und in rhythmische Bewegungen überzuführen. Dafür eigneten sich Stoßlautübungen, dem Lebensgefühl des Patienten entsprechend. Für die Füße „*Drück die Dinge*“ [→ Kapitel IV], auf jede Silbe einen Schritt, anschließend Laufen in verschiedenen Rhythmen (Trochäus, Hexameter, Choriambus). Für die Hände „*Bei biedern Bauern bleib brav*"[17] mit um eine Kupferkugel gelegten Händen, von da im Nachtasten der Rhythmen in anfängliche beseelte Gebärden findend.

Anschließend regten wir das Erleben der Eigenwärme an durch das Aushauchen mit [h] und Überführung der Ausatmung in ein stummes, strömendes [m]. Von da folgten M-Übungen, dann zunehmende Beweglichkeit durch den Wellenlaut [l] und den Zitterlaut [r]. R-Übungen – auch rückwärts gelaufen – erfolgten später gezielt bei jedem Anzeichen von Verstopfung, da dieses Symptom den depressiven Schüben voranging.

Geläufigkeitsübungen dienten zur Wiederbelebung der Zunge, um trotz der Psychopharmaka eine Seelenregsamkeit zu erreichen. Vokalisch wurden [i] und [e], Licht und Erde in ein neues Verhältnis gebracht und die Stimme nach und nach vom Ausatmungsstrom mitgenommen durch Rhythmus-, Melos- und Gebärdenübungen. Das Lösen der Stimme in der Ausatmung erlebte der Patient wie die Befreiung der Seele aus der Einkerkerung des Leibes. So trug die freie Atmung entscheidend zur Verbesserung depressiver Störungen bei. Sie begann mit einer beseelten Einatmung, in welcher der Klient voraushörte, was die Sprache an gestaltenden, ordnenden, befreienden, weckenden und reinigenden Qualitäten zu geben vermochte. Dieses Vorgehen brachte Freude in die Einatmung, für die der obere Raum auch mit Geste und Blick ergriffen wurde. Zu erleben, dass die Luft das sprachlich Ausgeatmete stützt und trägt, brachte Mut und Vertrauen.

Als Konstitutionsübung erhielt der Patient eine [r][l][m]-Übung: *„Richtig recht rechnen"* [→ Kapitel IV]. Diese Übung vereinigte alle Elemente der Therapie.

Befund und Abschluss der Therapie

Nach einigen Monaten ließen sich die Antidepressiva schrittweise absetzen. Eine längere Phase erneuter Schlaflosigkeit nach neun Monaten Sprachtherapie war ohne Rückfall in eine depressive Episode zu meistern, in dieser Zeit kam der Patient täglich in die Praxis zum zwanzigminütigen Üben.

Er konnte seine Arbeit wieder aufnehmen und fand sich nach Abschluss der Therapie immer wieder für kurze Epochen ein, da er die Sprache als zentrale Lebenshilfe empfand, die ihn wieder an sein „Schicksal" angeknüpft habe.

Nach drei Jahren innerer und äußerer Stabilität bereitete sich im Patienten eine lange manische Phase vor, in deren Verlauf er jeden Kontakt zum Arzt und Therapeuten unterbrach, da er sich als gesund und geheilt erlebte. Nach einem erneuten Klinikaufenthalt während der folgenden depressiven Phase nahm er die Therapeutische Sprachgestaltung wieder auf.

6. Neurologie

Die Neurologie ist ein erfolgreiches Einsatzgebiet der Therapeutischen Sprachgestaltung, insbesondere im Bereich der Rehabilitation, bei Aphasie und Apraxie, Paresen und Migräne, aber auch bei M. Parkinson, Polyneuropathien, Multipler Sklerose und Guillain-Barré-Syndrom sowie bei Demenz.

6.1 Tinnitus

Behandlungsdauer

32 Therapieeinheiten á 45 Minuten, einmal wöchentlich

Ersteindruck

Der Patient fällt auf durch sehr langsame und träge Bewegungen, er wirkt dunkel, schwerfällig und in sich verschlossen, kein klarer Blickkontakt, ein Grübler.

Biographische und medizinische Aspekte

41 jähriger Pädagoge. Seit etwa einem Jahr leidet er an zunehmenden Ohrgeräuschen, die er wie eine Folter erlebt und die ihn nach eigenen Angaben psychisch extrem belasten und zu Suizidgedanken führten. Vergeblich suchte er Hilfe bei Fachärzten, Akupunktur und psychologische Beratung. Die verordneten durchblutungsfördernden Mittel verstärkten den Tinnitus. Er sucht dringlich nach Verständnis dieser Krankheit, da alle Untersuchungen ohne Befund waren. Zusätzlich leidet er unter Blähungen, starkem Aufstoßen und Mundtrockenheit. Er fühlt sich einsam und belastet durch Lebensprobleme. Er erlitt einen Schock durch den tödlichen Unfall des jüngsten Bruders mit 28 Jahren.

Befund nach HASADS

Haltung: Kantige Gestalt, Nacken steif und etwas gebeugt, schwerfälliger Gang, verlangsamte Bewegungen; bei Gebärdenübungen zeigen die Fingerspitzen auf den eigenen Leib; sehr schlechte Koordination zwischen Sprache und Leibesbewegungen, unbeholfen beim Rhythmusschreiten.

Atmung: Der Patient wird die Luft beim Sprechen nicht los, atmet aber dennoch nach wenigen Worten neu ein.

Stimme: Die Stimmlage ist tief, die Stimme ausdrucksarm ohne Melos.

Artikulation: Sehr plastisch, aber hart, die Lippenstoßlaute überwiegen und bilden eine feste Grenze zur Außenwelt.

Denken: Die Gedanken kommen nur schwer ins Wort; der Satzbau wirkt umständlich, mit vielen Pausen, dann steigt aus den Tiefen langsam eine neue Frage auf. Alles, was nach außen sollte, staut sich nach innen zurück.

Therapieziele

Der Patient wirkt, als ob er sich in seinem Leib verstecke. Aufgabe ist es, diesen Leib wieder zum Ausdruck der Seele werden zu lassen. Hierfür erfolgt die Orientierung der Sinnesaktivität nach außen. Aussprechen, ansprechen, ausatmen und der eigenen im Raum klingenden Sprache zuhören lernen.

Die fehlgeleiteten Luftprozesse vom Sprechen regulieren lassen und nach außen führen. Den Leib durchrhythmisieren, damit er durchlässiger wird.

Therapieverlauf

Der erste Schritt sollten den Patienten dazu bringen, sich aus seiner Leibesverkrampfung zu lösen. Wir setzten bei den sprachbegleitenden Bewegungen an. Am Beginn

stand ein rhythmisches Schwingen der Knie, begleitet vom Auf und Ab der Hände und Fersen: „*Auf und ab / Auf und ab / Wallt die Welle / Schwipp und schwapp*".[18] Dann folgten eine Rückenübung zwischen Beugen und Strecken mit entsprechenden Sätzen sowie zusätzliches stufenweises Hinablösen mit einem Text, dessen Inhalt das auf sich selbst bezogene Grübeln in Schicksalsannahme wendet: „*Der dir / Das tat / Will wohl Dir tun. / Folg ihm / Er ist / Der Christ.*"[19] (Anna Iduna Zehnder (1877-1955)). Mit der ersten Silbe lösen sich Arme und Hände von oben nach unten, mit der zweiten Silbe wird ein Schritt gemacht und die Armbewegung vom Fuß übernommen und nach unten gelöst. Später übten wir Zahnlaute in deutlich nach außen gerichteten Übungen: „*Ist strauchelnder Stern*" und „*Die silberne blitzende Spitze des Speers / schießt in die Erde*" (Christia Slezak-Schindler) [→ Kapitel IV].
Die Atemübung „*Erfüllung geht*" erfolgte mit ausschüttelnden Händen von oben nach unten, um etwas los zu werden, manche Übungen auch mit Ball, um Augen, Hände, Schritt in Bewegung zu bringen. Intensiver wurde an den Geläufigkeitsübungen gearbeitet und im Zusammenhang mit diesen die „*Heinzelmännchen zu Köln*" (August Kopisch (1799-1853)) in ihren zahlreichen unterschiedlichen Tätigkeiten gestaltet.

Der Patient bekundete längere Zeit große Mühe, Gefühle auszudrücken oder spontan nachzuahmen. Obwohl er den Ausdruck suchte, scheiterte er immer wieder am nach innen Gestauten.

Beim Versuch, einen Rhythmus mit zunehmender Dynamik mit entsprechenden Schritten zu sprechen und zu laufen, blieb die sonst kräftige Stimme einige Minuten völlig weg. Immer wieder unterbrach er den Redefluss durch häufiges Luftschnappen. So erfolgte die Arbeit nur langsam und sehr behutsam.

Erst als der Patient in flüssigere und gerichtetere Atem-, Stimm- und Gebärdenbewegungen gekommen war, begannen wir gezielt, die Wahrnehmung für die eigene Stimme zu schulen und den auf sich selbst gerichteten Hörvorgang nach außen zu wenden. Wir nutzten verschiedene Vokalübungen in unterschiedlichen Klangräumen, z. B. in die Hände gesprochen, in einen Schrank hinein, in eine Zimmerecke, ein Gefäß und daheim in den verschiedenen eigenen Räumen. Besonders die U/O-Übung „*Sturm-Wort rumort um Tor und Turm*", die das Blut in die Peripherie treibt, war dafür gut geeignet [→ Kapitel IV]. Weitere, das Hinauslauschen anregende Dichtungen wie „*Horch, der Tanne Wipfel*" (Robert Hamerling (1830–1889)) oder „*Melde mir die Nachtgeräusche, Muse*" (Conrad Ferdinand Meyer (1825–1898)) unterstützten diesen Prozess.

Befund und Behandlungsergebnis im Verhältnis zu den Therapiezielen

Im Verlauf der beschriebenen Hörübungen verbesserte sich das Befinden des Patienten erheblich. Die Ohrgeräusche ließen nach und wurden zunehmend überhört, die damit verbundenen Ängste verschwanden. Bewegungen, Blick und Seelenausdruck schienen freier, wenn auch die Neigung zum Stauen und Stocken vorhanden blieb.

Die Krankheit führte den Patienten an seine Grenzen; er will weiter lernen, diese aufzubrechen. Eine während der Behandlung begonnene Lebensberatung war eine fruchtbare Ergänzung zur Sprachtherapie.

Bemerkungen

Es wäre gut, wenn der Patient die Therapie in größeren Abständen weiterhin besuchen würde. Aus Liebe zur Sache wird er an der Schule künstlerisch an der Sprache weiterarbeiten, um seine seelischen Ausdrucksmöglichkeiten zu steigern. Er plant, nach sechs Monaten die Therapie wieder aufzunehmen.

6.2 Epilepsie

Behandlungsdauer

Über 3 Jahre 48 Einheiten à 30 Minuten, jeweils wöchentlich

Ersteindruck

Frisch wirkende Frau mit langen, kastanienbraunen Haaren und roten Wangen. Ihr Körper erscheint wie prall ausgefüllt, ohne dick zu sein. Sie strahlt eine kräftige Unbekümmertheit aus, die aber von Sorge um die Zunahme der Anfälle beeinträchtigt ist. Sie äußerte sofort, sie wisse nicht, was die vom Arzt empfohlene Sprachtherapie solle, nütze es aber nichts, so schade es wohl auch nicht. Die Patientin berichtete von einem Schwangerschaftswunsch, der mit der empfohlenen Medikation für sie nicht vereinbar sei.

Biographische und medizinische Aspekte

26-jährige Patientin, leidet seit dem 14. Lebensjahr (erstes Auftreten) unter sporadischen epileptischen Anfällen mit weniger als einem Anfall pro Jahr. Mit 24 Jahren erfolgte auf ihren Wunsch hin die Überweisung an die anthroposophische Hausarztpraxis. Der Arzt stellte eine Hochatmung und einen Puls-Atem-Quotienten (QP/A) von 2-3 fest, weshalb er die Patientin zur Therapeutischen Sprachgestaltung überwies. Sie beschrieb, die Anfälle träten immer in Zusammenhang mit Schlafmangel auf, sie dürfe nicht länger als bis 21 Uhr aufbleiben, sonst träte am nächsten Tag ein Zittern in den Händen auf und bei weiterem Aufbleiben ein Anfall. Sie hielt einen strengen Schlafrhythmus ein und fühlte sich dadurch in ihren Freizeitaktivitäten stark beeinträchtigt. Ein Kontroll-EEG vor der Behandlung zeigte epilepsietypische Potenziale.

Befund nach HASADS

Haltung: Neben den beschriebenen Aspekten zeigte sich eine gewisse Steifheit der Patientin bei allen Bewegungen. Sie ist sportlich und muskulös. Im Schreiten tritt sie mit den Absätzen auf und schwingt die Beine militärisch.

Atmung: Auffällige, leicht beschleunigte Hochatmung; beim Rezitieren neigt die Patientin anfänglich zu hastiger Einatmung und gestautem Sprechen. Sie kennt Atemtechniken vom Sport, hat aber keine seelische Beziehung zum Atem. Sie äußert sich verständnislos über ihre Mutter, die Yoga mache.

Stimme: Die Stimme ist fest, mit ganz leicht nasalem Beiklang bei normaler Stimmlage. Im Schreiten neigt sie zu starken Vokalbetonungen. Die Stimme wirkt „passend" zur Gesamterscheinung.

Artikulation: Die Artikulation in der Spontansprache ist unauffällig. Nach Sportferien und ähnlichen „vegetativ" betonten Lebensphasen wurde die Artikulation auffällig verwaschen. Beim Rezitieren zeigt sie Freude an kräftigen Konsonanten und spricht ein schönes [r].

Denken: Die Patientin zeigt eine gute, aber nicht sehr differenzierte Ausdrucksweise. In Bezug auf ihr Befinden äußert sie sich eher allgemein.

Zusammenfassung

Hauptsymptom ist eindeutig die Hochatmung, mit einer Neigung zum Stauen im Vokal, bei schönem, sogar „begabtem" Sprechausdruck, mit unbekümmertem, leicht singendem Dialekt in der Umgangssprache.

Therapieziele

Vertiefung der Atmung und damit erhoffte Einwirkung auf die Anfallswahrscheinlichkeit durch Lösen des gestauten Astralleibes nach unten mit Hilfe einer ichbewussten Atemführung durch die Sprache.

Therapieverlauf

Die Patientin erhielt zwei klare Therapieansätze. Wir würden einerseits mit Hexametern arbeiten und damit versuchen, die Situation generell zu beeinflussen, andererseits würde ich ihr eine Übung geben, die gezielt in kritischen Situationen (Zittern) anzuwenden sei. Als Hexameter wählten wir „*Hoch zu Flammen entbrannte...*" (Beginn der „*Achilleis*" von Johann Wolfgang von Goethe (1749-1832)) und als zweite Übung den Spruch „*Ich trage Ruhe in mir*" [→ Kapitel IV]. Die erste Übung sprachen wir mit ruhigem Schreiten, begleitet durch Heben und Senken der Arme bis Schulterhöhe, die zweite sitzend in einem dreistufigen verinnerlichenden Übprozess. Später schloss sich „*In den unermesslich weiten Räumen*" mit einem ähnlichen, aber vierstufig verinnerlichenden Prozess an.
Eine zweite Sequenz bestand aus „*Nimm nicht Nonnen*" und „*OM*" sowie „*Sah am Abend lange Schatten*"[20] und dem genannten Hexameter.
Die dritte Sequenz enthielt ebenfalls den Hexameter sowie „*Nimm mir nimmer*", „*Leicht lief*", „*Erfüllung geht*" und „*AEU-KLSFM*".
Nach einer Therapiepause schloss sich eine letzte Sequenz an: „*O Dios hypsi melathron*" (Griechischer Hexameter), „*Abracadabra*", „*Erfüllung geht*", „*Ist strauchelnder Stern*"

und „Sturmwort“ [zu den Übungen → Kapitel IV]. Die Stunde begann jeweils mit zehn Minuten Hexameter-Nachsprechen.

Bei der zweiten Übung beschrieb die Patientin von Anfang an nach der Übung eine grosse Schwere der Glieder bis zu den Augenlidern und eine innere Ruhe, die sie vorher für unmöglich gehalten hatte. Diese Übung war als Interventionsmöglichkeit bei innerem Zittern gedacht und wurde auch gleich so verwendet. Nach der vierten Stunde beschrieb sie, sie habe beim Reiten wieder das Zittern gespürt, darauf die ersten Zeilen der Übung gesprochen, und das Zittern sei verschwunden. Diese Wirkung trat später auch mit anderen Übungen *(OM, Erfüllung geht)* ein.

Nach einem Monat Therapie gab die Reproduzierbarkeit dieser Wirkung der Patientin eine neue Zuversicht, die sich in großer Freude an der Therapie niederschlug. Sie lernte zehnminütige Hexameterstellen auswendig und übte regelmäßig. Im zweiten Monat begann sie, ihre Atmung bei der Arbeit am Computer als ungesunde Hochatmung wahrzunehmen. Sie stand dann regelmäßig auf, öffnete das Fenster und übte *„OM“*, bis sie wieder die ruhige Tiefatmung erreichte.

Nach fünf Monaten Therapie nahm sie bei Stress keine Medikamente (Urbanyl/Clobazam) mehr, sondern übte nur noch, um das Zittern zu vermeiden. Die zu dieser Zeit eingeführte Übung *„Erfüllung geht“* machte ihr anfangs große Schwierigkeiten. Sie kam wieder in eine hastige Einatmung und staute in den Vokalen. Interessanterweise entwickelte sich diese nach weiteren vier Einheiten zu ihrer Lieblingsübung.

Sie fühlte jeweils eine so starke Wirkung, dass sie anschließend schlafen wollte. Zu dieser Zeit ereignete sich abends vor ihrem Hause ein Motorradunfall, dessen Folgen sie sehr erregten. Sie beschloss spontan, keine Medikamente zu nehmen, sondern zu üben. Zu ihrer Freude konnte sie sich damit völlig beruhigen. Kurz darauf beschloss sie, die Methode zu testen und blieb bewusst bis zwei Uhr nachts auf. Am nächsten Tag merkte sie ein leichtes Krampfen, übte alles durch, und der Tag ging problemlos bis abends, wo sie sich normal müde fühlte. Nach acht Monaten und 28 Therapieeinheiten schlossen wir vorläufig ab, da die Patientin das Ziel für erreicht hielt.

Nach weiteren sechs Monaten, die unauffällig verliefen und in denen sie bei Bedarf übte, fügten wir auf ihren Wunsch hin eine Auffrischungsserie von zehn Einheiten an.

In dieser Zeit lernte sie den griechischen Hexameter auswendig und arbeitete intensiv an den erwähnten neuen Übungen.

Nach den Skiferien kam sie artikulationsschwächer in die Stunde. Bei der Übung *„Abracadabra“* war auffällig, wie schwer es ihr fiel, die letzte Zeile *„Cadarabraba“* mit der nötigen Präsenz und Schärfe zu sprechen, die Kraft des Astralleibes nach außen zu richten. Sie meinte, es sei ähnlich, wie wenn man mit dem Pferd über ein Hindernis springen wolle, dann müsse man sich auch so „zusammenfassen“. Sobald sie die nötige Präsenz innerlich aufbrachte, tönte auch die Stimme „Ich-präsent“, während sie sonst vieles aus ihrer Begabung einfach schön auswendig sprach.

Befund und Behandlungsergebnis im Verhältnis zu den Therapiezielen

Der Patientin gelang es, durch die zunächst stark rezitatorisch geführte und später energischere Ausatmung ihr Bewusstsein und das Erleben mit Stimme und Atem zu verbinden.

Dies bedeutete eine völlig neue Erfahrung für sie. Sie lernte, ohne Hast einzuatmen und die Ausatmung verbunden mit Inhalt nach außen zu lenken. Damit hatte sich die Hauptauffälligkeit in Bezug auf die Diagnose Epilepsie wesentlich gebessert. Die Anfälle lernte sie im beobachteten Zeitraum von 18 Monaten jeweils im Anfangsstadium durch eine geeignete Atemtechnik zu verhindern. Später übte sie nicht mehr und bekam nach der Rückkehr von einem anstrengenden Auslandaufenthalt wieder drei Anfälle.

Daraufhin besuchte sie erneut die Therapie, und es kam zu keinen neuen Anfällen. Bei einem weiteren Kontroll-EEG zeigten sich überraschenderweise keine epilepsietypischen Potentiale. Sie hatte allerdings während der EEG-Aufnahme innerlich die Übung: „*In den unermesslich weiten Räumen*" gesprochen.

Bemerkungen

Interessant ist bei diesem Fall die starke Wirkung der deklamatorischen Übung: „*Erfüllung geht*" während zu Beginn, die aus sprachtherapeutischer Sicht logische und die ganze Behandlung dominierende, rezitatorische Arbeitsweise richtig war. Weiter interessiert die Verifizierung der Arbeitshypothese: Anfälle werden durch Stauung des Astralleibes bewirkt; diese Stauung äußert sich in der schnellen Hochatmung. Durch die günstige therapeutische Beeinflussung der Hochatmung verschwanden die Symptome Zittern und Anfälle. Zwischen dem Verschwinden des Zitterns als Wirkung und der Atemkorrektur war jeweils ein direkter kausaler Zusammenhang festzustellen. Die Disposition der Patientin lässt eine regelmäßige Auffrischung des Erlernten als ratsam erscheinen.
Nachbemerkung: Nach Behandlungsabschluss kam es zur gewünschten Schwangerschaft mit Geburt eines gesunden Kindes.

6.3 Critical-Illness-Polyneuropathie

GABRIELLA WEHR

Behandlungsdauer

Drei Monate, ein- bis dreimal wöchentlich stationär

Ersteindruck

Die Patientin kam auf die neurologische Frührehabilitation und erhielt dort im Rahmen einer multimodalen frührehabilitativen Behandlung u.a. Therapeutische Sprachgestaltung. Sie war bettlägerig und wirkte körperlich geschwächt, belastet und seelisch dünnhäutig. Für die Therapie konnte sie aufrecht im Bett sitzen. Sie hatte einen nervösen, überwachen Blick und immer wieder Phasen der Angst und Sorge. Die Symptomatik deutete auf eine starke Nerven-Sinnes-System-Betonung hin. Die Patientin äußerte, sie sei durch den Krankheitsverlauf sehr niedergedrückt und sehne sich danach, wieder gehen zu können.

Biographische und medizinische Aspekte

59 Jahre alte Patientin, schwere beinbetonte Critical-Illness-Polyneuropathie, Tetraparese, Kurzdarmsyndrom nach Anus praeter-Anlage, multiple intra-abdominelle fistuläre Abszesse, Z.n. Laparotomie bei Bridenileus, Z.n. Sepsis bei 4-Quadrantenperitonitis, Z.n. Relaparotomie mit Anlage eines Ileostomas, Z.n. passagerem akutem Nierenversagen, VRE-Besiedlung rectal und vesikal. Unklare Vorgeschichte einer Colitis ulcerosa

Befund nach HASADS

Haltung/Erscheinung: Zierlich gebaut, Kopf, Oberkörper und Arme frei beweglich, die Beine spürte sie nur wenig

Atmung: Flach

Stimme: Schwach, monoton, wenig moduliert, oft heiser

Artikulation: Geschwächt, in besseren Momenten deutlich

Denken: Kurze Sätze, sprunghaftes Wechseln von Thema zu Thema, eingeschränkte Erinnerungsfähigkeit, der Therapeutin erschien die Verbindung zum Ätherleib gestört.

Sprachwahrnehmung: Unruhig, nervös

Therapieziele

Mittels der Sprache das Seelische und das Ich wieder in Verbindung mit dem eigenen Körper, vor allem mit dem „unteren Menschen" zu bekommen, Stärkung der Ich-Kraft und Förderung des „Zugriffs" auf den Astralleib, Führen des Astralleibes in eine gesunde innere Polarität mit Hilfe der Ich-Tätigkeit, damit er seine entzündlichen, auflösenden, störenden Prozesse im Stoffwechselbereich aufgeben kann. Für die sprachtherapeutische Arbeit hieß das: die Atmung vertiefen, weiten und mehr seelische Schwingungsfähigkeit, d.h. mehr Rhythmisierung erreichen. Die Rhythmisierung sollte ihr mehr Ruhe und damit „Raum" für ein besseres Selbstgefühl ermöglichen. Auch sollte die Patientin u.a. durch kräftigende, erdende Stoßlaut-Übungen gestärkt werden und so über das sprachliche Üben mehr „Halt und Stehvermögen" in sich erfahren.

Therapieverlauf

Die Patientin lernte die Lichtmeditation *„Erst wenn ich Lichtes denke / leuchtet meine Seele, / erst wenn meine Seele leuchtet / ist die Erde ein Stern, / erst wenn die Erde ein Stern ist / bin ich wahrhaft Mensch.*“[21] (Herbert Hahn (1890-1970)) auswendig, die sie selbstständig täglich, morgens und abends je nach Kraft ein- bis dreimal laut sprach. Dies erfolgte im Bett, später im Rollstuhl sitzend. Die Patientin führte die Meditation mit atemunterstützenden Armbewegungen durch. Sie erlernte ein ruhiges, fließendes Sprechen, die Bewegung der Arme gelang immer besser ohne große Anstrengung. Angeregt entwickelte sie beim Sprechen innere Bilder (Sonne, Licht, Strahlen, Farben, Weite). Die gemeinsamen Übungen zu den Lauten [m] und [b] gaben ihr Halt. Sie sollte die Übungen sprechen, sich zuhören, ein Gefühl für das eigene Sprechen, für die Formkraft der Laute entwickeln. So erarbeitete sie die Stoßlaute. Die laut gesprochene Übung *„Erfüllung geht“* [→ Kapitel IV] half ihr, tiefer zu atmen. Nach der Übung stellte sich die Patientin vor, in ihren Stoffwechselbereich hinein zu atmen und nahm so diesen Bereich wieder stärker ins Bewusstsein. Das Sprechen rhythmischer Texte (Hexameter, Anapäst) machte ihre Atmung freier und schwingungsfähiger, was sich in ruhigerem Sprechen und modulierter Stimmgebung niederschlug. Die Geschichte *„Der kleine Prinz“* (Antoine de Saint-Exupéry (1900-1944)) wurde der Patientin anfangs vorgelesen, später las sie selbst und hatte Freude, darüber zu sprechen.

Befund und Behandlungsergebnis im Verhältnis zu den Therapiezielen

Zum Zeitpunkt der Entlassung fuhr die Patientin aktiv mit ihrem Rollstuhl umher, fühlte sich gut bei Atem und nahm Kontakt zu den Mitpatienten auf. Sie hatte weniger mit Entzündungsprozessen zu kämpfen und blickte zuversichtlicher in die Zukunft.

6.4 Chronisches Schmerzsyndrom

Patient, 40 Jahre, chronisches Schmerzsyndrom

Behandlungsdauer

20 Therapieeinheiten im Zeitraum von 1,5 Jahren, ambulant

Ersteindruck

Offen und freundlich im Kontakt, starke, einnehmende Raumpräsenz, im gesamten Bewegungs- und Sprachbild drückt sich eine starke Polarität zwischen Anspannung bzw. Kraft (Härte und gestaute Aggression) und Erschöpfung aus (On-Off-Eindruck) und ein Mangel an ausgleichenden und stabilisierenden Kräften der Mitte.

Biographische und medizinische Aspekte

Ganglion links Knie/Fibula, Z.n. Peroneosparese, Wundheilungsstörung, erfolgreiche Behandlung des Muskels mit Elektrotensor. Bei Therapiebeginn chronisches Schmerzsyndrom, Karpaltunnelsyndrom (Schienen für das Handgelenk brachten keinen Erfolg).

Befund nach HASADS

Haltung: Kräftiger Körperbau, der Patient beschreibt „Vibrieren am ganzen Körper". Wacher, etwas stechender Blick. Einerseits starke Körperpräsenz, andererseits fallen die Extremitäten (Hände, Finger und Füße) im alltäglichen Bewegen aus der erlebten Wahrnehmung, sind wenig seelisch und ichhaft geführt, teilweise überschießende Bewegungen

Atmung: Tiefatmung möglich, im Ruhezustand eher starre, enge Atmung

Stimme: Alltagsstimme monoton, tief und kräftig mit der Möglichkeit zu Klangfülle und Farbigkeit

Artikulation: Kräftige Artikulation möglich, wenig im Gaumen gegriffen, Betonung der Zahn-Zungenlaute, Lippenbewegungen wirken verspielt, in Unruhe

Denken: Beobachtende, reflektierende Gesprächs- und Denkweise, schlechte Schlafqualität, innere Unruhe, Nervosität, sorgenvolle Betrachtung diverser körperlicher Symptome

Sprachwahrnehmung: Stärker in der Selbst- als in der Außenwahrnehmung

Therapieziele

Förderung einer gesunden, lebendigen und „weichen" Inkarnation der oberen Wesensglieder im Körper, Stärkung des Zentrums-Gefühls (Ich-Stärkung) durch gesunde Polarisierung des Astralleibs, Kennenlernen und Lenken der eigenen, überstarken Astralität, Reduktion der Schmerzsymptomatik.

Therapieverlauf

Eingesetzte Übungen:
Es wurde die „*Stern-Atmung*" im Sinne der Meditation „*Wärme ströme*" [→ Kapitel XI Ethik] kombiniert mit der Bewegungs-/Wahrnehmungsübung des eigenen Radius/Umkreis eingeführt. Dabei war es wichtig, den eigenen, beschreibbaren Körper-Umkreis als Kugel zunächst mit den Armen zu beschreiben und wahrzunehmen und dann als Partner- und Grenzübung zu erfahren.

Es erfolgten eine Förderung der Tiefenatmung mit [f]-[t] („Abatmen" der überstarken Astralität); B-/M-Lautübung (Ba Bo Bu, Ma Mo Mu) mit artikulationsunterstützender Gebärde mit den Händen, Förderung der seelisch klingenden Belebung des Körpers mit [s]-[i] (klingende Aufrichte) und [s]-[o]-[u]-[m] (in der Vorstellung lemniskatisch klingend durch den Körper geführt).

Dramatische Übungen wurden unterstützend eingeführt, teilweise als stummes Nachspielen von Alltagssituationen, mithilfe der Kommunikationsgesten in den für ihn bekannten Rollen *suchen* (in Form der Helfer-Rolle), *bewirken* (in Form der Täter-Rolle), *zentrieren* (in Form der Opfer-Rolle). Im Anschluss erfolgte das innerliche Betrachten der unterschiedlichen Rollenwirkungen durch das Aufsuchen des ruhigen Ich-/Zentrumgefühls „unter dem eigenen Stern“ mithilfe der „*Stern-Atmung*“.

Der Patient brachte zu jeder Sitzung eine ihn belastende Frage mit. Die Anregungen und Übungen nahm er gerne an, setzte sie um und lauschte in innerlich berührter Weise nach. Tägliches eigenes Üben insbesondere mit der Stern- und Wärme-Atmung, dem Erlebnis des Zentrums, der inneren Aufrichte, führten auf seelisch-geistiger Ebene zu einer gesunden Distanz zu den Beschwerden und damit zu einer sorgenfreien, guten Hinwendung zum eigenen Körper. Durch das Bild (oder eher das „Entdecken“) des Sterns über dem Kopf löste sich die depressive Grundstimmung, wie auch das Gefühl „sich schuldig zu fühlen“.

Oft liefen nach einer Intervention die Tränen und lösten die seelische Anspannung. Die Arbeit mit den Kommunikationsgesten half ihm zu erkennen, wo er im Alltag (insbesondere im Privatleben) seine innere Stabilität bei äußerer Anforderung verlor.

Befund und Behandlungsergebnis im Verhältnis zu den Therapiezielen

Bei Abschluss der Therapie hatte der Patient eine deutlich bessere und liebevollere Wahrnehmungsfähigkeit für seinen Körper, seine Grenzen und seine innere Mitte gefunden. Er wirkte insgesamt „weicher“. Außerdem setzte er den Atem, das Singen und Tönen als ein regulatives Instrument für sich selbst im Alltag ein. Körperlich lösten sich durch die Stern-/Licht-Atmung die Schmerzen und Spannungen im Brustkorb, aber vor allem in den Schultergelenken, Ellenbogen, Armen und Händen, laut eigener Aussage, „in bisher nie gekannter Weise“, so dass insgesamt die positive Eigenwahrnehmung der Extremitäten stieg.

6.5 Morbus Parkinson

Behandlungsdauer

72 Therapieeinheiten im Wechsel mit Heileurythmie, im Zeitraum von fünf Jahren, ambulant

Ersteindruck

Die Patientin geht freudig und offen in die Begegnung. Auffällig sind ihr verhaltendes, unsicheres, fahriges Bewegungsbild und die geringe Mimik. „Endlich geht es los“ sind ihre Begrüßungsworte.

Biographische und medizinische Aspekte

76-jährige Patientin, bei Diagnosestellung Beginn der medikamentösen Therapie mit Regio substantia nigra D15, im Wechsel mit Mesencephalon Gl D15 (WALA), Hepatodoron und Cardiodoron. Darunter initial stabile Symptomatik mit im Verlauf deutlicher Progredienz und Therapieumstellung ab dem dritten Jahr nach Diagnose auf zusätzlich Levodopa 100mg/Carbidopa 25mg tgl. und Piribedil 50 mg Retard.

Neben der Therapeutischen Sprachgestaltung erfolgten Physio- und Ergotherapie sowie Heileurythmie.

Jahrelange familiäre Belastung, chronisch erkrankter Partner, Mutter einer Tochter und gerne Großmutter.

Befund nach HASADS

Haltung: Verspannungen insbesondere im Nacken-Schulterbereich, unsicherer Stand, gehemmte, verlangsamte Bewegung, Tremor links, erstarrte Mimik, Rumpfbetonung, Überwiegen der körperlichen (und seelischen) Schwere, Asymmetrie links-rechts, die linke Seite ist kaum ins Bewegungsbild integriert, Verdauungsschwäche

Atmung: Kaum schwingend zwischen Ein- und Ausatmung, wenig seelisch belebt, wirkt „aufgepumpt", kann den Atem kaum lösen

Stimme: Brechend, monoton, zum Ende des Satzes stark abfallend

Artikulation: Teilweise verwaschene Artikulation, die Patientin beobachtet eine schwächer werdende Artikulation insbesondere der Gaumenlaute; sie habe das Gefühl, dass ihre Zunge „klobig" sei. Sprechfähigkeit und Schreiben stark eingeschränkt, wenig dynamische Steuerung von langsam-schnell möglich

Denken: Depressive Verstimmung, alltägliche Denkfähigkeit verlangsamt und starre Gedankenmuster; dumpfes „Glockengefühl, wie hinter einer Mauer"; bei Anregung jedoch freudig, wach aufnehmend, interessiert und begeisterungsfähig, nahezu überschießend, beschleunigend. Starker, innerer Wille und starker Glauben an ihre Gesundheit

Sprachwahrnehmung: Im Hören und Erleben innerer Bilderreichtum, feiner Sinn für Sprache und gutes Gespür für Laute und lyrische Natur-Stimmungen; Liebe zur Sprache

Therapieziele

Förderung von innerer und äußerer Beweglichkeit, der geistig-seelischen Regsamkeit bis in die Bewegung und der Verbindung der oberen und unteren Wesensglieder; Stärkung der Rhythmisierung und Verlebendigung der Atmung, Pausen- und Antriebsharmonisierung; Förderung der Artikulationskraft und Verlebendigung des seelischen Ausdrucks über die Arbeit mit den Vokalen

Therapieverlauf

Eingesetzte Übungen (Auswahl):

- [a][e][i][o][u] im Zusammenhang mit den Vokalstimmungen
- Atemübungen (Licht- und Wärmemeditation) [→ Kapitel XI Ethik]
- Artikulationsübungen durch die Ansatzstellen in Kombination mit den Vokalen und mit Greif-/Reib- und Kreisbwegungen der Hände: *Pa pe pi po pu, Ta te ti to tu, Ka ke ki ko ku* usw.
- R-Übungen: „*R-R-P*" [→ Kapitel IV], „*Redlich Ratsam*"[22] mit schwingender Bewegung der Arme und des ganzen Körpers, im Sinne einer Schaukel
- „Abracadabra"-Übung kombiniert mit den Temperamenten sanguinisch, melancholisch, phlegmatisch, cholerisch [→ Kapitel IV]
- Gedichte: „*Osterspaziergang*" und „*Prolog im Himmel*" („Faust I", Johann Wolfgang von Goethe), „*Vorfrühling*" (Rainer Maria Rilke (1875-1926)), „*Er ist's*" (Eduard Mörike (1804-1875))
- Rhythmische Übung mit „*Bleibe nicht am Boden haften*" (Johann Wolfgang von Goethe)

Die Therapie begann im dritten Jahr nach Diagnosestellung. Die Patientin konnte in ihrer Bewegungs- und Sprachkoordination unter Anleitung rasch Lebendigkeit und Freude entwickeln. Bewegungs- und Sprachkoordination wirkten verbundener und im Gesamtverlauf stabilisiert. Sie beschrieb nach der Therapie ein Gefühl von Beschwingtheit und tänzerischer Lebendigkeit, wenn sie z.B. die Gedichtzeilen „*Bleibe nicht am Boden heften, / Frisch gewagt und frisch hinaus! / Kopf und Arm mit heitern Kräften, / Überall sind sie zu Haus; / Wo wir uns der Sonne freuen, / Sind wir jede Sorge los. / Dass wir uns in ihr zerstreuen, / Darum ist die Welt so groß.*"[23] innerlich sprechend und ihren Schritt dem Rhythmus anpassend nach Hause ging. Dies bestätigte sich auch im objektiven Befund des Gang- und Bewegungsbildes.

Gedichte rezitieren, auswendig lernen und verschriftlichen führten zu einer seelischen, freudigen Stabilität. Das Schriftbild verbesserte sich innerhalb der Therapiezeit deutlich. Die initial parkinsontypische Mimik verlebendigte sich klar und anhaltend. Während der Atemübungen reduzierte sich der Tremor am linken Arm deutlich und reproduzierbar.

Befund und Behandlungsergebnis im Verhältnis zu den Therapiezielen

Auch vier Monate nach Therapieende war die Sprache auf dem erlangten Niveau. Auch das Schriftbild sei weiterhin stabil. Sie erlebe noch die Bewegungsfreude ohne das Gefühl von Steifheit. Zunehmend beobachte sie allerdings eine Verlangsamung der Bewegung sowie stärkere innere Unruhe und Schlaflosigkeit.

7. HNO und Phoniatrie

Therapeutische Sprachgestaltung ist in vielen Bereichen der Phoniatrie hilfreich, insbesondere bei Dysphonien und Prozessen, welche die Stimmbänder betreffen, sowie bei Bruxismus und Artikulationsschwäche.

7.1 Dysphonie bei Stimmbandpolypen

TAMARA CHUBAROVSKY

Die Therapie erfolgt auf Spanisch, entsprechend sind alle Übungen gemäß ihren Lautgesetzmäßigkeiten übertragen.

Behandlungsdauer

12 Einheiten à 45 Minuten, über 5 Monate wöchentlich oder alle 14 Tage

Ersteindruck

Zierliche Frau, kompakter Körperbau, kurze Beine; nervös und angespannt, hektisch, gepflegtes und ordentliches Erscheinungsbild

Biographische und medizinische Aspekte

35-jährige Patientin, alleinstehend, arbeitet als Sekretärin und Buchhalterin im Familienbetrieb.

Einen Monat vor Beginn der Therapie wurde sie aufgrund eines rechtsseitigen Stimmbandpolypen operativ versorgt mit nachfolgender Empfehlung zur Logopädie und Rehabilitation. Trotz schwerer chronischer Dysphonie und rekurrenter Aphonie erfolgte bisher keine logopädische Versorgung. Ihre Stimme gefiel ihr nicht, sie bezeichnete diese als „Kraftfahrerstimme“ und flüsterte überwiegend.

Befund nach HASADS

Haltung: Nach vorne-oben geneigt, hochgezogene Schultern, die im Kehlkopfbereich zu einem Pressen und Stauen führen, kurze Schrittlänge mit steifem Gangbild

Atmung: Oberflächliche Hochatmung, solarer Atemtyp

Stimme: Gebrochene, dysphone, nicht klingende Stimme

Artikulation: Ungenügende Bildung der Konsonanten, [m] und [n] klingen sehr rau, [l] ist initial nicht klingend sprechbar, verringerte Aktivität der Artikulationsorgane Lippen und Zunge

Denken: Ordentlich und gut strukturiert

Sprachwahrnehmung: Gute Wahrnehmung und Differenzierung

Therapieziele

Entlastung des Kehlkopfes durch Aktivierung der Artikulation, Förderung der Beweglichkeit der Lippen und der Zunge sowie des Nach-Vorne-Bringens der Stimme, Glanz und Helligkeit in der Stimme schaffen – Behandlung der Dysphonie, Vertiefung und Erweiterung der Ausatmung; neu lernen, mit ihrer Stimme umzugehen, um die Müdigkeit der Stimme abends und die chronischen Dysphonien sowie neue Polypen zu verhindern. Mehr Kontakt zum eigenen Körper schaffen, lernen zu entspannen, sich mit Freude zu bewegen, mehr loszulassen und zu genießen.

Therapieverlauf

Übungen:
„*Prepárense prestos príncipes prusianos*"[24] (vergleichbar mit: „*Protzig preist*", doch ohne die [b] – Qualität [→ Kapitel IV]), „*Mis mil mirlos nos mirarán*"[25] (vergleichbar mit: „*Mäuse messen mein Essen*"[26]), „*Das tres trinos, tu das tres trinos en el tour*"[27] (vergleichbar mit: „*Das er dir log*" [→ Kapitel IV]), „*Nimio niño ñoño nombró, innúmeros murmullos*"[28] (vergleichbar mit: „*Nimm nicht Nonnen*" [→ Kapitel IV]), „*Reyes recios/ rigen rectos/ rompen reglas/ retan reinas/ roncan raudos*" [29] (vergleichbar mit: „*Redlich ratsam*"[30]).

Bei initial fast nicht vorhandener Stimme erfolgte die Arbeit mit Silben, Lauten sowie rezeptiver Therapeutischer Sprachgestaltung. Zur Lockerung der körperlichen Verhärtungen erfolgte eine „Massage" mit dem Laut [r] und im Verlauf mit [l], gefolgt von der Arbeit mit [r] und [l] über lautunterstützende Gebärden.

Den Aufbau der Übung „*Prepárense prestos*" begannen wir über die Lautfolgen Brrr und Prrr, erst danach die Vokale integrierend (z. B. „pre, pri...") und zu silbenhaftem Üben übergehend in „pre-pa-ren-se". Hierbei sollte die Patientin energisch einen Holzstab werfen und die Arme und Hände ungeordnet-chaotisch in alle Richtungen „wegschleudern". Sie profitierte von den freien, unkontrollierten Bewegungen, gewann neuen Mut und verlor insbesondere die Angst vor ihrer eigenen Kraft. Mit dieser Methode entdeckte sie schrittweise eine schöne und kräftige Stimme.

Ebenfalls von Beginn an arbeitete die Patientin die Übung „*Mis mil*". Diese und die vorhergehenden Übungen fördern und fordern eine feine und präzise Arbeit von Lippen und Zunge, so dass sie sich gut vorbereitend zu den Artikulationsübungen von R. Steiner eignen.

„*Mis mil*" arbeiteten wir mit sorgfältigen, feinen Handbewegungen und einer Geste pro Silbe, um die Artikulation an den vorderen Ansatz zu bringen, die Stimme zu modulieren und den Klang rundlicher zu formen. Durch die gestische Unterstützung führten wir die Stimme schrittweise weiter nach außen, was der dialogische Wurf mit Sandsäckchen unterstützte. Nach ausreichender Vorarbeit begannen wir die Übung „*Das tres trinos*“ im Schreiten mit Stabwurf und Widerstand. Körperliche Kraftanstrengung verhalf der Patientin zu einer tieferen Atmung. So arbeiteten wir „*Nimio niño*“ ringend, Wände drückend und stampfend, sobald die Stimme ausreichend konsolidiert war. Hierdurch konnte sie zunehmend in der Tiefatmung verbleiben. Das Loslassen mit der Übung „Reyes recios“ stellte eine große Herausforderung dar.

Beschreibung des therapeutischen Prozesses

Die Patientin übte täglich zu Hause vor der Arbeit, was ihr große Fortschritte ermöglichte. Die Wichtigkeit deutlicher Artikulation zur Entlastung des Kehlkopfes war für sie erlebbar. Hierdurch entwickelte sie großes Interesse an der Sprachwahrnehmung sowohl bei ihr selbst als auch bezüglich der Umgebungssprache. Die Entdeckung ihrer eigenen Stimme und der Kraft des Sprechens beurteilte sie als einen wichtigen Schritt.

Befund und Behandlungsergebnis im Verhältnis zu den Therapiezielen

Die Stimme klang bereits gegen Ende der beschriebenen Therapiephase glänzend und klingend und besser am vorderen Stimmansatz. Sie artikulierte deutlicher, mit plastischer Konsonantenbildung und adäquatem Tempo in geformter Sprache.

Diskussion

Die Patientin lernte, die Stille zu genießen, ihrer Stimme Ruhepausen zu geben und entdeckte zum ersten Mal ihre schöne Stimme. Auch sechs Jahre nach Ende der Therapie waren keine Polypen und Aphonien mehr aufgetreten. Durch ihr neu gewonnenes Selbstvertrauen verwirklichte sie ab der Therapeutischen Sprachgestaltung ihre Träume selbstbewusst. Sie selbst teilte ihr Leben in die Zeit vor und nach der Therapie ein.

Behandlungsdauer

13 Einheiten à 30 Minuten über 10 Monate

Ersteindruck

Ca. zwei Meter großer Patient, schlank, gepflegt gekleidet, mit neurasthenischer Konstitution. Er kommt auf ärztliches Anraten.

Biographische und medizinische Aspekte

Der Patient ist 37 Jahre alt, glücklich verheiratet, ohne Kinder, arbeitet als Architekt in einer Gemeinschaft und ist während der Behandlung ohne Aufträge, d.h. faktisch arbeitslos.

Diagnose: Stimmbandknötchen, also Verhärtungserscheinungen, die ihn sehr unangenehm beim Sprechen störten. Nach einer operativen Entfernung bildeten sie sich in kürzester Zeit wieder nach. Prognose: irreparabel. Als Begleitsymptome traten Heiserkeit und seelische Befangenheit in Gesprächssituationen auf.

Befund nach HASADS

Haltung: Die Haltung wirkt gestaut im Kehlkopf-Schlüsselbein-Bereich, der Kopf ist leicht nach hinten verlagert, dadurch das Kinn etwas vorstehend, die Schultern etwas nach vorn zusammengezogen. Polar dazu erscheinen die Gliedmaßen lose, ganz locker und ungeführt.

Atem: Der Patient spricht, als ob er den Atem dabei anhalten würde.

Stimme: Sonor, ganz hinten wie im Kehlkopf „steckend“

Artikulation: Die Artikulation ist an keinem der Ansatzorte geformt. Dadurch entsteht ein vokalischer, sonorer Klangeindruck.

Denken: Klare, schlichte Ausdrucksweise

Therapieziele

Entlastung der Stimmbänder durch Aktivierung der Ausatmung beim Sprechen, Verbesserung der Artikulation und „Bringen der Stimme nach vorne“, Integration dieser Schritte in die Alltagssprache, harmonisches Ergreifen der Gliedmaßen

Therapieverlauf

Voraussetzung für einen Therapieerfolg ist bei zweiwöchentlichem Turnus das eigenständige Üben. Wir begannen mit Laufen, begleitet durch herabführende Armbewegungen und gesprochene Hexameter. Dies förderte das Ergreifen der Gliedmaßen durch das Sprechen und aktivierte die Ausatmung.
Zur Förderung des vorderen Stimmansatzes (Lippenansatz) setzten wir die Übung „*Pfiffig pfeifen*" ein, unterstützt durch Arm- und Fußbewegungen.

Zur Aktivierung der Ausatmung und Kräftigung des vorderen Ansatzes nutzten wir die Übung „*Wuchtig wogt Wirbelwind*"[31] mit unterstützendem Prellen eines Balles auf den Boden.

Ab der achten Therapieeinheit war die Übungssequenz wie folgt: *Hexameter*, „*Pfiffig pfeifen*" – „*Zuwider zwingen*" (mit Armgebärde), „*Halt hebe hurtig*" (mit Stampfen im Stand), „*Wuchtig wogt*" und „*Pfui, pfeife pfiffige*" (mit Ball).

Im zweiten Teil der Therapieeinheit machten wir gemeinsam noch verschiedene Übungen zum umfassenderen Ergreifen der Lautansätze wie „*Protzig preist*", „*Tritt dort die Türe durch*" und „*Marsch schmachtender*" [→ Kapitel IV].

Zunächst aktivierten wir den Lippen-, dann darauf aufbauend den Zahn-Zungen- und schließlich den Gaumenansatz. Die Ausatmung vertiefte sich durch das Sprechen, immer moduliert durch geführte, unterstützende Bewegungen.

Der Patient übte regelmäßig, fleißig und konsequent. Er entwickelte im Verlauf eine sachgemäße Eigeninitiative in der Gestaltung eines Sequenzteils, was bestätigte, dass er in die eigentliche Qualität der Arbeit hineinfand.

Zunächst verschwand die Heiserkeit während des Übens, trat im Alltag jedoch weiterhin auf, später im Verlauf dann nur noch beim Telefonieren. Bei der Kontrolluntersuchung nach ca. fünf Monaten waren die Stimmbandknötchen fast, nach wenigen weiteren Monaten ganz verschwunden und der Patient symptomfrei. Parallel zur Normalisierung der Stimm- und Sprachqualität bekam er zunehmend Aufträge.

Befund nach Abschluss der Therapie

Der Patient konnte aufgrund seines konsequenten regelmäßigen Übens bis in das Gewohnheitssprechen hinein eine Entlastung der Stimmbänder erreichen und die Stimme verlagerte sich von hinten nach vorne „an die rechte Stelle".

Therapieempfehlung

Da die Verbesserung sich aufgrund aktiven Übens entwickelte, sollte er weiter üben und in größeren Zeitabständen (1/2 oder 1 Jahr) die Therapie erneut besuchen, um ergänzende Übungssequenzen zu erhalten, so dass er mit der Zeit den gesamten Lautumfang (und im Besonderen die Vokale) gesund zu ergreifen lernt.

8. Ophthalmologie

Die beiden folgenden Kasuistiken stammen aus der Praxis der Augenärztin Erika Hammer.

8.1 Glaukom

Behandlungsdauer

47 Therapieeinheiten zu 60 Minuten, wöchentlich

Ersteindruck

Ängstlicher, starrer Blick, wenig Augenkontakt, hagere Gestalt

Biographische und medizinische Aspekte

61-jährige Patientin, sie kann sich nicht abgrenzen, hat allem gegenüber eine dienende Haltung und wenig sich selbst ergriffen. Die Patientin ist stark irritierbar mit Neigung zur Depression bei neurasthenischer Konstitution [→ Kapitel II.6.2 Neurasthenie und Hysterie]. Sie leidet unter einem schwer einstellbaren Glaukom bei erheblicher psychischer Belastung. Familiär besteht eine Glaukom-Disposition. Seit fünf Jahren bestehen trotz üblicher Medikation wiederholt Schwankungen des Augeninnendrucks (IOD). Bei jeder psychischen Belastung zeigen sich erhebliche Anstiege des IOD. Das Ich hat eine zu lockere Bindung zur astralischen Organisation, so dass diese den Ätherleib staut.

Befund nach HASADS

Haltung: Haltungsschwäche, zögerndes, asymmetrisches Schreiten, sie versteckt ihre schönen Hände in den überlangen Ärmeln.

Atmung: Die Luft wird geräuschvoll und mit unnötigem Kraftaufwand, unter einseitiger Beteiligung von Halsmuskeln, Schultergürtel und Rücken, eingezogen. Es kommt zu Ausatmungsnot, bei der sich die Luft nur zeitweise seufzend durch den Mund entlädt.

Stimme: Leise, wenig Klangfarbe, Stimm-Müdigkeit

Artikulation: Verwaschene Artikulation, schwache Konsonantenbildung, besonders der Lippen- und Blaselaute

Denken: Starke Selbstvorwürfe; die Patientin neigte zum bestätigenden Wiederholen der Aussagen ihrer Therapeutin. Fast alle Anregungen und Bemerkungen kommentierte sie zunächst mit „Ja".

Therapieziele

Förderung des Eingreifen des Ichs und Regulierung des Augendruckes

Therapieverlauf

Die Behandlung begann mit Artikulations- und Atemübungen zur Erstellung eines genauen Befundes. Vor und nach jeder Therapie wurde der Augendruck durch die Augenärztin gemessen und jedes Mal eine markante Senkung des Wertes beobachtet. Es folgten verschiedene Gedichte mit den Rhythmen Amphimaker und Amphibrachys, wie z. B. „*Nachtgesang*" (Stefan George (1868-1933)), „*Verwandlung*" (Josef Weinheber (1892-1945)), „*Regen tropft*" (Albert Steffen (1884-1963)), im Weiteren Daktylen und Hexameter-Gedichte für Halt, Kraft und Tiefe. Besonders gerne übte die Patientin Stabreime. Beim anschließenden Üben von Gebärden sagte sie, eine neue Welt gehe ihr auf. Die Patientin entwickelte während der Stunden viel Humor und freute sich immer wieder darauf. Von sich aus begann sie, die Ärmel hochzukrempeln. Der starre Augenausdruck löste sich. Sie hält die Handflächen nun nicht mehr nach oben und hat sich ein Buch mit Texten angelegt. Jede Woche trägt sie einen Text frei vor.

Befund nach Abschluss der Therapie

Nach zwei Monaten Behandlung kommt es zur Stabilisierung des Augeninnendrucks trotz weiterer psychischer Belastung.

Therapieempfehlung

Fortsetzung der Behandlung

8.2 Nicht-exsudative altersbedingte Makuladegeneration (AMD), trockene Makulopathie

Behandlungsdauer

44 Therapieeinheiten zu je 30 Minuten wöchentlich

Ersteindruck

62-jährige, kleine und rundliche Patientin, gepflegt gekleidet. Sie wisse nicht, was die Sprachgestaltung nütze, doch sie komme, weil Frau Doktor es wohl wisse. Sie ist höflich, sehr angepasst und kann sich gegenüber ihren erwachsenen Kindern nicht abgrenzen. Sie hat Angst zu erblinden.

Biographische und medizinische Aspekte

Darstellung der behandelnden Ärztin: Die Ursache der Makulopathie ist im Allgemeinen eine Störung der strengen Trennung von Blut und Nerv im Auge. Es liege ein gestörter Saturnprozess an diesem Orte vor (die Beschreibung des Saturnprozesses mit all seinen Konsequenzen würde an dieser Stelle zu weit führen). Mit der Sprachgestaltung gelingt es wie mit keiner anderen Therapie, die freie Verfügung von Ich und astralischer Organisation über das Sinnesorgan zu verbessern. In Folge verstärkt der Organismus die Abgrenzung. Das bessert die Funktion der Netzhaut und der Nieren, so dass dem äußeren Licht ein kraftvolleres inneres Licht entgegen tritt. Bei der Patientin lag eine trockene Makulopathie, mangelnde Abgrenzungsfähigkeit gegen die Umwelt und Diabetes mellitus Typ II bei einer hysterischen Konstitution vor.

Befund nach HASADS

Haltung: Schlechte Koordination zwischen Sprache und Körperbewegungen

Atmung: Kurzatmigkeit

Stimme: Monoton, leise, hart, abgehackt

Artikulation: Häufig unbewusst, alle Konsonanten haben Stoßlautcharakter. Unzureichende Artikulation von [r], [l] und [m]

Denken: Die Patientin ist sehr unkonzentriert und lernt nicht gerne auswendig, sie hat ein hohes Redebedürfnis mit Redeschwall.

Therapieziele

Stoppen der Progredienz der Makulopathie, Abgrenzung und Ich-Stärkung

Therapieverlauf

Wir arbeiteten vor allem an den Grundübungen der Sprachgestaltung (Artikulations-, Atem-, und Geläufigkeitsübungen). Damit lernte sie, ihre Sprachwerkzeuge besser zu beherrschen, ihren Redefluss zu ordnen und zu gestalten. Dazu kamen lyrische Gedichte und später die Übungen „*Richtig recht rechnen*", „*Bei meiner Waffe*", „*Hum Ham*

Häm Him" [→ Kapitel IV]. Diese gestaltete sie bald gut im Atem. Besondere Freude bereitete ihr das vor- und rückwärts Schreiten zu Sprachübungen. Nach einer Weile begann sie, selbständig ihre Interessen zu verwirklichen, ohne nur aufopfernd für die Familie da zu sein.

Befund nach Abschluss der Therapie

Im Verlauf der Behandlung kam es zu keiner weiteren Progredienz der Makuladegeneration. Der Visus blieb konstant auf dem bisherigen Niveau erhalten.

Therapieempfehlung

Fortsetzen der Therapie und weitere medikamentöse Behandlung

9. Stomatologie

9.1 Überbiss / Deckbiss

ENRICA DAL ZIO

Behandlungsdauer

14 Therapie-Einheiten á 60 Minuten, wöchentlich

Ersteindruck

Die Patientin ist neugierig und gleichzeitig skeptisch, dass sie etwas tun kann, was sie zuvor noch nie gemacht hat.

Bei der ersten Begegnung gab sie Beschwerden aufgrund eines gastroösophagealen Refluxes, periodisch auftretende Schmerzen in der rechten Schulter und eine depressive Verstimmung an. Durch Applikation von Zahnerhöhungen an den Backenzähnen verbesserte sich die Situation zunächst und verschlechterte sich erneut nach Entfernung derselben.

Biographische und medizinische Aspekte

Frau P., 68 Jahre, stammt aus einer eher verschlossenen, reiseunlustigen Familie. Mit ihrem Mann begann sie weite Reisen und ein umfassendes soziales Leben. In der Verbundenheit mit ihrer Tochter, auch in der Suche nach „nicht-invasiver" Medizin, begann sie, einen innovativen und verborgenen Teil von sich selbst zum Ausdruck zu bringen, der an die Fähigkeit des Menschen zur Entwicklung und Wandlung glaubte, so dass sie mehrere umfassende Veränderungen durchlebte.

Sie hatte starke Migräne von ihrer ersten Menstruation an bis zu den Wechseljahren, danach seltener Kopfschmerzen. Zudem berichtete sie über Rückenschmerzen aufgrund von zwei Bandscheibenvorfällen und sporadisch Schmerzen zwischen den Schulterblättern.

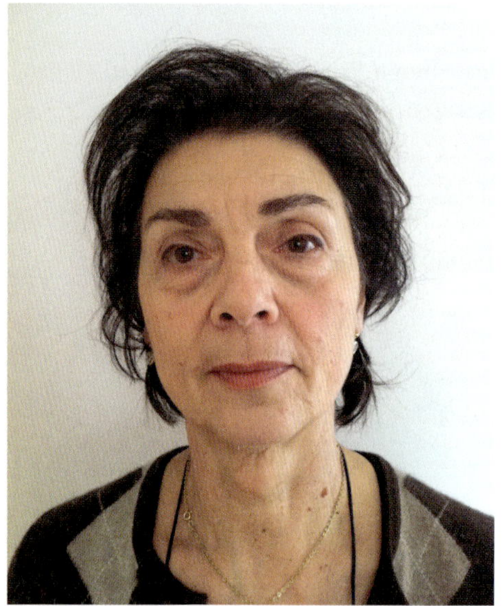

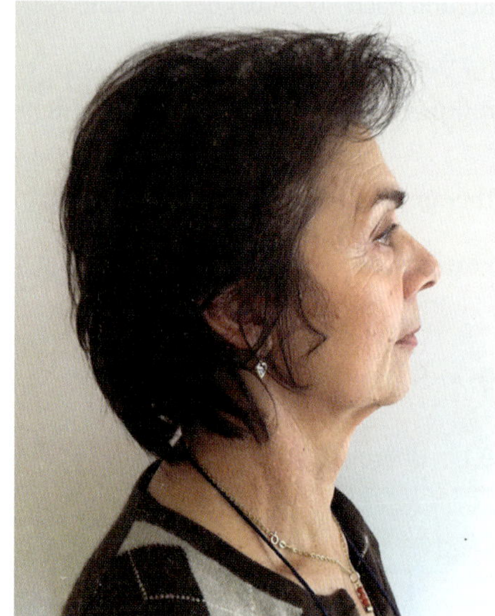

Abb. 1: Patientin mit Überbiss vor Therapiebeginn

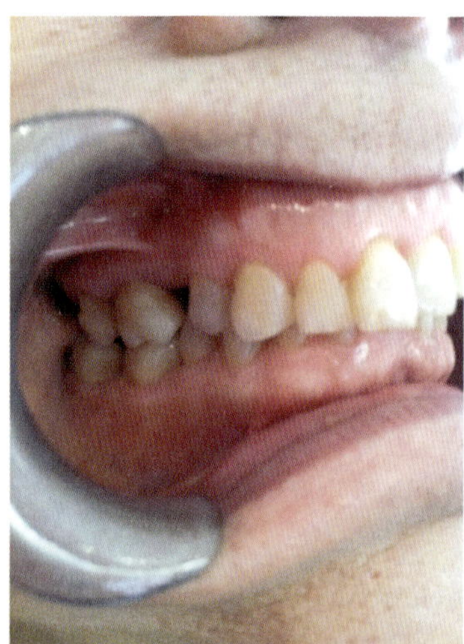

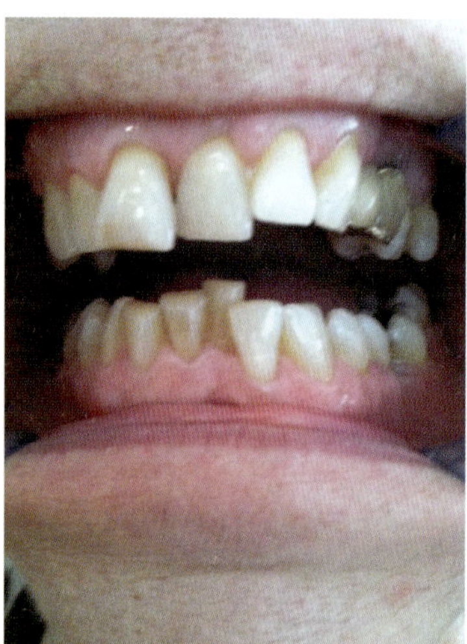

Abb. 2: Mund und Zähne der Patientin: Tiefer Biss, basale Zungenruhelage, Zahnfehlstellungen

Nach einer Brustkrebsdiagnose im Jahr 2001 unterzog sie sich einer Quadrantektomie der rechten Brust mit anschließender Chemotherapie. Bei nachfolgender Entdeckung einer Eierstockzyste erfolgte eine Hysterektomie. Die begleitend auftretenden, v.a. nächtlichen Hitzewallungen gingen erst mit Beginn einer sog. Blutgruppendiät zurück, unter der sich auch die Refluxbeschwerden besserten. Zudem hatte sie eine Divertikulitis.

Befund nach HASADS

Haltung: Sehr aufrechte Körperhaltung mit gut proportioniertem Körperbau, schwarzhaarig mit dichten Augenbrauen, dunklen Augen und vollen Lippen, geschickte und schnell bewegliche Motorik, Tendenz zu kalten Füßen

Atmung: Zurückhaltend im Einatmen. Die Zurückhaltung kann jedoch überwunden werden.

Stimme: Normal bis leicht nasaler Klang der Stimme. Infolge der Befreiung durch Atmung und Artikulation wurde diese wärmer und erreichte eine tiefere, für die Patientin angemessenere Stimmlage.

Artikulation: Sehr gute Artikulation, insbesondere der Zahn-Zungen-Laute mit initial zurückhaltenden Vokalen; undeutliche Artikulation bei Müdigkeit oder wenn sie von ihrem Mann bzw. ihrer Tochter etwas grob behandelt und ihr vorgeschrieben wurde, was und wie sie es zu tun habe.

Denken: Klare und logische Gedankenmuster, die z.T. etwas hastig wirken, was am ehesten als konstitutionell und auch durch die Angst vor einem erneuten Tumor bedingt erscheint. Es fällt ihr schwer, denkerisch einen Raum der Stille zu öffnen, so dass es für sie schwierig ist, Zusammenhänge zu entdecken.

Sprachwahrnehmung: Präzise Wahrnehmung von Sprache und Sprachstilen

Therapieziele

Behandlung des Überbisses durch Aktivierung der Zungenwurzel, harmonischeres und dynamischeres Schlucken mit einer aktiveren Zunge, Stärkung des Kiefers und Harmonisierung der Okklusion, Verbesserung der Stimmung, Förderung des Selbstbewusstseins

Therapieverlauf

Die Patientin hörte aufmerksam zu und setzte die Übungen aktiv um. Nach einem kurzen Vertrauensaufbau bat die Patientin um Hilfe bei der Entwicklung von mehr Bewusstsein für die Prozesse, die sie lebens- und erkrankungsbedingt aktuell durchlaufe sowie für deren Auswirkungen.

Um die Ausatmung zu unterstützen und zu weiten, begann die Therapie damit, einen guten Stand mit festem Bodenkontakt durch besseres Erleben und Lockerheit der gesamten Fußsohle in Verbindung mit der Atmung zu etablieren. Dies war wichtig, da der Tonus der Zungenwurzel in Zusammenhang mit der Halsmuskulatur steht, deren Tonus wiederum mit der gesamten Haltung zusammenhängt. Die Übung *„Erfüllung geht"* regte an, die Atmung zu weiten, die Ausatmung zu vertiefen und den Atem zu gestalten, wodurch die Patientin mehr Gelassenheit, Selbstvertrauen und Mut entwickelte ihre Meinung zu äußern. Anschließend arbeiteten wir mit Sprachübungen, die zu einer größeren Beweglichkeit der Zunge beitragen und ihre Plastizität in alle Richtungen fördern, wie die Übung *„Ist strauchelnder Stern"*, die auf der Interaktion von Blase- und Stoßlauten basiert. Das Entzünden eines Streichholzes begleitete jeweils die Worte. *„Rate mir mehrere Rätsel nur richtig"*[32] erfolgte mit dialogischem Werfen eines Luftballons. Mit der Hand einen Wirbel in Wasser erzeugend arbeiteten wir die Übung *„Lämmer leisten leises Läuten"*[33]. Die Übung: *„Drück die Dinge"* [→ Kapitel IV] begleiteten wir mit einer weichen Tonkugel, die wir abwechselnd mit beiden Händen drückten.

Um in der Stimme Wärme und Klang zu erzeugen, aktivierten wir verschiedene Stützpunkte im Mund durch Geschmackserlebnisse, welche die jeweiligen Regionen der Zunge ansprechen. Nach dem Schmecken war direkt eine passende Übung zu sprechen.

- *„Nimm nicht Nonnen"* mit einem süßen Geschmack (Agavensirup oder Honig), Lippenlaute
- *„Ist strauchelnder Stern"* mit einem sauren Geschmack (Zitrone), Zahn-Zungenlaute
- *„Tritt dort die Türe durch"* mit einem salzigen Geschmack (Salz), Zahnzungenlaute
- *„Grau Gries Granat"* mit bitterem Geschmack (Enzianwurzel oder zuckerfreier Gerstenkaffee), Gaumenlaute [→ Kapitel IV]

Die Arbeit über Geschmacksrichtungen, von denen ausgehend wir Sketche improvisierten, fördert die Beweglichkeit und Lebendigkeit von Phonation, Gestik und Mimik. Hierdurch entdeckte die Patientin ihren Phantasiereichtum, der sie im Ausdruck durch Sprache, Stimme, Gestik und Mimik unterstützte, sobald sie Vertrauen in ihre Fähigkeiten gewann. Das Spiel mit [r] und [m] fördert die Sensibilität der Lippen sowie eine ausgewogene Okklusion. Zudem öffnet es die Nasennebenhöhlen und trägt hierdurch zu einer Vertiefung der Atmung bei. Im Verlauf lernte sie, die neuen Fähigkeiten auch in Begegnungen mit anderen Menschen anzuwenden.

Um ihre rationale und expressive mit der eher phantasievollen Seite zu verbinden, interpretierten wir Gedichte mit traditioneller und moderner Metrik im Wechsel mit Prosastücken. Die Umstellung von Rezitation der Bilder einer epischen Geschichte auf den lyrisch-poetischen Ausdruck des eigenen Ichs erweiterte ihren kreativen Ausdruck.

Zur Förderung der Handlungsfähigkeit in Phasen von Stimmungsschwankungen plastizierten wir mit Ton platonische Körper, insbesondere die Verwandlung einer Kugel in einen Oktaeder, wodurch die Patientin in eine stabilere innere Lage kam.

Bei zunehmendem Wunsch, die Therapieschritte bewusst zu erleben, begannen wir mit Biographiearbeit unter besonderer Betrachtung der ersten beiden Mondknoten

(18 Jahre, 7 Monate und 9 Tage sowie 37 Jahre, 2 Monate und 18 Tage). Hieraus ergab sich ein für die Patientin bis dahin verborgenes Bild, das im weiteren Verlauf mittels dramatherapeutischer Arbeit an Sophokles' (497-406 v.Chr.) Tragödie „*Antigone*" fruchtbar aufzugreifen war.

Die Patientin sagte, sie fühle sich entschlossener und mutiger, wenn sie sich Situationen stelle und ihre Ideen verfolge. Sie bemerkte auch, dass sie sich vor dem Schlafengehen zunehmend liebevoller und intimer um ihre eigene Person kümmerte, indem sie sich zum Beispiel in aller Ruhe abschminkte und das Gesicht reinigte; und auch zu anderen Zeiten im Alltag, indem sie ihre Hände manikürte und ihre Füße ganz besonders pflegte. Sie sagt, dass sie sich auch heute noch, mehrere Jahre nach dem Ende der Therapie, jeden Tag liebevoll pflege.

Ihr gestärkter Mut erlaubte der Patientin beim letzten Termin, sich auf einige Theaterübungen einzulassen, um die Schwerkraft zu überwinden, ihren Körper zu lockern und ihn für neue Bewegungen verfügbar zu machen. Sie verwirklichte plastische, fließende, graziöse, leichte, strahlende und dynamische Bewegungen, die von den Bewegungen der Erde, des Wassers, der Luft und des Feuers nach der Theatertechnik von Michael Tschechow (1891-1955) inspiriert sind, und konnte ihre gewohnten Bewegungen noch weiterentwickeln.

Befund nach Abschluss der Therapie

Im Verlauf dieser multimodalen Therapie kam es zu einer Entspannung der gesamten Gesichtsmuskulatur. Die Beweglichkeit des Kiefers und der Zungenwurzel nahm zu. Der Mund war weniger pastös und der Mundraum hatte sich erweitert.

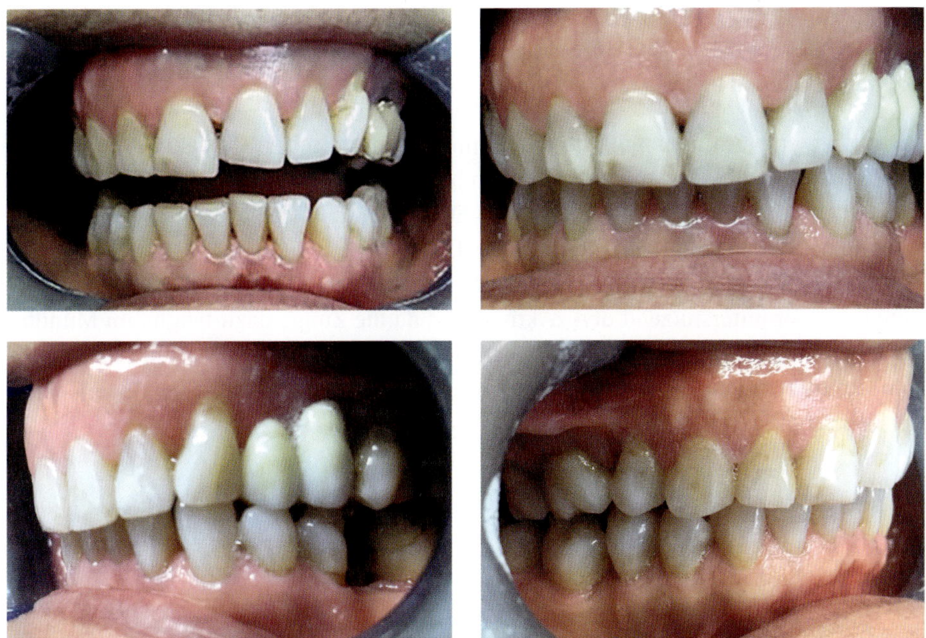

Abb. 3: Zahn- und Kieferstellung bei Abschluss der Therapie

Ihre Füße waren fast immer warm. Sie gewann Vertrauen in ihre körperliche Beweglichkeit und entdeckte ihre spontanen und kreativen Möglichkeiten. Heute ist sie in der Lage, entschlossener und mutiger für ihre Ideen einzutreten und eine liebevollere Beziehung zu sich selbst zu gestalten. Sie ist sich des Wertes des eingeschlagenen Weges und ihrer selbst bewusster.

Bemerkungen

Die Pflege künstlerischer Selbsterfahrungswege und der Einsatz des Aktivators stärken und begleiten sie. Für die Patientin wird auch wichtig sein, Gleichgesinnte kennenzulernen, um ihren Mut zu stärken und den Wandel in ihr fortzusetzen, ohne sich isoliert zu fühlen.

9.2 Mandibuläre Prognathie Angle Klasse III sowie falsches Schluckmuster

ENRICA DAL ZIO

Behandlungsdauer

40 Therapieeinheiten à 60 Minuten wöchentlich

Ersteindruck

Frau B. ist eine Person mit intensiver Ausstrahlung, lebhaftem Blick, rücksichtsvoll und aufmerksam.

Biographische und medizinische Aspekte

Frau B. hat eine Craniomandibuläre Dysfunktion, ein falsches Schluckmuster mit Zungenstoß und Vorbiss. Dadurch berührt sich beim Kauen nur jeweils ein Zahn. Sie leidet an starken Kopfschmerzen. Zahnärztliche Empfehlung: Kieferchirurgische Neupositionierung des Unter- und Oberkiefers mittels Osteotomie.

Zur Positionierung der Zunge am LNDT-Punkt hinter den oberen Schneidezähnen benutzten wir unterstützend den „Aktivator“[34] da die Zunge dazu neigte, im Mundboden zu liegen. Es erfolge eine zahnärztliche Erhöhung der hinteren Kauflächen, so dass mindestens zwei Backenzähne auf jeder Seite okkludierten. Hierdurch verbesserten sich die Kopfschmerzen bereits deutlich.

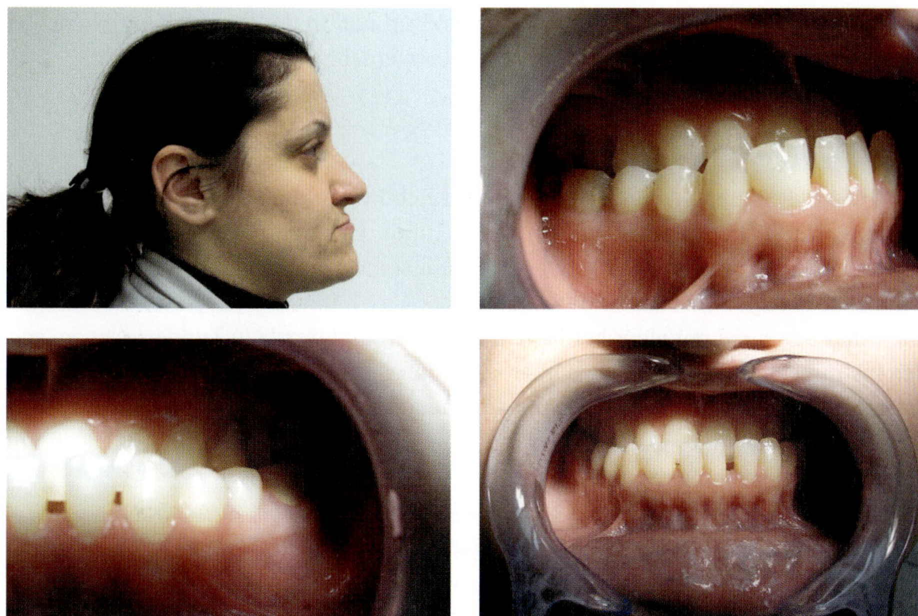

Abb. 1: Zahn- und Kieferstellung vor Therapiebeginn

Befund nach HASADS

Haltung: Das Kinn hat eine Tendenz, sich in der Saggitalebene nach vorne zu schieben, und es besteht eine Kontraktur auf der Höhe des Nackens bei allgemein leicht erhöhtem Muskeltonus mit etwas schwerfälligem, aber aufrechtem Gang.

Mund und Zähne: Unphysiologisches Kauen und Schlucken, mandibuläre Prognathie

Atmung: Hochatmung, etwas flach und schwer

Artikulation: Gute Artikulation, durch die Kiefer- und Zahnstellung bedingte Spannung in der Phonation des [s]

Stimme: Warm und tief

Denken: Wendig, dynamisch, geistreich und mit einer guten Konzentrationsfähigkeit

Sprachwahrnehmung: Gut

Therapieziele

Verbesserung der Zungenposition im Mundraum, ebenso der Körperhaltung, um das Kiefergelenk weiter zu befreien und eine harmonische Okklusion zu erlangen. Die Veränderungen, die der Wandel in der Körperhaltung und in der Phonetik auf Ebene der Persönlichkeit bewirkt, sollen bewusst begleitet werden.

Therapieverlauf

Auf Grund der hohen Arbeitsbelastung der Klientin gestalteten wir die Therapie von Anfang an sehr künstlerisch, um die Regeneration zu fördern. Dies erfolgte über die Arbeit mit Gedichten, die einerseits schön sein sollten und zugleich die funktionalen phonetischen Probleme adressierten.

Um die Stimme mit einer beweglichen, aktiven und flexiblen Zunge zu einem echten Instrument der künstlerischen Interpretation zu machen und sie an den oberen Gaumen heranzuführen, beginnen wir mit Geschmackserlebnissen, welche die verschiedenen Phonationspunkte aktivieren und sensibler machten, um diese anschließend mit entsprechenden Übungen anzusprechen.

- „*Komm kurzer*", bitterer Geschmack, Gaumenlaute
- „*Tritt dort die Türe*", salziger Geschmack, Zungenlaute
- „*Mäuse messen*"[35], mit Betonung des [s], daher saurer Geschmack, Lippen- und Zahn-/Zungenlaute
- „*Ist strauchelnder Stern*", saurer Geschmack, Zahn-/Zungenlaute
- „*Weiche wehendem Wind*"[36] und „*Flink von vorne fort*", frische und saure Geschmäcker, zwischen dem oberen Zahnbogen und der Unterlippen gebildete Laute
- „*Bei biedern Bauern*"[37], „*Nimm nicht Nonnen*" und „*Protzig preist*", süße und feine Geschmäcker, Lippenlaute [→ Kapitel IV].

Anschließend vertiefen wir die Sprache weiter, indem wir die Eigenschaften der Konsonanten entsprechend den vier Elementen erarbeiten und entdecken. Wir intonieren die Konsonanten, indem wir diese Elemente konkret mit unseren Sinnen erfahren. Beispielsweise befindet sich die ausgestreckte Zunge, flach und wach in der Mitte des Gaumens und intoniert ein [s] oder [z] oder [ʃ], genau in dem Moment, wo ein Streichholz entflammt. Während des Trudelns eines Luftballons, der spontan losgelassen im Raum tanzt, intoniert die gut tonisierte, vibrierende Zunge das [r]. Wir bewundern die volle Länge der Zunge im [l], die mitschwingt, wenn sie der Bewegung des Wassers folgt, das aus einer Flasche in ein Glas fließt. Und schließlich spüren wir den Geschmack, die Plastizität, die Stärke, die Dichte der Zunge bei der Intonation der [g], [k]-Laute, während wir unsere Finger in ein Stück Ton eintauchen. Die Zunge wird also durch die mittels der Elemente geformten Laute modelliert.

Es folgt die Vertiefung der Atmung mit der Übung „*Erfüllung geht*", durch die wir lernen, den Atem zu beherrschen. Wir begleiten die Sprache mit einem Nach-unten-Führen beider Arme oder indem wir einen Holzstab nach oben werfen und beim Auffangen sprechen. Im Wechsel mit „*Erfüllung geht*" praktizieren wir die Übung „*In den unermesslich weiten Räumen*", die eine rhythmisch-strukturierende Wirkung auf den Atemfluss hat und diesen erweitert.

Zur Förderung eines stabilen Zentrums der Ruhe verwendeten wir den Spruch *„Ich trage Ruhe in mir"* [→ Kapitel IV] und verbanden jede Zeile mit einem langen, gut geführten Ausatmen. Mit Hilfe der Methode „Lernen vom Schicksal" von Coenraad van Houten (1922-2013)[38] gewann die Patientin einen neuen Raum des Zuhörens und der Selbstbegegnung. Nach weiterer Arbeit an der Haltung verbesserte sich auch das Schluckmuster.

Im Anschluss war es sinnvoll die neuen Fähigkeiten in den Alltag zu integrieren. Hierfür begannen wir, den eigenen Raum durch Bothmer-Gymnastik zu den drei Dimensionen des Raumes zu definieren und auszudehnen. Mit der Übung: *„Du findest dich selbst"*[39] führten wir die Stimme in diese Dimensionen. Alle bisherigen sprachtherapeutischen Übungen nahmen wir in dieser Phase wieder auf, allerdings mit einer viel flüssigeren, ziselierten und dynamischeren Artikulation. Dadurch verbesserte sich die Okklusion; die Zunge vibrierte und bewegte sich in der Mitte des Mundraums im Gleichgewicht zwischen hoch und tief, während die Artikulation die Rückseite mit der Vorderseite der Zunge in einem harmonischen Fluss verband. Diese gesteigerte Sensibilität spiegelte sich in einem bewussteren und ausgeglicheneren Schlucken wider.

Die Dynamisierung der Luft durch die Phonation unterstützte den Effekt, dass sich die Wangenknochen etwas ausdehnten und entspannten. In der Angle-Klasse III geht durch die Vorverlagerung des Kiefers, durch die Anspannung eines zukunftsgerichteten Willens, oft der Raum für die mittlere Gesichtspartie verloren, und die Wangen wirken bei dieser Kieferposition häufig etwas ausgehöhlt. Wenn das Wort wieder klangvoll und voller lebendiger Bilder ist, finden wir mit der Zeit, dass auch der dem Gefühl entsprechende Bereich, die Wangenknochen, aufblühen und der Mensch sich selbst erspürt und empfindet.

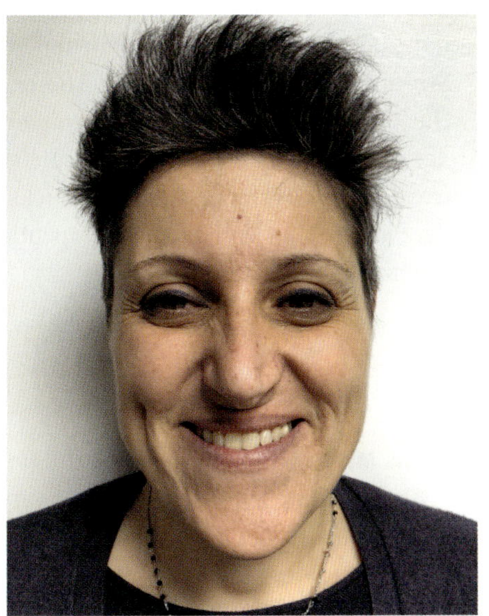
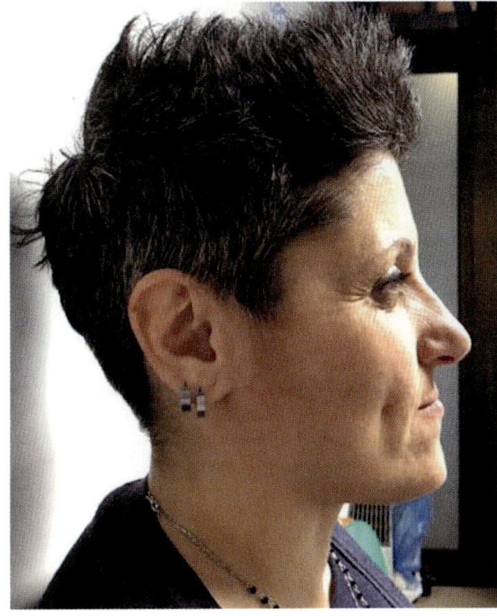

Abb. 2: Veränderung der Wangenknochen und des Gesichtsausdrucks im Therapieverlauf (im Vergleich zur ersten Abbildung dieser Falldarstellung)

Um eine ausgewogene Okklusion zu ermöglichen, erfolgten in dieser Phase auch Zahnerhöhungen durch den Zahnarzt. Solche mechanischen Veränderungen bewirken eine sehr schnelle Anpassung der Mund- und Körperhaltung, die zu psychischen und muskulären Fehlspannungen führen kann. Deshalb war es unmittelbar nach Durchführung der Zahnerhöhungen besonders wichtig, das sanfte Loslassen des Atems in die Luft zu praktizieren und eine Übungsmethode, als ob die Worte von außen kämen, zu verwenden. Dies trug dazu bei, den Kiefer und den gesamten Körper „weicher" zu machen, um sich leichter in der neuen Haltung zu orientieren. Hilfreich war besonders die Phonation des Lautes [a], der die Kiefer- und Rückenmuskeln entspannte.

Schließlich übten wir sprachliche Dialoge mit folgenden Zielen: Bewusstwerden der rhythmischen Gesetzmäßigkeiten im Raum; sich einen angemessenen Begegnungsraum aufrechterhalten und ihn angesichts einer aggressiven Person nicht zu verkleinern oder zusammenzuziehen; Worte und Schweigen ausgewogen der Situation anzupassen.

Die Kraft kehrt sich hier um und strukturiert einen zuhörenden, rhythmischen und atmenden Raum, aus dem die Worte quasi generativ auftauchen und dann mit Bewusstsein, Authentizität und Wärme auszusprechen sind, um das Wesen des anderen zu berühren und sich im entgegenkommenden Strom der Zukunft zu manifestieren. Die verstärkte Ich-Präsenz gegenüber der Außenwelt zeigte sich beispielsweise in der Veränderung des Blicks der Patientin im Verlauf des therapeutischen Prozesses (Abb. 3).

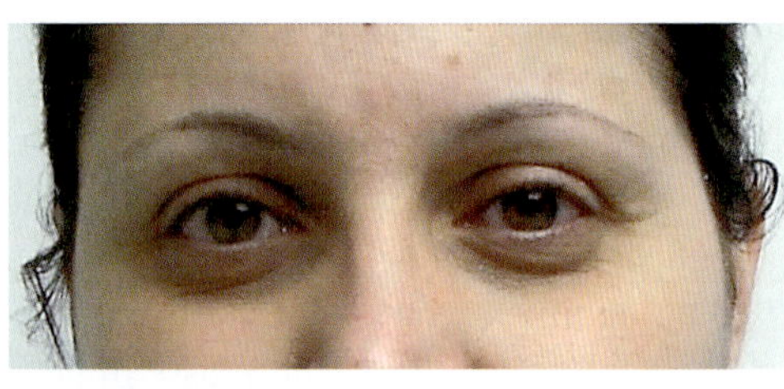

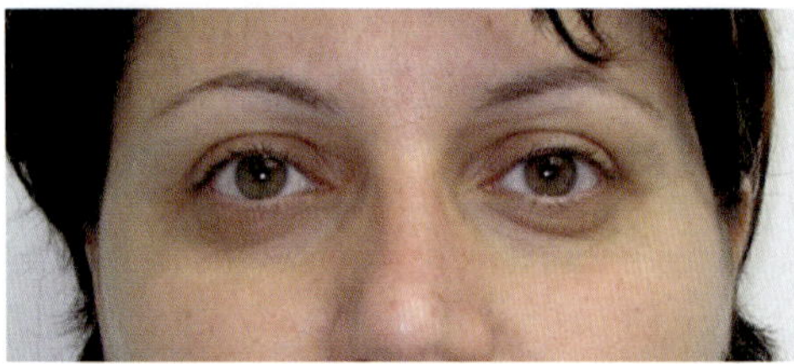

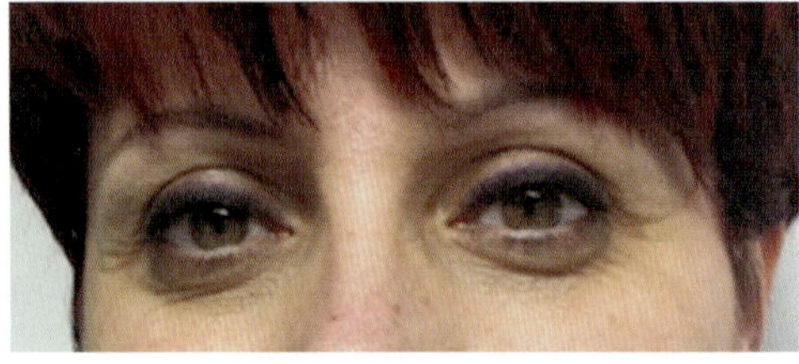

Abb. 3: Veränderung des Blickes der Patientin: Vor der Therapie (oben), während (mittig) und am Ende der Behandlung (unten)

Befund nach Abschluss der Therapie

Der obere Zahnbogen kam am Ende der Therapie bis auf den unteren und es erfolgte eine klarere Positionierung der Zähne im Mund (Abb. 4). Das Schluckmuster war verbessert und das gestärkte Selbstbewusstsein am Gesichtsausdruck und Blick ablesbar. Die Aussprache der Worte war fester und klarer, es gelang der Patientin, ihren Standpunkt mit mehr Gelassenheit, Entschlossenheit und Geistesgegenwart zum Ausdruck zu bringen.

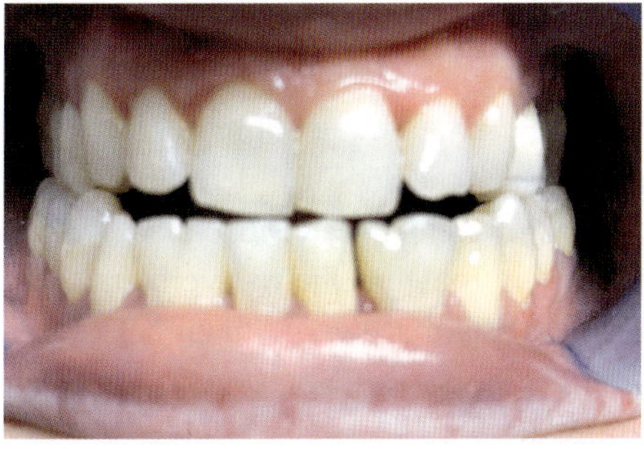
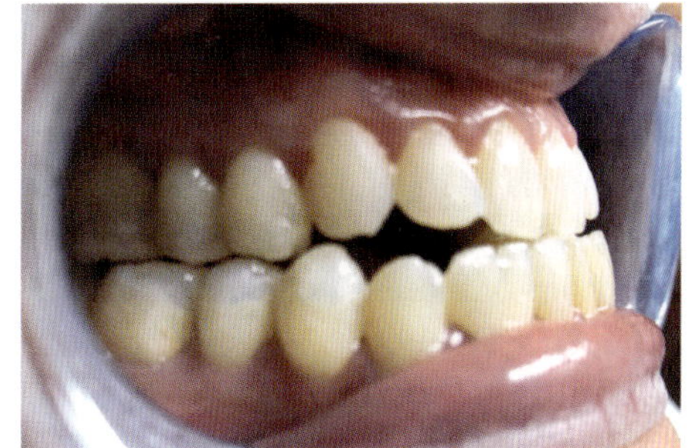
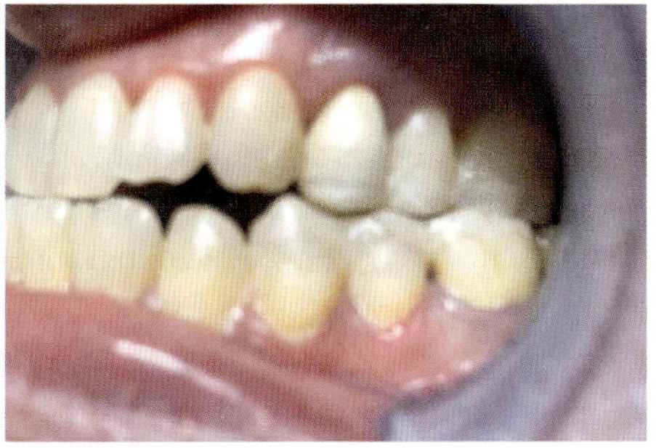

Abb. 4: Zahn- und Kieferstellung am Ende der Therapie

10. Endokrinologie

Viele Krankheitsbilder der Endokrinologie wie Störungen der Schilddrüsenfunktion oder Diabetes mellitus sind der Behandlung durch Therapeutische Sprachgestaltung zugänglich. Die Verordnung erfolgt oft, um ein adäquates Verhältnis von Ich-Organisation und Astralleib zu fördern.

10.1 Hashimoto-Thyreoiditis

Behandlungsdauer

30 Einheiten á 45 Minuten, über einen Zeitraum von zwei Jahren, ambulant

Ersteindruck

Die Patientin kam leichten Fußes, jugendlich, gut gekleidet in den Raum. Dabei erschien sie verhalten, senkte den Blick, wirkte zart und sprach sehr zurückgenommen.

Biographische und medizinische Aspekte

43-jährige Patientin, kurz vor Beginn der Therapie wurde eine Hashimoto-Thyreoiditis diagnostiziert und entsprechend medikamentös behandelt. Außerdem litt die Patientin seit der Kindheit unter Neurodermitis. Sie war bereits in der Menopause, klagte über häufige Blasenentzündungen und Bandscheibenprobleme. Sie war verheiratet, arbeitete als Architektin und es fiel ihr beruflich wie privat schwer, sich zu behaupten. Die Patientin war spirituell orientiert und suchend. Sie spürte die Belastung ihres Kehlkopfes: Wenn sie viel redete, merke sie, „wie die Kräfte von dort verschwinden".

Befund nach HASADS

Haltung: Feingliedrige, dünne Gestalt, 170 cm, 59,5 kg, dünnes braunes Haar, große Augen, schaut oft zur Seite oder wie „kindlich ergeben", gepresste Lippen; starke Anspannung bis hin zu Verspannungen im oberen Menschen; schnelle oder verlangsamte, unpräzise Bewegungen; für ihre Gestalt große, leichte Schritte, kühle Extremitäten, Dominieren der Leichte

Atmung: Starke Brustatmung, schwierige Lösung und Weitung, „wie blockiert" im Solarplexus, kaum Bauchatmung möglich, starke Beeindruckbarkeit von außen

Stimme: Sehr zurückgenommen, überhaucht, wenig Klangfarbe und Stimmentfaltung wahrnehmbar, hoher Stimmsitz mit stark abfallender Stimmführung zum Satzende hin, Kloßgefühl und häufiges leises Räuspern

Artikulation: Spricht tendenziell schnell, verwaschen und bindet bzw. verschluckt die Konsonanten.

Denken: Interessiert an spirituellen Themen und Herangehensweisen. Sie kann schwer Eigenes und Fremdes unterscheiden, sich verbal durchsetzen, klagt über Gedankenkreisen.

Sprachwahrnehmung: Aufsaugend, durchlässig, beeindruckbar; starke Tendenz sich zurückzuziehen und zu erstarren, Gehörtes ist dann „wie weg".

Insgesamt standen eine Überbetonung des Nerven-Sinnes-Pols, ein überwacher Astralleib und ein eher schwacher Ätherleib im Vordergrund.

Therapieziele

Verbesserung der mit der Grunderkrankung assoziierten seelischen Symptome: Eingliederung in die Schwerkraft über Bewegung (unterer Pol), Stärkung der Ich-Organisation, und darauf aufbauend Förderung der Selbstwirksamkeit in der Ausdruckskraft (Stimmerleben) und ein gesundes Lösen der Ausatmung

Therapieverlauf

Zu Beginn standen Vertrauensaufbau und Ermutigung zum Üben mit dem Fokus auf Körperwahrnehmung und Bewegungsabläufen im Vordergrund, später Stimmerleben und Ausdrucksstärke sowie Lösen der Atmung.

Die Übung *„Hier bin ich"* [→ Kapitel IV] gestalteten wir mit der Vorstellung, unter dem eigenen Stern zu stehen. Hinzu umschrieb sie den eigenen Raum mithilfe der Kugel-Übung: Die Arme führen das Sternenlicht um den Körper herunter und vollziehen dabei einen Kreis, der im Nacherleben und im Gegenüberstehen klar zu beschreiben war. Dies gab ihr zunächst Sicherheit und das Erlebnis: „Das ist mein eigener Raum, den ich selbst als Komfortzone formulieren darf." Die Meditation *„Lasse tragen deine Seele"* [→ Kapitel XI Ethik] vermittelte ihr das Gefühl von Geborgenheit und Urvertrauen.

Zur Unterstützung und Harmonisierung der Schilddrüsentätigkeit folgte die Übung *„An Angegebenes"* [→ Kapitel IV]. Die Patientin übte diese Übung hin und wieder beim Autofahren und erlebte ein angenehmes Verlebendigen und Lösen der Kehlkopfregion, konnte sich aber nicht auf ein regelmäßiges Üben einlassen.

Da die Themen „sich trauen zu sprechen" und „für sich selbst einstehen und für sich selbst etwas tun" das regelmäßige Üben beeinflussten und erschwerten, begannen wir mit den Silben: *„Hum Ham Häm Him"* und Beckenkreisen zu spielen. Dies setzte sich fort in dem Stabreim *„Nur ich bin ich und eigenes All"* und stärkte ihr freudiges Selbstwertempfinden durch die Stimmentfaltung.

Die Patientin wirkte jetzt geschlossener und runder im Körper, was Übungen wie *„Ich wehre dir den Weg"* (teilweise kombiniert mit Stab-Kampf) und *„Ketzer-U"* [→ Kapitel IV] in Kombination mit der Kommunikationsgeste des *Wegwerfens* [→ Kapitel IX 3-Polaritäten] ermöglichte. Als Resultat gelang es ihr, seelisch durchzuatmen und lang angestauten Emotionen Ausdruck zu verleihen. Mit den Übungen *„Ich steh im Selbst"* und *„Ich geh den Weg"* [→ Kapitel IV] konnte sie ihre Emotionen besser führen und richtete sich zunehmend auf. Die Patientin schilderte, dass sie zwar nicht übe, aber deutlich gelassener zur Arbeit fahre, weniger Vermeidungsverhalten zeige und sich für ihre Werte und Anliegen besser einsetze.

Führte eine Alltagssituation zu einer seelischen Überlastung, traten aber immer noch Verspannungen und Rückzugsverhalten beeindruckend stark auf. Sie sprach solche Probleme an und konnte mithilfe von Eigen- und Fremdreflexion das Erlebte verarbeiten und überwinden.

Die Freude über ihre Stimme vertiefte sich mit der Übung *„A-E-I-I-O-U"* [→ Kapitel IV], die Mut erforderte, zuerst noch verhalten und zittrig klang, sich dann aber mit einer gesunden Bruststimme in den Raum öffnete. Auch die Übung *„Aber ich will nicht dir Aale geben"* mit dem Fokus am LNDT-Punkt und das Tönen der Vokale *[a]-[i]-[a]* (hörend empfangend aus dem hinteren Raum) und *[a]-[i]-[u]* (wirksam nach außen in den vorderen Raum) brachten Modulationsreichtum und regten zum selbstständigen Üben an.

Unterstützend und abrundend schlossen wir die Therapieeinheiten entweder mit der oben erwähnten Meditation oder mit dem Hexameter *„Siehe wie goldenes Licht"*, angebahnt durch *„Mo-Le-Le"* [→ Kapitel IV].

Befund nach Abschluss der Therapie

Die Patienten profitierte von Zuspruch und Halt in der therapeutischen Beziehung. Bilder wie der Stern, die Kugel oder die antipathische, wegwerfende Gebärde gaben ihr innere Stabilität, an die sie sich im Alltag erinnerte. Die Patientin traute sich immer öfter, ihre Position und ihren Standpunkt im beruflichen wie auch im privaten Kontext zu verbalisieren. Sie nahm Gesangsunterricht und erprobte auch auf dieser Ebene ihre Stimme, die deutlich an Klarheit, Farbigkeit und Fülle gewann. Sie sprach deutlicher und lauter und freute sich über die Entfaltung ihrer Ausdruckskraft. Zwar kam es noch vor, dass soziale Ereignisse ihr „den Atem nahmen", doch konnte sie Erlebtes deutlich schneller „abatmen" und hinter sich lassen. Gegenüber Vorgesetzten trat sie aus dem Gefühl des „Ausgeliefertseins" heraus und sorgte für eine berufliche Veränderung.

10.2 Hypo- und Hyperthyreose mit und ohne Struma

In Ergänzung zur Kasuistik zitieren wir nachstehend aus der grundlegenden, bereits veröffentlichten Darstellung zur Menschenkunde der Schilddrüse von Barbara Ziegler-Denjean und Ralf Unterbusch und verweisen auf den vollständigen Text.[40]

Im Zentrum der Betrachtung steht die von Rudolf Steiner entwickelte Übung [→ Kapitel IV]:

An Angegebenes sieh innig hin
Wiege Wagnis wenig wegen Wogenwind
Bete bittend und tue die Tat
Gib biegend die Gabe ab
Kein Nickel lasse sich auch im Kasten kleben
Wenn wüstes Wasserstauen wenig wohl winkt wird winzig
Errette redend den netten Retter redender Erdenrede

Diese Übung verwendet den Lautaspekt der Sprache besonders differenziert, um über die Atmung auf das Nervensystem in seinem hormonregulierenden Verhältnis zum Stoffwechselsystem einzuwirken. Zum Verständnis des eingenommenen Gesichtspunktes ist es hilfreich, sich die Schilddrüse und ihre Krankheiten kurz zu vergegenwärtigen.

„Die räumliche Lage der Schilddrüse kann den aufmerksamen Beobachter schon auf die wesentlichen Aufgaben dieses kleinen Organs hinweisen. Sie liegt unmittelbar unterhalb des Kehlkopfes, die Luftröhre und den untersten Teil des Kehlkopfes von vorne umhüllend. Paarig, schmetterlingsförmig ausgebildet, mutet sie wie eine kleine Lunge am oberen Teil der Luftorganisation an. Sie durchformt mit den astralisierenden Kräften der Luft den gesamten unteren Menschen. Sie reguliert einfühlsam das Verhältnis der Nerven-Sinnes-Organisation zum Stoffwechsel. Ihre direkte Beziehung zum vegetativen Nerven-

system wird sehr deutlich, wenn man sich die polaren pathologischen Abweichungen der Schilddrüsenfunktion vor Augen stellt.

Wirkt die Schilddrüse zu stark und produziert zu viel Hormonsubstanz, so treten alle Symptome einer überschießenden Wirksamkeit des Sympathikus auf. Bei einer mangelnden Hormonproduktion bemerkt man eine parasympathische Wirksamkeit.

Der erste Fall führt zu einer übererregten Wachheit, im zweiten Falle überwiegen Müdigkeit, Antriebslosigkeit und Erschöpfung. Jedoch können Über- und Unterfunktion der Schilddrüse auch ineinander übergehen. In beiden Fällen kann die Erkrankung zu einer Kropfbildung führen, die aber auch bei normaler Hormonproduktion auftreten kann."[41]

Funktionell weist die Schilddrüse auf körperlichem Gebiet Ähnlichkeiten auf mit der Sprachfunktion auf seelischem Gebiet, indem beide am Ausgleich zwischen Innen- (Stoffwechselsystem) und Außenwelt (Nerven-Sinnes-System) beteiligt sind. Es fällt auch auf, dass Schilddrüsenerkrankungen oft einher gehen mit Stimmstörungen oder Beeinträchtigungen der Zungenfunktion.

Die oben gezeigte Schilddrüsenübung reguliert und harmonisiert bei regelmäßiger, im Idealfall mehrmals täglicher Anwendung mit klangvoller Sprache die Funktionen dieses Organs. Sowohl die Länge der sieben Zeilen, die jeweils grammatikalisch ganze Sätze bilden, wie auch der gesamte Umfang der Übung sind ungewöhnlich. Das Wiederholen scheinbar sinnloser Satzzusammenhänge beruhigt allgemein den Nerven-Sinnes-Pol und die langen, getragenen Vokale unterstützen die auffällige Mischung zwischen lösenden und strukturbildenden Elementen ebenso wie der häufig verwendete, stimmhafte Konsonant [n].

In der letzten Zeile führt der Luftlaut [r] immer wieder verdichtend in einen Stoßlaut (Plosiv), wirksam unterstützt durch den Vokal [e]. In den ersten Zeilen fallen die Wiederholungen der Vokale [a], [e] und [i] auf, wobei die erste dem Aufbau der Übung „*Aber ich will nicht dir Aale geben*" ähnelt. Auch diese führt vom hinteren Ansatz an die Zähne und lässt den „Sprachstrom" dreimalig am [i] anschlagen.

Die Selbstlaute [e] und [i] gelten als „Nervenvokale" (im Unterschied zu den sog. Blutvokalen [a], [o] und [u]). So spielt die Übung zwischen dem nach innen den „Nervenstrom" konsolidierenden [e] und der nach außen gerichteten Geste des Astralleibs im [i], während der helle Blutvokal [a] am Anfang weitet und löst. Die ruhig und getragen zu sprechenden ersten Zeilen wirken besonders auf die Ausatmung, während die konsonantische Komprimierung Wendigkeit und schnelleren Sprachduktus in die letzten Zeilen bringt.

Die Konsonanten wechseln vorwiegend zwischen den Frikativen [s] und [w] und konturierten Plosiva wie [g], [d] und [b] als polaren Elementen. Zwischen diesen beiden gilt es, den Ausgleich herzustellen und zu vermitteln.

Indem in einigen Fällen nicht nur die Anfangslaute alliterieren, wie das [w] in der zweiten und vorletzten Zeile, sondern häufig auch die Silbenanfänge im Wort den gleichen Konsonanten wiederholen, entsteht ein willensbetontes Sprechen. Auch der konsonantische Aspekt betont besonders den Nerven-Sinnes-Pol und den Ausgleich der oberen und unteren Astralkräfte. Unter diesem Gesichtspunkt bildet die Übung sprachlich die Aufgabe der gesunden Schilddrüse nach und formt ein klingendes „Vorbild" des Ausgleichs zwischen den oberen und unteren Kräften im Organismus.

Trotz der scheinbaren Unsinnigkeit der Übungssätze unterstützen die Bilder die Laut- und Atemdynamik beim Üben. Bis auf die vorletzte Zeile besteht jede aus einem Imperativ. Die letzte Zeile kulminiert im Aufruf, in sich selbst die gekränkten Verhältnisse zu lösen und zu stabilisieren.

So gelingt es, auf alle vier Wesensglieder einzuwirken. Die Länge und mehrmaliges Wiederholen des Textes aktivieren das Ich und steigern seine Durchhaltekraft.

Die dominanten Nervenvokale [e] und [i] wie auch die vielen dentalen Konsonanten machen deutlich, dass es besonders um eine Konsolidierung der Tätigkeit des Astralleibes in dieser kopfnahen Drüse und im Nervensystem geht. So aktiviert die Übung sowohl den Atem- (langsames Vokalisieren) als auch den Blutpol (schnelles Konsonantisieren). Auf Grund dieser Erwägungen nehmen wir an, dass die Übung in Verbindung mit ähnlich aufgebauten Texten wie *„Aber ich will nicht dir Aale geben"* und weiteren Übungen mit Betonung des Vokals [e] günstig auf den thyreotropen Regelkreis wirken könnte, was die klinische Erfahrung zu bestätigen scheint.[42]

Der stete Wechsel zwischen den verschiedenen Sprachelementen führt sowohl Ruhe in Bewegung als auch Bewegung in Ruhe und wirkt bei Über- ebenso wie Unterfunktion der Schilddrüse günstig. Darüber hinaus gehen wir auf Grund des Dargestellten von einem günstigen Einfluss der Übung auf Erkrankungen des Nervensystems aus, bei denen entweder die Auf- oder die Abbauprozesse dominieren. Hier sind die Modalitäten beim Sprechen jeweils anzupassen.

Die Ausführung der Übung ist fehleranfällig und sollte bei vorliegenden Erkrankungen nur unter sorgfältiger Einführung und Begleitung durch Fachpersonen erfolgen.

11. Pneumologie

Die Krankheitsbilder der Pneumologie lassen sich mehrheitlich gut mit Therapeutischer Sprachgestaltung begleiten und behandeln. Insbesondere sind Asthma bronchiale, COPD, Lungenemphysem oder die Rekonvaleszenz nach COVID-19 bewährte Indikationen.

Das Kapitel beginnt mit einer vertiefenden Darstellung besonders geeigneter Interventionen bei Asthma bronchiale als Ergebnis einer randomisierten, kontrollierten Studie[43] [→ auch Kapitel XIII Forschung]. Die meisten Übungen eigenen sich, ggf. modifiziert, auch zur Anwendung bei COPD, Lungenemphysem und bei Lungenkrebs und wurden durch die Studientherapeutin Jana Kirst zusammengestellt. Alle Übungen sind auch im Kapitel V Interventionen aufgeführt und als Video vorhanden.

„W-T"
(Wahlweise lässt sich F-T verwenden bei brüchiger Stimme oder Problemen mit der Aussprache des Lautes.)

Charakteristisch ist der Atemwiderstand durch Lippenvibration mit Erlebnis der vollen Ausatmung, das Üben passiven Einatmens unter Begleitung mit den Armen, auch die Hände auf den Bauch legen (eine Hand auf die Brust), um die Tiefenatmung anzuregen.

Variante: Dem Patienten die Hände auf die Flanken legen und beim [v]-Sprechen Druck geben, um die Ausatmung zu verstärken, bei der Einatmung den Druck lösen; mit Gymnastikband um den Thorax einen ähnlichen Effekt erreichen

„Wu-Wu-Wu-T"
Zum Rhythmisieren des Atemstromes, fördert die Zwerchfellbeweglichkeit, das U führt zur Erde. Alle W-Übungen sind gut zum Einstieg und durch die relative Einfachheit der Ausführung leicht direkt zuhause zu praktizieren; sie eigenen sich auch in Akutsituationen ([f] statt [v]) bei Kurzatmigkeit und Atemnot.

„Abracadabra"
Charakteristik: Silbenspiel, unterstützt die Weitung der Bronchien durch den Laut [a], massiert Thorax und Zwerchfell durch stoßweises Sprechen, Verkrampfungen der Atemmuskulatur lösen sich, eine kindliche Nachahmungsfreude wird angeregt technisch auf die Laute fokussieren ohne seelischen Ausdruck (wichtig für Asthmapatienten).

Wirkt schleimlösend, kann Husten oder Heiserkeit auslösen, je nach Trockenheit der Schleimhäute, wie überhaupt das [a] bei Husten vorsichtig anzuwenden ist, auch [k] und Gaumen-[R] vermögen zu reizen, manche Patienten können nur das hintere [R].

Bei stabiler Stimme trägt das [a] zur Entfaltung bei und ist wegen der öffnenden Wirkung häufig sehr angenehm und befreiend. Es ist darauf zu achten, das [a] zu Beginn lösend zu sprechen oder seufzend. Sobald eine gewisse Entspannung eingetreten ist, spricht man den Laut kräftiger und klingender. Grundsätzlich ist es sinnvoll, zunächst zu lösen, um anschließend neu zu festigen.

„Brause prächtig prunkend / Durch das dortige Dickicht"
Kontrastübung. 1. Teil: Weitung des Brustraumes, Stimmentfaltung, führt in die Peripherie, 2. Teil: Zwerchfelllockerung, dynamischer Krafteinsatz, Zentrierung

„Tritt dort die Türe durch"
Charakteristik: Keine explizite Asthmaübung, eignet sich, um die Stimme aus der Kehle zu befreien, fördert die Zwerchfellaktivität, gut bei gestauter Aggression (besser bei hysterischer Konstitution) zum Freisetzen der Energie, auch mit Tennisball zu verwenden (wortweise in der Mitte aufprallen lassen) oder mit den Fäusten nach außen eine „Hülle" erzeugen [→ auch die Übung *„Drück die Dinge"* im Kapitel IV].

„Aber ich will nicht dir Aale geben"
Charakteristik: Klingende, gut platzierte Vokale; Zurückspiegeln der Wirksamkeit am I-Punkt; [a] [e] [i] wirkt auf die unteren Atemwege, Zwerchfell, Lunge, Kehlkopf; Durchklingen der Lunge durch klangvolles, lang gesprochenes [a]; Stärkung der eigenen Grenze und des Sich-in-sich-Fühlens; die Mitte am [i] erleben mittels sich steigerndem Lautwiderstand am [v] [n] [d]; bei Asthma bevorzugt in der lunaren Version üben: Weitung der oberen Atemregion in der Einatmung, Dreiteilung sinnvoll, individuell auch solare Variante: Untere Atemregion in der Einatmung ansprechen, aktives Durchplastizieren der Laute beim Sprechen, auf Atemverbrauch achten (auch auf einen Atem sprechen).

Die abgrenzende Gebärde bei „... *will nicht dir*" ist für viele Menschen stärkend, da sie Abgrenzung wenig kennen und an der Übung erfahren.

[m] als Laut
Charakteristik: Auf Lippenaktivität (Gefühl des Vibrierens) achten, der „getönte" Laut „hängt" oft zunächst in der Kehle, gut anzuregen mittels Fingerspitzenreiben und kreisartigem Bewegen des Mundes, die Luft wird dabei bewusst durch die Nase geschickt. Vorher kann man nach einer Lieblingsspeise fragen, diese dann riechen und in Vorfreude auf das Essen erfolgt ein „Mmmmh". Diese Technik greift die Aussage Rudolf Steiners auf, dass Asthma mit einer Appetitlosigkeit des gesamten Organismus zusammenhänge.

So weit als möglich an die Peripherie zu gehen ermöglicht, an den Ätherkräften anzusetzen, regt die Ausatmung sanft an und wirkt zudem stark auf die Körpermitte. Gute Vorbereitung für *„O schäl und schmor"*, *„KLSFM"*, *„OM"* [→ Kapitel IV].

„O schäl und schmor mühvoll mir mit Milch Nüss zu Muß"
Sehr günstige Wirkung auf entzündliche Prozesse im Kopfbereich sowie auf Husten, Hustenreiz und verschiedene Stimmprobleme (z.B. kehlige, belegte oder heisere Stimme), formend an den Lippen zu sprechen. Lunar: Silben- bzw. wortweise sprechen mit klaren Gesten, solar: Plastizierend auf einen Atemstrom sprechen. Anmerkung: *„Aber ich will nicht dir"* und *„O schäl und schmor"* sind je nach individueller Situation sowohl einzeln als auch zusammen, d.h. im Wechsel zu üben.

„KLSFM"
Mit folgender Variante beginnen: [k]-[m] / [l]-[m] / [s]-[m] / [f]-[m], gut geeignet, wenn die Atemkapazität zu Beginn noch nicht ausreicht für die ganze Übung, die Laute werden gemäß ihrer Qualität kräftig gesprochen, das [m] folgt lang und strömend; wirkt auch günstig gegen Hustenreiz (darauf achten, ob [k] möglich ist oder reizverstärkend wirkt.

Die ganze Lautreihe wird dann wie folgt aufgebaut: [k] / [k]-[l] / [k]-[l]-[s] / [k]-[l]-[s]-[f] / [k]-[l]-[s]-[f]-[m]. Jeweils mit dem letzten Laut alle Luft verbrauchen, klare Gesten verwenden, auf sauberen Aufbau, später auch auf verbindenden Fluss achten. Bilder nehmen die Fixierung auf den Atem und schaffen seelische Weite (Eintauchen in einen Energiesee, sich ausbreitende Wellen, auch: ein Spiegelei zubereiten).

Achtung: Evtl. ist die ganze Reihe für Asthmatiker überfordernd, deshalb individuell dosieren.

Die Lautreihe ist auch ohne Arme zu üben, um sich ganz auf die Artikulation zu konzentrieren (evtl. die Hände auf den Bauch legen, um den vollständigen Atemverbrauch zu regulieren).

Dies ist eine Hauptübung zur Vertiefung und Verlängerung der Atmung, wird von vielen Patienten sehr gerne praktiziert, da der Effekt schnell erlebbar ist, darauf achten, dass in jedem Laut ein „Ankommen“ stattfindet. Die Patienten neigen zunächst dazu, schnell durchkommen zu wollen, weil sie Sorgen haben, nicht alle Laute auf einen Atem zu schaffen. In diesem Fall ist der Stress zu nehmen, indem man zunächst vor dem [m] nochmals Atem holen lässt oder zur Variante [k]-[m] / [l]-[m] usw. zurück geht. Die Atemkapazität nimmt oft erstaunlich schnell zu und die Patienten sind stolz, wenn sie die ganze Reihe schaffen.

„In den unermesslich weiten Räumen“

Neben der beruhigenden Wirkung durch den Trochäus ist diese Übung auch durch den mantrischen Charakter wirksam. Weite Dimensionen werden geöffnet, der Text führt über den beengten menschlichen Standpunkt hinaus und verbindet gleichzeitig wieder mit der Erkenntnissuche. Im Nachklang ist in der Ruhe eine Ermutigung und Zuversicht erlebbar. „Ich bin in einem größeren Zusammenhang aufgehoben“, „Ich kann der Welt von mir aus etwas hinzufügen“.

„OM“

Reguliert das Verhältnis von Innen und Außen, sich im Zwischenbereich finden, fördert träumendes Bewusstsein, daher gut bei überwachen Patienten, führt zu Einheits- und Harmonieerlebnis. Die Übung wirkt sehr gut bei Husten, Hustenreiz und Heiserkeit (je nach stimmlicher Beeinträchtigung mehr vorsprechen als nachsprechen lassen). Die Dauer des Tönens ist abhängig von der Atemkapazität; bei Asthma evtl. zunächst kurzes [o], um das Strömen des [m] noch zu empfinden, Übung meist nicht am Anfang zu verwenden.

„Ich atme Kraft des Lebens / In Luft verhaucht der Hauch“

Anti-Hyperventilationsübung: Herabsetzen der Atemfrequenz, bei Asthma nur sanft anzuwenden (wenn noch möglich), oft Zielübung, konsolidiert in der Herzgegend: Die Kräfte des Ichs strömen zum Herzen und schaffen dort ein sicheres Zentrum, wache und ruhige Präsenz, stärkt die Fähigkeit, kräftig in der Welt zu stehen.

1. Zeile: Vokale, die in die Inkarnation führen, Durchlichtung des Atems, deklamatorischer Charakter, kräftig sprechen, Atem halten und bis zu dreimal innerlich wiederholen (man beachte einen vorsichtigen Aufbau);

2. Zeile: Durchwärmung des Atems ([aʊ̯] und Blaselaute), rezitatorisch, beide Zeilen ihrem Charakter entsprechend gestisch begleiten.

Braucht gute Vorarbeit und Begleitung im Aufbau, nicht direkt zum Üben für zuhause geeignet. Nur bei ungefähr der Hälfte der Patienten sind wir in den elf Einheiten der Asthmastudie zu dieser Übung gekommen, weil oft noch grundlegender gearbeitet werden musste. Wo es möglich war, zeigte die Übung eine sehr gute Wirkung, da das gesteigerte Erlebnis der vollen Ausatmung eine wohltuende tiefe Einatmung bewirkt, die der Asthmatiker sonst vermisst.

Hexameter und Distichon

Kräftigung des Herz-Lungenbereiches durch Harmonisierung [→ Kapitel XIII Forschung], führt in tiefe Ruhe, normalerweise werden nur die Längen geschritten und von den sich bis auf Schulterhöhe hebenden und senkenden Armen (pro Halbzeile) begleitet.

Dies ist eine grundlegende Übung für den rhythmischen Atemfluss, beim Asthma vor allem bei Überbetonung des Sinnes-Nerven-Systems bzw. Verhärtungstendenz wichtig, den Willenspol über das rhythmische Gehen anregen. Die Übung lebt von genügender Anwendungsdauer und Vorsprechen. Die Patienten sollen sich wie in einen Strom hineinlegen, den die Therapierenden vorbilden, Wärme und Strömen der Lebenskräfte sind oft im Nachklang wahrzunehmen.

Allgemeine Hinweise zur Behandlung von Asthmatikern

Mund- und Nasenatmung

Im Allgemeinen ist immer durch die Nase zu atmen (Luft wird gereinigt, befeuchtet und erwärmt), während der Übungen öfter durch den locker geöffneten Mund. Das Atemmuster ist zu thematisieren und dazu aufzufordern, im Alltag bei Atemproblemen die „Lippenbremse“ mit [f] bzw. [v] zu verwenden.

Im Übungsplan unterschiedliche Elemente zusammenstellen, Schwerpunkte wählen und im Behandlungsverlauf anpassen, für zuhause die Übungen auch alternierend einsetzen. Pausen, in denen die Übungen nachwirken, und Momente der Stille schaffen, am Ende der Stunde nachruhen lassen. Es ist wichtig, den Nachklang zu erleben (z. B. den ruhigen, tiefen Atem); immer wieder ermutigen, sich auch zuhause nach dem Üben genügend Ruhe zu gönnen.

Beispiel für ein „Hustenprogramm“

- „*Brau-prä-prung*“ als einzelne Silben, formend und klingend gesprochen, Lockerung von Zwerchfell und Bronchien durch verschieden intensive Rhythmisierung und Dynamik, je nachdem, ob die akute Situation es zulässt
- „*O schäl und schmor*“: darauf achten, dass ohne Druck mit Lippenaktivität gesprochen wird
- [m] als einzelner Laut (ins Strömen bringen, Peripherie)
- „*OM*“ bei akutem Hustenreiz mehr hören als sprechen.
- Hexameter im Gehen ebenfalls mehr hören als sprechen, wahlweise dazu „*In den unermesslich weiten Räumen*“

Mit dieser oder einer ähnlichen Übungsabfolge ließ sich der Hustenreiz in mehreren Fällen stark reduzieren und seelisch eine Entspannung herbeiführen, die zu einem besseren Schlaf beitrug.

Behandlungsdauer

17 Therapieeinheiten á 45 Minuten, wöchentlich

Ersteindruck

Herbes, forsches, burschikoses Auftreten, kantige, feste Gestalt, groß, schlank, blond, Probleme überspielend, unsentimentale Einstellung

Biographische und medizinische Aspekte

40-jährige Patientin, Kunstlehrerin, drei Jahre zuvor schwere Lungenentzündung. Im Krankenhausaufenthalt wurde ein 1 kg schweres Myom festgestellt und entfernt, Asthma bronchiale bei familiärer Disposition. Unter leitliniengemäßer Therapie konnte sie sechs Monate nur im Sitzen schlafen. Eine Besserung trat durch Umstellung auf naturheilkundliche Therapie ein. Hohe Infektanfälligkeit, Erschöpfungssyndrom, Durchfälle und starkes Frieren.

Laut Anamnese erlitt die Patientin einen Schock durch einen schweren Unfall der Mutter und frühe Todesfälle im Umfeld. Ihre Seele sei nach eigenen Angaben durch den sehr autoritären Vater „zerschlagen" worden, von dem sie ab der Pubertät Zudringlichkeiten ertragen musste. Aktuell bestand eine Eheproblematik.

Befund nach HASADS

Haltung: Stark kopfbetonter Bewegungsansatz, der in der Region des oberen Brustwirbels staut, Zurückziehen der Gebärden der Hände und der Längen beim rhythmischen Schreiten. Die Patientin schreckt davor zurück, sich in etwas hineinzuweiten, zu lösen.

Atmung: Die stark leibgebundene Atmung verläuft in schnappenden, kurzen Zügen wie automatisch, ohne seelische Verbindung, die Ausatmung stockt.

Stimme: Eher hart, Kopfresonanz, etwas metallisch, es überwiegen die hellen Nervenvokale.

Artikulation: Auffällig unlebendige Zunge, Stoßlaute aufgelöst und überblasen

Denken: Wendig, intellektuell

Allgemein: Der Lebenspol wirkt verhärtet (Ausatmung, Stimme), der Gestaltungspol aufgeweicht (Konsonanten). Die Patientin ist anfangs sehr reserviert der Sprachgestaltung gegenüber.

Therapieziele

Die Gestaltungskräfte über die Arbeit an den Konsonanten stärken, die Einatmung durch Bilder, Lauterleben und Rhythmen beseelen, die Übergestaltung des Ätherischen durch den Astralleib zurücknehmen, ihre Seele regsamer machen, so dass sie zwischen den oberen und unteren Wesensgliedern vermitteln kann und das Ich die Umstellung zwischen Ein- und Ausatmung wieder lernt.

Therapieverlauf

Beim Versuch, durch einen fallenden Rhythmus (daktylischer Hexameter gelaufen und gesprochen) in ein lösendes Element zu kommen, verstärkte sich initial die Atemproblematik mit Progredienz des Asthma bronchiale. Deutlich wahrnehmbar hemmte und verfestigte das Bewusstsein die Lebensprozesse. Deshalb griffen wir zu reinen Lautübungen.

Zuerst erfolgten [b]-Übungen zur Kräftigung der Lippen mit dem Erleben von Hülle und Halt. Dadurch bekam die Stimme mehr Rundung und Wärme. Aus der B-Stimmung setzten wir mit der Evolutionsreihe [→ Kapitel IV] fort, ausgehend von dem Satz *„Bin im Weltenall geborgen"* und mit einer weit ausholenden Sympathie-Gebärde gesprochen. Die Laute ertasteten wir mit dem Fuß ihrer jeweiligen Stimmung entsprechend: das [b] als schützendes Fußgewölbe über einer Blume, das [m] auf dickem Moos schreitend etc. Das löste die Ausatmung, da das verstärkte Fußbewusstsein den Kopf „vergessen" ließ und somit vom Nerven-Sinnes-System wegführte.

In einer zweiten Stufe regten Geläufigkeitsübungen die Zungenaktivität und die Durchblutung an, mit zusätzlicher Arbeit an deklamatorischen Texten. Sie sollten ebenfalls vom Vorstellungs-l zum Willenspol durchstoßen und die Atemblockade lösen.

Vokalisch erfolgte die Arbeit mit U-Übungen mit starken Gebärden von oben nach unten und Gründung im Fuß zur Durchwärmung des ausgekühlten Unterleibes.

Nach der sechsten Stunde zeigte sich eine deutliche Verbesserung des Asthmas, dafür nahmen die Ängste zu. Die Patientin hatte sich zwar zu einem Teil aus der Überbetonung des Nerven-Sinnes-Systems herausgelöst, war aber zu tief in den Stoffwechselpol gerutscht. Die verstärkte Atmung löste verdrängte Erinnerungen und die Patientin fühlte sich „schizophren": Äußerlich klappte alles, innerlich nahm die Dunkelheit zu mit Alpträumen, die beim Wechsel zu lösendem Sprechen der Vokalreihe [a][e][i][o][u] mit entsprechenden Stimmstellübungen aufhörten.

Es folgte ein starkes rhythmisches Arbeiten als Ausgleich, die neu erworbenen Impulskräfte berücksichtigend, mit steigenden, aber gehaltenen Rhythmen. Besonders der ausgleichende Amphibrachus (v-v) im Gedicht von R. Steiner *„Das Schöne bewundern"*[44] brachte Erleichterung. Anschließend folgte die E-Übung *„Lebendige Wesen treten wesendes Leben"* [→ Kapitel IV, Interventionen] mit Laufen des Pentagramms zu jedem der fünf Worte zur Festigung des Ichs im Ätherischen, besonders im Sonnengeflecht.

Zur lautlichen Harmonisierung nutzten wir die Übergänge von [h] zu [m] und von [s] zu [m], um jeweils von den Extremen (Auflösung im [h] und Schärfe im [s]) einen Weg zum Vermittelnden [m] zu finden. Von da an erfolgten viele M-Übungen, um der Ausatmung einen geschmeidigen, lösenden Charakter zu geben. Wieder wurde, wie anfangs mit dem Laut [b], die Lippenregion bearbeitet, dieses Mal aber nicht als Abgrenzung, sondern mit Hingabe an die Luft.

Weiterhin erfolgte das Vorwärts- und Rückwärtssprechen dynamischer Lautfolgen, um die Ich- und Weltbezüge neu zu ordnen.

Dichtung: Diverse Baumgedichte, schwingende Gedichte (angelehnt an eine Glocke), Stabreim zur Integration des Atemmenschen im Blutpol, zusammenziehende und weitende Texte und Rhythmen im Wechsel, am Ende Wiederaufnahme des Hexameters, der dieses Mal mit befreitem und gelöstem Atemrhythmus gesprochen wurde.

Befund und Behandlungsergebnis im Verhältnis zu den Therapiezielen

Am Ende der Therapie hatte die Patientin eine neue Stabilität erreicht. Während sie in den ersten Wochen immer wieder sagte, dass sie keine weitere Krise ertragen könne, war sie nun bereit, mutig neue schwere Durchgänge und innere Wandlungen zu durchleben. Sie zeigte sich lebensbejahend und weitgehend entängstigt. Das Asthma war wie vergessen, die Infektanfälligkeit reduziert, der Organismus durchwärmter und ergriffen. Eine neue Haltung dem Geistigen gegenüber war entstanden, was im Kollegenkreis Auseinandersetzungen und Einsamkeiten mit sich brachte, denen sich die Patientin jedoch gewachsen zeigte.

12. Kardiologie

Erkrankungen im Fachgebiet der Kardiologie sprechen oft gut auf Interventionen der Therapeutischen Sprachgestaltung an, was durch den direkten Zusammenhang von Atmung und der Herzaktivität verständlich wird [→ Kapitel XIII Forschung]. Insbesondere liegt großes Potential in der Therapie der primären arteriellen Hypertonie, der KHK und Arteriosklerose sowie bei allen Formen von Herzrhythmusstörungen und pektanginösen Beschwerden.

12.1 Blutdruckregulation durch Therapeutische Sprachgestaltung

Allgemeine Gesichtspunkte an Hand einer Fallvignette

Bei dieser normalgewichtigen, 78-jährige Patientin in gutem Allgemeinzustand trat in den letzten Jahren ein ansteigender Blutdruck mit Werten von bis zu 180/110 mmHg auf. Während eines Wellness-Aufenthalts normalisierten sich systolischer und diastolischer Blutdruck, um im gewohnten Umfeld wieder anzusteigen. Bei höheren Werten litt die Patientin unter Schlaflosigkeit, Kopfdruck und Unwohlsein. Seit dem 58. Lebensjahr besteht eine diagnostizierte und anthroposophisch-medikamentös behandelte

Makulopathie, die auch der initiale Überweisungsgrund war. Die begonnene antihypertensive Therapie mit β-Blocker brach sie aufgrund von Nebenwirkungen ab.

Die Sprachtherapie erfolgte mit dem üblichen Übungs- und Textmaterial, vor allem: *O-O-U / OM /* und Hexametersprechen mit Laufen der Längen, begleitet durch Heben und Senken der Arme mit dem Atemfluss [→ Kapitel IV].

Unter 20 Minuten täglichem Üben (fünfmal wöchentlich) und 1x tgl. 15 Tropfen Rauwolfia D1 (Weleda) stabilisierte sich der Blutdruck auf <140/ <90 mmHg bei regelmäßiger Messung. Die blutdruckbedingten Beschwerden verschwanden. Legt die Patientin Übpausen über zwei Wochen ein, steigt der Blutdruck wieder.

Der oben geschilderte Verlauf entspricht bekannten klinischen Erfahrungen in der Behandlung des essenziellen Bluthochdrucks im Alter mit Therapeutischer Sprachgestaltung. Sowohl die Übungszeit von 15-20 Minuten als auch die Regelmäßigkeit scheinen notwendig zu sein, um die Wirkung zu erzielen und aufrecht zu erhalten.[45] Dies korrespondiert mit Berichten zur Behandlung des Bluthochdrucks mit Ausdauertraining und Antihypertensiva, wo in beiden Fällen ein Absetzen der Behandlung zur Rückkehr der Symptomatik führt.[46,47,48] Auch reine Tiefatmung reduziert den Blutdruck bei gleich hohem oder höherem Zeitbedarf[49], aber ohne die geistig anregende und befriedigende Textbegleitung in der Behandlung mit Therapeutischer Sprachgestaltung.

Kürzlich fand eine amerikanische Studie eine signifikante Blutdrucksenkung mit Verbesserung der endothelialen Funktion und Reduktion von oxidativem Stress bei älteren Probanden mit mittlerem systolischem Bluthochdruck durch Training der inspiratorischen Muskulatur mit einem Gerät.[50] Die Versuchspersonen mussten in Blöcken von sechs Atemzügen gegen maximalen Widerstand durch ein Mundstück atmen, was nach sechs Wochen zu den überraschend positiven Resultaten führte. Die Blutdrucksenkung erhielt sich zu 75% auch nach einer Trainingspause von sechs Wochen. Bisher wurden diese Ergebnisse nicht repliziert, die Sorgfalt der Untersuchung lässt aber eine gute Allgemeingültigkeit erhoffen.

Dieses Studienergebnis ist auch vom anthroposophischen Verständnis des Blutdrucks her von Interesse. Der Blutdruck ist Ausdruck des Inkarnationsgrades des Astralleibes im Äther- und Physischen Leib. Da der Astralleib den Organen ihre Form gibt, ist sowohl Hypo- als auch Hypertonie potenziell kritisch. Während Hypotonie einen gewissen Gestaltverlust der Organe nach sich ziehen kann, führt Hypertonie gemäß diesem Verständnis zur vorzeitigen Gefäß- und damit Organalterung und verkürzt die Lebenszeit.[51]

Die in der Fallvignette genannten Sprechübungen vertiefen die Atmung und verstärken die kardiorespiratorische Koordination [→ Kapitel XIII Forschung], ohne den Einatmungswiderstand zu erhöhen. Damit wirken sie harmonisierend auf das rhythmische Binden und Lösen zwischen Astral- und Ätherleib, ohne einen mechanischen Trainingseffekt zu induzieren.

Ein solcher Widerstand kann das Eingreifen des Astralleibes beim Einatmen erschweren und somit dessen Wirkung auf die Organe reduzieren, was möglicherweise die oben beschriebenen Trainingseffekte erklärt, deren Wirkmechanismus bisher unbekannt ist. Inwiefern der Einbezug eines solchen Trainings in das Behandlungskonzept der Therapeutischen Sprachgestaltung bei Hypertonie sinnvoll ist, wäre durch zukünftige, alltagsrelevante Untersuchungen zu zeigen.

12.2 Tachyarrhythmie

Behandlungsdauer

18 Therapieeinheiten á 45 Minuten, wöchentlich

Ersteindruck

Der massive, schwere Leib erscheint wie ein zu großes Kleid, ungestaltet und wenig ergriffen. Die Artikulation ist außerordentlich schwach, die Atmung mühsam, vom Leib gebremst mit Nebengeräuschen wie Schnaufen und Zischen. Die tiefe Stimme wirkt wenig verinnerlicht, eher dröhnend, ungestaltet und um den Patienten herum. Keine Stütze im Lautbildungs-, Atem- und Stimmprozess vorhanden, der Patient agiert hektisch und nervös trotz einer gewissen Schwerfälligkeit.

Biographische und medizinische Aspekte

56 Jahre alter Patient, vor sieben Jahren kam es zu einem Totalzusammenbruch mit Erschöpfungssyndrom und linksseitigen Lähmungen, seitdem bestehen Tachyarrhythmie, Herzrasen sowie bei abfallender Pulsfrequenz Panikanfälle. Er kann dann kaum unwillkürlich atmen und bekommt deshalb Atemnot und Erstickungsgefühle. Zusätzliche Beschwerden: Magenkrämpfe, Nierenschwäche, Ischialgien, Neigung zu Depressionen.

Nach der Geburt erlitt er eine schwere tuberkulöse Meningitis. Zwischen dem achten und 14. Lebensjahr hatte er ein Nierenversagen und Lungen-Tuberkulose mit nachfolgenden langen Liegekuren. Da diese den Zeitraum der Atem- und Erdenreife betrafen, wo sich normalerweise ein verinnerlichter Atem-Puls-Rhythmus einstellt, lässt sich vermuten, dass in dieser erschwerten Inkarnationssituation die Ursachen liegen für ein mangelndes Ergreifen des Leibes durch die Atmung.

Befund nach HASADS

Haltung: Steife, durchgedrückte Knie

Atmung: Fehlende Atemstütze, der Patient wirkt dem Atemprozess gegenüber wie ausgeliefert, da dieser völlig verselbständigt neben der Sprache herläuft, statt im Laut gefasst zu werden.

Stimme: Guttural mit Brustresonanz, warm und dunkel, breit in der Färbung

Artikulation: Die verwaschene Artikulation bei einer minimalen Betätigung der Sprachwerkzeuge bietet dem Patienten keine Stütze für Atem- und Stimmführung. Besonders schwach entwickelt sind alle Lippenlaute. Ohne Führung und Kontur sind auch die Blaselaute.

Denken: Unauffällig

Therapieziele

Die zu wenig in den Leib hineingestaltende Seele in der Artikulationstätigkeit zusammenziehen und dadurch Atmung und Stimme verinnerlichen, letztere im Laut abstützen und individualisieren, das Ich durch die bewusste Lautbildung am Leib interessiert machen, die Atmung an der Sprache (Laute, Rhythmen und Bilder) orientieren und dadurch wieder einen freien unwillkürlichen Atemrhythmus herstellen, den Blutpol im Rhythmischen System (Puls, Herz) durch die Atmung bändigen, ordnen und rhythmisieren.

Therapieverlauf

Um die Leibesschwere durch die Atmung zu überwinden, werden anfängliche Bewegungsübungen in eine sprachorientierte Atmung übergeführt. Hierbei öffnet sich mit „Ach" der hintere und schließt sich mit „Uff" der vordere Raum.

Um Atem und Stimme im Laut zu zentrieren, erfolgen Übungen für eine schmale Mundstellung wie *„Pfiffig pfeifen pfäffische Pferde"* [→ Kapitel IV] (die Übung lässt sich auch mit Ersetzten der Vokale durch [ʉ] arbeiten), ferner *„Mäuse messen mein Essen"*.[52]

Strahliges (statt flächiges) Sprechen lässt sich anregen durch [s], [z], [d] und [t], wobei die Aktivität der Zungenspitze wichtig war, da der Patient zu sehr mit dem Zungenrand artikulierte. Zudem arbeiteten wir mit den Übungen *„Ist strauchelnder Stern"*, *„Tritt dort die Türe durch"*, *„Du zweifelst, du zürnest"* mit schmalen, zielgerichteten Gebärden. Ferner erfolgte mit den Lauten [u], [o], [b] und [m] eine schmale, energische Atemführung nach außen, um das Zusammenziehen der Lippen zu fördern.

Als Laut der Festigung nach innen verwendeten wir den Vokal [e] mit der Übung *„Lebendige Wesen treten"* [→ Kapitel IV] sowie das [i] für zielgerichtete Wirksamkeit nach außen. Der Patient musste lernen, die Stimme zurückzuhalten, bis der Konsonant gebildet war und stützen konnte.

Rhythmus: Vom Silbenschreiten zum jambischen Sprechen (v-), dann viel Hexameter für ein gesundes Puls-Atem-Verhältnis (4:1) mit der Dynamik vom schnellen Sprechen in die Verlangsamung, um dadurch zur Ruhe zu finden.

Gedichte: *„Der römische Brunnen"* (Conrad Ferdinand Meyer (1825-1898)) für das rechte Verhältnis von Empfangen und Geben (Herz). Die Fabel *„Das Ross und der Stier"* von Gotthold Ephraim Lessing (1729-1781) verbildlichte die Situation in Gestalt eines vergrößerten Blutwesens (Stier) gegenüber den Bewusstseinskräften (Ross). *„Morgenhell auf Gräserspitzen"* von Robert Hamerling (1830-1889) befördert ein filigranes Artikulieren, ebenso wie die Rolle der „Astrid" aus den Mysteriendramen von Rudolf Steiner.

Eine wirksame Herzübung von Christa Slezak-Schindler geht folgendermaßen: Den Laut [t] sprechen (von der Zungenspitze aus in den Atem einschlagen lassen), mit [a] einen Innenraum bilden und diesen mit [h] durchwärmen, dazu entsprechende sparsame Gesten in Mundnähe: [t]-[aʊ]-[h], dann umgekehrt: [h]-[aʊ]- [t].

Befund nach Abschluss der Therapie

Bereits nach zehn Therapieeinheiten wirkte die ganze Gestalt straffer und geführter in den Bewegungen bei deutlich verbesserter Artikulation; die Atmung erschien gelöster, die Stimme geführter, der ganze Mensch wie erleichtert. Der Patient ergriff von Anfang an sehr konsequent das selbständige Üben und setzt bis heute einige Übungen gezielt im Notfall ein, auch nachts, wenn sich Rhythmusstörungen oder Unruhe zeigen. Er ist weitgehend beschwerdefrei und macht den Eindruck, sein Leben und sich selbst besser im Griff zu haben, weil er auch Krisensituationen gegenüber stabil zu bleiben vermag.

Solange der Patient die Übungen im Notfall erfolgreich als „Medikament" einsetzt, bedarf er keiner Weiterbehandlung.

13. Gastroenterologie

In der Gastroenterologie hat sich Therapeutische Sprachgestaltung bei chronisch entzündlichen Darmerkrankungen, Colon irritabile, Gastritis, gastroösophagealem Reflux, Obstipation, funktionellen Darmbeschwerden, Sphinkterinsuffizienz und weiteren Diagnosen bewährt.

13.1 Colitis ulcerosa

Behandlungsdauer

22 Therapieeinheiten á 30 Minuten, wöchentlich, später weitere Auffrischungs-Blöcke verschiedener Länge, Beobachtungszeitraum fünf Jahre

Ersteindruck

Die Patientin ist zögerlich mit hölzernen Bewegungen. Man hat den Eindruck, als ob die Sprache an ihr kleben würde, sie öffnet den Mund wenig; kommt zur Therapeutischen Sprachgestaltung, weil der Arzt sie geschickt hat; eine Persönlichkeit, die sich zurücknimmt.

Biographische und medizinische Aspekte

43-jährige Patientin, Hausfrau mit starken Abgrenzungsschwierigkeiten. Ihr Mann beklage sich ständig über angebliche Unordnung im Haushalt, obwohl sie eine ordentliche Person sei. Sie habe große Entscheidungsprobleme. In der ersten Klasse wurde ihr zur Strafe auf die Fingerknöchel geschlagen, wenn die Aussprache nicht richtig war. Dadurch hatte sie zunächst ein gestörtes Verhältnis zur Sprache bei hysterischer Konstitution [→ Kapitel II.6.2 Neurasthenie und Hysterie]. Die Patientin bekam ab dem 30. Lebensjahr wiederholte Durchfälle, beginnend nach der Geburt des ersten Kindes. Lange keine pathologischen Veränderungen des Kolons, mit 40 Jahren Diagnose einer subakuten Colitis ulcerosa, nach weiteren drei Jahren starker Schub mit blutigen Durchfällen und Gewichtsverlust von 8 kg. Aufenthalt in der Ita Wegman Klinik, dort erster Kontakt mit Therapeutischer Sprachgestaltung, Medikamente: Mesalazin und anthroposophische Präparate. Zur Colitis ulcerosa kam eine Anämie, die der zuweisende Arzt als weitere Indikation für Sprachgestaltung wertete.

Befund nach HASADS

Haltung: Steif, aufrecht, zögerndes Schreiten, beobachtend, misstrauisch, Rhythmen militärisch starr laufend. Sie hatte ein „fremdes“ Verhältnis zu den Gliedern.

Atmung: Stockende Hochatmung, der Atem kann die Sprache nicht ergreifen und hinausführen.

Stimme: Unmoduliert, monoton, zuerst überhaucht, später auf Verlangen gleichmäßig laut. Sie empfindet nichts beim eigenen Sprechen, nur wenn sie Dinge vorgesprochen bekommt.

Artikulation: Zuerst alle Konsonanten schwach, durchgehend auffällig sind die unplastischen Lippenlaute. Das [v] wurde lange falsch, d.h. mit beiden Lippen gebildet.

Denken: Gegensatz zwischen sehr feiner Sprachwahrnehmung (in Italien habe sie wie eine Italienerin intoniert) und sehr schlechtem Auswendiglernen. Sie ist eine intelligent formulierende, differenzierte Frau.

Therapieziele

Möglichkeiten zu finden, die Sprache und damit das Seelische mit dem Körper zu verbinden. Dadurch soll sie die Abgrenzung gegenüber ihrem Mann lernen. Den Astralleib soweit stärken, dass er zusammen mit der Ich-Organisation seine gesunde Polarität im Körper wieder zurück erhält und die auflösende Tätigkeit im Stoffwechsel beenden kann. Sprachlich bedeutete dies, die Stimme an den Konsonanten (Stoßlaute) als Ausdrucksmittel ihrer selbst zu erleben, dem Atem seine Weite zurückgeben.

Therapieverlauf

Es wurden vor allem zwei Wirkungsarten verwendet:

Eine formend-plastische Sprache während der Colitis-Schübe bestand aus den Übungen *„Das er dir log uns darf es nicht loben"*, *„Ganz kurze krumme Christbäume kann man kaufen"* (Konstitutionsübung*)*, *„Kurze knorrige knochige Knaben"* und *„Komm kurzer kräftiger Kerl"*.

Diese Übungen begleiteten wir mit konzentrierten, körpernahen Gesten und entsprechenden Schritten. Besonders ein spürendes Stützen der Hände auf die Hüften bei *„Ganz kurze krumme Christbäume"* erwies sich als wirksam. So gelang es der Patientin nach der ersten Therapiephase, die besonders bei seelischen Belastungen auftretenden Colitis-Schübe immer schneller in den Griff zu bekommen. Durch diese Erfahrung gewann sie Vertrauen in ihre Selbstheilungskräfte und konnte der Angst vor einer erneuten Verschlechterung immer erfolgreicher entgegentreten. Im Beobachtungszeitraum von fünf Jahren gingen die Schübe stetig zurück und sie konnte bei den ersten Anzeichen längerer Durchfälle mit den erwähnten Übungen die Dynamik immer früher unterbrechen. In der Krankengeschichte fanden sich seit dieser Zeit keine Einträge mehr aufgrund der Colitis.

Eine ausstrahlend-kräftige Reihe, zur Förderung des Durchsetzungsvermögen und der Abgrenzung war *„Hitzige strahlige stachelige"*, *„Ist strauchelnder Stern"* und *„Erfüllung geht"* [→ Kapitel IV].

Im Weiteren leiteten wir die Therapie oft mit geschrittenen Distichen (Hexametern) ein. Weitere verwendete Gedichte waren *„Vermächtnis"* (Robert Hamerling), *„Heliand"* (Stabreimdichtung aus dem Mittelalter[53]), *„Steht ein Kirchlein im Dorf"* (Robert Reinick). *„Türmerlied"* aus *„Faust"* (Johann Wolfgang von Goethe) und Texte zu den vier Temperamenten.[54] Die Patientin übte von Anfang an konsequent während der Schübe. Nach zwei Jahren mit kurzen Therapieintervallen zur Auffrischung (ca. vier Einheiten jeweils) kam sie auch längere Zeiten ohne Sprachgestaltung aus. Sie konnte aber im Beobachtungszeitraum von fünf Jahren immer wieder auf die gelernten Elemente zurückgreifen oder nahm in ca. jährlichem Abstand wieder einige Stunden.

Befund nach Abschluss der Therapie

Die Patientin erlebte die Therapie als zentrales Element der ganzen Behandlung. Sie habe gelernt, die zur Krankheit führenden Tendenzen in sich zu erkennen und mit Hilfe der Sprachgestaltung immer weiter zu überwinden. Daraus gewann sie Selbstvertrauen und eine Ich-Stärkung, mit der sie bald auch ihrem Mann gegenüber souveräner auftreten konnte („Ich habe erkannt, dass vieles sein Problem ist..."). Trotzdem wollte und konnte sie ihre Ehe und das Familienleben aufrecht halten und sah in den gut gedeihenden Kindern ihre Entschlüsse bestätigt. Heute plant sie beruflich eine neue Ausrichtung, nachdem sich ihr Mann frühzeitig pensionieren ließ. Sie entwickelte ein lebhaftes Interesse für Dichtung und Sprache und begann, sich auch theoretisch mit der Therapie auseinander zu setzen.

Bemerkungen

Besonders interessant war die notwendige formende Arbeitsrichtung während der Schübe und die mehr strahlende Sprachführung dazwischen. Rudolf Steiner sprach im Vortrag vom 28. August 1923[55] von der notwendigen Polarität von Astralleib und Ich-Organisation im oberen und unteren Menschen. Dies bedeutet, dass eine ausstrahlende („antimonisierende") Tätigkeit im oberen, bewussten Menschen eine abrundende („albuminisierende") im unbewussten, unteren Menschen zur Folge hat und umgekehrt.

Im Falle der Colitis sind die ausstrahlenden Kräfte im unteren Menschen zu schwach geworden, was im Oberen einer mangelnden Formkraft entsprechen würde. Dieses Bild trat typisch bei dieser Patientin auf. Sie konnte die Lippenlaute kaum formen und die abrundenden Gaumenlaute waren ohne Kraft. Die therapeutische Ratio war also, die abrundenden Formkräfte im oberen Menschen sprachlich zu stärken, worauf die erste Reihe von Übungen abzielte. In den schubfreien Zeiten zeigte sich dann die therapeutische Notwendigkeit, sprachlich das umgekehrte Prinzip anzuwenden. Dies ergab sich nicht aus Überlegungen, sondern aus der Wahrnehmung der Patientin. In Zukunft wäre eine Erweiterung des künstlerischen Erlebens durch Mal- oder Musiktherapie möglich.

Bericht der Patientin, fünf Jahre nach Therapiebeginn

„Durch die Sprachgestaltung, mit der ich erstmals in der Ita Wegman Klinik konfrontiert wurde, bekam ich vor allem innere Stärke. Mein ausgesprochenes Harmoniebedürfnis lies es vorher nicht zu, Spannungen auszuhalten. Mir fehlte die Kraft dazu. Durch die gewonnene Ruhe lernte ich mich nach außen besser abzugrenzen. Dies erlaubt mir wiederum, mehr auf meinen Körper zu hören und auch regelmäßig, ohne schlechtes Gewissen, z. B. eine Mittagspause einzuschalten. Meine Durchfälle, die damals vier- bis sechsmal pro Jahr kamen und jeweils vier bis acht Wochen dauerten, kenne ich nicht mehr."

14. Rheumatologie

14.1 Sarkoidose[56]

Behandlungsdauer

Ab Erstdiagnose vier Jahre ambulant, alle 14 Tage für 30 Minuten, ca. 20 Therapieeinheiten jährlich

Ersteindruck

Kleinere, aufrechte, grauhaarige und braunäugige Dame mittlerer Statur mit festem Händedruck, klarer Orientierung und nüchtern-herzlicher Lebenseinstellung

Anamnese, Diagnosen und Behandlung

76-jährige ehemalige Pädagogin in gutem Allgemein- und normalem Ernährungszustand, Größe 156 cm, Gewicht 60,5 kg, Weißkittel-Hypertonie (unauffälliges 24h-Blutdruckprofil), Pulsfrequenz 73/min, Sauerstoffsättigung (SpO_2 96 %). Die anthroposophisch hausärztlich bekannte Patientin klagte ab 2014 über Sehstörungen, die zur Diagnose einer Panuveitis führten. Ab dieser Zeit erlebte sie auch eine für sie untypische depressive Verstimmung mit häufiger Müdigkeit und allgemeinem Krankheitsgefühl, die bis 2017 symptomatisch behandelt wurden. Ab Frühjahr 2017 erlitt die Patientin eine Gewichtsabnahme von fünf kg innerhalb von vier Monaten mit zunehmender Belastungsdyspnoe, die nach einem initialen Verdacht auf Lungenkarzinom im Oktober 2017 zur Diagnose einer Sarkoidose mit Multiorganbefall, aber ohne Hinweise auf kardiale Beteiligung, führte. Unter Therapie mit Cortison kam es im Anschluss an den Gewichtsverlust zu einer Gewichtszunahme von zehn kg in zehn Monaten, wie auch zu einer Femurkopfnekrose mit Hüftoperation 2020. Heute ist der Gewichtsverlauf stabil bei einem BMI von 25 kg/m^2. Im April 2019 trat ein Piriformis-Syndrom rechts mit immobilisierenden Schmerzen auf, und 2018 kam es zu osteoporotischen Wirbelkörperfrakturen Th12, L1, L2. Status nach Karpaltunnel-OP beidseits.

Heute kann die Patientin mehr als 15 Treppenstufen auf einmal steigen. Husten ist sehr selten und ohne Auswurf. Es bestehen aktuell keine vermehrten Muskel- oder Gelenkschmerzen und keine Augenentzündung. Keine gastrointestinalen oder urogenitalen Beschwerden, kein Nachtschweiß, kein Fieber. Fachärztliche Beurteilung 2021: „*Der Patientin geht es sehr gut. Die Dyspnoe ist stabil, im Februar wurde ein CT der Lunge gemacht, dabei waren die Granulome rückläufig. Klinisch insgesamt stabile Verhältnisse. Die Dyspnoe ist aktuell im Stadium II-III nach NYHA.*“

Sarkoidose-bezogene Differenzialdiagnosen im Verlauf

Sarkoidose mit Multiorganbefall, Erstdiagnose 10/2017, chronische Niereninsuffizienz KDIGO-Stadium 3b bei Status nach akuter Niereninsuffizienz mit Hyperkalzämie und Hyperkalziurie 10/2017, chronische Panuveitis, progrediente Anstrengungsdyspnoe im Rahmen der Erstdiagnose mit Diffusionsstörung in der Lungenfunktion

Lunge
Bildgebung: CT-Thorax 09/2017: Bihiläre Lymphadenopathie und pulmonale Mikronoduli
PET-CT 10/2017: Moderat metabolisch aktive Lymphknoten im Mediastinum, hilär bds. zervikal bds., intensive Anreicherung in der Milz. Im PET-CT 2/2021 waren diese Befunde regredient.
Bronchoskopie 10/2017: EBUS-TBNA vereinzelte kompakte nicht-nektrotisierende Granulome, keine malignen Zellen
BAL Lingula: CD 4+/CD 8+ Ratio 31.2

Spirometrie 05/20: Normale dynamische und statische Lungenvolumina, leichtgradige Diffusionsstörung, keine Obstruktion, keine Restriktion (FVC 2.54 l (103 % Soll), FEV1 1.95 l (102 % Soll), TLC 4,64 l (103 % Soll)
Diffusionskapazität DLCO: 10/2017: 71 %, 04/2018: 51 %, 04/2019: 80 %, 07/2019: 77 %, 05/2020: 71 %

Augen
Chronische Panuveitis, Erstdiagnose 2014, ophthalmologische Kontrolle 03/2019: anamnestisch unauffällig

Niere/Kalzium
Serumkalzium 10/2017: 3.2 mmol/L (Ref.2.20–2.55), im Verlauf Normalisierung der Serumkalziumwerte
24-h-Sammelurin 10/2017: Hyperkalziurie mit 9.59 mmol/24h, im Verlauf 05/2018: 0.56 mmol/24h >01/2019: 1.82 mmol/24h
06/2021: stabile Nierenfunktion mit einem Serum-Kreatinin-Wert von 102 µmol/L (Baseline-Kreatinin 106–130 µmol/L) bzw. eGFR von 43 ml/min und einer adäquat gesammelten Kreatinin-Clearance von 46 ml/min, keine Proteinurie und keine Erythrozyturie

Herz
10/2017: EKG normokarder Sinusrhythmus, Frequenz 73/min, keine Ischämiezeichen, keine Repolarisationsstörung, QTc 380 ms
12/2017: Echokardiografie: Konzentrische Hypertrophie des linken Ventrikels, Linksventrikuläre Auswurffraktion (LVEF) 60 %, rechter Ventrikel normal in Dimension und Funktion. Pulmonaler Druck normal. Kein Hinweis für kardiale Sarkoidose bis zum Ende der Beobachtungszeit,

Lipidprofil mit erhöhtem LDL-Wert von 6,13 mmol/l.

Schulmedizinische medikamentöse Therapie

Akutphase

- Prednisolon Augentropfen 10/2017–01/2018
- Calcitonin (Nasenspray) 10/2017–01/2018
- Prednisolon p.o. 40 mg/d mit Regressionsschema 11/2017–04/2019

Medikamentöse Therapie

Pneumologin	Hausarzt
■ *Iscucin Salicis*® (A, B, C) (WALA): 2 Amp./Wo. für je zwei Wochen im Wechsel mit	■ *Hepatodoron*® Tabl. (Weleda): 0-0-0-4
■ *Beryll D15* (Weleda): 2 Amp./Wo. für vier Wochen	■ *Circosan*® (Padma): 1-2 Kps. 1-1-1-0
■ *Pulmo/Mercurius* (WALA): sonntags 1 Amp.	■ *Cartilago comp.* (WALA): Glb. velati 20-0-0-20 für drei bis sechs Monate
■ *Roseneisen/Graphit* Glb. velati (WALA): 10-0-10 tgl.	■ *Hypericum comp.* Dil. (Ceres): Tr. 10-0-10-0
■ *Phosphorus* D5/*Tartarus stibiatus* D3 Tr.: 10-0-0 für vier Wochen	■ *Plumbum mellitum D12* Tabl. (Weleda): 4-0-4-0 für vier Monate
■ *Equisetum cum Sulfure tostum* D6 Trit. (Weleda): 2 x 1 Msp. tgl.	■ *Biodoron*® 5 % Tabl. (Weleda): 1 Tabl. 1-0-0-0
■ *Meteoreisen* Glb. velati (WALA) bei Infektexposition	■ *Rheumodoron* 102A Dil. (Weleda): 25-25-25-25
■ *Crotalus terrificus* D30 (Weleda), 1 Amp. einmalig, paravertebral C7	
■ *Betonica* D3/*Rosmarinus* D3 *aa* (Weleda): 1 Amp. einmalig, paravertebral C7	

Weitere Therapien

Phasenweise wöchentlich Physiotherapie für den Nacken, Rhythmische Massage und Heileurythmie, Osteopathie einmal monatlich

Befund nach HASADS

Haltung: Untersetzte, altersentsprechend harmonisch gebaute Patientin mit Einschränkungen der Beweglichkeit in der Wirbelsäule durch Wirbelkörperfrakturen L1, L2, Th 12, die heute weitgehend schmerzfrei sind. Coxarthrose beidseits mit Femurkopfnekrose 03/2019 im Rahmen der Cortisontherapie. Nach Totalendoprothese des linken Hüftgelenks im Februar 2020 fast schmerzfrei. Die Patientin legt längere Strecken mit Wanderstöcken zurück. Während der Berichtszeit wurde an beiden Handgelenken ein Karpaltunnelsyndrom operiert. Sie zeigt deutlichen Augenglanz, der Hautturgor ist jugendlich für ihr Alter. Im Verlauf der intensiven Glukokortikoidtherapie wurde das Gesicht aufgedunsen, was sich nach deren Ende vollständig zurückbildete. Die Patientin führt die angeleiteten, sprach- und atembegleitenden Bewegungen sehr gewissenhaft aus und neigt dabei zu einer gewissen Verspannung. Sie ist stärker auf den vorderen Raum hin orientiert und muss immer wieder auf die Weitung und Öffnung ihrer Armgesten hingewiesen werden.

Sie zeigt sich im Umgang mit ihrem Körper aufmerksam und realistisch im Einschätzen von Grenzen der Belastbarkeit und Beweglichkeit. Dieser Umgang und ihre Dankbarkeit und Schwingungsfähigkeit weisen auf eine hohe, im Laufe des Lebens erworbene Ich-Kompetenz hin.

Atmung: Drei Jahre nach Erstdiagnose der Sarkoidose verbesserten sich die Lungenfunktionswerte unter regelmäßigem Üben von Therapeutischer Sprachgestaltung im Rahmen des gesamten Behandlungskonzeptes wieder fast auf die Werte vor der Erkrankung, nachdem 2018 nach ersten Ausschleichen der Glukokortikoidtherapie eine Verschlechterung eingetreten war. Die Patientin tendiert unter Belastung immer noch zur Hochatmung, die in Ruhe durch ihre gute Aufmerksamkeit auf die Atemtiefe weitgehend einer gesunden Mischatmung weicht. Die häufigste Korrektur bei den Atemübungen betrifft ihre ungenügende Einatmung – sie nimmt sich nicht ohne Weiteres ausreichend Zeit dazu, obwohl die Armbeweglichkeit nicht eingeschränkt ist und die Atmung sehr unterstützt (s.u.).

Stimme: Die Patientin besitzt eine gutsitzende, warme Stimme mit altersentsprechenden Modulationseinschränkungen. Sie neigt beim Rezitieren zu Hochtönen, die ihrer Freude und Begeisterung für schöne Texte entstammen. Andererseits ist ihre Stimmführung oft durch großen Ernst und Konzentration geprägt. Sie übt regelmäßig und nimmt die Therapie von 30 Minuten alle zwei Wochen gerne in Anspruch, um unerwünschte Muster zu korrigieren. Ihr Stimmkern ist deutlich präsent und von der Feuerseite eines cholerisch-melancholischen Temperamentes geprägt.

Artikulation: Spontan ist die Artikulation ausgewogen und klar, mit Betonung auf den Zahn/Zungen- und den Gaumenlauten. Die Lippenlaute brauchen Pflege. Die Patientin spricht das [R] stets im Gaumen und beherrscht keine vordere Version des Lautes. Lippenlaute helfen der Patientin beim Inkarnieren bis in die Peripherie und zur Atemkontrolle.

Denken: Die Patientin drückt sich differenziert und reflektiert aus. Sie kann jederzeit über ihren Zustand Auskunft geben, ohne diesbezüglich mitteilsam zu sein. Auch hier zeigt sich ihre Ich-Kompetenz im Gleichgewicht zwischen Innen- und Außenorientierung.

Sprachwahrnehmung: Wort- und Gedankensinn präsentieren sich in der Therapie aktiv und voll entwickelt. Sie nimmt wesentlich mehr wahr als sie spontan umsetzen kann, was einer normalen bis überdurchschnittlichen Sinnesleistung gleichkommt. Der Ich-Sinn schwingt fein und interessegeleitet zwischen dem Wahrnehmen des Gegenübers und dem eigenen Selbst.

Zusammenfassend wirkt die Patientin als ein Mensch mit großen Herausforderungen durch ernsthafte, degenerative Erkrankungen, die auch innere Organe betreffen. Komplementär dazu ist ihre innere Stärke, die sich in Sprachkraft und hoher Ich-Kompetenz äußert. In der Atmung begegnen sich beide Kräfte als Möglichkeiten und Herausforderungen.

Therapieziele

1. Begleitung und Besserung der krankheitsbedingten Einschränkungen der Lungenfunktion und anschließend möglichst Erhaltung der Fortschritte
2. Textbasierte Begleitung der eingreifenden medikamentösen Therapie durch spirituelle Inhalte
3. Verbesserung der eingeschränkten Beweglichkeit und Schmerzbelastung in der LWS und den Hüftgelenken in Ergänzung zur phasenweisen Osteopathie, Heileurythmie, Massage und Physiotherapie

Therapieverlauf

Übungen und Texte

Übungen [→ Kapitel IV sofern nicht anders referenziert]: *„Ganzzzzzz“*, *„Hüft-L“*[57], *„OM“*, *[f]* zum ganz Ausatmen im Sitzen, *„Ha“*[58], „K-L-S-F-M“, *„Wirklich findig wird ich“* stehend, mit festem Schritt [r] oder [l]. Anschließend den Arm mit der Einatmung bis über den Kopf führen, einen Stern darüber empfinden und den Arm mit klingendem Sprechen der Zeile senken. *„Mo-Le-Le“*, Einatmung: Arme bis Mitte heben. Ausatmung: Sprechen und Arme senken. Lang-kurz-kurz (Daktylus), drei Wiederholungen auf eine Ausatmung, Einatmung auf die Länge eines Daktylus. In guten Phasen begleitendes Laufen der Längen (Silbe: Mo). *„Richtig recht rechnen“* mit atembegleitendem Heben und Senken der Arme, *„Ich atme Kraft des Lebens“*, *„Sprache sprechen“*, *„An den Gestaden von Argos“*[59] mit Heben und Senken der Arme im Hexameter-Rhythmus, *„Abracadabra“*, *„Erfüllung geht“*, *„In den unermesslich weiten Räumen“*, *„Sturmwort rumort“*, *„Es streben der Seele Gebete“*, *„Barbara saß nah am Abhang“*[60], *„Aber ich will nicht dir Aale geben“*, *„O schäl und schmor“*, *„Mein Ich trägt mich“*, *„Wärme weset um mich“*

Texte: R. Steiner: *„Planetentanz“*[61], J. W. von Goethe: *„Metamorphose der Pflanze“*[62], Susanne von Bonin: *„Gedichte zu den Jahresfesten“*[63]

Prozessbeschreibung

Die alleinstehende Patientin war schon zu Beginn der Behandlungsphase mit Therapeutischer Sprachgestaltung vertraut. Diese hatte ihr bei der Verarbeitung früherer schwieriger biographischer Erfahrungen geholfen und ihrer spirituellen und religiösen Ausrichtung eine Vertiefungs- und Ausdrucksmöglichkeit verliehen. So wünschte sie auch in der neuen gesundheitlichen Herausforderung, mittels Therapeutischer Sprachgestaltung als kontinuierliche Begleitung auf die auftretenden Probleme spezifisch einzugehen.

Jede Therapieeinheit begann mit dem jahreszeitlich entsprechenden Spruch aus dem „*Planetentanz*", gefolgt von situativ und symptomspezifisch eingesetzten Übungen. Zu Beginn der Therapiephase 2017 verlangten die zunehmende Atemnot und die progredienten Hüft- und Rückenschmerzen die meiste Aufmerksamkeit. Die Patientin praktizierte mehrmals täglich *F*- und *H-Übungen* mit Gymnastikband um den Brustkorb und hinter dem Rücken, dazu „*OM*" und „*Mo-Le-Le*". Als Vorbereitung und während der hochdosierten Cortisontherapie standen die mantrischen Texte zur inneren Stütze im Vordergrund. Die therapiebedingte Akzeleration der Osteoporose mit mehreren Wirbeleinbrüchen führte zu starken Rückenschmerzen, denen mit „*Ganzzz*" und „*Hüft-L*" immer wieder zu begegnen war. Die Patientin berichtete, nachts und morgens nur dank dieser Übungen aufstehen zu können. Nach der rückblickend zu schnellen Degression der Cortisontherapie kam es zu mehr Atemnot, wo Übungen wie „*Abracadabra*" und später „*Richtig recht Rechnen*" sowie „*Ich atme Kraft des Lebens*" ins Zentrum rückten. Gegen die Brustenge kam immer wieder der Laut A zur Anwendung („*Abracadabra*", „*Aber ich will nicht dir*", „*Barbara saß*", „*An den Gestaden von Argos*"). Die Dyspnoe hatte häufig eine Hochatmung und eine Tendenz zur Hyperventilation zur Folge, der mit „*KLSFM*" und „*Ich atme Kraft des Lebens*" über längere Zeit geübt (> 6 Monate) zu begegnen war.

Befund und Behandlungsergebnis im Verhältnis zu den Therapiezielen

Erstes Therapieziel: Begleitung und Besserung der krankheitsbedingten Einschränkungen der Lungenfunktion und anschließend möglichst Erhaltung der Verbesserungen

Die zunächst zunehmenden Einschränkungen der Lungenfunktion ließen sich im Rahmen des umfassenden Therapieprogramms auch durch das das tägliche Üben weitgehend aufrecht erhalten und später verbessern. Heute besteht noch eine leichtgradige Diffusionsstörung, nach einem zwischenzeitlichen Einbruch der Gasdurchlässigkeit nach der ersten Reduktion der Kortikoide.

Zweites Therapieziel: Textbasierte Begleitung der eingreifenden medikamentösen Therapie durch spirituelle Inhalte

Die Patientin fühlt sich getragen durch die spirituellen Inhalte und beherrscht die Texte jeweils auswendig, was für sie auch ein willkommenes Gedächtnistraining darstellt. Besonders während der nebenwirkungsreichen Kortikoidtherapie waren die Inhalte ein ständiger stützender und ermutigender Begleiter.

Drittes Therapieziel: Verbesserung der eingeschränkten Beweglichkeit und Schmerzbelastung in der Wirbelsäule und den Hüftgelenken in Ergänzung zu weiteren Therapien (Heileurythmie, Physiotherapie, Osteopathie phasenweise)
Die aus der Therapeutischen Sprachgestaltung weiter entwickelten sprachbegleiteten Bewegungsübungen (Sound-Informed-Movement[64]) erwiesen sich besonders beim Auftreten der therapieinduzierten Wirbel- und Gelenkkopfschäden als hilfreich zur Mobilisierung und Schmerzreduktion. Die Patientin setzte die Übungen sowohl regelmäßig als auch situativ (Aufstehen aus dem Bett) ein.

Diskussion

Die Sarkoidose ist eine multisystemische Erkrankung unklarer Ursache, die hauptsächlich die Lunge betrifft und mit der Bildung von nicht-nekrotisierenden, epitheloidzelligen Granulomen einhergeht.[65] Die Erkrankung tritt vordergründig im jungen Erwachsenenalter auf (20–39 Jahre) und zeigt eine Häufung bei Personen mit nordeuropäischer, westindischer oder afro-amerikanischer Abstammung mit einer Prävalenz von 10–20/100.000 Personen.[66]

Die häufigste Form der chronischen Sarkoidose betrifft die Lunge (90 %). Typische Symptome sind zunehmender Reizhusten, belastungsabhängige Atemnot, Gewichtsabnahme und geschwollene Lymphknoten im Lungenbereich. Das Immunsystem ist bei der Sarkoidose in typischer Art verändert. In der erkrankten Lunge finden sich vermehrt Alveolarmakrophagen und Lymphozyten. Die lymphozytäre Alveolitis weist aus Sicht der Anthroposophischen Medizin auf eine eher durch das Nervensystem dominierte Entzündung hin. Immunologisch sind die Zytokine bei der Sarkoidose typisch verändert.[67] Es lässt sich eine Dominanz der entzündungsfördernden Mediatoren vermuten, die im Falle der Spontanremission durch eine Induktion entzündungshemmender Zytokine abgelöst wird.[68] Woher eine solche selbstregulierende Antwort des Organismus kommt, ist bisher ungeklärt. Immunologische Selbstregulation kann als Tätigkeit der Ich-Organisation im Körper gelten, deren Aufgabe der Ausgleich des Verhältnisses von Innen- und Außenwelt im Menschen ist. Weitere wichtige Gesichtspunkte zur medikamentösen Behandlung der Sarkoidose aus anthroposophischer Sicht sind dem Havelhöher Sarkoidose-Therapieprotokoll[69] zu entnehmen, auf das sich auch die Behandlung unserer Patientin in Teilen abstützt. Aufgrund der anfänglichen Intensität und Progredienz der Symptome erfolgte eine Behandlung mit Corticosteroiden, die starke Nebenwirkungen verursachte und im Verlauf reduziert und später unter fortgesetzter anthroposophischer Behandlung ausgeschlichen werden konnte.

Warum die chronische Sarkoidose bei der geschilderten Patientin erst im höheren Alter von etwa 70 Jahren diagnostiziert wurde, ist offen, wobei die behandelnde Pneumologin aus der Anamnese einen wesentlich früheren, schleichenden Beginn der Erkrankung vermutete. Möglicherweise haben wir es mit einem erst im höheren Alter im ätherischen und physischen Leib angelangten Abdruck einer frühen, langjährigen, das Ich herausfordernden Belastung in der Biografie der Patientin zu tun.

Beide Komponenten, die notwendige Stärkung der körperorientierten Ich-Organisation und die gereifte Verarbeitung Biographischer Erlebnisse ließen eine Behandlung durch Therapeutische Sprachgestaltung als naheliegend erscheinen.

Die Therapie erwies sich, im Rahmen eines multimodalen Gesamtkonzeptes als tragendes Element, wobei die Möglichkeit, situativ auf Veränderungen der Symptome und des Allgemeinbefindens einzugehen, für die Patientin besonders wichtig war. Das Spektrum heutiger Therapeutischer Sprachgestaltung offeriert diese Möglichkeit, indem diese auf körperliche Beschwerden wie Atemnot, Brustenge oder osteoporosebedingte Schmerzen mit sprachlautbasierten Übungen eingeht, aber auch dem Ich durch die Pflege durchlebter, künstlerischer Inhalte eine Reorientierung und gesunde Distanzierung vom erkrankten Körper erleichtert.

Therapieergebnis aus Sicht der Patientin, zwei Jahre nach der Erstdiagnose

„Mit den Sprachübungen habe ich schrittweise erlebt, dass ich beim Gehen weniger außer Atem kam und beim Atmen freier wurde. Durch die Gebärden zum Sprechen erlebte ich, dass der Atem reicher wurde, dass sich die Lunge besser füllte und ich tiefer atmen konnte. Die Übungen machen mich frisch und ich fühle mich gesunder und wacher danach. Sie geben mir das Gefühl, etwas für mich tun zu können. Die Übung: Ich atme Kraft des Lebens spendet Kraft und macht bewusst, dass jeder Atemzug Kraft des Lebens wird; wenn dies einige Zeit täglich geübt wird, macht es tatsächlich die Lunge freier."

15. Gynäkologie

In der Gynäkologie bewährt sich Therapeutische Sprachgestaltung bei allen, die Menstruation betreffenden Beschwerden (wie z.B. Dys-, A-, Hypermenorrhoe), prämenstruellen Beschwerden, Beckenbodenschwäche, Uterusmyomen, Blasenentzündungen und Harninkontinenz sowie nach sexuellen Übergriffen und bei unerfülltem Kinderwunsch.

15.1 Integration der oberen Wesensglieder in den weiblichen Organismus durch Therapeutische Sprachgestaltung

Die nachfolgenden Anregungen bewährten sich in der Praxis bei unerfülltem Kinderwunsch, und weiteren gynäkologischen Beschwerden, die oft mit dem Verlust adäquater Identifikation mit weiblichen körperlichen und seelischen Qualitäten einhergehen. Betroffene schildern hohen Kontrolldrang in Richtung von Organisation und Planbarkeit des Lebens, erhöhten Leistungsdruck und Stress oder ein überstarkes „Retter"-Verhalten. Sie leiden bewusst oder unbewusst unter geringem Selbstwertgefühl, Mangel an liebevoller Selbstfürsorge und Vertrauen in sich und in das Leben.

Im HASADS-Befund zeigen sich ein erhöhter Muskeltonus, mangelnde Verbundenheit mit dem Leib, kalte Extremitäten, ein flacher Atem und häufiges Blockadegefühl im Solarplexus, weiter eine zurückgenommene oder feste Stimme mit Betonung der Nerven-Vokale [e] und [i], eine präsente Artikulation und eine gut strukturierte, oftmals intellektualisierte Gedankenführung mit überwacher Präsenz im Wahrnehmen und Hören. Zusammenfassend ist eine geringe Verankerung des Ichs im Physisch-Ätherischen des unteren Pols mit Überwachheit des Astralleibes zu beobachten, wodurch eine Schwächung des Ätherischen eintritt. Zudem liegt oft ein Mangel vor, die eigene astralisch-seelische Fülle kraftvoll, spielerisch, kreativ und schöpferisch auszudrücken.

Hier geht es um das Anfreunden mit zum Teil ungewohnten weiblichen Qualitäten des Körpers und der Seele mit allen Konsequenzen für die Lebensgestaltung. In ätherisch-astralische Bewegungsmotive übersetzt, zeigen sich diese weiblichen Aspekte kreisend, vertrauensvoll-fließend und rhythmisch-zyklisch.

Therapieziele sind: Verstärktes Erleben der eigenen Körperkraft und Lösen in die Schwerkraft, ein ausdrucksstarkes und freudiges Selbsterlebnis in der Stimme, ein Lauschen auf die Rhythmen des Lebens und eine neue Anbindung an die Himmelskräfte. Die Klientinnen sollen Eintauchen in die Ruhe, in die Sanftheit, in das Zarte und in diesen Qualitäten die Leitsterne des Guten, Schönen und Wahren entdecken.

Bewährte Übungen

Am Anfang handelt es sich darum, ins Lauschen zu führen, in geistesgegenwärtige Ruhe, welche die Integration in höhere, geistige Gesetzmäßigkeiten erleichtert. Hierfür bewähren sich die Übungen *„In den unermesslich weiten Räumen“* und *„Ich trage Ruhe in mir“* [→ Kapitel IV] sowie die Meditation *„Lasse tragen deine Seele“* und die Verbindung der Atmung mit dem Stern-Erlebnis [→ Kapitel XI Ethik]. Darüber hinaus eignet sich zur Steigerung der Geistesgegenwart und zum Lösen fester Vorstellungen (vor allem die Zukunft betreffend) die folgende Meditation von Rudolf Steiner für fünf Minuten am Morgen:

„Oben Licht als Vorstellung: *Ich war*
Im Haupt Licht als Vorstellung (wie die Aura im Haupt): *Ich bin*
Aus dem Haupt strahlendes Licht: *Ich werde sein.*“[70]
Hierbei wird die Zunge am LNDT-Punkt angelegt.

Modifiziert als Sprachübung (von Esther Böttcher):
Die Gestalt über die Körpermitte hinaus nach hinten lehnen: *„Ich war“* (Lösen der Arme nach hinten, mit gelöstem, fallendem Atem sprechen)

Die Gestalt über die Körpermitte hinaus nach vorne am Brustbein anlehnen: *„Ich werde sein“* (aktiv, jambisch, dabei zweimal mit den Händen vor dem Energiezentrum zugreifen)
Aufsuchen der Körpermitte zwischen Brustbein und Wirbelsäule: *„Ich bin“* (dabei die Hände auf das Brustbein legen und die zwei Worte „ins Herz tropfen lassen“, Nachruhe).

Diese Übung schafft Bewusstsein für die Qualitäten Loslassen, Aktivität und geistesgegenwärtige Ruhe.

Ebenso eignet sich zum Ankommen im Hier und Jetzt die Übung (von Esther Böttcher):

Sich einen Stern über dem Haupt vorstellen:
„Ich lasse die Vergangenheit los / Ich lasse die Zukunft los / Ich bin"

Hierbei die Arme nach oben zum Stern heben, beim Sprechen der ersten Zeile die Arme senken, wobei der Fokus auf dem hinteren Raum liegt, mit dem Gefühl, dass das Sternenlicht den Raum reinigt und erhellt; dasselbe für die zweite Zeile mit Fokus auf den vorderen Raum. Bei der dritten Zeile die Hände auf das Brustbein legen, das Sternenlicht einatmen und die zwei Worte „*Ich bin*" sprechend „ins Herz tropfen lassen", gefolgt von Nachruhe.

Einen zweiten Schwerpunkt bildet die Eingliederung in die Schwerkraft mit Verankerung des Ichs im Willenspol und sanfter Stimulation der Atemwurzel. Bewährt haben sich die Übungen „*Ma Mo Mu*" oder „*Hum Ham Häm Him*" (als Beckenübung), die „*L-Atmung*" [→ L-Programm in Kapitel IV] und der Stabreim von Wilhelm Jordan (1819-1904) zur Unterstützung des autonomen Ich-Erlebens: „*Nur ich bin ich und eigenes All*"[71] (kontraindiziert bei Schwangerschaft) [alle Übungen → Kapitel IV].

Allgemein lohnt sich in der Gynäkologie die Integration der Dimensionen von oben-unten (empfangend) und rechts-links (getragen sein). Die rechts-links Dimension kann beispielsweise mit schaukelndem, schwingendem Gang („Elefanten-Gang") und dem Erlebnis des Körperschwerpunktes oder im breiten Sitz oder Schneidersitz geübt werden. Im Kontrast dazu stünde der geradlinige, bewirkende und zielgerichtete Gang.

Übungen mit den Vokalen [a] (seufzend, lösend) und [u] (klingend durch den Körper tönend) sowie die Übungen „*A E I I O U*" und „*Mom-Mon-Mong*" [beide → Kapitel IV] eignen sich, um in ein sinnlich-sanftes und modulationsreiches, warmes Erlebnis der Stimme zu führen.

Zur Unterstützung von Selbstwirksamkeit, gesunder Abgrenzung und Polarisierung des Astralleibes sowie zum „Abatmen" überschüssiger Astralität eignet sich das freudige, lustvolle Spielen mit den Kommunikationsgesten, insbesondere der *wegwerfenden* Geste [→ Kapitel IX Kommunikationsgesten]. Diese Technik eignet sich besonders für die prämenstruelle Phase.

Als begleitende Urbilder zur meditativen Vertiefung in die weiblichen Qualitäten, wie zum Aufsuchen des Guten, Schönen und Wahren, bewährt sich z.B. bei unerfülltem Kinderwunsch und zur Geburtsvorbereitung moderne Lyrik wie „*Nicht müde werden*" von Hilde Domin (1909-2006) und „*Immer sind es die Menschen*" (Rose Ausländer) oder das Gedicht „*Stilles Reifen*" von Christian Morgenstern. Ebenso lohnt es sich, die Beckenschale „als Bett für das Kind" innerlich herzurichten und zu empfinden, alternativ als „tragende Schale" oder als „Mondsichel" [→ Kapitel XI Ethik], die das göttlich-geistige Licht empfängt. Hierbei wird das seelisch-geistige Hineinsinken in den eigenen Innenraum des Leibes aufgesucht, in den „Hörraum des Uterus" eingetreten, so dass eine sanfte, behagliche Geborgenheit im eigenen Schoß erwacht, wie auch ein vertrauensvolles Lauschen auf die innere Stimme.

Förderlich ist hierfür die Übung „*Ma Mo Mu*" [→ Kapitel IV] oder ein seufzendes, gelöstes [a].

Der kraftvolle, in sich ruhende Innenraum belebt sich weiter durch meditative Vertiefung in das Bild der „Sixtinischen Madonna“ von Raffaelo Santi (1483-1520). Rudolf Steiner empfahl gegenüber diesem Bild: *„Sich vorstellen, dass sie sich allmählich verkleinert und in mein Herz einzieht, während aus der Hauptfigur und den Köpfchen im Hintergrund Kraft ausströmt.“*[72] Diese knappe Anleitung erfährt Unterstützung durch die Atemführung, indem in der Vorstellung das Bild eingeatmet wird und mit der Ausatmung das Bild ins Herz einströmt. Hierbei ist zu erleben, wie sich zum lichten Zentrumsgefühl im Herzen der „Schoß des Himmels“ auftut in Form einer Umkreiskugel, als Gestalt des Göttlichen und Ganzen.

Else Lasker-Schüler (1869-1945) griff das Motiv der Umkreiskugel in dem Gedicht „*Gebet*“ auf: *„O Gott, schließ um mich deinen Mantel fest; / Ich weiß, ich bin im Kugelglas der Rest, / Und wenn der letzte Mensch die Welt vergießt, / Du mich nicht wieder aus der Allmacht läßt / Und sich ein neuer Erdball um mich schließt“.* [73]

Auch das Märchen *„Die Sterntaler“* der Brüder Jacob (1785-1863) und Wilhelm Grimm (1786-1859) unterstützt mit seiner nährenden Bild- und Satzstruktur das Erlebnis von All-Eins-Sein, Geborgenheit und Vertrauen in das Leben.

Anknüpfend an das Kugel-Erlebnis empfehlen sich ferner die Hexameter *„Siehe wie goldenes Licht“* und *„Mo-Le-Le“* sowie die Silbe *„OM“*, die auch geeignet sind, das oft zu wache, geradlinige Tagesbewusstsein der Klientinnen in ein wohltuendes und entspanntes „Wach-Traumbewusstsein“ zu leiten [→ Kapitel IV].

Durch regelmäßiges Üben entwickelt sich ein positives Bewusstsein des unteren Bauchraums, ein Gehalten-Sein im unteren Becken mit tiefer, ruhiger Atmung und warmem Stimmklang. Seelisch-geistig erleben solche Klientinnen oft verstärkte Sensibilität, Empathie und Offenheit gegenüber dem Kommenden. Vertrauen entsteht und Geborgenheit mit dem Gefühl, „nicht mehr alles allein tun zu müssen“, sondern in der (göttlichen) Gnade zu stehen. Hinzu kommt eine stärkere Verbundenheit mit den Rhythmen des Lebens.

Oftmals führen solche Übungen zur erwünschten Schwangerschaft oder bei physiologischer Unfruchtbarkeit in friedvollere Schicksalsergebenheit; Wege für geistig-seelische Schöpfungsprozesse öffnen sich.

15.2 Dysmenorrhoe

LEILA ALLEN

Behandlungsdauer

Einzelne Sitzungen sowie eine Gruppenstunde im Rahmen einer Pilotstudie in der berufsqualifizierenden Ausbildung in Therapeutischer Sprachgestaltung

Biographische und medizinische Aspekte

25-jährige Frau, bis zur neunten Klasse regelrechte Menstruation mit einer Periode von 28-40 Tagen, ab dann starke Schmerzen am ersten Tag der Periode mit Erbrechen und Bewegungseinschränkung, Schwäche und Bettlägerigkeit. Während der Schulzeit habe es eine Phase der Schmerzfreiheit gegeben, mit Beginn des Studiums sei die Dysmenorrhoe jedoch erneut aufgetreten. Sie halte die Schmerzen überwiegend aus und nehme selten Analgetika und keine oralen Kontrazeptiva.

Therapieziel

Reduktion der Dysmenorrhoe

Befund nach HASADS

Haltung/Erscheinung: Große, schlanke Gestalt. Sie ist oft sehr blass und geht in langsamem, gleichmäßigem Tempo mit leicht gebeugtem Oberkörper und straff gehaltenen Schultern.

Atmung: Langsame, gleichmäßige Ruheatmung mit hörbarer Einatmung nach einigen gesprochen Sätzen

Stimme: Tiefe Stimme mit Ansatz im Gaumen

Artikulation: Klare Artikulation mit teilweise hart abgehacktem Sprechimpuls

Denken: Strukturierte Gedankenführung

Therapieverlauf

Die Klientin war instruiert, die nachstehenden Übungen für fünf bis zehn Minuten täglich an den Menstruationszyklus angepasst zu üben, so dass zwei Übphasen und die Akutintervention resultieren.

In der ersten Phase nach Abklingen der Menstruation wird der Ätherleib unterstützt durch die Übungen *„In den unermesslich weiten Räumen"* und den Vokal [u] mit nachfolgender Ruhepause von mindestens fünf Minuten. Die Durchführung der Übung *„In den unermesslich weiten Räumen"* erfolgt in drei Stufen einschließlich der Nachruhe [Übungen → Kapitel IV].

Das [u] sprechen wir siebenmal. Wir heben zur Einatmung die Arme parallel über den Kopf und senken diese beim Sprechen.

In der zweiten Phase, ca. drei bis fünf Tage vor Einsetzen der Menstruation, arbeiten wir ein Gedicht, das viel Atem verbraucht und sich eignet, laut und mit Antipathie (*wegwerfender* Geste) zu sprechen, zum Beispiel den Prolog zum Gedichtband „In Phantas Schloss" von Christian Morgenstern. Als Akutintervention bei Krämpfen bewährt sich das Hexameter-Schreiten [→ Kapitel IV].

Die Probandin übte während des Beobachtungszeitraums über mehrere Monate hinweg regelmäßig, jedoch nicht täglich und zum Teil mit Pausen von bis zu einer Woche, da sie „nicht genug Willen" hierfür hatte.

Befund und Behandlungsergebnis im Verhältnis zum Therapieziel

Seit dem regelmäßigen Üben ist sie ruhiger. Die Schmerzen während der Menstruation waren nicht mehr so stark auf einen Tag fokussiert und von geringerer Intensität. Das Gefühl, nach der Regel vollständig ausgelaugt zu sein, verringerte sich deutlich und die Menstruation wurde regelmäßiger. Durch das regelmäßige Üben entstand ein stärkeres Bewusstsein des unteren Abdomens mit zunehmend tieferer Atmung. Akut linderten sich die Menstruationsbeschwerden durch den Hexameter deutlich, jedoch war zum Üben ein hohes Maß an Überwindung notwendig.

Diskussion

Diese Übsequenz prüfte Leila Allen in ihrer Abschlussarbeit der berufsqualifizierenden Ausbildung in Therapeutischer Sprachgestaltung an der ehemaligen Dora Gutbrod-Schule in Basel mit fünf Frauen. Weitere Erfahrungen mit dem vorgeschlagenen Vorgehen liegen über viele Jahre durch andere Kolleginnen vor. Insgesamt zeigt sich bei betroffenen Frauen häufig eine Verbesserung der Symptomatik, wobei deren Ausmaß von vielen Faktoren abhängt, insbesondere dem regelmäßigen Üben sowie ausreichender therapeutischer Begleitung zum vollständigen Erlernen der Übsequenzen.

16. Onkologie

Viele Patienten und Patientinnen mit onkologischen Diagnosen profitieren von Therapeutischer Sprachgestaltung im Rahmen eines multimodalen Behandlungskonzeptes.

16.1 Mamma-Karzinom

Behandlungsdauer

Ca. 36 Behandlungen pro Jahr à 30 Minuten, einmal in der Woche

Ersteindruck

Die Patientin ist eine große und schlanke alleinstehende Frau mit grauen Haaren und blauen Augen. Sie wirkt zurückhaltend und höflich. Sofort fällt ihre leicht gebrochene, erhöhte und schwach modulierte Stimme auf. Sie leidet zeitweise unter starker Kurzatmigkeit und ist in der ersten Stunde sehr nervös. Sie möchte die Sprachgestaltung „mal ausprobieren". Insgesamt fällt ein inneres Stocken alles üblicherweise Fließenden bei ihr auf.

Biographische und medizinische Aspekte

62-jährige Patientin, pensionierte Lehrerin, hatte früher Neigung zu Depressionen, leidet zeitweise unter Schlafstörungen und vegetativer Dystonie. Sie empfindet Schwierigkeiten loszulassen, Menschen und Dingen hängt sie nach, auch wenn ein neues Lebensthema angesagt wäre. Sie ist wetterempfindlich und ein Morgenmuffel. Im Alter von 58 Jahren entdeckte sie einen Knoten in der Brust, der sich als Mamma-Karzinom erwies und eine Operation erforderlich machte. In der Familienanamnese findet sich Krebs im ersten Verwandtschaftsgrad. Der Astralleib wendet sich im Rhythmischen System nicht genügend nach außen und ergreift dadurch in krankmachender Weise den Physischen und Ätherleib. Die Ich-Durchwärmung in dieser Region fehlt.

Befund nach HASADS

Haltung: Große und aufrechte Gestalt mit zögerndem Gang, vor allem fällt auf, wie wenig sie sich mit der Gestalt in die Raumesrichtungen eingliedern kann. Sie wirkt auf sich selbst zusammengezogen. Der hintere Raum ist wie abgeschnitten, nach vorne hat sie wenig Willenskraft zu gehen. Im Oben-Unten überwiegt die erzwungene Aufrechte, das Spiel zwischen Höhe und Tiefe entfaltet sich nicht frei. Im Rechts-Links bleibt sie in engen Erwägungen, weite Gesichtspunkte, die ihr geistig möglich wären, bleiben ohne seelische Kraft. Die beschriebene Unfähigkeit, die Raumesrichtungen mit beseelten Gesten zu ergreifen, erwies sich als typisch für weitere Patientinnen mit Brustkrebs.

Atmung: Zeitweise starke, funktionell bedingte Kurzatmigkeit und Hochatmung. Sie benötigt eine wirklich vollständige Einatmung und Kraftgewinn durch gründliche Ausatmung.

Stimme: Die Stimme ist belegt und zurückgehalten, mit unangenehmer Härte bei verstärktem Einsatz. Der raue Ton ist konstitutionell bedingt und verschwindet häufig bei richtiger Atemtechnik. Seelische Verstimmungen schlagen sofort auf die Stimme.

Artikulation: Die Patientin neigt zum Überartikulieren, kräftige, harte Stoßlaute, hat Probleme mit stimmhaften Konsonanten und [r]. Sie ist unsicher bei der Bildung desselben, obwohl es in ihrem Dialekt gerollt gesprochen wird.

Denken: Zögerndes Aussprechen lange überlegter Inhalte und Probleme

Sprachwahrnehmung: Wache, selbstkritische Beobachtung der Sprache bei sich und anderen

Therapieziele

Weitung in alle Raumesrichtungen durch die Sprache, fühlendes Ergreifen derselben. Sie soll sich als berechtigte Bürgerin des Raumes um sich herum empfinden lernen und ihre Wünsche und Willensimpulse gestisch und sprachlich in diesen hereinstrahlen. Durch Vertiefung der Einatmung und Kräftigung der Ausatmung soll sich die Stimme aus der Einengung im Brust-Kehlkopf-Bereich befreien, die Patientin sich durch den draußen erlebten und gehörten Stimmklang auch über den Hörraum als Ich-Wesen vernehmen und erleben.

Therapieverlauf

In verschiedenen Übungssequenzen weiteten wir zunächst die Atmung nach hinten und unten in der Einatmung. Die folgende Ausatmung verbanden wir mit Schreitübungen, um sie in Fluss zu bringen. Daran schlossen sich Stimmübungen zum klingenden Erleben der Sprache an, die mit einem Text aus dem mittelalterlichen „*Heliand*" (frühmittelalterliches Großepos, das in stabreimenden Langzeilen das Leben Jesu Christi erzählt[74]) ergänzt wurden. Als besonders hilfreich erwies sich am Anfang die Übung „*Sprache Sprechen Spritzen Sprossen Sprudeln*"[75], deren Silben nach tiefer Einatmung im Silbenschritt nach vorne zu einem Ziel dirigiert wurden und jeweils ein Wort mehr pro Ausatmung gesprochen wurde. „*Brause prächtig prunkend / Durch das dortige Dickicht*" [→ Kapitel IV] erwies sich als hilfreich zur gerundeten Atemvertiefung. Die Patientin stellte sich hierfür sich selbst als Baum vor, führte die Arme aus lockerem Hängen mit der Einatmung bis auf Schulterhöhe und dann mit geführtem Senken oder federnden Sprüngen mit der Ausatmung nach unten. Weitere Übungssequenzen [wenn nicht anders angegeben → Kapitel IV] waren:

Verschiedene Distichen, z. B. von Johann Wolfgang von Goethe, Friedrich Schiller (1759-1805) und Gottfried Keller (1819-1890): *„Kurze knorrige knochige Knaben"*, *„Wage den Weg"* [76], *„Halt hebe hurtig"*, *„Du findest dich selbst"*[77], *„Mahomets Gesang"*, *„Redlich ratsam"*[78], *„Rauschende Reden"*, *„Richtig recht rechnen"*, *„Genesen werden stets"*, *„Die Liebestriebe"*[79], *„Waldlied"*.

Im Laufe der verschiedenen Übungssequenzen gelang es der Patientin, ihre Stimme zu befreien und die Atmung nach unten zu vertiefen. Sie begann bald, selbst zu üben und lernte, längere Gedichte mit Freude auswendig zu rezitieren. Nach einiger Zeit wurde es möglich, mit den starken Konsonanten [k] und [h] an der Atembasis zu arbeiten und die „Wurzeln des Atembaumes" zu erforschen. Dabei entdeckte sie starke Aggressionen, mit denen sie jetzt arbeiten wollte. Sie erzählte in Stunden, die nur dem Gespräch dienten, von ihren Lösungsproblemen und den Prozessen, die sie durchmachte. Oft gelang es, eine Unfähigkeit auch in der Sprache zu entdecken und dort an einer Verbesserung zu arbeiten. Sie freute sich immer an gelingenden und erworbenen Fähigkeiten.

In jedem Quartal arbeiteten wir ungefähr mit einer Übungssequenz, lernten sie zuerst im Nachsprechen, tasteten dann die in der Übung liegenden Möglichkeiten ab und führten sie zu individuellem Gestalten im Sinne der fünften Stufe des Therapieprozesses [→ Kapitel XI.6 Stufen therapeutischer Prozesse].

Bei vielen Übungen erreichte sie im Verlauf diese Stufe. Oft erlebte sie am Anfang ein ganz mechanisches und steifes Bewegen ihres Körpers und konnte dann durch mitspürendes Führen der Übung meist eine große Verbesserung erreichen.

Sie besuchte die Therapie mit großer Regelmäßigkeit und erlebte sie als konkrete Arbeit an der langjährigen unharmonischen Verbindung ihres Körpers mit der Seele.

Befund nach Abschluss der Therapie

In Bezug auf die Befreiung der Stimme kennt die Patientin jetzt den Zusammenhang zwischen der Atmung und ihrem Stimmproblem. Sie kann, auch beim Üben zu Hause, immer noch auftretende Schwankungen der Stimmung und Stimmbefindlichkeit bearbeiten. Sie erlebt eine vertiefte Atmung sowie ihre gesteigerte Fähigkeit, Gedichte zu gestalten. Allgemein sieht sie eine Grundlage geschaffen, die sie mit großem Interesse künstlerisch vertiefen möchte. Ihr Gesundheitszustand war im Beobachtungszeitraum stabil und sie begann eine Ausbildung in Laienseelsorge.

Bemerkungen

Bei dieser Patientin erwiesen sich Atmung und Stimme als Leitsymptome für die Therapie. Ihre Krankheitsdisposition äußerte sich deutlich auf diesen Gebieten. Durch die Arbeit an Stimme und Atem mit den Mitteln der Laute, Rhythmen und Inhalte erschloss sich dieser Lehrerin die Sprache als erlebnisvolles Phänomen neu. Sie war früher beruflich zwar an Sprache interessiert, aber auch resigniert. Ihr Entschluss, die Therapie im Sinne einer künstlerischen Arbeit fortzusetzen, ist zu begrüßen, da sich durch Jahrzehnte aufgebaute Probleme bei einer Patientin ihres Alters in der Beobachtungszeit zwar harmonisieren, aber noch nicht aufheben ließen.

Bericht der Patientin, zwei Jahre nach Therapiebeginn

„Die Therapeutische Sprachgestaltung, die mir von meinem Hausarzt empfohlen wurde, ist für mich eine wirkungsvolle Therapie. Weil ich die deutsche Sprache mit ihrer Ausdruckskraft und Lautmalerei liebe, schätze ich es, gerade damit arbeiten zu dürfen. Die Sprechübungen helfen mir freier, weiter und wacher zu werden, ein neues Körpergefühl aufzubauen, sowie den Raum um mich herum bewusster wahrzunehmen und einzubeziehen. Wenn ich mich müde oder antriebslos fühle, geht es mir nach Sprachübungen besser. Die vertiefte Ein- und Ausatmung löst Spannungen und belebt. Es macht mir Spaß, die einzelnen Vokale und Konsonanten in verschiedenen Lautverbindungen zu üben und so ihrem Charakter nachzuspüren. Der Therapeut zeigte mir in guten Gesprächen neue Gesichtspunkte und gab mir für meinen Reifeprozess nützliche Hinweise und Denkanstöße. Ich freue mich, dass ich weiter arbeiten darf."

16.2 Lungenkarzinom im Rahmen des ACCEPT®-Programms

OLIVER AVIANUS · CHRISTIAN GRAH

53-jährige Patientin mit nicht-kleinzelligem Lungenkarzinom, histologisch Adenokarzinom

Beobachtungszeitraum: 2,5 Jahre

Die Patientin stellte sich im Rahmen der Therapiegruppe „ARTs-Therapie, Therapeutische Sprachgestaltung"[80] in einem multimodalem Behandlungsprogramm bei Lungenkrebs (sog. ACCEPT®-Programm[81]) am Krankenhaus Havelhöhe (Berlin) vor. Dieses Therapiekonzept versucht, die leiblichen, seelischen und persönlichkeitsspezifischen Aspekte der Erkrankten anzusprechen und zuvorderst die eigenen Ressourcen im individuellen, einzigartigen Umgang mit der Krebskrankheit zu finden und zu stärken. Vor diesem Hintergrund sind die Kunsttherapien der Anthroposophischen Medizin ein wesentliches Instrument, die Behandlungsziele individuell zu realisieren und schließlich in einen heilsamen Prozess einzutreten.

Ersteindruck

Lebendige, wache Persönlichkeit mit starker Außenorientierung und einem guten Zugang zur eigenen Emotionalität und großer Reflexionsbereitschaft bezüglich ihrer Erkrankung

Biographische und medizinisch-menschenkundliche Aspekte

53 Jahre alte Patientin, ca. 1,7 Meter groß, aufgewachsen im Osten Deutschlands arbeitet sie als Schauspielerin. In ihren 20er Jahren habe sie eine Zeitlang stressbedingt ihre Stimme verloren. In dieser Zeit rauchte sie ca. sieben Zigaretten am Tag, ist jedoch seit Jahren karent.

Für soziale Belange engagiert, ist sie zwecks Auseinandersetzung mit dem Tod in einem Hospiz tätig, um mit ihren persönlichen, den Tod betreffenden Ängsten umzugehen. In ihrer Auseinandersetzung schafft sie es, sich innerlich klar von dem Krebs abzugrenzen und ihre eigene Integrität zu wahren.

Medizinische Diagnose und Therapie

Bei der Patientin wurde zirka 2,5 Jahre vor diesem zusammenfassenden Bericht die Diagnose eines Lungenkarzinoms gestellt. Zum Diagnosezeitpunkt lag ein fortgeschrittenes Krankheitsbild vor. Der Ausgangstumor lag in der rechten Lunge im oberen Lappen mit große Lymphknotenmetastasen auf beiden Seiten der Lungenwurzel sowie Metastasen in Leber und Lungenfell. Histologisch zeigte sich ein Nicht-Kleinzelliges-Lungenkarzinom vom Typ Adenokarzinom.

Die moderne Krebstherapie verfügt über Medikamente, welche die Wachstumsimpulse der Krebszellen blockieren können. Die oral applizierten Medikamente wirken in allen Organen. Dieser Behandlungsansatz ist nur bei wenigen Lungenkrebspatienten möglich, da die Konfiguration der Wachstums-Gene in den Zellen sehr selten einen solchen Behandlungsansatz zulässt. Eine betreffende Mutation der Krebszellen fand sich bei dieser Patientin, was eine entsprechende Medikation ermöglichte. Zusätzlich erhält die Patientin bis heute Therapien nach Gesichtspunkten der Anthroposophischen Medizin und ein Mistelpräparat. Sie begann eine ergänzende Therapie gemäß dem Havelhöher Behandlungskonzept nach dem ACCEPT®-Programm. Dieses besteht aus einem Schulungsprogramm mit psychoonkologischer Begleitung und anthroposophischer Kunsttherapie bzw. Therapeutischer Sprachgestaltung oder Heileurythmie.

In den folgenden Wochen verbesserte sich das Allgemeinbefinden der Patientin zusehends. Husten und Atembeschwerden bildeten sich weitestgehend zurück und auch die Krebsherde im Körper verschwanden bis auf geringe Reste. Auch 2,5 Jahre nach Beginn der Therapie geht es der Patientin sehr gut und sie fühlt sich, abgesehen von mäßiggradiger Erschöpfung und geringer Kurzatmigkeit, vollständig genesen.

Befund nach HASADS

Haltung: Aufrechte Haltung, sensibel in alle Raumesrichtungen mit guter räumlicher Abgrenzungsfähigkeit und vitaler Ausstrahlung, innerlich empfundene, große Erschöpfung

Atmung: Kurzatmigkeit beim Treppensteigen, das vollständige Ausatmen fällt ihr schwer.

Stimme: Kräftige, eher raue, etwas rauchige, tiefe Stimme

Artikulation: Gut geformte Artikulation, durch ihren Beruf als Schauspielerin professionell ergriffen

Denken: Sehr waches, wendiges und schnelles Denken

Sprachwahrnehmung: Sehr gute Sprachwahrnehmung, ausgewogen zwischen Fremd- und Eigenwahrnehmung

Therapieziele

Verlängerung der Ausatmung, damit auch Vertiefung der Einatmung, um eine gewisse seelisch-körperliche Neigung zur Festigkeit und Erstarrung in Fluss zu bringen. Lösen der leichten Überspannung, Führen der Rastlosigkeit in die Ruhe und der übermäßigen Außenorientierung ins Innere, Neuorientierung vom übermäßigen Schaffen im Außen hin zum inneren Nachreifen der eigenen Mitte. Die Atmung sollte diesen Prozess begleiten.

Aus der Erkenntnis ihres Schwerpunktes im Nerven-Sinnes-System suchen wir über die rhythmische Mitte in den mit Bewegung verbundenen Sprachübungen die Wärme des Stoffwechselpols.

Therapieverlauf

Die Patientin war in der Initialphase der Behandlung sehr motiviert, alle Angebote aufzunehmen und auszuprobieren. In diesem Rahmen fand auch die erste Begegnung mit der Therapeutischen Sprachgestaltung zunächst in einem Gruppenangebot statt, dem sie anfangs durchaus skeptisch gegenüber stand, nach und nach entdeckte sie jedoch dessen wohltuende Wirkung.

Es folgt eine spezifische Beschreibung der Mittel, Übungen und Texte, wie sie für die ARTs-Therapie, Anthroposophische Therapeutische Sprachgestaltung im Rahmen des ACCEPT®-Programms typisch sind [→ Kapitel IV]:

„Abracadabra"
Beschreibung: Die erste Zeile der Übung besteht aus einer sinnlosen, spätlateinischen Lautfolge, deren Ursprung wahrscheinlich im Aramäischen liegt und die in vielen Sprachen anzutreffen ist. Die zweite bis vierte Zeile fügte Rudolf Steiner als Varianten hinzu. Die Übung ist von sich wiederholenden Plosiva [b][d][k] und dem Konsonanten [r] dominiert und verwendet als einzigen Vokal das [a]. Das [a] ist der offenste und häufig erste Vokal (Mama, Papa) und kann die Offenheit der vorderen Sprachwerkzeuge (Ansatzrohr) auf die Bronchien übertragen. Die Plosiva unterstützen bei entsprechender Anwendung die physiologische Spannung und Entspannung beim Atmen und Sprechen, während das [r] die Vibration der Zunge auf die Thoraxorgane übertragen kann. Diese Wirkung verstärkt sich bei silbenhaft-federnd gesprochener Anwendung.

Wirkeffekte: Die Übung wirkt bei korrekter Anwendung vor allem günstig auf die Beweglichkeit des Zwerchfells. Sie entspannt die bronchiale Muskulatur und unterstützt das Abhusten von Bronchialsekret. Im funktionellen Zusammenspiel von Psyche und Körper bewirkt sie ein Sich-Selber-Ausdrücken in Klang und Laut. „Ich töne, ich zeige mich, ich durchwärme mich, ich gehe in (neue) Resonanz mit mir selbst." Die Übung setzt im Rhythmischen System an, gibt aber bis in zelluläre und Organfunktionen des Stoffwechsels Impulse, welche die Resonanz zwischen Stoffwechsel und Rhythmuskräften aktivieren und stärken.

Indikation: Bei Lungenkarzinom liegt oft eine geschwächte Abfederung und Schwingungsfreudigkeit im Rhythmischen System vor. Die Stoffwechselkräfte sind träge und adynamisch. Hauptindikation für diese Übung ist das Bedürfnis nach Schwingungsfreude und Dynamisierung des Stoffwechselpols über die Atmung.

„Ich atme Kraft des Lebens – In Luft verhaucht der Hauch"
Beschreibung: Der Sprechende soll mit dem ersten Satz alle Luft verbrauchen, dann in der Ausatmung verharren, bis er den Satz innerlich drei Mal gesprochen hat, und nach tiefer Einatmung mit dem zweiten Satz abermals alle Luft beim Sprechen abgeben. Dann sofort kräftig einatmen und dies bis zu siebenmal wiederholen. Die Übung beginnt mit dem Vokal [i], dem Laut, der den Menschen aufrichtet, ihm Richtung gibt und Freude im Sprechenden anregt. Dieses Licht wird durch das folgende [ch] von der Ausatmung übernommen („Ich"). Dem [i] folgt das öffnende [a] und die Zeile schließt mit dem festigenden [e]. Die zweite Zeile beginnt wieder mit dem [i] und bewegt sich nach vorne im [u] auf] [aʊ]. Die Konsonanten sind ausgeglichen, das Verharren in der Ausatmung bedarf intensiver Begleitung durch den Therapeuten. Die Atempause soll geprägt sein von freudiger Erwartung der Einatmung („Kraft des Lebens").

Wirkeffekte: Die Atempause wirkt stark konzentrierend und erzeugt ein Erlebnis, vergleichbar dem Durchgang durch ein Nadelöhr. Die nachfolgende tiefe Einatmung erinnert an den ersten Atemzug des Kindes, der das Seelisch-Geistige im Leib verankert und gleicht einem Geschenk. So führt die Übung die Ordnungskräfte der Ich-Organisation – gerade in der Atempause – intensiv in den Leib und kann dem Auseinanderfallen der Ordnung in der Karzinogenese entgegenwirken (Dies könnte an immunologischen Markern, z. B. Lymphozyten, nachweisbar sein). Die Ordnungskräfte äußern sich bei dieser Übung oft in Verbesserungen der Stimmqualität. Die Form- und Bewegungskräfte der Konsonanten stützen die Stimme und verankern sie durch die Atempause im Energiepol. Nach der Übung erleben Patienten oft neue Lebenslust und warme, lebensbejahende Willensimpulse.

Die Übung vermittelt einen positiven Inhalt und vertieft ihn während der Atempause meditativ. Sie lenkt die Aufmerksamkeit von defizitären Erlebnissen mit der Atmung auf deren Ressourcen und vermittelt Optimismus und Dankbarkeit. Das Training einer Atempause nach vollständiger Ausatmung wirkt einer latenten Hyperventilation bei Dyspnoe entgegen und kann die Hyperreagibilität der Schleimhaut in den Atemwegen vermindern.

Indikation bei Lungenkrebs: Die Übung wirkt der Karzinogenese (immunologisch fehlende Wachheit gegenüber entarteten Zellen im Organismus) entgegen. Die Ordnungskräfte (auch als Lichtqualität beschrieben) der Ich-Organisation wirken integrierend über den Astral- und Äther- in den Physischen Leib bis auf die Zellebene (ggf. auch immunologisch messbar, z. B. T-Lymphozyten). Dies entspricht einer Arbeit mit den Ich-Kräften im unteren Menschen (Ich-Organisation).

„Hinter mir liegt das Vergangene…"
Beschreibung: Die Übung ist im Versmaß des elegischen Distichons geschrieben. Eine Hexameterzeile wechselt sich mit einer Pentameterzeile ab. Der Inhalt weitet die Perspektive von der Gegenwart in Vergangenheit und Zukunft. Bei therapeutischer Anwendung ist die Übung während etwa fünf Minuten zu wiederholen. Das laute Sprechen des Textes mit begleitendem Laufen der Längen und fakultativ einer Armbewegung bewirkt eine hochgradige Koordination von Atmung und Herzrhythmus [→ Kapitel XIII Forschung].

Wirkeffekte: Die Einatmung erfolgt auf eine Zeiteinheit, die Ausatmung mit dem Sprechen auf drei Zeiteinheiten. Die Übung bringt durch das Schreiten den ganzen Menschen in Fluss. Der gedankliche Inhalt vermittelt sich über den Rhythmus an die Gliedmaßen und erzeugt eine lebendige Mitte zwischen den Polen von Denken und Wollen. Sie führt aus Erstarrungen heraus, löst Angst und erweckt Zukunftsoffenheit. Die oben genannte Gliederung des Atemzyklus entspannt und wirkt einer angstinduzierten Dominanz der Einatmung entgegen. Die Rhythmisierung überträgt sich bei längerer Wiederholung als tiefe und ruhige Atmung auch auf die Zeit nach dem Üben.

Indikation bei Lungenkarzinom: Die karzinogene Erstarrung und Verselbständigung des Wachstums ist eine pathologische Dynamik in der Lunge, deren Ursprung physiologisch im Nerven-Sinnes-System verortet ist. So lässt sich das Karzinom auch als Sinnesorganbildung an falscher Stelle beschreiben. Die Übung wirkt dieser pathologischen Kraft im rhythmischen Funktionsbereich entgegen und stärkt dessen autonome Kompetenz.

Erweiterungsübungen

- *„Farn-S":* Aufrichten ins Licht, Energie- und Atemfluss durch den ganzen Körper spüren
- *„OM"*: Den Atem vertiefen und beruhigen, sich eins mit der Welt fühlen
- *„Hier bin Ich"*: Im Hier und Jetzt ankommen, sich behaupten

Prozessbeschreibung

Im Verlauf der Behandlung schrieb die Patientin eine reflektierte, ideenreiche und humorvolle Auseinandersetzung mit den Themen Angst und Sterben, aber auch Heilung und Leben. Es fand ein intensiver Austausch innerhalb der Familie statt, sie machte sich viele Gedanken über die Vermittlung ihrer Krankheit und ihren Umgang damit bezüglich ihrer Eltern und Kinder.

Befund und Therapieergebnis

Der Krankheitsverlauf ist außerordentlich positiv zu bewerten. Man muss sich vergegenwärtigen, dass Patienten mit einem metastasierten Lungenkarzinom in der Regel trotz moderner Therapien nicht länger als ein bis zwei Jahre überleben.[82] Bei dieser Patientin ist auch 2,5 Jahre nach der Diagnosestellung kein Tumor mehr nachweisbar. Dieser Befund ist als sehr seltener und erfreulich positiver Verlauf zu werten. Wichtiger als die Frage nach der Überlebenszeit scheint uns in dem vorliegenden Behandlungsfall aber die Verarbeitungs- und Bewältigungsstrategie der Patientin im Umgang mit der lebensbedrohlichen Erkrankung. Die Übungen der Therapeutischen Sprachgestaltung mögen im „Konzert" der verschiedenen Therapien nur den Stellenwert eines kleinen Impulsgebers haben, aber auch die medikamentöse Behandlung einer Blockade der aktivierenden Mutation der Tumorzellen verläuft nicht regelhaft so positiv wie bei der vorgestellten Patienten. Somit erscheint die Frage berechtigt, welchen Einfluss die Resilienz- und der Sense of Coherence[83] für diesen Verlauf haben.

Die Therapeutische Sprachgestaltung scheint trotz verhältnismäßig geringer Intensität positive Immuneffekte gehabt zu haben, welche die aktive Mitgestaltung der Patientin im Krankheitsverlauf anregten[84] und damit ihre psychoneuroimmunologische Gestimmtheit veränderten. Um diese Beobachtung wissenschaftlich zu bestätigen, ist es erforderlich und indiziert, eine systematische Untersuchung des Stellenwertes der Therapeutischen Sprachgestaltung in der Behandlung des Lungenkarzinoms durchzuführen. Präliminäre Daten hierzu[85] unterstreichen diese Einschätzung.

Stellenwert des therapeutischen Verfahrens aus Sicht der Patientin

Die Patientin äußerte, dass „*Abracadabra*" ihre Lieblingsübung sei, da sie einerseits durch das Tönen, verbunden mit der Bewegung, nach außen gerichtet sei, andererseits nach innen durch die erforderliche Achtsamkeit. Das [a] empfinde sie wie ein „dehnendes Staunen". Durch den Schwerpunkt auf der Ausatmung erfolge ein starkes Loslassen, in der folgenden kurzen Einatmung ein „Zusichkommen". Durch die intensivierte Atmung entstehe ein Gefühl des Verbundenseins mit der Welt. Die Lautfolge rege die Phantasie an, sie fühle sich als Zauberin, als aktive Gestalterin ihres Schicksals.

17. Therapeutische Sprachgestaltung zur Ich-Orientierung in den palliativen Erkrankungsphasen[86]

Die Fähigkeit zu sprechen ist eine der zentralen Bewusstseinsleistungen des Menschen und umfasst die Sprache als Selbstausdruck, Gedankenträger und Kommunikationsmittel. Sprache im hier gemeinten Sinne schließt auch die prä- und nonverbale Kommunikation mit Geste und Stimme ein.

In den palliativen Phasen einer Erkrankung kommt der Sprache als Verständnis- und Orientierungsmedium große Bedeutung zu. Oft handelt es sich bei der Begleitung von Menschen in dieser Phase um Verzicht oder um Reduktion des gewöhnlichen Sprechens und um das Gewicht weniger, verdichteter Worte. So wie das Kind die Welt mit Ein-Wort-Sätzen betritt, so reduziert sich am Lebensende die Wortfülle im und um den scheidenden Menschen. Was ist ihm wesentlich im Abrunden seiner Biografie, was möchte noch ausgesprochen oder erlebt werden? „Ich begreife, dass ich nichts mehr zu verlieren habe und versuche, mich von alten verfestigten Vorstellungen zu befreien, um zu erkennen und zu tun, was mir wirklich wichtig ist." Diese Reise nach innen, um die Entdeckung vielleicht noch auszusprechen, kann die Therapeutische Sprachgestaltung begleiten und unterstützen. Hilfreich sind Atem- und Vokalübungen sowie Texte, die helfen, sich selbst zuzuhören und Emotionen zum Ausdruck zu bringen.

So leuchtet der Inhalt eines verdichteten Textes – wie ein Gedicht oder Spruch – immer stärker durch die vermittelnden Worte hindurch und bildet eine stille Brücke zum begleiteten Menschen. In dieser Situation ist es für Fachpersonen und Angehörige besonders wichtig, aufmerksam auf die wirklichen Bedürfnisse des Menschen zu achten und keine Texte oder Inhalte in guter Absicht überzustülpen. Auch die klassischen Übungen der Sprachgestaltung und -therapie stehen nicht mehr im Vordergrund.

Andererseits erweist sich die rezeptive Anwendung der Bausteine unserer Sprache, der Laute und Silben in verschiedenen Modalitäten als hilfreich. Sie verstärken einen achtsamen Leibbezug, der oft wichtig ist, um sich schließlich ganz lösen zu können. Den Körper spüren und ertasten, indem die Hände mit sanftem Tönen des Lautes [m] auf Bauch oder Brust liegen, den Atemstrom spüren und mit sanftem [f], [s], [ɕ, ç] oder [m] begleiten, unterstützt dieses Erleben, wie auch ein sanfter Druck mit den Füssen gegen das Bettgestell oder die Hände des Therapeuten.

In der Präterminalphase, die Wochen bis Monate dauern kann, tauchen bei vielen Menschen aus den Tiefen der Erinnerung wichtige Texte und Gedichte auf. Besonders wenn es sich um Erinnerungsfragmente handelt, kommt der ergänzenden Begleitung durch die Therapeuten große Bedeutung zu. Diese erfolgt im verstehenden Vervollständigen oder rhythmischen Sprechen, wird sich bei zunehmender Schwäche aber verinnerlichen und einem leiseren bis stummen Sprechen Raum geben.

Bei Bettlägerigkeit und Symptomen wie Atemnot, die in der Terminalphase oft auftreten, hat sich der an den Beinen ausgeführte rezeptive Hexameter besonders bewährt. Bei schmerzhaften oder krampfartigen Zuständen sind Abstriche mit Blaselauten wie [s] oder [ɕ, ç] hilfreich. Besonders das [ɕ, ç] kann auch ohne Berührung den Atem lösen und zum Mitschwingen anregen.

In der Finalphase möchten viele Menschen allein sein und suchen sich aus einem höheren Bewusstsein den richtigen Augenblick. Der Mensch lässt mit dem Körper sein Kleid der Sprache, die Vokale und Konsonanten zurück und tritt mit den nahestehenden Menschen wie in einer Umstülpung von innen ins Gespräch.

Literatur und Anmerkungen

1 Denjean, B., von Bonin, D.: Therapeutische Sprachgestaltung. Verlag Urachhaus Stuttgart 2003.
2 Slezak-Schindler, C.: Künstlerisches Sprechen im Schulalter. Marie Steiner Verlag Bad Liebenzell 2007. S. 62.
3 https://movement-informed-spreech.ch
4 Slezak-Schindler, C.: Künstlerisches Sprechen im Schulalter. Marie Steiner Verlag Bad Liebenzell 2007. S. 88.
5 Bühler, E., Lobeck, M.: Scheine Sonne Scheine. Verlag Freies Geistesleben 1992. S. 152.
6 https://www.waldorf-ideen-pool.de/Schule/uebergreifend/.../walter-rinke (Abruf Januar 2023).
7 Slezak-Schindler, C.: Künstlerisches Sprechen im Schulalter. Marie Steiner Verlag Bad Liebenzell 2007. S. 76.
8 Vgl. Niemeier, M., Baars, E.: Bild-gestaltende Diagnostik der kindlichen Konstitution. Louis Bolk Institut Driebergen 2004.
9 Siehe auch die Beschreibung der drei polaren Konstitutionsbilder in Steiner, R.: Heilpädagogischer Kurs (GA 317). Rudolf Steiner Verlag Dornach 1995.
10 Name und weitere Merkmale anonymisiert.
11 Steiner, R.: Methodik und Wesen der Sprachgestaltung (GA 280). Rudolf Steiner Verlag Dornach 1983. S. 43.
12 Slezak-Schindler, C.: Lebendige Sprachgestaltung. Marie Steiner Verlag Bad Liebenzell 2015. S. 26.
13 Steiner, R.: Mantrische Sprüche. Seelenübungen II (GA 268). Rudolf Steiner Verlag Dornach 1999. S. 85.
14 Slezak-Schindler, C.: Lebendige Sprachgestaltung. Marie Steiner Verlag Bad Liebenzell 2015. S. 17.
15 Ebd.
16 Steiner, R.: Mantrische Sprüche. Seelenübungen II (GA 268). Rudolf Steiner Verlag Dornach 1999. S. 330.
17 Steiner, R.: Methodik und Wesen der Sprachgestaltung (GA 280). Rudolf Steiner Verlag Dornach 1983. S. 51.
18 Slezak-Schindler, C.: Lebendige Sprachgestaltung. Marie Steiner Verlag Bad Liebenzell 2015. S. 17.
19 Die Christengemeinschaft, Priesterseminar Hamburg, Weihnachten 2003. S. 3. https://www.yumpu.com/de/document/read/7360139/weihnachten-2003-die-christengemeinschaft-priesterseminar (Abruf Januar 2023).
20 „*Sah am Abend lange Schatten / fallen auf die kühlen Matten. / Schaue bald, wie groß der Mond / wolkenlosen Dom bewohnt.*“ (Dietrich von Bonin)
21 https://www.heydebrand.waldorf.net/downloads-cvh/rueckblick2013.pdf (Abruf Februar 2023).
22 Steiner, R.: Methodik und Wesen der Sprachgestaltung (GA 280). Rudolf Steiner Verlag Dornach 1983. S. 15.
23 Goethe, J. W.: Goethes Gedichte in zeitlicher Folge. Insel Verlag Frankfurt 2004. S. 970.
24 Chubarovsky, T.: La fuerza curativa de la voz y la palabra. Eigenverlag 2015. S. 130.
25 Ebd. S. 132.
26 Steiner, R.: Methodik und Wesen der Sprachgestaltung (GA 280). Rudolf Steiner Verlag Dornach 1983. S. 50.
27 Chubarovsky, T.: La fuerza curativa de la voz y la palabra. Eigenverlag Autoeditado 2015. S. 120.
28 Ebd. S. 123.
29 Ebd. S. 127.
30 Steiner, R.: Methodik und Wesen der Sprachgestaltung (GA 280). Rudolf Steiner Verlag Dornach 1983. S. 15.
31 Ebd. S. 85.
32 Ebd. S. 15.
33 Ebd. S. 50.
34 https://de.wikipedia.org/wiki/Aktivator_(Kieferorthop%C3%A4die) (Abruf Januar 2023).
35 Steiner, R.: Methodik und Wesen der Sprachgestaltung (GA 280). Rudolf Steiner Verlag Dornach 1983. S. 50.
36 Ebd. S. 85.

37 Ebd. S. 51.

38 van Houten, C.: Erwachsenenbildung als Schicksalspraxis. Verlag Freies Geistesleben Stuttgart 2011.

39 Steiner, R.: Methodik und Wesen der Sprachgestaltung (GA 280). Rudolf Steiner Verlag Dornach 1983. S. 21.

40 von Bonin, D. (Hrsg.): Materialien zur Therapeutischen Sprachgestaltung. Verlag am Goetheanum Dornach 2008. S. 106 ff.

41 Ziegler-Denjean, B., Unterbusch, R.: An Angegebenes sieh innig hin. In: von Bonin, D. (Hrsg.): Materialien zur Therapeutischen Sprachgestaltung. Verlag am Goetheanum Dornach 2008. S. 106 ff.

42 Eine systematische Untersuchung dieser Hypothese über die klinische Beobachtung hinaus erscheint wünschenswert.

43 von Bonin, D., Klein, S. D., Würker, J.: Speech-guided breathing retraining in asthma – a randomised, controlled cross-over trial in real-life outpatient settings. Trials 2018; 19 (1). S. 333.

44 Steiner, R.: Wahrspruchworte (GA 40). Rudolf Steiner Verlag Dornach 2005. S. 324.

45 Eine kontrollierte Studie unter Alltagsbedingungen zu Wirkungen der Therapeutischen Sprachgestaltung auf die Blutdruckregulation mit nur drei Interventionen erhöhte die Baroreflexsensititvität, ohne aber den Blutdruck signifikant zu senken. Siehe Krüerke, D., Simões-Wüst, A. P., Kaufmann, C. et al.: Can Speech-Guided Breathing Influence Cardiovascular Regulation and Mood Perception in Hypertensive Patients? Journal of Alternative and Complementary Medicine 2018; 24 (3). S. 254-261.

46 Nolan, P. B., Keeling, S. M., Robitaille, C. A. et al.: The Effect of Detraining after a Period of Training on Cardiometabolic Health in Previously Sedentary Individuals. International Journal of Enviromental Research and Public Health 2018; 15 (10). S. 2303.

47 Mora-Rodriguez, R., Ortega, J. F., Hamouti, N. et al.: Time-course effects of aerobic interval training and detraining in patients with metabolic syndrome. Nutrition, Metabolism and Cardiovascular Diseases 2014; 24 (7). S. 792-798.

48 Nelson, M. R., Reid, C. M., Krum, H. et al.: Predictors of normotension on withdrawal of antihypertensive drugs in elderly patients: prospective study in second Australian national blood pressure study cohort. British Medical Journal 2002; 325 (7368). S. 815.

49 Sangthong, B., Ubolsakka-Jones, C., Pachirat, O. et al.: Breathing Training for Older Patients with Controlled Isolated Systolic Hypertension. Medicine and Science in Sports and Exercices 2016; 48 (9). S. 1641-1647.

50 Craighead, D. H., Heinbockel, T.C., Freeberg, K. A. et al.: Time-Efficient Inspiratory Muscle Strength Training Lowers Blood Pressure and Improves Endothelial Function, NO Bioavailability, and Oxidative Stress in Midlife/Older Adults With Above-Normal Blood Pressure. Journal of the American Heart Association 2021; 10 (13). e020980.

51 Steiner, R.: Rhythmen im Kosmos und im Menschenwesen (GA 350). Rudolf Steiner Verlag Dornach 1991.

52 Steiner, R.: Methodik und Wesen der Sprachgestaltung (GA 280). Rudolf Steiner Verlag Dornach 1983. S. 50.

53 https://www.lwl.org/331-download/Texte/html/40001Ct.html (Abruf Dezember 2022).

54 Auswahl: Dietrich von Bonin.

55 Steiner; R.: Anthroposophische Menschenerkenntnis und Medizin (GA 319). Rudolf Steiner Verlag Dornach 1994. S. 18 ff.

56 Diese Falldarstellung wurde erstpubliziert in: von Bonin, D., Giger, A., Streit, E.: Anthroposophische Therapeutische Sprachgestaltung im Verlauf der integrativmedizinischen Sarkoidose-Behandlung: Ein Fallbericht. Der Merkurstab 2022; 75 (6). S. 376-381.

57 Ausführung siehe: www.sound-informed-movement.ch.

58 Ebd.

59 Martens, M. G.: *„An den Gestaden von Argos / Trafen sich abends die Alten / Wandelten lange am Strande / und sprachen vom Gange des Tages / Sangen von Taten der Ahnen / und allem, was bald sie erwartet / Daraus entstand ihnen Klarheit / Und Kraft für ihr Schaffen und Raten*"

60 Hey, J.: „*Es streben der Seele Gebete / Den helfenden Engeln entgegen / Entdeckend des Herzens Wehe / Wenn Schmerzen es brennend verzehren.*“ Ders.: „*Barbara saß nah am Abhang / Sprach gar sangbar, zaghaft langsam / Mannhaft kam alsdann am Waldrand, Abraham a Sancta Clara.*“

61 Steiner, R.: Wahrspruchworte (GA 40). Rudolf Steiner Verlag Dornach 1998.

62 https://www.projekt-gutenberg.org/goethe/gedichte/chap422.html (Abruf November 2021).

63 von Bonin, S.: Früchte und Samen. Novalis Verlag Köln 1991.

64 https://sound-informed-movement.ch.

65 Graf, L., Geiser, T.: Die Sarkoidose. Swiss Medicine Forum 2018; 18 (35). S. 695-701.

66 Ebd.

67 Grah, C., Happel, H., Vogt, J.: Die Behandlung der pulmonalen Sarkoidose nach dem Havelhöher Sarkoidose-Therapieprotokoll. Der Merkurstab 2008; 61 (4). S. 343-353.

68 Ebd.

69 Ebd.

70 Steiner, R.: Übungen mit Wort- und Sinnbild-Meditationen. Seelenübungen I (GA 267). Rudolf Steiner Verlag Dornach 2018. S. 282.

71 Jordan, W.: Nibelunge, Siegfriedssage erster Teil, elfter Gesang. W. Jordan's Selbstverlag Frankfurt a. M. 1867.

72 Steiner, R.: Ubungen mit Wort- und Sinnbild-Meditationen. Seelenübungen I (GA 267). Rudolf Steiner Verlag Dornach 2001. S. 450.

73 Lasker-Schüler, E.: Gesammelte Gedichte. Verlag der Weißen Bücher Leipzig 1917. S. 217.

74 https://de.wikipedia.org/wiki/Heliand#:~:text=Den%20Titel%20Heliand%20erhielt%20das,%2C%20%E2%80%9EHeiland%E2%80%9C)%20gewertet (Abruf November 2023).

75 Steiner, R.: Methodik und Wesen der Sprachgestaltung (GA 280). Rudolf Steiner Verlag Dornach 1983. S. 169.

76 „*Wage den Weg in die große Sonne zu tun / Strahlend ersteh, ihrem lichtvollen Morgen zum Ruhm / Suche und sorge in sicherer Bahn / Du formst dich selbst erst heran*“ (Dietrich von Bonin).

77 Steiner, R.: Methodik und Wesen der Sprachgestaltung (GA 280). Rudolf Steiner Verlag Dornach 1983. S. 168.

78 Ebd. S. 163.

79 Steiner, R.: Sprachgestaltung und dramatische Kunst (GA 282). Rudolf Steiner Verlag Dornach 1981. S. 61.

80 https://gla-havelhoehe.de/lungenkrebshilfe/ weiter unter dem Reiter Onkologie zu finden (Abruf März 2023).

81 Schibel, S., Steinert, L. M., Matthes, H. et al.: ACCEPT® – A complentary anthropsophical program for the palliative treatment of lung cancer - rationale and a randomized feasibility study. Complementary Medicine Research 2022; 29 (1). S. 27-34.

82 Grah, C.: Lungenkarzinom. In: Matthes, H., Schad, F., Hofheinz, R. D. (Hrsg.): Integrative Onkologie. Wissenschaftliche Verlagsgesellschaft Stuttgart 2022. S. 451.

83 Gustavsson-Lilius, M., Julkunen, J., Keskivaara, P. et al.: Sense of coherence and distress in cancer patients and their partners. Psycho-Oncology 2007; 16 (12). S. 1100-1110.

84 Grah, C.: Lungenkarzinom. In: Matthes, H., Schad, F., Hofheinz, R. D. (Hrsg.): Integrative Onkologie. Wissenschaftliche Verlagsgesellschaft Stuttgart 2022, S. 216 ff.

85 Schibel, S., Wüstefeld, H., Eichberger, A. et al.: Die Wirksamkeit von nicht-medikamentösen Zusatzinterventionen während der First-Line-Therapie beim fortgeschrittenen Lungenkarzinom. Pneumologie 2020; 74 (1). S. 17.

86 Online-Erstpublikation 2020 unter: https://www.anthromedics.org/PRA-0969-DE.

KAPITEL XIII
Forschung

Grundlagen-, Klinische und Ergebnisforschung auf dem Gebiet der Therapeutischen Sprachgestaltung (TS) ist eingebettet in die Untersuchungen zur Wirksamkeit der Anthroposophischen Medizin (AM) als Gesamtsystem und darin zu den Therapien mit anthroposophischem Ansatz (Malen, Plastizieren, Musik, Sprachgestaltung, Heileurythmie und Rhythmische Massage).

1. Evaluation Anthroposophischer Medizin und anthroposophischer Therapien als System

Eine umfassende Untersuchung AM-spezifischer Therapien als Gesamtsystem zur Behandlung chronisch Erkrankter in ambulanter Betreuung erfolgte im Rahmen der Anthroposophic Medicine Outcomes Study (AMOS) hinsichtlich Nutzens und Kosten von AM[1, 2] an 898 Patienten.[3] In die AMOS-Studie eingebettet waren prospektive Kohortenstudien zu einzelnen Krankheitsbildern oder Patientengruppen. Als Gesamtergebnis zeigte sich eine erhebliche, langfristige Verbesserung der Krankheitsbeschwerden und der gesundheitsbezogenen Lebensqualität unter AM-Therapien bei Patienten mit Muskel-Skelett-Erkrankungen, psychischen Leiden, Kopfschmerzsyndromen, Asthma und anderen chronischen Erkrankungen bei einer Krankheitsdauer von durchschnittlich 6 Jahren vor Studienaufnahme. Diese Ergebnisse wurden ohne Zunahme der Gesamt-Behandlungskosten erreicht und es traten nur geringfügige Nebenwirkungen auf.[4] Zu ähnlich positiven Ergebnissen kam die Analyse der Subgruppe von 435 Kindern im Alter von 1–17 Jahren.[5] Auf Grund der zu geringen Anzahl beteiligter TS-Praxen erfolgte keine Analyse dieser Subgruppe, weshalb die AMOS-Studie noch keine Aussage zur spezifischen Wirksamkeit der Therapeutischen Sprachgestaltung ermöglicht.

Eine für die Therapeutische Sprachgestaltung spezifische, wissenschaftliche Forschung entstand erstmals durch eine vernetzte Gruppe aus Zentren in der Schweiz, Deutschland und Österreich gegen Ende des letzten Jahrhunderts. Die Schweizer Gruppe bildete sich an der damaligen Kollegialen Instanz für Komplementärmedizin der Universität Bern (heute: Institut für Integrative Medizin (IKIM)) ab 1998 unter der Leitung von Peter Heusser, den später Ursula Wolf ablöste. Als wissenschaftlicher Mitarbeiter für Kunsttherapie und Rhythmologie war Dietrich von Bonin von Anfang an beteiligt, der auch die weiteren Zentren mit dem Institut vernetzte. Später kamen von der Klinik Arlesheim Daniel Krüerke und verschiedene Ärztinnen und Ärzte hinzu. Aus Österreich steuerten Maximilian Moser und insbesondere Matthias Frühwirth vom Institut für Gesundheitstechnologie und Präventionsforschung HUMAN RESEARCH in Weiz ihr physiologisches und rhythmologisches Wissen bei, während aus Deutschland vor allem Dirk

Cysarz vom Lehrstuhl für Medizintheorie, Integrative und Anthroposophische Medizin der Universität Witten/Herdecke mehrere Projekte als Physiker begleitete. Weitere Forschende dieser Institutionen waren zusammen mit verschiedenen TS-Therapierenden in dankenswerter Weise je nach Projekt engagiert. Die Ergebnisse dieser Forschung erschienen in zwölf begutachteten wissenschaftlichen Artikeln sowie weiteren Publikationen und Buchbeiträgen, deren Hauptaussagen wir hier zusammenfassen.

2. Grundlagenforschung zur Therapeutischen Sprachgestaltung

Sprechen beeinflusst unmittelbar die Atmung, weshalb sich als Surrogatmarker für physiologische Wirkungen der Therapeutischen Sprachgestaltung besonders die über hochauflösende EKG-Messungen ermittelte Herzfrequenzvariabilität (HRV) eignet, die wir durch direkte Registrierung der Atmung über Thermistoren vor Nase und Mund und non-invasive kontinuierliche Aufzeichnung der Blutdruckvariabilität ergänzten. Später trat noch die transkutane Nah-Infrarot-Spektrometrie (NIRS) als Messmethode hinzu.[6]

Da unsere Arbeitsgruppe solche Wirkungen erstmals systematisch untersuchte, waren neuartige Darstellungsformen der HRV zu entwickeln (M. Moser und M. Frühwirth), die zunächst unmittelbar anschaulich das Bild von Sprechübungen und ausgewählten Texten (Hexameter und Alliteration) in den Schwingungen der Herzrhythmik sekundengenau als farbcodierte Amplitudenschwankungen zeigten [→ Abschnitt 2.5 Sprechen als rhythmischer Vorgang].[7,8] Diese Technik übertrug Dipl. Ing. Thomas Niederl auf ein Programm, das über ein EGK-Gerät mit drahtloser Datenübermittlung die einzelnen Phasen während des Sprechens einer Übung synchron als bewegliches Bild zeigte. So gelang es, einem größeren Publikum die Wirkungen des OM-Sprechens im Vergleich zur Spontanatmung unmittelbar an einer sprechenden Person zu demonstrieren.

Gleichzeitig erlaubte die von Maximilian Moser entwickelte zeitvariante Darstellung des HRV-Spektrums (autochrones Bild) zu erkennen, welche physiologischen Rhythmen sich in der HRV vor, während und nach dem Sprechen einer Übung oder eines Textes abbilden. Die Ergebnisse synchroner und immediater Wirkungen von Interventionen der Therapeutischen Sprachgestaltung auf verschiedene Parameter des Rhythmischen Systems lassen sich zusammenfassen wie folgt:

1. Sprechübungen erzeugen simultane intra- und interindividuell reproduzierbare, charakteristische „Muster" in der unbearbeiteten Herzfrequenzvariabiliäts-Kurve, die dem Chararakter der Übungen entsprechen [→ Abschnitt 2.5 Sprechen als rhythmischer Vorgang].[9]

2. Der Kontrast zwischen nordischer Dichtung (Alliteration) und griechischem Metrum (Hexameter) erscheint simultan während des Sprechens als Dominanz langsamer Rhythmen bis 0.1 Hz in der HRV bei der Alliteration und als harmonikale atmungsinduzierte Frequenzbänder im Verhältnis 1:2 bei Hexameter-Rezitation [→ Abschnitt 2.8 Rezitation und Deklamation].[10]

3. Hexameter-Sprechen erzeugt bei gesunden Probanden in der Nachruhe harmonische Muster in der HRV, die sich während mindestens 10 Minuten als Immediatwirkungen nachweisen lassen.[11]

4. Hexameter-Sprechen synchronisiert den Atemrhythmus bei nachsprechenden untrainierten Probanden hochgradig mit der HRV und stärker als Taktatmung gleicher Frequenz und gegenüber Spontanatmung (nicht synchronisiert).[12,13,14] Der Synchronisationsgrad entspricht jenem zwischen Atmung und HRV im Tiefschlaf, obwohl die Probanden laufen und nachsprechen.

5. OM-Rezitation mit einer Atemfrequenz von ca. 3 pro Minute erzeugt in der Blutdruckrhythmik und in der Herzantwort (HRV) einen Doppelgipfel, dessen zweite Frequenz vermutlich auf die autonomen Blutdruckoszillationen (Mayer-Wellen) zurückzuführen ist. Bei einer Atemfrequenz von ca. sechs pro Minute verschwindet der Doppelgipfel, vermutlich weil die Atemfrequenz mit den Mayer-Wellen zusammenfällt. Bei dieser Untersuchung ließ sich eine Erhöhung der Baroreflex-Sensitivität (BRS) nicht nachweisen.[15]

6. Sowohl beim Hexameter-Sprechen als auch bei der Alliteration fällt die Sauerstoffsättigung des Hämoglobins im Gehirn während des Sprechens ab, vermutlich durch den erhöhten Sauerstoffbedarf einerseits und eine durch die tiefe Atmung verminderte Sättigung mit Kohlendioxid mit nachfolgender Autoregulation der Gehirndurchblutung andererseits. In dieser Untersuchung fanden sich auch verstärkte Mayer-Wellen in der Hämodynamik während des Hexameter-Sprechens, welche die Autoren dieses Buches eher auf die nachgewiesene resonante Aktivierung dieses physiologischen Rhythmus durch die Atemfrequenz beim Hexameter-Sprechen[16] als auf verstärkte Sympathikotonie zurückführen.[17]

7. Unabhängig von der genannten Arbeitsgruppe erforschte der Sprachgestalter Serge Maintier in seiner Dissertation[18] das schon früher durch Johanna Zinke (1901-1990) mit Zigarettenrauch dargestellt Phänomen der „Luftlautformen". Für jedes Phonem beobachtet man vor der Mundöffnung mit dem Laser einen wirbelnden Strahl mit einer Dynamik von spezifischen, reproduzierbaren morphodynamischen Formen. Maintier fand und beschrieb erstmalig die Korrelationen zwischen der akustischen und der morphodynamischen Struktur dieser phonatorischen Turbulenzen. Er präsentierte, angesichts der dynamischen Natur der Phänomene, den deskriptiven Teil seiner Analysen in einem informativen, eineinhalbstündigen DVD-Film.[19]

3. Klinische Forschung in der Therapeutischen Sprachgestaltung

3.1 Blutdruckregulation

Eine Studie unter Alltagsbedingungen zu Wirkungen der Therapeutischen Sprachgestaltung auf die Blutdruckregulation (Endpunkte: Blutdruck, Baroreflex-Sensitivität und Befinden) fand mit 22 hypertensiven und, als zusätzliche Kontrolle, neun normotensiven Patientinnen und Patienten an zwei anthroposophischen Kliniken in der Schweiz statt. Die ärztlich ausgewählte, hypertensive Klientel mit unterschiedlichen primären Diagnosen erhielt alternierend über die zwei bis drei Wochen Liegezeit in der Klinik drei Behandlungen mit Therapeutischer Sprachgestaltung von 30 Minuten und drei Kontrollbehandlungen in Form eines belanglosen Gesprächs im gleichen Raum mit der gleichen Person (A-B, A-B, A-B). Vor und nach den Interventionen füllten die Teilnehmenden einen Fragebogen aus (modifizierte Basler Befindlichkeits-Skala). Trotz der sehr geringen Anzahl von Interventionen (3) ließ sich ein signifikanter Immediatefffekt auf die Baroreflex-Sensitivität und eine deutliche Verbesserung des Befindens bei der hypertensiven Gruppe zeigen, während sich der Blutdruck gesamthaft nicht veränderte. Das Studiendesign erlaubt eine rigide Kontrolle der unspezifischen Effekte (Wirkung der Person und des Settings), die bei Therapiestudien eine große Rolle spielen, und kann als Modell dienen. Eine weitere Stärke der Studie ist ihre Durchführung unter realen Bedingungen (effectiveness). Einschränkend ist die geringe Anzahl von drei therapeutischen Interventionen, die außerhalb aller bekannten Minima für eine nachhaltige Wirkung der Therapie (neun bis zwölf Einheiten) liegt, die große Zahl weiterer Einflussgrößen während einer stationären Behandlung, die es verunmöglicht, die möglichen Längsschnitteffekte des Klinikaufenthalts einer Therapie zu attributieren sowie die unterschiedlichen Primärdiagnosen in der Studienpopulation. Diese Faktoren sind bei der Planung weiterer Untersuchungen zu berücksichtigen.

3.2 Asthma bronchiale

Diese randomisierte, kontrollierte Crossover-Studie fand an drei Zentren unter Alltagsbedingungen statt.[20,21] Die teilnehmenden 56 Patienten, von denen 49 die Studie abschlossen, waren >12 Jahre alt, litten seit >1 Jahr an pneumologisch diagnostiziertem Asthma bronchiale und inhalierten einen β_2-Agonisten >1x pro Woche. Die Teilnehmenden erhielten entweder zuerst elf wöchentliche Therapieeinheiten von 30 Minuten und verblieben danach für weitere elf Wochen in der Wartephase, oder absolvierten die beiden Phasen in umgekehrter Reihenfolge. Die primären Studienparameter waren: Änderungen der asthmabezogenen Lebensqualität (AQLQ) und Lungenfunktion. Sekundär wurden Veränderungen der inhalierten Glukokortikoid-Dosis, Asthmakontrolle (ACT), Peak-Flow und Tage ohne Asthma-Verschlechterung erhoben. In einem Studientagebuch notierten die Teilnehmenden, die Therapierenden und die Zuweisenden in Freitext ihre Beobachtungen zu relevanten Veränderungen.

Nach elf Therapieeinheiten verbesserten sich die asthmabezogene Lebensqualität und die Asthmakontrolle signifikant, während bei der Lungenfunktion und den anderen sekundären Parametern im Durchschnitt keine Veränderung beobachtet wurde. Die qualitative Analyse der Freitextkommentare ergab ein differenziertes Bild:

Kategorie	Wortlaute
Atemkontrolle	Besseres Atembewusstsein, Atmung freier / Nach dem Üben mehr Raum zum Atmen / Bewusstsein für Atem geweckt / Atem kontrollierter und beruhigter nach TS / Atmung verlangsamt / Einsatz der Atemhilfsbewegungen zurückgegangen / Bessere Atemschwingungsfähigkeit / Einziehendes Atemgeräusch kaum noch hörbar / Ruhige passive Einatmung gelernt
Atemnot	Trotz viel Sport weniger häufig Asthmaanfälle / Weniger Dyspnoe beim Treppensteigen / Keine Kurzatmigkeit nach dem Aufwachen mehr / „Gefangene Luft“ kann befreit werden / Bewusstes Einatmen führt zu längerem Atem / An Übtagen mehr Luft zur Verfügung / Anwendung der Übungen bei Atemenge / Enge der Bronchien kann sich lösen / Übungen wirken bei Atembeschwerden sehr rasch
Tiefatmung	Atmung vertieft, neu atmen gelernt / Übungen fördern tiefe Einatmung / Erlernen der Bauchatmung wesentlich / Atemvolumen erhöht / Bauchatmung gelernt / Kann Hochatmung selber korrigieren / Atemvolumen erhöht / An Übtagen mehr Luft zur Verfügung
Stimmqualität	Belegte Stimme löst sich durch das Üben, wird geschmeidiger / Stimme klarer und kraftvoller / Während einer Intervention heiser geworden
Artikulation	Artikulation kraftvoller, weniger hart / Bewussteres Sprechen im Alltag
Lebensqualität	Während der Studienzeit keine Infekte gehabt / Kein grippaler Infekt im Winter (in beiden Studienphasen) / Allergien weniger dominant, weniger empfindlich auf ätherische Öle / Bessere Körperwahrnehmung / Wahrnehmung für psychische Auslöser der Asthmabeschwerden entwickelt / Wirkt nach den Interventionen frischer, belebter / Insgesamt deutliche Verbesserung des Befindens / Ist aufgeweckter, selbstbewusster und kommt mehr zu sich / Seelische Anteilnahme an Texten gewachsen / Weniger harte Selbstkritik / Intensiv seelisch berührt durch TS und leistungsfähiger geworden (Tanzen) / Hoher Leistungsdruck zu Beginn der Intervention / Weniger harte Selbstkritik

Asthmasymptome	Subjektiv guter Effekt von TS / Die Lunge sei frei, geöffnet / Weniger nächtlicher Husten / Weniger Hustenreiz / Hustenneigung ist stark zurückgegangen / Hustenanfall bei Abrakadabra / Asthma war in Pollensaison noch nie so gut wie dieses Jahr / Akutes Asthma deutlich besser während TS-Phase
Selbstmanagement	Sprache als Werkzeug, um selbst etwas zu machen / Patient habe Bewusstseinsschritt gemacht, mehr Selbstvertrauen / Kommt durch die Übungen zu sich / Hat Freude gemacht / Glücklich weniger ausgeliefert zu sein und aktiv etwas tun zu können / Hat mehr zu sich selbst gefunden: neue berufliche Perspektiven / Übungen machen Spass, haben in die Heiterkeit geführt / Kann Defizite klar formulieren, gestärkte Selbstwahrnehmung / Ist aufgeweckter, selbstbewusster / Keine Ängstlichkeit mehr in der Selbstäußerung / Wurde angeregt, sich eigenen Themen zu stellen (biografisch, seelisch) / Seelische Anteilnahme an Texten gewachsen / Hoher Leistungsdruck zu Beginn der Intervention
Entspannung	Psychisch gelöster, tagsüber mehr Ruhe / Möglichkeit sich zu entspannen insgesamt deutlich gestiegen / Nachts nur noch selten Beschwerden, nach Intervention besserer Schlaf / Fühlt sich generell wacher / Positive Wirkung auf den Atem durch innere Ruhe / Psychisch mehr Ruhe, Entschleunigung / Die Nächte nach den Interventionen deutlich besser und erholter geschlafen / Bauch lockerer beim Üben / Krämpfe im Rücken lösen sich / Übungen machen am Morgen Spaß, mehr Energie
Akzeptanz der Studie	Ist sehr beeindruckt von TS / Bedauert, während Wartezeit mit dem Üben pausieren zu müssen / Findet elf Wochen Intervention zu kurz / Auseinandersetzung mit Asthma positiv, für die Wirkung bis ins Physische bräuchte es längeren Verlauf / Zuhause üben fällt schwer, wenn der Mann da ist / Konnte sich nicht ganz mit der deutschen Sprache verbinden
Fortsetzung TS	Will die Therapie aufgreifen und die Übungen bei Bedarf fortsetzen / Will die Übungen weiter machen / Hat die Therapie über ein Jahr nach Studienende fortgesetzt

Tabelle 1: Ausgewählte Freitextkommentare der Teilnehmenden, der Zuweisenden und der Therapierenden[22]

Die Durchführung dieser klinischen Studie zur Wirksamkeit von Therapeutischer Sprachgestaltung unter Alltagsbedingungen war durch Rekrutierungsprobleme erschwert. Die ambulanten Teilnehmenden mussten sich wegen des Crossover-Designs für ca. sechs Monate zu Arztbesuchen, Messungen und Therapie verpflichten, was im Rahmen einer Berufstätigkeit nicht einfach ist. Daraus ergab sich – ungeplant – eine Population mit pneumologisch nur geringer Krankheitslast. Dies könnte, wegen der Abhängigkeit solcher Effekte vom Ausgangswert, auch die Demonstration einer Verbesserung der Lungenfunktion erschwert haben. Dennoch zeigen die geringe Dropout-Rate und die positiven Rückmeldungen die Sinnhaftigkeit und Machbarkeit einer solchen Studie. Die Erfahrungen der Therapierenden mit den verwendeten Übungen sind hier erstmals veröffentlicht [→ Fallbeispiel XII.11 Pneumologie].

Literatur und Anmerkungen

1 Hamre, H. J., Becker-Witt, C., Glockmann, A. et al.: Therapies in Chronic Disease: The Anthroposophic Medicine Outcomes Study (AMOS). European Journal of Medical Research 2004; 9 (7). S. 351-360.

2 Hamre, H. J., Kiene, H., Glockmann, A. et al.: Long-term outcomes of anthroposophic treatment for chronic disease: a four-year follow-up analysis of 1510 patients from a prospective observational study in routine outpatient settings. BMC Research Notes 2013; 269. doi: 10.1186/1756-0500-6-269.

3 Hamre, H. J., Witt, C. M., Glockmann, A. et al.: Anthroposophic art therapy in chronic disease: A four-year prospective cohort study. Explore 2007; 3 (4). S. 365-371.

4 Ebd.

5 Hamre, H. J., Witt, C. M., Kienle, G. S. et al.: Anthroposophic therapy for children with chronic disease: a two-year prospective cohort study in routine outpatient settings. BMC Pediatrics 2009, 9 (39). doi: 10.1186/1471-2431-9-39.

6 Wolf, M., von Bonin, D., Wolf, U.: Speech therapy changes blood circulation and oxygenation in the brain and muscle: a near-infrared spectrophotometry study. Advances in Experimental Medicine and Biology 2011; 701. S. 21-25.

7 von Bonin, D., Frühwirth, M., Heusser, P. et al.: Effects of speech therapy with poetry on heart rate variability and well-being. Forschende Komplementärmedizin 2001; 8 (3). S. 144-160.

8 von Bonin, D., Frühwirth, M.. Heusser, P. et al.: Signaturen der therapeutischen Sprachgestaltung in der Herzfrequenzvariabilität. Jahrbuch für Goetheanismus Öschelbronn 2002. S. 216-277.

9 Ebd.

10 Ebd.

11 Betterman, H., von Bonin, D., Frühwirth, M. et al.: Effects of speech therapy with poetry on heart rate and cardiorespiratory coordination. International Journal of Cardiology 2002; 84 (1). S. 77-88.

12 Cysarz, D., von Bonin, D., Lackner, H. et al.: Oscillations of heart rate and respiration synchronize during poetry recitation. American Journal of Physiology, Heart and Circulatory Physiology 2004; 287 (2). S. H579-H587.

13 Cysarz, D., von Bonin, D., Heusser, P. et al.: Wirkungen von Sprachtherapie auf die kardiorespiratorische Interaktion. Teil 1: Synchronisation durch Hexameter-Rezitation. Der Merkurstab 2005; 58 (2). S. 98-105.

14 von Bonin, D., Cysarz, D., Frühwirth, M. et al.: Wirkungen von Sprachtherapie auf die kardiorespiratorische Interaktion. Teil 2: Menschenkundliche Gesichtspunkte. Der Merkurstab 2005; 58 (3). S. 185-196.

15 Hotho, G., von Bonin, D., Krüerke, D. et al.: Unexpected Cardiovascular Oscillations at 0.1 Hz During Slow Speech Guided Breathing (OM Chanting) at 0.05 Hz. Frontiers in Physiology 2022; 875583. doi: 10.3389/fphys.2022.875583.

16 Cysarz, D., von Bonin, D., Lackner, H. et al.: Oscillations of heart rate and respiration synchronize during poetry recitation. American Journal of Physiology, Heart and Circulatory Physiology 2004; 287 (2). S. H579-H587.

17 Wolf, U., Scholkmann, F., Rosenberger, R. et al.: Changes in hemodynamics and tissue oxygenation saturation in the brain and skeletal muscle induced by speech therapy – a near-infrared spectroscopy study. Scientific World Journal 2011; 11 (6). S. 1206-1215.

18 Maintier, S.: Les formes aériennes des sons du langage: contribution à la mise en évidence des morphologies spécifiques des turbulences externes: une approche morphodynamique et acoustique. PhD diss. Besançon 2007.

19 Maintier, S.: Sprache - die unsichtbare Schöpfung in der Luft. Forschung zur Aerodynamik der Sprachlaute. Verlag Dr. Kovac Hamburg 2014.

20 von Bonin, D., Klein, S. D., Würker, J. et al.: Speech-guided breathing retraining in asthma – a randomised, controlled cross-over trial in real-life outpatient settings. Trials 2018; 19 (1). S. 333.

21 von Bonin, D., Klein, S. D., Kirst, J. et al.: Anthroposophische Therapeutische Sprachgestaltung bei Asthma bronchiale: eine prospektive, kontrollierte multizentrische Crossover-Studie. Der Merkurstab 2022; 75 (1). S. 22-28.

22 Tabelle nach Ebd.

KAPITEL XIV
Berufspraxis

1. Berufsverbände

Im Jahr 1991 gründete sich der Berufsverband Anthroposophischer Kunsttherapien BVAKT[1] in Deutschland mit den Disziplinen Plastik, Malerei, Musik und Sprachgestaltung. Seit 1997 ist in Deutschland die Berufsbezeichnung „Anthroposophische Kunsttherapeutin (BVAKT) / Anthroposophischer Kunsttherapeut (BVAKT)®" namensrechtlich geschützt. Nachdem Studien den Nachweis des medizinischen und wirtschaftlichen Nutzens der Anthroposophischen Kunsttherapien (BVAKT)® erbrachten[2], ist die Methode seit 2004 ein beim Deutschen Marken- und Patentamt registriertes Heilmittel. Für die Aufnahme neuer Mitglieder orientiert sich der BVAKT an den Regelungen für heilkundliche Berufe auf Bachelor-Niveau. Es lassen sich gleichwertige Lernleistungen anerkennen oder fehlende Qualifikationen nachholen. Obwohl in Deutschland Kunsttherapie auf Masterniveau studierbar ist, sind die Erstattungen sowohl über die gesetzliche als auch private Krankenkasse für freiberuflich Tätige noch unbefriedigend; die Leistung ist entweder aufgrund einer ärztlichen Privatverordnung zu erbringen oder die Therapeuten müssen zu ihrem Berufsabschluss eine Heilpraktiker-Erlaubnis erwerben. Teilweise bedarf es vor Beginn der Therapie einer Rücksprache mit der Krankenkasse über die Kostenübernahme.

In Österreich existiert seit 2002 die „Österreichische Vereinigung Anthroposophisch Orientierter Kunsttherapien" (ÖVAOK).[3] Sie ist bestrebt, mit anderen Berufsverbänden kunsttherapeutischer Methoden eine gesetzliche Verankerung des Berufsbildes zu erreichen und arbeitet u.a. mit der Medizinischen Sektion am Goetheanum, Dornach/Schweiz und der Gesellschaft Anthroposophischer Ärzte in Österreich[4] zusammen.

Ganz anders präsentiert sich die Situation in der Schweiz: Die fünf kunsttherapeutischen Disziplinen – Bewegungs- und Tanztherapie, Drama- und Sprachtherapie, Gestaltungs- und Maltherapie, Intermediale und Musiktherapie – sind seit 2002 als Fachrichtungen in der Organisation der Arbeitswelt OdA ARTECURA[5] zusammengeschlossen und seit 2011 als Beruf staatlich anerkannt. Die OdA ARTECURA vertritt die Interessen von ca. 1400 berufstätigen Kunsttherapeutinnen und Kunsttherapeuten und richtet die Höhere Fachprüfung zum eidgenössischen Diplom mit Fachrichtung[6] aus. Die Erstattung der Therapien erfolgt in der Schweiz häufig auch ohne ärztliche Verordnung über die Zusatzversicherungen (VVG)[7], die ca. 80% der Bevölkerung abschließt.

Der Schweizer Verband für Anthroposophische Kunsttherapie SVAKT[8] besteht seit 1994 und ist Gründungsmitglied der OdA ARTECURA. Wie die vergleichbaren Organisationen in Deutschland und Österreich arbeitet er eng vernetzt mit Verbänden der anthroposophischen Medizin[9] zusammen und mit den Gremien der Medizinischen Sektion am

Goetheanum[10] wie der Internationalen Koordination der Anthroposophischen Medizin IKAM und der Internationalen Koordination Anthroposophischer Kunsttherapie ICAAT.[11]

Anlass der Gründung einer Dachorganisation in der Schweiz war die durch den Bund in Aussicht gestellte Einrichtung eines neuen, staatlich anerkannten Berufs „Kunsttherapeutin, Kunsttherapeut"[12] mit Titelschutz. Ab 2006 entwickelte eine Projektgruppe das Berufsbild und das Qualifikationsprofil des neuen Berufs, der 2011 anerkannt wurde. Damit ist die Schweiz das erste Land der Welt mit einem gemeinsamen berufsqualifizierenden Abschluss auf Bundesniveau für alle künstlerischen Therapien.

Seither können sich Ausbildungen als „Anbieter vorbereitender Kurse zur Höheren Fachprüfung in Kunsttherapie" anerkennen lassen. Im Jahre 2022 bestanden 20 durch die OdA ARTECURA anerkannte Ausbildungsgänge an Fachhochschulen, Höheren Fachschulen und privaten Bildungsinstituten in allen Fachrichtungen.

Das Ausbildungsinstitut „amwort" qualifizierte sich seit Bestehen des neuen Titels als Anbieterin vorbereitender Kurse. Nach Abschluss der modularen Ausbildung und Berufserfahrung erlangen Kandidierende das eidgenössische Diplom in Kunsttherapie, Fachrichtung Drama- und Sprachtherapie durch die übergreifende Abschlussprüfung. Die Ausbildung legt innerhalb der Fachrichtung den Schwerpunkt auf die Therapeutische Sprachgestaltung, während Drama- und Figurenspieltherapie Nebenfächer bilden. Umgekehrt stellt die Therapeutische Sprachgestaltung als Nebenfach einen Bestandteil der Ausbildung in den Methoden Drama- und Figurenspieltherapie dar.

2. Berufsbild

Auf Grund der in der Schweiz fortgeschrittenen Professionalisierung und Integration des Berufs stellen wir nachfolgend das gemeinsame Berufsbild „Kunsttherapie" als Grundlage der Berufsanerkennung[13] mit den sieben allgemeinen Kompetenz- und Handlungsfeldern vor und anschließend die gemeinsamen Kompetenzen der Fachrichtung Drama- und Sprachtherapie.

Diese sind weiter beschrieben durch Leistungskriterien und jeweils durch methodenspezifische Wissens-, Haltungs- und Fähigkeitsressourcen zu ergänzen. Wir beschränken uns aus Platzgründen auf die Darstellung ausgewählter Lerninhalte einer anerkannten Ausbildung.[14]

2.1 Arbeitsgebiet

Kunsttherapeutinnen und Kunsttherapeuten mit eidgenössischem Diplom sind Fachpersonen für Therapie mit künstlerischen Medien. Sie werden im gesamten Einsatzgebiet des Gesundheitswesens, des Sozialwesens und der Pädagogik und mit einer Klientel jeden Alters therapeutisch und präventiv tätig. Sie behandeln Klientinnen und Klienten, die sich selbständig oder auf Grund einer Überweisung an sie wenden. In Organisationen entwickeln sie bedarfsgerechte Angebote und leiten multiprofessionelle Teams. In eigener Praxis begleiten sie Einzelpersonen oder Gruppen. Im sozialen Umfeld führen sie künstlerische Projekte durch. Kunsttherapeutinnen und Kunsttherapeuten arbeiten mit medizinischen Fachpersonen, Vertretern sozialer Institutionen, Pädagoginnen und Behördenvertretern zusammen.

Ziel der Kunsttherapie ist das Erlebnis von Selbstwirksamkeit und Wandlung trotz Beeinträchtigungen. Sie kann Lösungswege vermitteln und die Lebensqualität und das Kohärenzgefühl der Klientel verstärken.

2.2 Wichtigste berufliche Handlungskompetenzen

A – Transdisziplinäre und generische Kompetenzen

A-1 Klientelorientiert intervenieren

Kunsttherapierende mit eidgenössischem Diplom integrieren ärztliche Diagnosen sowie sonderpädagogische Einschätzungen in methodenspezifische Befunde, intervenieren klientelzentriert und evaluieren ihre Therapieergebnisse systematisch.

A-2 Behandlungsangebote entwickeln

Kunsttherapierende mit eidgenössischem Diplom entwickeln und bewerten bedürfnis- und bedarfsgerechte Angebote im intra- und interprofessionellen Team und verfügen über ein transdisziplinäres Verständnis der Kunsttherapie.

A-3 Kunst leben und fördern

Kunsttherapierende mit eidgenössischem Diplom handhaben ihre Ausdrucksmittel kompetent und individuell. Sie führen innovative Darbietungen und Darstellungen im öffentlichen Raum durch und gestalten ein künstlerisches Setting.

A-4 Therapeutische Beziehung gestalten

Kunsttherapierende mit eidgenössischem Diplom gestalten die therapeutische Beziehung respektvoll und authentisch. Sie beherrschen die verbale und nonverbale Beziehungsgestaltung und begleiten verantwortlich die Interaktionen in der Triade von Klientel, Gestaltung und sich selber.

A-5 Kommunizieren und kooperieren

Kunsttherapierende mit eidgenössischem Diplom koordinieren ihre Arbeit mit Fachpersonen im interdisziplinären Team, vertreten ihre Klientel und kommunizieren zielgruppengerecht. Sie beherrschen Methoden des begleitenden Gesprächs und der Konfliktbewältigung.

A-6 Betriebsabläufe organisieren

Kunsttherapierende mit eidgenössischem Diplom leiten interdisziplinäre Teams des Gesundheits- und Sozialwesens. Sie analysieren Bedarf und Bedürfnisse der Klientel in Organisationen und verantworten Qualitätssicherung und Evaluation.

A-7 Lernen und entwickeln

Kunsttherapierende mit eidgenössischem Diplom entwickeln neue methodische Ansätze und Behandlungsstrategien. Sie reflektieren ihre Kenntnisse, Haltungen und Fähigkeiten und engagieren sich in der Weiterentwicklung der Organisation und des Berufs.

B – Erweiterte fachrichtungsspezifische Kompetenzen[15]

Kunsttherapierende mit eidgenössischem Diplom, Fachrichtung Drama- und Sprachtherapie, nutzen die therapeutischen Aspekte in Drama und Dichtung sowie in den Grundbausteinen der Sprache und des darstellenden Spiels und verfügen über ein breites Repertoire an fachrichtungsspezifischen Interventionsmöglichkeiten. Sie erkennen und analysieren fixierte Muster, Rollen und Störungsfelder der Klientel. Sie gestalten die dramatische Realität in einem sicheren Rahmen, ermöglichen den Transfer und befähigen zum Entdecken neuer Ausdrucksmöglichkeiten und Lebensrollen. Sie erkennen und analysieren Sprach-, Sprech-, Stimm- und Atemstörungen mit methodenspezifischen Instrumenten und intervenieren mit sprachtherapeutischen Mitteln, deren Einsatz expressiv und rezeptiv erfolgt. Sie verfügen über folgendes Interventionsrepertoire: Rollenspiel und Improvisation; projektive Techniken und Embodiment-Übungen; Märchen, Gedichte und Lieder; Figurenspiel, therapeutische Textarbeit sowie Laut-, Stimm- und Sprechübungen.

2.3 Leistungskriterien

Die Leistungskriterien beschreiben das erforderliche Niveau an Wissens- und Fähigkeitsressourcen für die in Abschnitt 2.2 aufgeführten Handlungskompetenzen genauer. Die Haltungsressourcen sind in der Wegleitung zur höheren Fachprüfung Kunsttherapie (Qualifikationsprofil) definiert und hier nicht wiedergegeben.[16]

Kunsttherapierende mit Fachrichtung Drama- und Sprachtherapie sind fähig:

1. Laut, Silbe, Wort und Satz nach ihrem Zusammenhang mit dem Körper und der Psyche zu analysieren und anzuwenden
2. Dramatische Spieltechniken kultursensibel hinsichtlich ihrer Wirkung auf Psyche und Soma zu analysieren und therapeutisch anzuwenden
3. Ausgewählte Stilmittel (Geschichten, Puppen, Figuren, Masken, improvisiertes Material) für die Gestaltung eines therapeutischen Prozesses wirkungsvoll und bedeutsam einzubeziehen
4. Laut-, Silben-, Wort- und Satzkombinationen bedürfnis- und methodengerecht zu kreieren und diese expressiv oder rezeptiv einzusetzen

5. Spieltechniken bedürfnisgerecht in therapeutischen Einzel- und Gruppensettings einzusetzen
6. Im Figurenspiel einfache Bühnen zu bauen, Bühnenbilder zu gestalten, Form und Charakteristik von archetypischen Figuren zu analysieren und beim Herstellen einer Figur umzusetzen
7. Auf ökologische Aspekte der verwendeten Materialien zu achten, allergische Reaktionen einzuschätzen und durch geeignete Materialwahl zu neutralisieren
8. Muster, Rollen und Störungsfelder im Selbst- und Fremdbild der Klientel durch strukturierte Beobachtung zu formulieren und zu evaluieren
9. Therapiezielgeleitete Wege in neue Rollen anzuleiten und Verhaltensmuster zu explorieren, die Resilienz und Recovery fördern
10. Die Symbolsprache dramatherapeutisch zu erfassen und Botschaften gespielter Geschichten und Spielhandlungen im Kontext zu verstehen sowie deren Bedeutung mit der Klientel partizipativ zu beleuchten
11. Im Schutz der Rolle bei der Klientel Widerstandsressourcen oder -defizite zum Vorschein kommen zu lassen, diese zu stärken oder anzupassen, zu verändern
12. Sprach-, Sprech-, Stimm- und Atemstörungen einzuordnen, deren Schweregrad zu beurteilen und methodenspezifische Behandlungsmöglichkeiten zu evaluieren
13. Ein Behandlungskonzept für Störungen und Beeinträchtigungen zu entwickeln, durchzuführen und dessen Wirkung mit geeigneten Methoden zu bestimmen;
14. Sprachentwicklungsverzögerungen und -störungen zu erkennen und methodengerecht zu behandeln
15. Ihre Kompetenzgrenzen bezüglich der Analyse und Behandlung solcher Störungen zu erkennen und durch adäquate Kooperation mit anderen Fachpersonen eine professionelle Behandlung zu sichern
16. Störungen der Atemfunktion zu bestimmen und methodengerecht mit Sprech- und Körperübungen zu behandeln
17. Erfahrungen im So-Tun-Als-Ob zum Schlüssel für unerwartete Lösungen zu ermöglichen
18. Durch entwickelte Gestaltungskraft und Variationsreichtum aus einem breiten Fundus entsprechender Techniken* auszuwählen und diese fachgerecht einzusetzen (*Szenisches Spiel und Improvisation; Figurenspiel, projektive Techniken und Embodiment-Übungen, Sprach- und Sprechübungen, Märchen, Gedichte und Lieder)
19. Im dramatischen Spiel als involviertes Gegenüber zu handeln
20. Mehrfachproblematiken im darstellenden Spiel, im Figurenspiel und in der Arbeit mit Stimme und Sprache übersichtlich erscheinen zu lassen und schrittweise mit der Klientel daran zu arbeiten
21. Einen Text über Geschichten aus der Alltagsrealität ihrer Klientel ästhetisch zu distanzieren und ein Drehbuch für eine Darstellung daraus zu machen
22. Musik, Geräusche, Beleuchtung und Farben wirkungsvoll dosiert und gezielt für eine Darstellung einzusetzen.

3. Ausbildungskonzept Therapeutische Sprachgestaltung

Die Ausbildung in Therapeutischer Sprachgestaltung ist in drei Rahmenthemen unterteilt.[17] Diese ergeben sich aus dem Zusammenhang der drei Hauptwirksamkeiten der Sprache mit der Gliederung der menschlichen Organisation:

1. Sprache als Atemgestaltung – das Rhythmische System als Zeitorganismus
2. Sprechen als Selbstvergegenwärtigung – die Sinnes-Nerven-Organisation als Spiegel und Formgeber
3. Sprache als manifeste Gebärde – Stoffwechselprozesse und Gliedmaßen in Auseinandersetzung mit der Umwelt

In der Ausbildung werden die drei Hauptthemen ergänzt durch flankierende Nebenfächer zu berufskundlichen Themen sowie anthroposophischen und humanistischen Hintergründen.

3.1 Methodik

Die Lernenden besitzen durch die künstlerische Ausbildung eine entwickelte Gestaltungskraft in Epik, Lyrik und Dramatik. Die dort erworbenen Fähigkeiten, Fertigkeiten und Haltungen als künstlerisch tätige Persönlichkeit werden durch die Fortentwicklung der Kunstmittel zu therapeutischen Interventionen. Durch die Einbettung des theoretischen Fachwissens in regelmäßige praktisch-übende Tätigkeit entwickeln die Studierenden ihre therapeutische Kompetenz fortwährend in der Auseinandersetzung zwischen medizinischen, psychologischen und pathopsychologischen Konzepten und der eigenen Person als Instrument. Dementsprechend wechseln in den Unterrichtswochen der Therapieausbildung theoretischer Unterricht, Falldarstellungen und praktisches Üben regelmäßig ab und ermöglichen einen ganzheitlichen Fähigkeitserwerb. Flankierende Kurse in Bothmer-Gymnastik, Eurythmie/Heileurythmie und Medizin ergänzen die Kernthemen.

3.2 Ausgewählte Lerninhalte

1. Medizinische und psychotherapeutische Diagnostik
2. Befunderhebung nach HASADS [→ Kapitel V Anamnese und Befunderhebung]
3. Erweiterte Morphologie der Lippen, Zähne, Gaumen und Kehlkopf, typische Sprach-, Sprech- und Funktionsstörungen und ihre Zuordnung zu den Ansatzorten der Sprachgestaltung; psychophysische Funktionen, Lippenschluss, orofaziale Funktionsstörungen, Grundlagen der myofunktionellen Therapie, Übersicht über die Sprachstörungen in Phoniatrie und Logopädie, logopädische Befunderhebung und Testmaterialien, Abgrenzung des Arbeitsfelds zur Logopädie [→ auch Kapitel VIII und Abschnitt 14.4]

4. Herz und Lunge: Anatomie, Physiologie und Pathologie, therapeutische Ansätze und Interventionen mit Therapeutischer Sprachgestaltung [→ auch Kapitel VI Atmung und Atemtherapie]
5. Die Atmung: Anatomie, Physiologie und Pathologie, Bezug und Bedeutung in der anthroposophischen Medizin, Atemtypen nach Erich Wilk (1915-2000) [→ auch Kapitel VI Atmung und Atemtherapie]
6. Kinder- und Jugendmedizin: Entwicklung des Kindes, akute Erkrankungen im Kindesalter, Verhaltensauffälligkeiten und Entwicklungsverzögerungen (inkl. Autismus-Spektrum-Störungen (ASS), ADHS u.a.) und deren therapeutische Behandlung, schulärztliche Tätigkeit und Zusammenarbeit, Kinder- und Jugendschutz, kindliche Bewegungs- und Sprachentwicklung; Methoden sprachfördernden Verhaltens [→ Kapitel VII Bewegungs- und Sprachentwicklung]
7. Therapeutische Sprachgestaltung in der Sonder- und Sozialpädagogik: Kinder und Erwachsene mit Beeinträchtigungen, Befunderhebung in der Heilpädagogik und bei kindlichen Sprachstörungen in Ergänzung zu logopädischen Befunden [→ Kapitel VIII und Fallbeispiel 12.2]
8. Psychiatrische Erkrankungen und psychische Störungen: Hauptformen psychischer Störungen gemäß der anthroposophischen Medizin, Entstehung und Verlauf der Erkrankungen, das 3-P-Modell in Befunderhebung und Behandlung [→ Kapitel IX 3-P-Modell], Psychodynamik in der Therapie
9. Umgang mit meditativen Inhalten: Spirituelle Texte aus alten Kulturen, religiöse Texte Mitteleuropas, anthroposophische Mantren und Sprüche [→ Kapitel X und XI]
10. Spezifische Übungen wie SIM (Sound-Informed-Movement), MIS (Movement-Informed-Speech) usw.

4. Abgrenzung zu benachbarten Berufen

Im Laufe des 20. Jahrhunderts entwickelte sich neben der Therapeutischen Sprachgestaltung die viel bekanntere Logopädie, die ebenfalls die Teilhabe am (gesellschaftlichen) Leben zum Ziel hat. Sie behandelt Defizite sowohl auf funktioneller Ebene (atmen, saugen, kauen, schlucken), als auch Probleme der Kommunikation im Bereich des Sprechens (z.B. Artikulationsstörungen) sowie der Sprache (z.B. Aphasie) und greift in der Stimmtherapie sowohl physische als auch psychische Aspekte auf.
Davon teilweise unabhängig entstanden im Bereich des orofazialen Funktionskreises verschiedene myofunktionelle Therapiemethoden, die Bestandteil anderer Ausbildungen[18] oder eigenständig erlernbar sind.

Drama- und Figurenspieltherapie gehören, wie die Therapeutische Sprachgestaltung, zu den künstlerischen Therapien und nutzen die spielerische Ausdrucksfähigkeit.

4.1 Logopädie

Logos ist griechisch und bedeutet Sprache, *paideuein* heißt erziehen, unterrichten – aus diesen beiden Begriffen schuf der Wiener Arzt Emil Fröschels (1884-1972) 1913 den Namen „Logopädie“[19]. Mit dem Berliner Hörgeschädigtenpädagogen Albert Gutzmann (1837-1910) leistete er Pionierarbeit auf dem Gebiet der Stimm- und Sprachheilkunde.[20] Diese beiden Persönlichkeiten und ihre Herkunft aus der Medizin respektive der Pädagogik sind der Ursprung der bis heute andauernden Parallelität von logopädischer Versorgung und Sprachheilpädagogik im Gesundheits- und Bildungssystem in Deutschland.[21] Die deutsche Heilmittelrichtlinie für Logopädie deckt Störungsbilder in fünf Bereichen ab: Sprache, Redefluss, Stimm- und Sprechfunktion und Schluckakt[22]. Außerhalb dieser medizinischen Indikationen runden Prävention, Forschung und Lehre die Betätigungsmöglichkeiten für Logopädinnen und Logopäden ab. 1980 wurde die Berufsbezeichnung „Logopädin/Logopäde“ gesetzlich geschützt.[23]

Allerdings sind auch die Absolventinnen und Absolventen von Studiengängen der Sprachheilpädagogik mit spezifisch therapeutischem Curriculum heute als Leistungserbringende von den Krankenkassen anerkannt, so dass die Grenzen der Berufsfelder immer mehr verschwimmen. Die Sprachheilkunde als Oberbegriff umfasst Logopädie, Sprachheilpädagogik, Klinische Linguistik und Patholinguistik.[24]

In der Schweiz entstand 1942 als Vorläuferorganisation der Schweizerischen Arbeitsgemeinschaft für Logopädie (SAL) die Schweizerische Arbeitsgemeinschaft für Sprachgebrechliche (SAS). Maßgeblich unterstützt in Organisation und Finanzierung wurde sie durch die Schweizerische Vereinigung für Anomale (SVfA), der heutigen Fachorganisation Pro Infirmis.[25] Daher ist die Logopädie in der Schweiz der Heil- oder Sonderpädagogik angegliedert.

Logopädie hat als Ziel die *„möglichst optimale Teilnahme der Betroffenen an familiären, sozialen, beruflichen und gesellschaftlichen Prozessen“*[26] und arbeitet mit allen Altersgruppen: In jedem Lebensalter können Stimm-, Sprech- oder Sprachprobleme auftreten, oder das Schlucken beeinträchtigt sein.

Die logopädische Therapie stellt nach A. Wolfs eine *„temporäre Maßnahme im medizinischen Kontext“* dar.[27] Heute ist Konsens, dass nicht die Eliminierung der Störung im Fokus des Geschehens steht, sondern der Erhalt und Ausbau der vorhandenen individuellen Fähigkeiten der Betroffenen. Im Sinne der oben erwähnten sozialen Strukturen bezieht z.B. der Ansatz k-o-s-t® von Susanne Codoni die Möglichkeiten und Bedürfnisse des nächsten sozialen Umfelds der Patientinnen und Patienten mit ein und erweitert so den Blickwinkel erheblich, auch für die Therapieplanung.

Die Logopädie beschrieb ihre Arbeit von Anfang an wissenschaftlich reflektiert in verschiedenen Handlungsfeldern (z.B. Diagnostik, Planung, therapeutische Intervention) und Aktivitäten (z.B. Kennenlernen, Anamnese, Beratung, Anpassung der therapeutischen Intervention).[28] Die zehn Handlungsfelder sind auch grundlegend für den Aufbau der Ausbildung.[29]

Logopädische Diagnostik ist mit vielen, teilweise sehr spezialisierten Tests sehr weit entwickelt. Eine große Vielfalt an Behandlungskonzepten für alle Altersstufen ermöglicht es, problembezogen zu arbeiten. Im klinischen Bereich betrifft dies vor allem Sprach-, Sprech-, Stimm- und Schluckstörungen nach neurologischen Vorfällen sowie nach der Entfernung von Tumoren im Kopf- und Halsbereich. Allerdings sind zahlreiche logopädischen Therapieverfahren bisher noch wenig evidenzbasiert geprüft und validiert. „*Wie vorliegende Forschungssynthesen* (...) *deutlich machen, ist der gegenwärtige Kenntnisstand zum Nutzen von diversen Therapieverfahren insgesamt begrenzt und lückenhaft.*"[30]

Zusammenfassend lässt sich feststellen: Die Logopädie therapiert differenziert an und hin zu Sprache und Sprechen, Therapeutische Sprachgestaltung arbeitet eher durch und mit Sprache und Sprechen am Störungsbild.

4.2 Myofunktionelle Therapie (MFT)

„Myo" bedeutet auf griechisch „Muskel".[31] Die MFT behandelt muskuläre Funktionskreise im orofazialen Raum und setzt ganz auf der motorisch-sensorischen Ebene an. Ihr Ziel ist, die Funktion und die Koordination vor allem der Lippen- und Zungenmotorik zu verbessern und damit physiologische Abläufe mit einem ausbalancierten Tonus zu gewährleisten.[32]
Als therapeutische Leitidee gilt ein ausgeglichener Tonus im stomatognathen System, der durch Druck- und Zugkräfte in der ganzen Gestalt in Balance gehalten werden muss.

Deshalb entwickelten sich im Laufe der Zeit immer mehr ganzkörperliche Perspektiven, die das Schluckmuster mit einem altersangepassten Haltungstraining zu behandeln beginnen, wie dies in der Anthroposophischen Medizin durch die Kombination von Heileurythmie mit Therapeutischer Sprachgestaltung schon lange üblich ist. Heute bezieht die Mehrheit der MFT-Konzepte den gesamten Körper ein.[33]

In Gestalt der durch Beatriz Padovan begründeten „Neurofunktionellen Reorganisation" ist eine Methode vertreten, die sich stark auf Rudolf Steiners Entwicklungsstufen: Gehen – Sprechen – Denken bezieht[34] [→ auch Kapitel VII Bewegungs- und Sprachentwicklung] und auf die Integration kindlicher Reflexe fokussiert. Sie arbeitet außerdem, wie die Therapeutische Sprachgestaltung, mit übungsunterstützenden Versen.

Somit kann MFT als eine Behandlung im Bereich der Lebensprozesse im Willensbereich der Motorik gelten, die als Basistherapie an den Bedingungen des Sprechens arbeitet. In den Fallbeispielen zur Stomatologie [→ Fallbeispiel Kapitel XII.9] stellt Enrica dal Zio dar, wie die Therapeutische Sprachgestaltung zielführend im Bereich der orofazialen Behandlung eingesetzt werden kann.

4.3 Drama- und Figurenspieltherapie

In den verschiedenen Richtungen der Dramatherapie, aber auch im Figurenspiel „*ist das schöpferische Material nicht in erster Linie optischer oder akustischer Art, sondern das ganze leibliche, emotionale und geistige System Mensch.*"[35] Diesen Ansatz teilen diese Methoden mit der Therapeutische Sprachgestaltung. Genau wie diese arbeiten sie im Medium der Zeit, mit der Gestaltung von Prozessen und verwenden eine in diesem Sinne ‚flüchtige‘ Kunstform. Dementsprechend sind in der Schweiz die Methoden Therapeutische Sprachgestaltung, Drama- und Figurenspieltherapie in einer Fachrichtung der Kunsttherapie (Drama- und Sprachtherapie) zusammengefasst und werden entweder als Kernmethode oder als Zusatz gelehrt.

Grundlegend für diese Therapiemethoden ist die Fähigkeit des Menschen, sich im Spiel eine zweite Realität mit Hilfe der Phantasie-Kräfte zu erschaffen, in eine „magische“ Welt einzutreten, in der *„die Selbstheilungskräfte sich entfalten können.“*[36] Dabei ist immer das 'Hier und Jetzt' entscheidend: allein in der Gegenwart entfaltet sich das Spiel. Die Teilnehmenden haben in der darstellenden Kunsttherapie eine Methode, *„sich auszudrücken und sich zu kontrollieren.“*[37]

Alle künstlerischen Therapien „verkörpern“ spielerisch Phantasie und Gestaltungswillen und beziehen sich so – menschenkundlich betrachtet – ganz auf den zukunftsgerichteten Strom des Seelenlebens.[38] Sie erlauben einen kreativen Umgang mit Sinneserfahrungen in Raum und Zeit. Dabei ist das Prozesserleben höher zu gewichten als das Ergebnis, insofern das Spiel immer nur als flüchtiger Moment im Zeitstrom gilt.

Dramatherapie

„Drama“ bedeutet im Griechischen *„tun oder handeln“*.[39] Bereits Aristoteles (384-322 v. Chr.) beschrieb in seiner „Poetik“[40] den kathartischen Effekt eines Theaterbesuches. In den 1930er Jahren begann Jacob Levy Moreno (1889-1974) unter dem Motto „Handeln ist heilender als reden“[41] unter fachkundiger Begleitung das Theaterspielen selbst als therapeutische Handlung zu entwickeln, ab Mitte des 20. Jahrhunderts kam dieser Impuls über die Niederlande und England nach Europa.[42]

Dramatherapie baut auf das menschliche Vermögen, im Spiel eine eigene Welt zu erfinden und dort in einer Rolle handelnd aufzutreten. Die dafür notwendige Fähigkeit, zwischen Realität und Fiktion zu unterscheiden, erwirbt das Kind etwa gegen Ende des zweiten Lebensjahres.[43] Sie geht einher mit Möglichkeit, selbst-bewusst Emotionen zu erleben.[44] Dramatherapie macht sich diese Fähigkeit zunutze: Hineinzuschlüpfen in eine (neue) Rolle ermöglicht es der Klientel, neue und ungewohnte Erfahrungen zu machen, die Ressourcen oder Ansätze zur Problemlösung auch für den Alltag eröffnen. Gleichzeitig lässt sich unser gewohntes Verhalten als Eltern, Berufstätige usw. ebenfalls als Rollenverhalten deuten und im dramatherapeutischen „Als-ob“-Handeln modifizieren.

Dramatherapie versteht sich als *„künstlerische Therapieform (...) zu psychotherapeutischen Zwecken.“*[45] Dabei greift sie auf Techniken aus drei Bereichen zurück: Körperarbeit (Wahrnehmung, Entspannung, Aufwärmen, Aktivieren), Projektivtechniken (Zeichnen, Malen, Geschichten erfinden, Miniaturwelten), Szenisches Spiel (Theaterkonzepte, Rollenspiel etc.).[46] Die Klientinnen und Klienten *„sind die Hauptdarstellenden, Regisseurinnen und Autoren ihrer Leben.“*[47] Auch das Publikum spielt in der Theatertherapie durchaus eine Rolle.

In Deutschland bieten gegenwärtig die Hochschule für Wirtschaft und Umwelt in Nürtingen und die Medical School Hamburg einen Bachelor in Theatertherapie an.

In der Schweiz bereitet die Ausbildung am „Dramatherapie Bildungsinstitut“[48] auf die staatlich anerkannte Höhere Fachprüfung in Kunsttherapie, Fachrichtung Drama- und Sprachtherapie vor.

Figurenspieltherapie

Wie archäologische Funde rund um die Welt belegen, sind Puppen seit allen Zeiten und in allen Kulturen verbreitet. Sie wurden auch schon immer zu magischen und religiösen Ritualen eingesetzt.[49] Puppen haben hohen Aufforderungscharakter: auch Erwachsene lassen sich häufig leicht und gerne in eine „Konversation“ mit einer Puppe verstricken: *„Puppen öffnen die Welt der Phantasie und der Gefühle, wecken Bedürfnisse und Wünsche und können so ein Schlüssel zum Unbewussten und zum eigenen ICH werden.*“[50]

Figurenspieltherapie geht auf mehrere Wurzeln zurück: auf die Psychoanalyse (vor allem auf die Archetypen-Lehre von Carl Gustav Jung (1875-1961)), auf die Entwicklung des Psychodramas nach Moreno und auf die Erkenntnisse der klientenzentrierten Gesprächstherapie nach Carl Rogers (1902-1987). Während die ersten beiden den therapeutischen Ansatz des Spielens an sich bekräftigen, arbeitete Virginia Axline (1911-1988), eine Schülerin von Carl Rogers, die methodische Grundlage der nicht-direktiven Spieltherapie durch Beschreibung der inneren Haltung und äußeren Gestaltungsmöglichkeiten der Therapierenden aus.

Ganz offensichtlich spiegelt sich die psychosoziale Entwicklung des Menschen in seiner Spielfähigkeit, und so dient die kreative Interaktion in der Figurenspieltherapie auch der Diagnostik und der Entwicklung von Behandlungszielen. In der interdisziplinären Zusammenarbeit profitieren beispielsweise auch Lehrpersonen von Erkenntnissen aus der Therapie.

Das Figurenspiel ermöglicht uns wortlosen Ausdruck, was besonders Kindern und Menschen mit (noch) kleinem verbalen Vermögen entgegenkommt. Darüber hinaus übernimmt die Puppe eine Stellvertreter-Position: *„Das Übertragen von nicht verarbeiteten, ängstigenden Gefühlen aus der Puppe und das Aussprechen und Agieren dieser Gefühle über die Puppe ängstigt Kinder (und oft nicht nur diese!) sehr viel weniger, als das direkte Aussprechen und Ausagieren im Psychodrama.*“[51]

In Deutschland existiert seit 1984 die Deutsche Gesellschaft für Therapeutisches Puppenspiel (DGTP). Ausbildungen auf unterschiedlichem Niveau bestehen in Köln und Hückeswagen. In Stuttgart bietet ab 2023 das Moreno-Institut einen eigenen dreistufigen Ausbildungsgang an.
In der Schweiz bereitet die Ausbildung für Figurenspieltherapie in Interlaken[52] seit 2016 auf die staatlich anerkannte Höhere Fachprüfung in Kunsttherapie, Fachrichtung Drama- und Sprachtherapie vor.

5. Zusammenarbeit, Links und Adressen

5.1 Interprofessionelle Zusammenarbeit

Der Cochrane-Review „Interprofessionelle Zusammenarbeit: Wirkungen praxisbasierter Maßnahmen auf Berufspraxis und Endpunkte im Gesundheitswesen“ kommt zum Ergebnis, dass interprofessionelle Zusammenarbeit vielfach zu einer positiven Veränderung der medizinischen Versorgung führt.[53]

„Interprofessionalität im Gesundheitsbereich ist gemäß Weltgesundheitsorganisation (WHO) dann gegeben, wenn mehrere Gesundheitsfachleute mit unterschiedlichen beruflichen Hintergründen so zusammenarbeiten, dass sie zu einem gemeinsam geteilten Verständnis kommen, das sie vorher noch nicht hatten und zu dem sie ohne einander nicht hätten kommen können.“[54]

Positive Auswirkungen interprofessioneller Kooperation liegen u. a. in der Patienten- und Mitarbeiterzufriedenheit, im Ressourceneinsatz, der Fachkräftesicherung sowie in Outcome und Qualität der Patientenversorgung.[55] So ist verständlich, dass viele offizielle Stellen mehr Interprofessionalität fordern.[56,57]

Kernelemente einer inter- bzw. multiprofessionellen Zusammenarbeit sind die Verständigung[58] und gegenseitige Wertschätzung[59] der Mitwirkenden. Für die konkrete Zusammenarbeit bedeutet dies, dass Verständigung und gegenseitiges Kennenlernen am Anfang stehen. Ebenso wichtig wie medizinische Kenntnisse für Therapierende ist ein grundlegendes Methodenverständnis verordneter Behandlungen auf Seiten der Überweisenden.

Auf ärztlicher Seite ist es hilfreich, sich zu vergegenwärtigen, dass die Therapeutische Sprachgestaltung mit und durch die Sprache therapiert, mit den beschriebenen Wirkprinzipien arbeitet [→ Kapitel III Wirkprinzipien] und an Haltung, Atmung, Stimme, Artikulation, Denken und Sprachwahrnehmung sowie der Psyche ansetzt. Hierüber entfaltet die Therapeutische Sprachgestaltung validierte positive Ergebnisse für die Patienten. Naheliegend ist es, Patienten und Patientinnen mit Atem-, Sprach-, Sprech- und Stimmstörungen in die Therapeutische Sprachgestaltung zu überweisen, jedoch ist das Spektrum möglicher Indikationen groß und umfasst die meisten medizinischen Fachgebiete [→ Kapitel IV]. Zudem ist es hilfreich, gegenseitig die unterschiedliche therapeutische Haltung zu verstehen, insbesondere stärkere Ressourcenorientierung in der Therapie gegenüber einer Pathologiedominanz im ärztlichen Denken.

In der interprofessionellen Kommunikation lohnt es sich, das eigene Verständnis durch Nachfragen zu überprüfen, da es Begriffsüberschneidungen gibt. Beispielsweise ist das Verständnis der „Vertiefung der Atmung“ bei Ärzten und Therapeuten verschieden, denn vielfach steht im ärztlichen Denken die Einatmung, in der Therapeutischen Sprachgestaltung hingegen die Ausatmung im Fokus.

Hilfreich bei der Überweisung zur Therapeutischen Sprachgestaltung ist der im ambulanten Setting bewährte Überweisungsbogen. Dieser sowie weitere hilfreiche Informationen finden sich unter dem Link https://ats-buch.ch/intervention/99 oder per QR-Code in der Interventionsliste.

Therapeutinnen und Therapeuten erwerben in der Ausbildung grundlegende medizinische und psychopathologische Kenntnisse, die im jeweiligen Anwendungskontext zu vertiefen sind. Dem gegenüber sind Inhalte der Therapeutischen Sprachgestaltung nicht im Medizinstudium integriert, so dass ein Grundverständnis für deren Begriffe und Wirkweisen bei Ärzten nicht vorauszusetzen ist. Das vorliegende Buch versteht sich in diesem Sinne auch als interprofessioneller Brückenschlag zwischen Therapeutischer Sprachgestaltung und Medizin.

Die gemeinsame menschenkundliche Grundlage erleichtert in der Anthroposophischen Medizin die interprofessionelle Zusammenarbeit deutlich. Sie ermöglicht eine gemeinsame Interpretation der Beobachtungen, die Diagnosestellung und Formulierung eines gemeinsam verstandenen Heilbedarfs sowie die Evaluation des Therapieerfolgs.

5.2 Links

Grundlegende Informationen

Therapeutische Sprachgestaltung
https://www.therapeutische-sprachgestaltung.ch

Therapeutenlisten

Übersicht zu den Therapeutenverzeichnissen in der Schweiz und Deutschland
https://www.therapeutische-sprachgestaltung.ch/therapeutensuche

Deutschland

Therapeutensuche des Berufsverbandes für Sprachgestaltung und Schauspiel (BVSS)
https://sprachgestaltung.com/netzwerk

Therapeutenverzeichnis des BVAKT
https://anthroposophische-kunsttherapie.de/fuer-patienten/therapie/therapeut-finden.html

Schweiz

Therapeutenverzeichnis des SVAKT
https://www.svakt.ch/verband/therapeutenliste-1/sprache-parole

Therapeutenliste der Oda ARTECURA
https://artecura.ch/therapeutenliste.php

Medizinische Sektion am Goetheanum: International Coordination of Anthroposophic Arts Therapies (ICAAT)
https://www.icaat-medsektion.net

Sektion für Redende und Musizierende Künste am Goetheanum
https://srmk.goetheanum.org

Berufsverbände und Dachorganisationen

Deutschland

Bundesarbeitsgemeinschaft künstlerische Therapien
https://www.bagkt.de

Berufsverband für Anthroposophische Kunsttherapie in Deutschland (BVAKT)
https://anthroposophische-kunsttherapie.de

Berufsverband für Sprachgestaltung und Schauspiel (BVSS)
https://sprachgestaltung.com

Österreich

Dachverband für Kunsttherapie
https://www.arttherapy.at

Österreichische Vereinigung Anthroposophisch Orientierter Kunsttherapien (ÖVAOK)
https://anthroposophische-kunsttherapien.at

Schweiz

Organisation der Arbeitswelt Kunsttherapie, OdA ARTECURA
https://www.artecura.ch

Schweizer Verband für Anthroposophische Kunsttherapie (SVAKT)
https://www.svakt.ch

Aus- und Weiterbildungen in Therapeutischer Sprachgestaltung

→ Abschnitt 5.3 Adressen

Videos zu Interventionen der Therapeutischer Sprachgestaltung

Sound Informed Movement (SIM) ist eine Methode zur Bewegungsoptimierung durch Sprache.
https://sound-informed-movement.ch

Sound Informed Breathing (SIB) ist Atemtherapie durch Sprache.
https://sound-informed-breathing.ch

Movement Informed Speech (MIS) ist eine Methode zur Sprachförderung durch Bewegung.
https://movement-informed-speech.ch

Die zu diesem Fachbuch gehörenden ATS-Videos finden Sie unter https://ats-buch.ch, die Navigation erfolgt über die QR-Codes im Buch oder durch Eingeben von https://ats-buch.ch/intervention/, gefolgt von der gewünschten Interventionsnummer: z. B. gelangen Sie zur Übung Nr. 6 unter https://ats-buch.ch/intervention/6.

URL: **www.ats-buch.ch**
Benutzername: **tsbuch**
Passwort: **ThSp23!**

5.3 Adressen

Berufsqualifizierende Ausbildungen in ATS

a t k a – Anthroposophische Akademie für Therapie und Kunst
Studiengang amwort
Ruchti-Weg 5
4143 Dornach
Schweiz
https://atka.ch/studiengaenge/sprachgestaltung
amwort@atka.ch
Telefon +41 (0)61 701 52 12

Hogeschool Leiden University of Applied Sciences,
Bachelor of Arts Therapies
Opleiding Vaktherapie
Zernikedreef 11
2333 CK Leiden
Niederlande
www.hsleiden.nl

Stella Maris, Scuola di Arteterapia
Arteterapia della Parola
Via Saffi 30
40131 Bologna
Italien
www.associazionestellamaris.it

Weiterbildungen in Therapeutischer Sprachgestaltung

Lichtung – Sprache: Taufrisch. Weiterbildung für Ärzte, Ärztinnen, Studierende und Interessierte
Burgstrasse 3
4143 Dornach
Schweiz
https://www.lichtung-sprache.com/
info@lichtung-sprache.com

Stella Maris, Scuola di Arteterapia. Weiterbildung für Ärzte, Zahnärzte, Ostheopathen und Psychotherapeuten. Corso trienale di specializzazione in arteterapia della parola per medici, dentist, osteopatie e psicoterapeuti
Via Saffi 30
40131 Bologna
Italien
www.associazionestellamaris.it

Ausbildungen in Sprachgestaltung mit Modulen in Therapeutischer Sprachgestaltung

Hamila – School of Speech and Drama
1793000 Kibbuz Harduf
Israel
Tel. +972 4 9059398
www.hamila.org.il
seminar@harduf.org.il / info@hamila.org.il

Speech and Drama School at Snellman College
Puuskakuja 14
00850 Helsinki
Finnland
Tel. +358 9 228 5020
info@snellman-korkeakoulu.fi
www.snellman-korkeakoulu.fi

Curso intensivo de Arte de la Palabra
08035 Barcelona, 28023 Madrid
Spanien
Tel: +34 927 70 99 92
formacion@vozymovimiento.com
www.vozymovimiento.com

Literatur und Anmerkungen

1 https://anthroposophische-kunsttherapie.de

2 Literatur siehe: https://anthroposophische-kunsttherapie.de/anthro-medizin/kunsttherapie/wissenschaftliche-informationen.html (Abruf Januar 2023).

3 https://anthroposophische-kunsttherapien.at

4 https://www.anthromed.at

5 https://artecura.ch

6 https://www.artecura.ch/hoehere_fachpruefung_kunsttherapeut_in.php (Abruf Januar 2023).

7 Vertragsversicherungs-Gesetz

8 https://www.svakt.ch

9 https://vaoas.ch (Medizin), www.heileurythmie.ch, https://www.vrms.ch (Rhythmische Massage), https://www.vahs.ch (Heilpädagogik und Sozialtherapie)

10 https://medsektion-goetheanum.org

11 https://www.icaat-medsektion.net

12 In der Schweiz einigte man sich auf den Oberbegriff „Kunsttherapie“ als Kurztitel für alle Fachrichtungen im Gegensatz zu der in Deutschland üblichen Bezeichnung „Künstlerische Therapien“. Dies ermöglicht eine sinnvolle Berufsbezeichnung „Kunsttherapeutin, -therapeut" im Gegensatz zur unbefriedigenden Lösung mit einem Adjektiv in der Kurzbezeichnung. Deshalb bildet im schweizerischen Berufsbild die Fachrichtung einen obligatorischen Bestandteil des Titels.

13 Gemäß der Prüfungsordnung und Wegleitung 2019.

14 https://atka.ch/studiengaenge/sprachgestaltung/ (Abruf Februar 2023).

15 Zu Kompetenzen der anderen Fachrichtungen siehe die Wegleitung zur Prüfungsordnung unter: https://www.artecura.ch.

16 https://www.artecura.ch/_tmc_daten/File/WL_HFP_20230101_D_def.pdf (Abruf Juli 2023).

17 Näheres zu den sieben für die Prüfung erforderlichen Kompetenzmodulen siehe die Wegleitung zur Prüfungsordnung unter: https://www.artecura.ch.

18 Logopädie und Therapeutische Sprachgestaltung

19 Wolfs, A.: Konstruktivistische Sichtweisen der Logopädischen Therapie. Springer Verlag Berlin Heidelberg 2019. S. 19.

20 Siegmüller, J.: Hochschulentwicklung in der Logopädie. In: Samel, K.-H. (Hrsg.): Hochschuldidaktik der Pflege und Gesundheitsfachberufe. Springer Verlag Berlin Heidelberg 2018. S. 115.

21 Ebd. S. 110 ff.

22 Wolfs, A.: Konstruktivistische Sichtweisen der Logopädischen Therapie. Springer Verlag Berlin Heidelberg 2019. S. 27.

23 http://www.gesetze-im-internet.de/logapro/LogAPrO.pdf (Abruf Juli 2022).

24 Siegmüller, J.: Hochschulentwicklung in der Logopädie. In: Samel, K.-H. (Hrsg.): Hochschuldidaktik der Pflege und Gesundheitsfachberufe. Springer Verlag Berlin Heidelberg 2018. S. 110 ff.

25 https://www.logopaedieschweiz.ch/sal/die-sal/portrait/geschichte/ (Abruf Februar 2023).

26 Zitiert nach: Wolfs, A.: Konstruktivistische Sichtweisen der Logopädischen Therapie. Springer Verlag Berlin Heidelberg 2019. S. 25.

27 Ebd.

28 Ebd. S. 28.

29 Siegmüller, J.: Hochschulentwicklung in der Logopädie. In: Samel, K.-H. (Hrsg.): Hochschuldidaktik der Pflege und Gesundheitsfachberufe. Springer Verlag Berlin Heidelberg 2018. S. 115.

30 Hartmann, E.: Evidenzbasiertes Denken und Handeln in der Logopädie/Sprachheilpädagogik. Vierteljahresschrift für Heilpädagogik und ihre Nachbargebiete 2013; 82 (4). S. 339.

31 Ruben, L., Wittich, C.: Therapie Myofunktioneller Störungen (MyoMot). Ein ganzheitliches Konzept mit 6 Bausteinen. Ernst Reinhard Verlag München Basel 2017. S. 10.

32 Codoni, S., Spirgi-Gantert, I., von Jackowski, J.: Funktionsorientierte Logopädie. Der Einfluss von Haltung und Bewegung auf Schlucken, Sprechen und Sprache. Springer Verlag Berlin Heidelberg 2019. S. 138.

33 Ruben, L., Wittich, C.: Therapie Myofunktioneller Störungen (MyoMot). Ein ganzheitliches Konzept mit 6 Bausteinen. Ernst Reinhard Verlag München Basel 2017. S. 30 ff.
34 https://padovan-gesellschaft.de/?page_id=23 (Abruf Februar 2023).
35 Lipinski, G.: Das Theater als heilende Gemeinschaftskunst. In: Müller-Weith, D., Neumann, L., Stoltenhoff-Erdmann, B. (Hrsg.): Theater Therapie. Ein Handbuch. Junfermann Verlag Paderborn 2002. S. 45.
36 Ebd. S. 52.
37 Stadler, C.: Psychodrama. Ernst Reinhard Verlag München Basel 2014. S. 196.
38 Steiner, R.: Allgemeine Menschenkunde als Grundlage der Pädagogik (GA 293). Rudolf Steiner Verlag Dornach 2019. 2. Vortrag.
39 Junker, J.: Dramatherapie in den Niederlanden. In: Müller-Weith, D., Neumann, L., Stoltenhoff-Erdmann, B. (Hrsg.): Theater Therapie. Ein Handbuch. Junfermann Verlag Paderborn 2002. S. 84.
40 Aristoteles: Poetik. Reclam Verlag Stuttgart 1982.
41 Stadler, C.: Psychodrama. Ernst Reinhard Verlag München Basel 2014. S. 145.
42 https://www.emr.ch/methode/dramatherapie (Abruf Februar 2023).
43 Elsner, B., Pauen, S.: Vorgeburtliche Entwicklung und früheste Kindheit (0-2 Jahre). In: Schneider, W., Lindenberger, U. (Hrsg.): Entwicklungspsychologie. Beltz Verlag Weinheim 2012. S. 179.
44 Ebd. S. 180.
45 https://www.emr.ch/methode/dramatherapie (Abruf Februar 2023).
46 https://www.dramatherapie.ch/was-ist-dramatherapie/ (Abruf Februar 2023).
47 https://www.dramatherapie.ch/was-ist-dramatherapie/ (Abruf Februar 2023). Kihm, C.: Die Bedeutung der Puppe und des Figurenspiels in der Entwicklung des Menschen (unveröffentlichtes Skript).
48 Rieben, S.: „Die beflügelnde Kraft des Theaters". Theater-Zytig 2021; 11. S. 6.
49 https://www.dramatherapie.ch (Abruf Februar 2023).
50 Ebd.
51 Gauda, G.: Theorie und Praxis des therapeutischen Puppenspiels. Lebendige Psychologie C.G. Jungs. Verlag Modernes Lernen Dortmund 2001. S. 8.
52 https://www.hffst.ch (Abruf Februar 2023).
53 Zwarenstein, M., Goldman, J., Reeves, S.: Cochrane Review: Interprofessionelle Zusammenarbeit: Wirkungen praxisbasierter Maßnahmen auf Berufspraxis und Endpunkte im Gesundheitswesen. Cochrane Kompakt vom 8. Juli 2009. https://www.cochrane.org/de/CD000072/EPOC_interprofessionelle-zusammenarbeit-wirkungen-praxisbasierter-massnahmen-auf-berufspraxis (Abruf Januar 2023).
54 Schweizerische Akademie der Medizinischen Wissenschaften (SAMW): Charta 2.0 „Interprofessionelle Zusammenarbeit im Gesundheitswesen" 2020. https://www.unimedsuisse.ch/application/files/2216/0284/8939/SAMW_charta_interprofessionalitaet_2020.pdf (Abruf Januar 2023).
55 Spielberg, P.: Interprofessionelle Zusammenarbeit: Viel Eigeninitiative gefragt. Deutsches Ärzteblatt 2020; 117 (27-28). A-1398 / B-1198.
56 Institut für medizinische und pharmazeutische Prüfungsfragen (IMPP) & Robert Bosch Stiftung: Berufsübergreifend Denken – Interprofessionell Handeln (September 2019). https://www.impp.de/files/PDF/RBS_Berichte/Berufs%C3%BCbergreifend%20Denken%20Interprofessionell%20Handeln.pdf (Abruf Januar 2023).
57 Schweizerische Akademie der Medizinischen Wissenschaften (SAMW): Charta 2.0 „Interprofessionelle Zusammenarbeit im Gesundheitswesen" 2020. https://www.unimedsuisse.ch/application/files/2216/0284/8939/SAMW_charta_interprofessionalitaet_2020.pdf (Abruf Januar 2023).
58 Spielberg, P.: Interprofessionelle Zusammenarbeit: Viel Eigeninitiative gefragt. Deutsches Ärzteblatt 2020; 117 (27-28). A-1398 / B-1198.
59 Ebd.

Anhang

Gesamtliteraturverzeichnis

Abreu, R. R., Rocha, R. L., Lamounier, J. A. et al.: Prevalence of mouth breathing among children. Jornal de Pediatria 2008; 84 (5). S. 467-470.

Aesop: Fables, vulgarized for one from Siena. Felice Le Monnier Florence 1864.

Alavi Kia, R.: Sonne, Mond und Stimme. Verlag Aurum Kamphausen 2020.

Aristoteles: Poetik. Reclam Verlag Stuttgart 1982.

Baur, A.: Bli Bla Blu. Mellinger Verlag Stuttgart 2009.

Baur, A.: Fliessend sprechen. Oratio Verlag Trasadingen 2008.

Beltle, E., Vierl, K. (Hrsg.): Erinnerungen an Rudolf Steiner. Verlag Freies Geistesleben Stuttgart 1979.

Bernardi, L., Spadacini, G., Bellwon, J. et al.: Effect of breathing rate on oxygen saturation and exercise performance in chronic heart failure. The Lancet 1998; 351 (9112). S. 1308-1311.

Bettermann, H., von Bonin, D., Frühwirth, M. et al.: Effects of speech therapy with poetry on heart rate and cardiorespiratory coordination. International Journal of Cardiology 2002; 84 (1). S. 77-88.

Bohme, H., Kordass, B., Slominski, B.: Das Dentale: Faszination des oralen Systems in Wissenschaft und Kultur. Quintessenz Verlag Berlin 2015.

Bonaventura: Leben des heiligen Franziskus von Assisi. Friedrich Pustet Regensburg 1874.

Braine, M. D. S.: On learning the grammatical order of words. Psychological Review 1963; 70 (4). S. 323-348.

Breuer, H.: Sprachwahrnehmungsdefizite bei Schulkindern – ihre Diagnose und prophylaktische Einschränkung. In: M. Gross (Hrsg.): Aktuelle phoniatrisch-pädagogische Aspekte, Band 5. Media Verlag Heidelberg 1998.

Bühler, E., Lobeck, M.: Scheine Sonne Scheine. Verlag Freies Geistesleben Stuttgart 1992.

Chubarovsky, T.: La fuerza curativa de la voz y la palabra. Eigenverlag o.O. 2015.

Conde-Agudelo, A., Diaz-Rossello, J. L., Belizan, J. M.: Kangaroo mother care to reduce morbidity and mortality in low birthweight infants. Cochrane Database of Systematic Reviews 2011; 3. doi: CD002771.

Condon, W. S., Sander, L. W.: Neonate movement is synchronized with adult speech: interactional participation and language acquisition. Science 1974; 183 (4120). S. 99-101.

Craighead, D. H., Heinbockel, T.C., Freeberg, K. A. et al.: Time-Efficient Inspiratory Muscle Strength Training Lowers Blood Pressure and Improves Endothelial Function, NO Bioavailability, and Oxidative Stress in Midlife/Older Adults With Above-Normal Blood Pressure. Journal of the American Heart Association 2021; 10 (13). e020980.

Cysarz, D., von Bonin, D., Heusser, P. et al.: Wirkungen von Sprachtherapie auf die kardiorespiratorische Interaktion. Teil 1: Synchronisation durch Hexameter-Rezitation. Der Merkurstab 2005; 58 (3). S. 98-105.

Cysarz, D., von Bonin, D., Lackner, H. et al.: Oscillations of heart rate and respiration synchronize during poetry recitation. American Journal of Physiology. Heart and Circulatory Physiology 2004; 287 (2). S. H579-H587.

Deenstra, D. D., van Helvoort, H. A. C., Djamin, R. S. et al.: Prevalence of hyperventilation in patients with asthma. Journal of Asthma 2022; 59 (8). S. 1560-1567.

Denjean, B., von Bonin, D.: Therapeutische Sprachgestaltung. Verlag Urachhaus Stuttgart 2003.

Dittmar, V.: Gefühle und Emotionen. Verlag VCS Dittmar München 2014.

Dreher, W.: Studien und Übungen zur Sprachtherapie. Verlag Freies Geistesleben Stuttgart 1983.

Elsner, B., Pauen, S.: Vorgeburtliche Entwicklung und früheste Kindheit (0-2 Jahre). In: Schneider, W., Lindenberger, U. (Hrsg.): Entwicklungspsychologie. Beltz Verlag Weinheim 2012. S. 179.

Engel, H. H.: Musikalische Anthropologie. Förderstiftung Anthroposophische Medizin im Verlag am Goetheanum Dornach 2005.

Etzelmüller, G., Tewes, C. (Hrsg.): Embodiment in Evolution and Culture. Mohr Siebeck Tübingen 2016.

Fintelmann, V., Treichler, M. (Hrsg.): Onkologie. Info3 Verlag Frankfurt/Main 2015.

Fox, A. V.: Kindliche Aussprachestörungen: Phonologische Entwicklung, Differentialdiagnostik, Therapie. Schulz-Kirchner Verlag Idstein 2003.

Fuchs, T., Koch, S. C.: Embodied affectivity: on moving and being moved. Frontiers in Psychology 2014; 5. doi: 10.3389/fpsyg.2014.00508.

Fuchs, T.: Die verkörperte Entwicklung der Sprache. Jahrbuch der Braunschweigischen Wissenschaftlichen Gesellschaft 2011; 63. S. 156-165.

Fuchs, T.: In Defense of the Human Being. Foundational Questions of an Embodied Anthropology. Oxford University Press Oxford 2021.

Führer, A.: „Da muss sich jemand anders kümmern" – Die medizinische Versorgung von Asylsuchenden als Herausforderung für eine bio-psycho-soziale Medizin. Gesundheitswesen 2020; 82 (2). S. 151-156.

Furst, B.: Autonomie der Blutbewegung: Ein neuer Blick auf Herz und Kreislauf. Salumed Verlag Berlin 2020.

Garliner, D.: Myofunktionelle Therapie in der Praxis. Verlag Medizinisches Schrifttum München 1982.

Gauda, G.: Theorie und Praxis des therapeutischen Puppenspiels. Lebendige Psychologie C.G. Jungs. Verlag Modernes Lernen Dortmund 2001.

Goethe, J. W.: Faust. Eine Tragödie. J. C. Cotta Tübingen 1808.

Goethe, J. W.: Gedenkausgabe der Werke, Briefe und Gespräche. Band 16. Artemis Zürich 1948.

Goethe, J. W.: Goethes Gedichte in zeitlicher Folge. Insel Verlag Frankfurt/Main 2004.

Goethe, J. W.: Musen-Almanach für das Jahr 1799. J. G. Cotta Tübingen 1799.

Goethe, J. W.: West-östlicher Divan. Cotta Stuttgart 1819.

Graf, L., Geiser, T.: Die Sarkoidose. Swiss Medicine Forum 2018; 18 (35). S. 695-701.

Grah, C., Happel, H., Vogt, J.: Die Behandlung der pulmonalen Sarkoidose nach dem Havelhöher Sarkoidose-Therapieprotokoll. Der Merkurstab 2008; 61 (4). S. 343-353.

Grah, C.: Lungenkarzinom. In: Matthes, H., Schad, F., Hofheinz, R. D. (Hrsg.): Integrative Onkologie. Wissenschaftliche Verlagsgesellschaft Stuttgart 2022. S. 451.

Grimm, H.: Störungen der Sprachentwicklung. Hogrefe Bern 1999.

Grosstuck, K.: SIGMA PLUS. Gruppenkonzept zur Behandlung des Sigmatismus. Schulz-Kirchner Verlag Idstein 2010.

Gustavsson-Lilius, M., Julkunen, J., Keskivaara, P. et al.: Sense of coherence and distress in cancer patients and their partners. Psycho-Oncology 2007; 16 (12). S. 1100-1110.

Haas, J.: Schutzengel, Wie uns die himmlischen Begleiter zur Seite stehen. Knaur Verlag München 2010.

Hahn, H.: Vom Genius Europas. Verlag Freies Geistesleben Stuttgart 1992.

Hallqvist, B.: Metallfarblichttherapie mit Purpur-Gold-Glas bei mittelschwerer bipolarer Störung und Anorexia nervosa anhand einer Patientendarstellung. Der Merkurstab 2015; 68 (5). S. 349-355.

Hamre, H. J., Becker-Witt, C., Glockmann, A. et al.: Therapies in Chronic Disease: The Anthroposophic Medicine Outcomes Study (AMOS). European Journal of Medical Research 2004; 9 (7). S. 351-360.

Hamre, H. J., Kiene, H., Glockmann, A. et al.: Long-term outcomes of anthroposophic treatment for chronic disease: a four-year follow-up analysis of 1510 patients from a prospective observational study in routine outpatient settings. BMC Research Notes 2013; 269. doi: 10.1186/1756-0500-6-269.

Hamre, H. J., Witt, C. M., Glockmann, A. et al.: Anthroposophic art therapy in chronic disease: A four-year prospective cohort study. Explore 2007; 3 (4). S. 365-371.

Hamre, H. J., Witt, C. M., Kienle, G. S. et al.: Anthroposophic therapy for children with chronic disease: a two-year prospective cohort study in routine outpatient settings. BMC Pediatrics 2009; 9 (39). doi: 10.1186/1471-2431-9-39.

Hartmann, E.: Evidenzbasiertes Denken und Handeln in der Logopädie/Sprachheilpädagogik. Vierteljahresschrift für Heilpädagogik und ihre Nachbargebiete 2013; 82 (4). S. 339.

Heusser, P., Weinzirl, J., Scheffers, T. et al.: Erläuterungen zum ersten Ärztekurs Rudolf Steiners 1920, Vorträge 1 bis 3. Studienkommentare zum medizinischen Werk Rudolf Steiners „Geisteswissenschaft und Medizin (GA 312). Salumed-Verlag Berlin / Verlag am Goetheanum Dornach 2020.

Heusser, P.: Anthroposophie und Wissenschaft. Eine Einführung. Verlag am Goetheanum Dornach 2016.

Hotho, G., von Bonin, D., Krüerke, D. et al.: Unexpected Cardiovascular Oscillations at 0.1 Hz During Slow Speech Guided Breathing (OM Chanting) at 0.05 Hz. Frontiers in Physiology 2022. doi: 10.3389/fphys.2022.875583.

Husemann, A. J.: Der Zahnwechsel des Kindes. Verlag Freies Geistesleben Stuttgart 1996.

Jakobson, R., Waugh, L. R.: The sound shape of language. De Gruyter Berlin 2002.

Jakobson, R.: Kindersprache, Aphasie und allgemeine Lautgesetze. Suhrkamp Berlin 2010.

Jordan, W.: Nibelunge, Siegfriedssage erster Teil, elfter Gesang. W. Jordan's Selbstverlag Frankfurt a. M. 1867.

Junker, J.: Dramatherapie in den Niederlanden. In: Müller-Weith, D., Neumann, L., Stoltenhoff-Erdmann, B. (Hrsg.): Theater Therapie. Ein Handbuch. Junfermann Verlag Paderborn 2002. S. 84.

Kares-Vrincianu, A., Rauber, N., Kares, H.: Schlafbruxismus und schlafbezogene Atmungsstörungen. Wissen kompakt 2018; 12. S. 3-16.

Karmiloff-Smith, A.: Beyond modularity: A developmental perspective on cognitive science. The MIT Press Cambridge 1992.

Karnieli, S.: Herzkräfte stärken. Verlag Urachhaus Stuttgart 2020.

Kato, T., Takahashi, E., Sawada, K. et al.: A computer analysis of infant movements synchronized with adult speech. Pediatric Research 1983; 17 (8). S. 625-628.

Keller, W.: Luci musici – Sprachspiele. Fidula Verlag Boppard/Rhein 1973.

Keul, R., Brudnicki, M., Osiecki, N.: Kindliche Aussprachstörungen im Deutschen - Ein Überblick. Listy klinicke logopedie 2018; 2 (1). S. 21-29.

Kittel, A.: Myofunktionelle Therapie. Schulz-Kirchner Verlag Idstein 2014.

Klinke, R., Silbernagl, S. (Hrsg.): Lehrbuch der Physiologie. Georg Thieme Verlag Stuttgart 1997.

Kolzowa, M.: Untersuchungen zur Sprachentwicklung. Der Kinderarzt 1975; 6 (6). S. 643–648.

Konrad, K.: Hirnentwicklung in der Adoleszenz. Deutsches Ärzteblatt 2013; 110 (25). S. 425-431.

Kornhuber, H. H.: The Will and Its Brain: An Appraisal of Reasoned Free Will. University Press of America (UPA) Lanham/Maryland 2012.

Kramer, J.: Der Sigmatismus. Ursachen und Behandlung. Antonius Verlag Solothurn 1988.

Krause, B.: Das Ich und sein Spiegel. Verlag am Goetheanum Dornach 2021.

Krüerke, D., Simões-Wüst, A. P., Kaufmann, C. et al.: Can Speech-Guided Breathing Influence Cardiovascular Regulation and Mood Perception in Hypertensive Patients? Journal of Alternative and Complementary Medicine 2018; 24 (3). S. 254-261.

Lasker-Schüler, E.: Gesammelte Gedichte. Verlag der Weißen Bücher Leipzig 1917.

Liuzzi, G., Ellger, T., Floel, A. et al.: Walking the talk-speech activates the leg motor cortex. Neuropsychologia 2008; 46 (11). S. 2824-2830.

Maintier, S.: Les formes aériennes des sons du langage: contribution à la mise en évidence des morphologies spécifiques des turbulences externes: une approche morphodynamique et acoustique. PhD diss. Besançon 2007.

Maintier, S.: Sprache – die unsichtbare Schöpfung in der Luft. Forschung zur Aerodynamik der Sprachlaute. Verlag Dr. Kovac Hamburg 2014.

Medizinische Sektion am Goetheanum (Hrsg.): Licht - in Meditationen von Rudolf Steiner mit einer Einführung von Matthias Girke. Medizinische Sektion am Goetheanum Dornach 2018.

Meister, I. G., Boroojerdi, B., Foltys, H. et al.: Motor cortex hand area and speech: implications for the development of language. Neuropsychologia 2003; 41 (4). S. 401-406.

Mensebach, J.: Die lautunterstützenden Gebärden. Übungen zur Forderung der Artikulation. Selbstverlang. Erhältlich über: info@sprache-gestalten.de.

Meyer, U., Pedersen, P. A. (Hrsg.): Anthroposophische Pharmazie. Salumed Verlag Berlin 2017.

Montaud, M.: Dentosophie. Synergia-Verlag Basel 2021.

Mora-Rodriguez, R., Ortega, J. F., Hamouti, N. et al.: Time-course effects of aerobic interval training and detraining in patients with metabolic syndrome. Nutrition, Metabolism and Cardiovascular Diseases 2014; 24 (7). S. 792-798.

Moser, M., Lehofer, M., Hildebrandt, G. et al.: Phase- and Frequency Coordination of Cardiac and Respiratory Function. Biological Rhythm Research 1995; 26 (1). S. 100-111.

Moser, M., Schaumberger, K., Schernhammer, E. et al.: Cancer and Rhythm. Cancer Causes and Control 2006; 17 (4). S. 483-487.

Moser, M., von Bonin, D., Frühwirth, M. et al.: Jede Krankheit ein musikalisches Problem. Die Drei 2004; 8/9. S. 25-34.

Müller-Weith, D., Neumann, L., Stoltenhoff-Erdmann, B. (Hrsg.): Theater Therapie. Ein Handbuch. Junfermann Verlag Paderborn 2002.

Nagaiwa, M., Gunjigake, K., Yamaguchi, K.: The effect of mouth breathing on chewing efficiency. Angle Orthodontist 2016; 86 (2). S. 227-234.

Nelson, M. R., Reid, C. M., Krum, H. et al.: Predictors of normotension on withdrawal of antihypertensive drugs in elderly patients: prospective study in second Australian national blood pressure study cohort. British Medical Journal 2002; 325 (7368). S. 815.

Niaki, E. A., Chalipa, J., Taghipoor, E.: Evaluation of oxygen saturation by pulse-oximetry in mouth breathing patients. Acta Medica Iranica 2010; 48 (1). S. 9-11.

Niemeier, M., Baars, E.: Bild-gestaltende Diagnostik der kindlichen Konstitution. Louis Bolk Instituut Driebergen 2004.

Nolan, P. B., Keeling, S. M., Robitaille, C. A. et al.: The Effect of Detraining after a Period of Training on Cardiometabolic Health in Previously Sedentary Individuals. International Journal of Enviromental Research and Public Health 2018; 15 (10). S. 2303.

Patzlaff, R.: Sprache – das Lebenselixier des Kindes: Moderne Forschung und die Tiefendimensionen des gesprochenen Wortes. Verlag Freies Geistesleben Stuttgart 2017.

Pausanias: Reisen in Griechenland. Artemis & Winkler Stuttgart 1986.

Pestalozzi, J. H.: Sämtliche Werke, 16. Band. Adolph Müller Verlag Brandenburg 1876.

Power, R., Steinberg, S., Bjornsdottir, G. et al.: Polygenic risk scores for schizophrenia and bipolar disorder predict creativity. Nature Neuroscience 2015; 18 (7). S. 953–955.

Prokofieff, S. O.: Die Grundsteinmeditation als Schulungsweg. Verlag am Goetheanum Dornach 2017.

Prus, H.: Stottern kontrollieren lernen. DVD plus Begleitbroschüre. Demosthenes Verlag Köln 2013.

Räuschel, D., von Bonin, D.: Therapeutische Sprachgestaltung bei einer Patientin mit Diabetes mellitus. Der Merkurstab 2010; 63 (3). S. 260-265.

Rauscher, F. H., Krauss, R. M., Chen, Y. S.: Gesture, speech, and lexical access: the role of lexical movements in speech production. Psychological Science 1996; 7 (4). S. 226–231.

Rieben, S.: Die beflügelnde Kraft des Theaters. Theater-Zytig 2021; 11. S. 6.

Rizzolatti, G., Sinigaglia, C.: Empathie und Spiegelneurone: Die biologische Basis des Mitgefühls. Suhrkamp Frankfurt am Main 2008.

Ruben, L., Wittich, C.: Therapie Myofunktioneller Störungen (MyoMot). Ein ganzheitliches Konzept mit 6 Bausteinen. Ernst Reinhard Verlag München Basel 2017.

Ruhrmann, I.: Beispiele fur Stützunterricht. In: Glöckler, M. (Hrsg.): Bildung-Gesundheit fürs Leben. Kolisko Tagungsband Dornach 2006.

Sam, M. M.: Im Ringen um eine neue Sprache. Rudolf Steiners Sprachstil als Herausforderung. Verlag am Goetheanum Dornach 2004.

Sandrieser, P.: Stottern im Kindesalter. Thieme Verlag Stuttgart 2015.

Sangthong, B., Ubolsakka-Jones, C., Pachirat, O. et al.: Breathing Training for Older Patients with Controlled Isolated Systolic Hypertension. Medicine and Science in Sports and Exercices 2016; 48 (9). S. 1641-1647.

Savian, C. M., Bolsson, G. B., Botton, G. et al.: Do breastfed children have a lower chance of developing mouth breathing? A systematic review and meta-analysis. Clinical Oral Investigations 2021; 25 (4). S. 1641-1654.

Schäfer, C., Rosenblum, M. G., Kurths, J. et al.: Heartbeat synchronized with ventilation. Nature 1998; 392. S. 239-240.

Schelling, F.: Über die Gottheiten von Samothrace. Cotta Stuttgart 1815.

Schibel, S., Steinert, L. M., Matthes, H. et al.: ACCEPT® – A complentary anthropsophical program for the palliative treatment of lung cancer - rationale and a randomized feasibility study. Complementary Medicine Research 2022; 29 (1). S. 27-34.

Schibel, S., Wustefeld, H., Eichberger, A. et al.: Die Wirksamkeit von nicht-medikamentösen Zusatzinterventionen wahrend der First-Line-Therapie beim fortgeschrittenen Lungenkarzinom. Pneumologie 2020; 74 (1). S. 17.

Schiller, F.: Musen-Almanach für das Jahr 1796. Michaelis Verlag Neustrelitz 1796.

Schiller, F.: Musen-Almanach für das Jahr 1798. J. G. Cotta Tübingen 1798.

Schmitt, E.: Oskar und die Dame in Rosa. Ammann Verlag Zürich 2003.

Schneider, W., Lindenberger, U. (Hrsg.): Entwicklungspsychologie. Beltz Weinheim 2018.

Schulze, H.: Anleitung zur Sprachverbesserung nach Mund-, Nasen- und Kieferkrankheiten. Springer Verlag Berlin 1930.

Schumacher, G., Schmidt, H.: Anatomie und Biochemie der Zähne. Fischer Verlag Stuttgart 1983.

Seifert, E.: Wie funktioniert die Stimme? Journal für Gynäkologische Endokrinologie 2020; 23. S. 121–124.

Selg, P.: Patientenmeditationen von Rudolf Steiner. Verlag des Ita Wegman Instituts Arlesheim 2019.

Sevoz-Couche, C., Laborde, S.: Heart rate variability and slow-paced breathing: when coherence meets resonance. Neuroscience and Biobehavioral Reviews 2022; 135. doi: 10.1016/j.neubiorev.2022.104576.

Siegmüller, J.: Hochschulentwicklung in der Logopädie. In: Samel, K.-H. (Hrsg.): Hochschuldidaktik der Pflege und Gesundheitsfachberufe. Springer Verlag Berlin Heidelberg 2018. S. 109-119.

Slezak-Schindler, C.: Künstlerisches Sprechen im Schulalter. Marie Steiner Verlag Bad Liebenzell 2007.

Slezak-Schindler, C.: Lebendige Sprachgestaltung. Marie Steiner Verlag Bad Liebenzell 2015.

Slezak-Schindler, C.: Lebendige Sprachgestaltung Teil II. Marie Steiner Verlag Bad Liebenzell 2016.

Slezak-Schindler, C.: Was ist sprachkünstlerische Therapie? Verlag am Goetheanum Dornach 2002.

Soesman, A.: Die zwölf Sinne – Tore der Seele. Verlag Freies Geistesleben Stuttgart 1995.

Spielberg, P.: Interprofessionelle Zusammenarbeit: Viel Eigeninitiative gefragt. Deutsches Ärzteblatt 2020; 117 (27-28). A-1398 / B-1198.

Stadler, C.: Psychodrama. Ernst Reinhard Verlag München Basel 2014.

Steiner, R., Steiner-von Sivers, M.: Methodik und Wesen der Sprachgestaltung (GA 280). Rudolf Steiner Verlag Dornach 1983.

Steiner, R.: Allgemeine Menschenkunde als Grundlage der Pädagogik (GA 293). Rudolf Steiner Verlag Dornach 2019.

Steiner, R.: Andacht und Achtsamkeit, Stufen des Wahrnehmens. Hrsg. von A. Neider. Rudolf Steiner Verlag Dornach 2014.

Steiner, R.: Anthroposophische Menschenerkenntnis und Medizin (GA 319). Rudolf Steiner Verlag Dornach 1994.

Steiner, R.: Antworten der Geisteswissenschaft auf die großen Fragen des Daseins (GA 60). Rudolf Steiner Verlag Dornach 1983.

Steiner, R.: Anweisungen für eine esoterische Schulung. Aus den Inhalten der „Esoterischen Schule“ (GA 245). Rudolf Steiner Verlag Dornach 1987.

Steiner, R.: Aus den Inhalten der esoterischen Stunden, Band II (GA 266b). Rudolf Steiner Verlag Dornach 1996.

Steiner, R.: Bausteine zu einer Erkenntnis des Mysteriums von Golgatha, Kosmische und menschliche Metamorphose (GA 175). Rudolf Steiner Verlag Dornach 1996.

Steiner, R.: Das Geheimnis der Wunde. Beiträge zur Rudolf Steiner Gesamtausgabe. Heft 108. Rudolf Steiner Verlag Dornach 2012.

Steiner, R.: Das Johannes-Evangelium (GA 103). Rudolf Steiner Verlag Dornach 1995.

Steiner, R.: Das Matthäus-Evangelium (GA 123). Rudolf Steiner Verlag Dornach 1988.

Steiner, R.: Das Rätsel des Menschen. Die geistigen Hintergründe der menschlichen Geschichte (GA 170). Rudolf Steiner Verlag Dornach 1992. S. 242.

Steiner, R.: Das Sonnenmysterium und das Mysterium von Tod und Auferstehung (GA 211). Rudolf Steiner Verlag Dornach 2006.

Steiner, R.: Das Wesen des Musikalischen und das Tonerlebnis im Menschen (GA 283). Rudolf Steiner Verlag Dornach 1989.

Steiner, R.: Das Zusammenwirken von Ärzten und Seelsorgern (GA 318). Rudolf Steiner Verlag Dornach 1994.

Steiner, R.: Die Entstehung und Entwicklung der Eurythmie (GA 277a). Rudolf Steiner Verlag Dornach 1998.

Steiner, R.: Die Geheimnisse der Schwelle (GA 147). Rudolf Steiner Verlag Dornach 1997.

Steiner, R.: Die Kunst der Rezitation und Deklamation (GA 281). Rudolf Steiner Verlag Dornach 1987.

Steiner, R.: Die menschliche Seele in ihrem Zusammenhang mit göttlich-geistigen Individualitäten. Die Verinnerlichung der Jahresfeste (GA 224). Rudolf Steiner Verlag Dornach 1992.

Steiner, R.: Die Offenbarungen des Karma (GA 120). Rudolf Steiner Verlag Dornach 1992.

Steiner, R.: Die pädagogische Praxis vom Gesichtspunkte geisteswissenschaftlicher Menschenerkenntnis. Die Erziehung des Kindes und jüngeren Menschen (GA 306). Rudolf Steiner Verlag Dornach 1989.

Steiner, R.: Die Theosophie des Rosenkreuzers (GA 99). Rudolf Steiner Verlag Dornach 1985.

Steiner, R.: Die Welt der Sinne und die Welt des Geistes (GA 134). Rudolf Steiner Verlag Dornach 1990.

Steiner, R.: Erdenwissen und Himmelserkenntnis (GA 221). Rudolf Steiner Verlag Dornach 1998.

Steiner, R.: Esoterische Unterweisungen für die Erste Klasse der Freien Hochschule für Geisteswissenschaft (GA 270). Rudolf Steiner Verlag Dornach 2022.

Steiner, R.: Eurythmie als sichtbare Sprache (GA 279). Rudolf Steiner Verlag Dornach 1990.

Steiner, R.: Geisteswissenschaft und Medizin (GA 312). Rudolf Steiner Verlag Dornach 2020.

Steiner, R.: Geisteswissenschaftliche Gesichtspunkte zur Therapie (GA 313). Rudolf Steiner Verlag Dornach 2001.

Steiner, R.: Geisteswissenschaftliche Grundlagen zum Gedeihen der Landwirtschaft (GA 327). Rudolf Steiner Verlag Dornach 2022.

Steiner, R.: Geistige Zusammenhänge in der Gestaltung des menschlichen Organismus (GA 218). Rudolf Steiner Verlag Dornach 1992.

Steiner, R.: Heileurythmie (GA 315). Rudolf Steiner Verlag Dornach 2003.

Steiner, R.: Heilpädagogischer Kurs (GA 317). Rudolf Steiner Verlag Dornach 1995.

Steiner, R.: Kunst im Lichte der Mysterienweisheit (GA 275). Rudolf Steiner Verlag Dornach 1990.

Steiner, R.: Kunstgeschichte als Abbild innerer geistiger Impulse (GA 292). Rudolf Steiner Verlag Dornach 2000.

Steiner, R.: Mantrische Sprüche, Seelenübungen II (GA 268). Rudolf Steiner Verlag Dornach 2015.

Steiner, R.: Meditative Betrachtungen und Anleitungen zur Vertiefung der Heilkunst (GA 316). Rudolf Steiner Verlag Dornach 2003.

Steiner, R.: Menschenwerden, Weltenseele und Weltengeist – Erster Teil (GA 205). Rudolf Steiner Verlag Dornach 1987.

Steiner, R.: Menschliches Seelenleben und Geistesstreben im Zusammenhange mit Welt- und Erdentwickelung (GA 212). Rudolf Steiner Verlag Dornach 1998.

Steiner, R.: Methodik und Wesen der Sprachgestaltung (GA 280). Rudolf Steiner Verlag Dornach 1983.

Steiner, R.: Nordische und mitteleuropäische Geistimpulse. Das Fest der Erscheinung Christi (GA 209). Rudolf Steiner Verlag Dornach 1982.

Steiner, R.: Physiologisch-Therapeutisches auf Grundlage der Geisteswissenschaft. Zur Therapie und Hygiene (GA 314). Rudolf Steiner Verlag Dornach 2011.

Steiner, R.: Rhythmen im Kosmos und im Menschenwesen (GA 350). Rudolf Steiner Verlag Dornach 1991.

Steiner, R.: Seelenübungen I (GA 267). Rudolf Steiner Verlag Dornach 2001.

Steiner, R.: Sprachgestaltung und Dramatische Kunst (GA 282). Rudolf Steiner Verlag Dornach 1981.

Steiner, R.: Theosophie (GA 9). Rudolf Steiner Verlag Dornach 2021.

Steiner, R.: Über Gesundheit und Krankheit. Grundlagen einer geisteswissenschaftlichen Sinneslehre (GA 348). Rudolf Steiner Verlag Dornach 2020.

Steiner, R.: Übungen mit Wort- und Sinnbild-Meditationen zur methodischen Entwicklung höherer Erkenntniskräfte, 1904-1924. Seelenübungen I (GA 267). Rudolf Steiner Verlag Dornach 2018.

Steiner, R.: Vergangenheits- und Zukunftsimpulse im sozialen Geschehen (GA 190). Rudolf Steiner Verlag Dornach 2021.

Steiner, R.: Von Seelenrätseln (GA 21). Rudolf Steiner Verlag Dornach 1983.

Steiner, R.: Wahrspruchworte (GA 40). Rudolf Steiner Verlag Dornach 2005.

Steiner, R.: Wege der geistigen Erkenntnis und der Erneuerung künstlerischer Weltanschauung (GA 161). Rudolf Steiner Verlag Dornach 1999.

Steiner, R.: Zur Geschichte und aus den Inhalten der ersten Abteilung der Esoterischen Schule 1904-1914 (GA 264). Rudolf Steiner Verlag Dornach 1996.

Storch, M., Tschacher, W.: Embodied Communication. Kommunikation beginnt im Körper, nicht im Kopf. Verlag Hans Huber Bern 2016.

Thiele, E., Clausnitzer, R., Clausnitzer, V.: Myofunktionelle Therapie aus sprechwissenschaftlicher und kieferorthopadischer Sicht. Huthig Buch Verlag Heidelberg 1992. S. 51 ff.

Vagedes, J., Helmert, E., Kuderer, S. et al.: The Buteyko breathing technique in children with asthma: a randomized controlled pilot study. Complementary Therapies in Medicine 2021; 56. doi: 10.1016/j.ctim.2020.102582.

van Houten, C.: Erwachsenenbildung als Schicksalspraxis. Verlag Freies Geistesleben Stuttgart 2011.

van Riper, C.: Die Behandlung des Stotterns. Demosthenes Verlag Köln 2016.

Verhulst, J.: Der Erstgeborene. Verlag Freies Geistesleben Stuttgart 1999.

von Bonin, D. (Hrsg): Materialien zur Therapeutischen Sprachgestaltung. Förderstiftung Anthroposophische Medizin im Verlag am Goetheanum Dornach 2008.

von Bonin, D.: Zur systematischen Anamnese in der Therapeutischen Sprachgestaltung. Der Merkurstab 2010; 63 (3). S. 253-259.

von Bonin, D., Cysarz, D., Frühwirth, M. et al.: Wirkungen von Sprachtherapie auf die kardiorespiratorische Interaktion. Teil 2: Menschenkundliche Gesichtspunkte. Der Merkurstab 2005; 58 (3). S. 185-196.

von Bonin, D., Denjean-von Stryk, B.: Therapeutische Sprachgestaltung in der Onkologie. In: Fintelmann, V., Treichler, M. (Hrsg.): (Hrsg.): Onkologie. Info3-Verlag Frankfurt/Main 2015.

von Bonin, D., Frühwirth, M., Heusser, P. et al.: Signaturen der therapeutischen Sprachgestaltung in der Herzfrequenzvariabilität. Tycho de Brahe Jahrbuch. Tycho Brahe Verlag Niefern-Öschelbronn 2002. S. 216-277.

von Bonin, D., Frühwirth, M., Heusser, P. et al.: Wirkungen der Therapeutischen Sprachgestaltung auf Herzfrequenz-Variabilität und Befinden. Forschende Komplementärmedizin 2001; 8 (3). S. 144-160.

von Bonin, D., Giger, A., Streit, E.: Anthroposophische Therapeutische Sprachgestaltung im Verlauf der integrativmedizinischen Sarkoidose-Behandlung: Ein Fallbericht. Der Merkurstab 2022; 75 (6). S. 376-381.

von Bonin, D., Glöckler, M., Kirst, J.: Menschenkundliche Grundlagen der Sprachgestaltung im künstlerischen, pädagogischen und medizinischen Werk Rudolf Steiners. Band 1-3. Verlag am Goetheanum 2018 und 2020.

von Bonin, D., Grote, V., Buri, C. et al.: Adaption of cardio-respiratory balance during day-rest compared to deep sleep – an indicator for quality of life. Psychiatry Research 2014; 219 (3). S. 638-644.

von Bonin, D., Gutschner, P.: Wirkprinzipien und Indikationen der Therapeutischen Sprachgestaltung. Der Merkurstab 2012; 65 (1). S. 18-24.

von Bonin, D., Klein, S. D., Kirst, J. et al.: Anthroposophische Therapeutische Sprachgestaltung bei Asthma bronchiale: eine prospektive, kontrollierte multizentrische Crossover-Studie. Der Merkurstab 2022; 75 (1). S. 22-28.

von Bonin, D., Klein, S. D., Würker, J. et al.: Speech-guided breathing retraining in asthma – a randomised, controlled cross-over trial in real-life outpatient settings. Trials 2018; 19 (1). S. 333.

von Bonin, D.: Was wussten die Griechen von Physiologie? Wirkungen der Rezitation alter Texte auf die kardiorespiratorische Interaktion. In: Ausfeld-Hafter, B. (Hrsg.): Chronobiologie. Peter Lang Verlag Bern 2010. S. 77-94.

von Bonin, S.: Früchte und Samen. Novalis Verlag Steinbergkirche 1991.

von Bothmer, A.: Die Bothmer-Gymnastik: Pädagogische und therapeutische Anwendungsmöglichkeiten. Schattauer Stuttgart 2004.

von Schubert, G. H.: Die Geschichte der Seele. Cotta Stuttgart 1833.

Waugh, A., Grant, A.: Ross and Wilson. Anatomy and Physiology in Health and Illness. Churchill Livingstone Edinburgh 2001. S. 242.

Wendlandt, W.: Abenteuer Stottern. Demosthenes Verlag Köln 2010.

Wendlandt, W.: Sprachstörungen im Kindesalter. Thieme Verlag Stuttgart 2017.

Wenger, E.: Grossvatter, weisch no nes Varsli? Licorne Verlag Murten 2004.

Wiegand, H. F.: Häufiger als sogenannte Volkskrankheiten. InFo Neurologie 2019; 21 (5). doi:10.1007/s15005-019-0062-x.

Wolf, M., von Bonin, D., Heusser, P. et al.: Speech therapy changes blood circulation and oxygenation in the brain and muscle. European Journal of Integrative Medicine 2009; 1 (4). S. 253.

Wolf, M., von Bonin, D., Wolf, U.: Speech therapy changes blood circulation and oxygenation in the brain and muscle: a near-infrared spectrophotometry study. Advances in Experimental Medicine and Biology 2011; 701. S. 21-25.

Wolf, U., Scholkmann, F., Rosenberger, R. et al.: Changes in hemodynamics and tissue oxygenation saturation in the brain and skeletal muscle induced by speech therapy – a near-infrared spectroscopy study. Scientific World Journal 2011; 11 (6). S. 1206-1215.

Wolfs, A.: Konstruktivistische Sichtweisen der Logopädischen Therapie. Springer Verlag Berlin Heidelberg 2019.

Wurzer, I.: TOLGS Seminar. Logofin Quickborn 2017.

Yamaguchi, H., Tada, S., Nakanishi, Y. et al.: Association between Mouth Breathing and Atopic Dermatitis in Japanese Children 2-6 years Old: a Population-Based Cross-Sectional Study. PLoS One 2015; 10 (4). e0125916.

Zimmermann, H.: Grammatik. Verlag am Goetheanum Dornach 1997.

Zinke, J.: Luftlautformen sichtbar gemacht. Sprache als plastische Gestaltung der Luft. Verlag Freies Geistesleben Stuttgart 2003.

Phonetisches Alphabet der im Buch vorkommenden Zeichen

Da häufig mehrere Möglichkeiten existieren und wegen der besseren Lesbarkeit stehen die verwendeten Zeichen für alle Realisierungen eines Lautes.*

a	alle Realisierungen
aʊ	au-Laut, a mit offenem u
æ	helles ä
b	b-Laut, stimmhafter bilabialer Plosiv
ç, ɕ	Ich-Laut und ßj-laut, stimmloser palataler und alveolopalataler Frikativ
d	d-laut, stimmhafter alveolarer Plosiv
e	alle Realisierungen
f	f-Laut, stimmloser labiodentaler Frikativ
g	g-Laut, stimmhafter velarer Plosiv
ʔ	Glottisschlag
h	alle Realisierungen
i	alle Realisierungen
j	j-Laut, stimmhafter palataler Approximant
k	k-Laut, stimmloser velarer Plosiv
l	l-Laut, stellvertretend für alle Realisierungen des l-Lautes
m	m-Laut, stimmhafter bilabialer Nasal
n	n-Laut, stellvertretend für alle Realisierungen des n-Lautes außer ng
ŋ	ng-Laut
o	alle Realisierungen
œ	alle Realisierungen
p	p-Laut, stimmloser bilabialer Plosiv
r	alle Realisierungen
s	alle Realisierungen
ʃ	sch-Laut, stimmloser postalveolarer Frikativ
t	t-Laut, stimmloser alveolarer Plosiv
u	alle Realisierungen
ʉ	ü
v	w-Laut
y	alle Realisierungen
z	z-Laut

* Siehe auch unsere Bemerkungen zum [r] im Einleitungsvideo zu den Interventionen

Abkürzungsverzeichnis

3-P-Modell	Drei-Polaritäten-Modell
ACCEPT®-Programm	Additive anthroposophic integrative medicine Cancer Concept of Early supportive or Palliative lung cancer Treatment (Multimodales Behandlungsprogramm bei Lungenkrebs am Krankenhaus Havelhöhe, Berlin)
ACT	Asthma Control Test
ADHS	Aufmerksamkeitsdefizit-/Hyperaktivitätsstörung
AM	Anthroposophische Medizin
AMOS	Anthroposophic Medicine Outcomes Study
AQLQ	Asthma Quality of Life Questionnaire (Asthmabezogene Lebensqualität)
ARTs-Therapie	Therapiegruppe innerhalb des ACCEPT®-Programms
atka	Anthroposophische Akademie für Therapie und Kunst in Dornach, Schweiz
ATS	Anthroposophische Therapeutische Sprachgestaltung
BAL	Bronchoalveoläre Lavage
BKSS	Befunderhebung bei kindlichen Sprach- und Sprechstörungen
BMI	Body Mass Index
BRS	Baroreflex-Sensitivität
BVAKT	Berufsverband Anthroposophischer Kunsttherapien in Deutschland
BVSS	Berufsverband für Sprachgestaltung und Schauspiel
CMD	Craniomandibuläre Dysfunktion
COPD	Chronic Obstructive Pulmonary Disease (Chronisch obstruktive Lungenerkrankung)
COVID-19	Coronavirus disease 2019
CT	Computertomografie
DLCO	Diffusion Capacity of the Lungs for Carbon Monoxide (Diffusionskapazität der Lunge für Kohlenmonoxid)
DSM-5-TR	Diagnostic and Statistical Manual of Mental Disorders, 5th Edition, Text Revision
EBUS-TBNA	Endobronchial Ultrasound-guided Transbronchial Needle Aspiration
ED	Eidgenössisches Diplom
EEG	Elektroenzephalografie
eGFR	estimated Glomerular Filtration Rate (geschätzte glomeruläre Filtrationsrate)
EKG	Elektrokardiogramm
ERV	Exspiratorisches Reservevolumen
FEV1	Forciertes exspiratorisches Volumen nach einer Sekunde
FRC	Funktionelle Reservekapazität
FVC	Funktionelle Vitalkapazität
GAÄD	Gesellschaft Anthroposophischer Ärztinnen und Ärzte in Deutschland

HASADS	Haltung – Atmung – Stimme – Artikulation – Denken – Sprachwahrnehmung
HRV	Herzfrequenzvariabilität
HWS	Halswirbelsäule
ICAAT	International Coordination of Anthroposophic Arts Therapies
ICD-10	International Statistical Classification of Diseases and Related Health Problems 10th Revision
ICD-11	International Statistical Classification of Diseases and Related Health Problems 11th Revision
IKAM	Internationale Koordination der Anthroposophischen Medizin
IKIM	Institut für Komplementäre und Integrative Medizin der Universität Bern
IOD	Intraokulärer Druck (Augeninnendruck)
IRV	Inspiratorisches Reservevolumen
KDIGO	Kidney Disease: Improving Global Outcomes
KIKOM	Kollegiale Instanz für Komplementärmedizin
KSKV	Konferenz der Schweizer Kunsttherapie-Verbände
L(Zahl)	Lendenwirbel (Nummer)
LDL	Low Density Lipoprotein
LKG-Spalte	Lippen-Kiefer-Gaumen-Spalte
LNDT-Punkt	Punkt im Mundraum, an dem die Zungenspitze bei der Artikulation der Laute [l][n][d][t] den oberen Gaumen berührt
LVEF	Left Ventricular Ejection Fraction (Linksventrikuläre Auswurfsfraktion)
LWS	Lendenwirbelsäule
LWZ	Lippen-Wangen-Zungentrainer
MCFKSc	Master of Cranio Facial Kinetic Sciences
MFT	Myofunktionelle Therapie
MIS	Movement Informed Speech
mmHg	Millimeter-Quecksilbersäule
NYHA	New York Heart Association
OdA	Organisation der Arbeitswelt
ÖVAOK	Österreichische Vereinigung Anthroposophisch Orientierter Kunsttherapien
PET-CT	Positronen-Emissions-Tomographie und Computertomographie
PTBS	Posttraumatische Belastungsstörung
QP/A	Puls-Atem-Quotient
QTc	corrected QT (frequenzkorrigierte QT-Zeit)
REM	Rapid-Eye-Movement
RSA	Respiratorische Sinusarrhythmie
SAL	Schweizerische Arbeitsgemeinschaft für Logopädie
SAS	Schweizerische Arbeitsgemeinschaft für Sprachgebrechliche
SIB	Sound Informed Breathing
SIM	Sound Imformed Movement
SNR-Modell	Modell der Dreigliederung: Stoffwechsel-Gliedmaßen-System, Nerven-Sinnes-System und Rhythmisches System

SpO_2	Sauerstoffsättigung: Anteil des mit Sauerstoff gesättigten Hämoglobins in den peripheren Kapillaren
SVAKT	Schweizer Verband für Anthroposophische Kunsttherapie
SVfA	Schweizerische Vereinigung für Anomale
Th(Zahl)	Thorakaler Wirbel (Nummer)
TLC	Totale Lungenkapazität
TS	Therapeutische Sprachgestaltung
VC	Vitalkapazität
VRE	Vancomycin-resistente Enterokokken
VVG	Versicherungsvertragsgesetz (CH)

Über die Autoren

Dietrich von Bonin

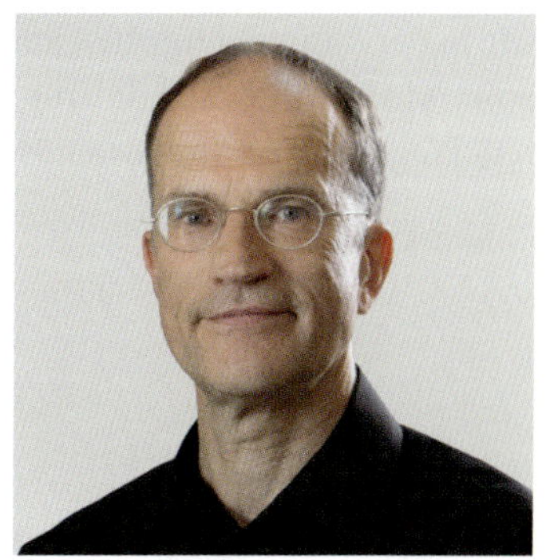

ist Kunsttherapeut mit eidgenössischem Diplom, Fachrichtung Drama- und Sprachtherapie und Therapeutischer Sprachgestalter (SVAKT). Er erwarb einen Master of Medical Education (MME) an der Universität Bern, wo er während 16 Jahren wissenschaftlicher Mitarbeiter am Institut für Komplementäre und Integrative Medizin (IKIM) war. Dietrich von Bonin bildete sich weiter in myofunktioneller Therapie sowie logopädischen und medizinischen Themen. Er führt eine Praxis in Bern, ist Präsident der höheren Fachprüfung Kunsttherapie in der OdA ARTECURA (Schweiz) und hält regelmäßig Kurse und Vorträge auf internationalen Tagungen und Seminaren. Er ist Autor zahlreicher Publikationen zum Thema Kunst- und Sprachtherapie, Vater von drei erwachsenen Töchtern und lebt in der Region Bern.

Esther Böttcher

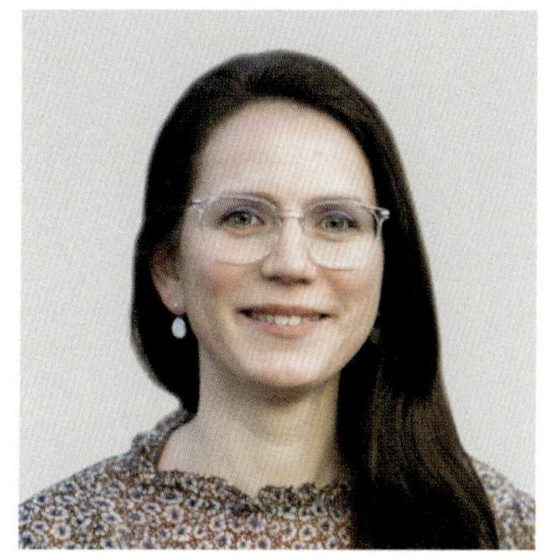

ist diplomierte Therapeutische Sprachgestalterin. Sie absolvierte vielfältige Weiterbildungen im Bereich Coaching und Lebensberatung. Während sieben Jahren sammelte sie Berufserfahrung am Gemeinschaftskrankenhaus Herdecke und acht Jahre im Therapeutikum Köln – Ort für Heil- und Lebenskunst. Seit 2010 begleitet sie Klienten und Klientinnen und ist Kurs- und Seminarleiterin u. a. für Lichtung-Sprache. Sie ist tätig für die International Coordination of Anthroposophic Arts Therapies (ICAAT), Medizinische Sektion, Dornach/Schweiz. Gemeinsam mit Jan-Gabriel Niedermeier ist sie Gründerin der Active Lifeset Akademie und in der Projektleitung von strader:tech.

Jan-Gabriel Niedermeier

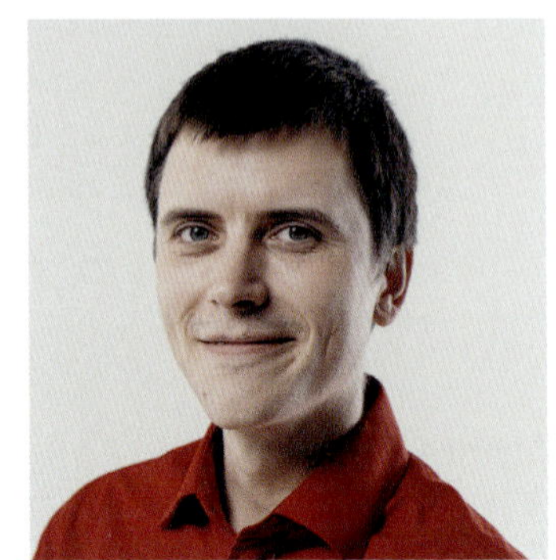

ist Arzt in Weiterbildung zum Kinderarzt und Anthroposophischer Arzt (GAÄD). Gemeinsam mit Esther Böttcher ist er Gründer der Active Lifeset Akademie und in der Projektleitung von strader:tech. Zudem ist er ausgebildet in Beziehungsdynamischer Paartherapie und erwarb die Lehrerqualifikation für Shiatsu. Bei Lichtung-Sprache sowie Sprachkunst e.V. setzt er sich für qualifizierte Weiterbildungen in Therapeutischer Sprachgestaltung im deutschsprachigen Raum ein sowie in der Initiative für Ausbildung in Anthroposophischer Medizin für die Förderung Studierender auf ihrem Weg in die Anthroposophische Medizin.

Franziska Schmidt-von Nell

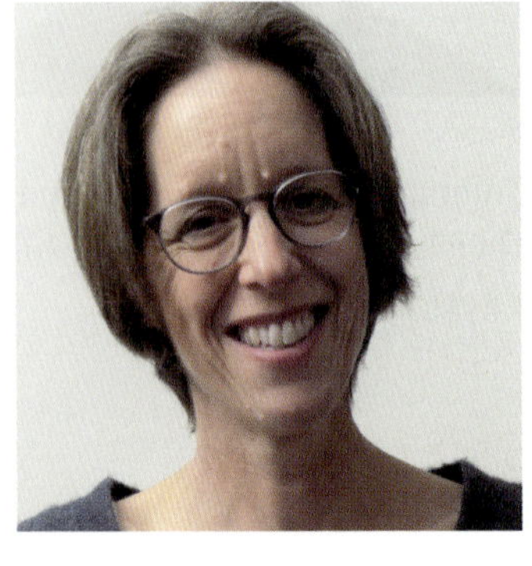

ist diplomierte Therapeutische Sprachgestalterin an der Klinik Arlesheim und im Ita Wegman-Ambulatorium Basel. In vielen Jahren freiberuflicher Tätigkeit als Therapeutin und Leiterin von künstlerischen und kulturellen Projekten hat sie das Potential der Sprachgestaltung ausgelotet. Dabei bildete sie sich beständig weiter und absolvierte den Master of Cranio Facial Kinetic Sciences (MCFKSc) an der Universität Basel. Seit 2019 ist sie in der Leitung dieses Studienganges tätig und gibt neben ihrer therapeutischen Arbeit regelmäßig Kurse in der Aus- und Weiterbildung.

Kasuistiken

Leila Allen, Oliver Avianus, Tamara Chubarovsky, Katja Cooper-Rettich, Enrica Dal Zio, Christian Grah, Kirstin Kaiser, Ralf Unterbusch, Gabriella Wehr und Barbara Ziegler-Denjean

Personenverzeichnis

L

M

N

O

P

R

S

V

W

Z

Schlagwortverzeichnis

C

D

E

F

G

H

I

J

K

L

M

N

O

P

R

S

T

V

W

Z

Indikationsverzeichnis

A

B

C

D

E

N

O

P

R

S

T

U

V

Z

Verzeichnis der Übungen

F

G

H

I

K

L

M

N

O

P

R

S

T

U

V

W

STAND DER PREISE: 2024 [D]

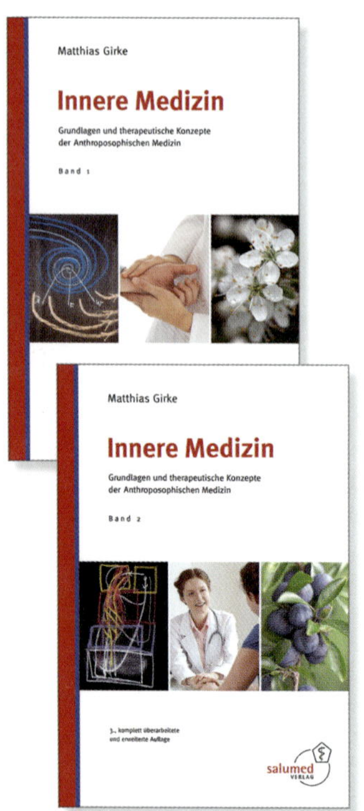

1865 Seiten in zwei Bänden (nur gemeinsam zu beziehen)
gebunden · 198 €
ISBN: 978-3-928914-32-1

MATTHIAS GIRKE

Innere Medizin

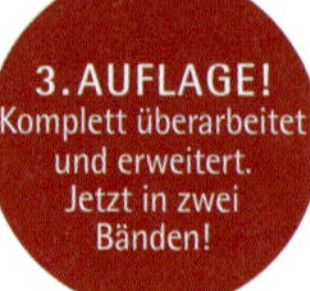

Grundlagen und therapeutische Konzepte der Anthroposophischen Medizin

Band 1 und 2

Innere Medizin aus anthroposophischer Sicht – das Standardwerk für Klinik, Praxis und Studium in dritter, komplett überarbeiteter und erweiterter Auflage. Mit neuen Kapiteln zu den Fachgebieten Hämatologie, Hämostaseologie, Heileurythmie und Kunsttherapie.

Matthias Girke erläutert umfassend alle wichtigen Subdisziplinen der Inneren Medizin unter dem Gesichtspunkt des ganzheitlichen Menschenverständnisses der Anthroposophischen Medizin. Ob Pneumologie oder Gastroenterologie, Onkologie oder Diabetologie – jedes Themengebiet wird systematisch und praxisnah erschlossen. Das Fachbuch führt grundlegend in die anthroposophische Menschenkunde, Krankheits- und Arzneimittellehre ein.

Pressestimme zur 2. Auflage:

„*Für jeden Arzt, Internisten, Kliniker, aber auch Medizinstudierenden ist das Buch eine Fundgrube an Anregungen für eine den Kranken umfassend in den Blick nehmende ärztliche Praxis.*"

Deutsches Ärzteblatt 17/2014
PROF. DR. MED. PETER F. MATTHIESSEN

Autor:

Dr. med. Matthias Girke, Internist, Gemeinschaftskrankenhaus Havelhöhe Berlin / ehem. Leitung der Medizinischen Sektion am Goetheanum, Dornach (Schweiz)

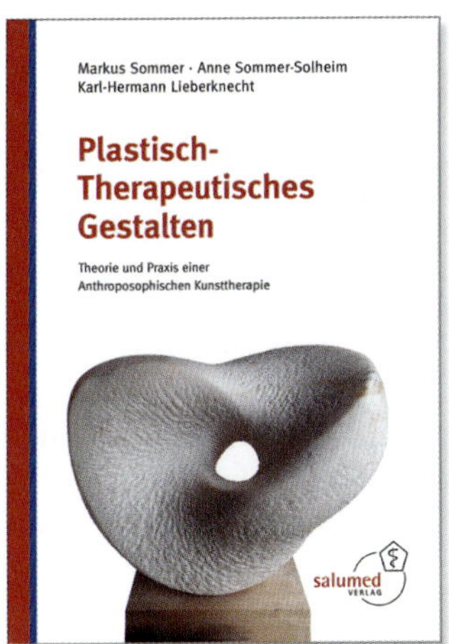

353 Seiten · gebunden · 98 €
Großformat
ISBN: 978-3-928914-48-2

MARKUS SOMMER · ANNE SOMMER-SOLHEIM
KARL-HERMANN LIEBERKNECHT

Plastisch-Therapeutisches Gestalten

Theorie und Praxis einer Anthroposophischen Kunsttherapie

Wer plastisch-therapeutisch handelt, braucht dafür sichere Kenntnisse und zudem Kreativität, um für sein Gegenüber und mit ihm zusammen wirksame Behandlungswege zu finden. Dieses Buch behandelt theoretische Grundlagen und praktisches Vorgehen. Angesprochen sind Menschen, die sich therapeutisch ausbilden oder ihre Kenntnisse auf dem Gebiet des Plastizierens erweitern wollen, sowie Ärztinnen, Ärzte und andere, die Kunsttherapie verordnen.

Autoren: Markus Sommer, Arzt; Anne Sommer-Solheim, Kunsttherapeutin; Karl-Hermann Lieberknecht, Kunsttherapeut

---

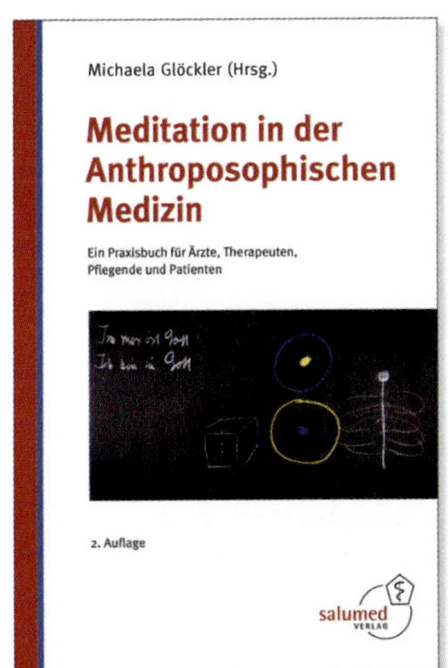

280 Seiten · gebunden · 48 €
ISBN: 978-3-928914-41-3

MICHAELA GLÖCKLER (HRSG.)

Meditation in der Anthroposophischen Medizin

Ein Praxisbuch für Ärzte, Therapeuten, Pflegende und Patienten

„Endlich erscheint dieses Buch, in dem Praktikerinnen und Praktiker der anthroposophischen Heilkunde ihre Erfahrungen mit Meditationen darstellen, die Rudolf Steiner zu seinen Lebzeiten für den Dienst am Kranken zur Verfügung stellte. Sie sind sowohl für Patientinnen und Patienten hilfreich als auch zur Hygiene und Stärkung derjenigen, die selbst in Heilberufen arbeiten. Ich hoffe sehr, dass die Fachwelt mit diesem Buch die praktische Arbeit und deren Hintergründe wahrnimmt und würdigt."

PROF. DR. FRIEDRICH GLASL

Herausgeberin: Dr. med. Michaela Glöckler, Kinder- und Jugendärztin

c/o Gemeinschaftskrankenhaus Havelhöhe
Kladower Damm 221 · 14089 Berlin
Tel. +49(0)30/364 313 85 · info@salumed-verlag.de

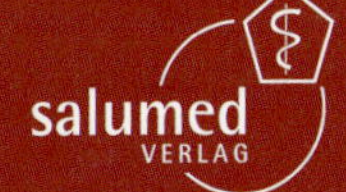